Rüdiger Schmitt
Simone Homm

Handbuch

Anti-Aging
& Prävention

II Die wichtigsten Forschungsergebnisse
II Die sinnvollsten Gesundheitsstrategien
II Die wirksamsten Praxistipps

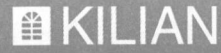
KILIAN

Besonderer Dank gilt Prof. Dr. Rolf Harzmann für die akribische Durchsicht des Manuskripts und viele wertvolle Anregungen.

Impressum

Bibliografische Information der Deutschen Nationalbibliothek
Die Deutsche Nationalbibliothek verzeichnet diese Publikation in der Deutschen National-bibliografie; detaillierte bibliografische Daten sind im Internet über http://dnb.d-nb.de abrufbar.

1. Auflage 2008
© 2008 VERLAG im KILIAN, Marburg
Lektorat: Michael Arndt
Layout & Satz: Ruth Steinebach / medialog, Marburg
Druck: Druckerei Kempkes, Gladenbach
ISBN: 978-3-932091-95-7

Inhalt

„Komm' mit uns, etwas besseres als den Tod werden wir überall finden."
GEBRÜDER GRIMM [aus: „Die Bremer Stadtmusikanten"]

Zu diesem Buch

„Woran ist sie gestorben?" Antwort mit einem fatalistischen Achselzucken: „Das Alter. Ihre Uhr war abgelaufen." Keine weiteren Fragen.

Seit endlosen Generationen nehmen wir den Verlauf des Alterns als unausweichliche Gesetzmäßigkeit hin. Bei Krankheiten ist das anders: „Welcher Art war die Erkrankung? Gab es denn keine Heilungsmöglichkeit? Wann wird der medizinische Fortschritt eine Heilung ermöglichen?" Wir haben das Gefühl, alle als krankhaft eingestuften Körperprozesse müssten kontrollierbar sein – wenn nicht heute, so doch fraglos in der Zukunft. Der Verlauf der Alterung dagegen entzieht sich menschlicher Kontrolle. Keine weiteren Fragen.

Dabei zeigen Umfragen ein klares Bild: Die größte Sorge der Menschen nach der Lebensmitte ist das Altern. Nicht Arbeitslosigkeit oder Armut, nicht der Anstieg der Gewaltverbrechen, ja nicht einmal die Vorstellung schlimmer und verstümmelnder Unfälle macht den Menschen am meisten Angst, sondern das Altern: Seh- und Hörverlust, Knochenabbau, Impotenz, Muskelschwäche, nachlassende Vitalität, Gedächtnisprobleme, schließlich Unselbstständigkeit und Bettlägerigkeit. Das und vieles mehr sind unmissverständliche Zeichen der Alterung. Unmissverständliche? Sicher. Aber wirklich unausweichliche?

Wenn einmal die Geschichte des 21. Jahrhunderts niedergeschrieben werden wird, was wird man wohl als die bedeutsamste Errungenschaft ansehen? Eine zunehmende Zahl von Wissenschaftlern legt sich mit einer Prognose schon heute fest: Aging-Intervention, die Möglichkeit, das Altern unmittelbar beeinflussen zu können. Die Anfänge sind bereits Realität, und auch das Ziel ist anvisiert: Innerhalb der nächsten 70 bis 120 Jahre, so die derzeitigen Schätzungen von Biogerontologen, wird der Forschungsprozess weit genug fortgeschritten sein, dass degeneratives Altern nicht nur verlangsamt, sondern zu jedem Zeitpunkt im Leben gestoppt werden kann. Im Laufe dieses Jahrhunderts Geborene haben also vielleicht bereits die Chance, bis ins höchste „Alter" keiner gebrechlichen Alterung mehr ausgeliefert zu sein.

Doch von Zukunftsszenarien, so vielversprechend sie sein mögen, handelt dieses Buch nur am Rande. Unsere Zielsetzung war eine andere: Hic Rhodos, hic salta! – wie die Lateiner sagen. Oder etwas salopper: Butter bei die Fische! Welche Ergebnisse der Alternsforschung sind bereits konkret umsetzbar? Nicht theoretisch und nicht in einigen Jahren, sondern hier und jetzt. Und nicht für einige wenige Menschen, sondern für jeden, der seine Gesundheit und Leistungsfähigkeit auf jugendlichem Niveau halten möchte. Primärprävention, die diesen Namen auch verdient! Verschonen werden wir Sie in diesem

Buch von blumigen Darstellungen angeblich neuester wissenschaftlicher Erkenntnisse, die dann jedoch unweigerlich in die immer gleichen „Expertenratschläge" münden, wie: „Treiben Sie Sport", „Rauchen Sie nicht" und „Ernähren Sie sich ausgewogen" – alles andere sei „allenfalls Zukunftsmusik".

In Wirklichkeit hat diese Zukunft längst begonnen. Weltweit werden immer mehr Kliniken und Einrichtungen gegründet, die sich konkret mit der Vermeidung oder Verlangsamung von Alterungsprozessen befassen und „Patienten" entsprechend beraten und behandeln. Anti-Aging, noch vor Jahren von unserem ausschließlich auf die Krankheitsbehandlung ausgelegten Medizinsystem als unseriös abqualifiziert, gewinnt zunehmend an Bedeutung für die Gesundheitsvorsorge. Gerontologen, Ärzte, Biologen und andere Fachgruppen haben sich inzwischen zu nationalen und internationalen Anti-Aging-Gesellschaften zusammengeschlossen und tauschen auf wissenschaftlichen Kongressen Ergebnisse aus.

Das Problem für den interessierten Laien, aber auch für viele Fachleute, die keinen ständigen Zugang zu wissenschaftlichen Daten haben, ist aber nach wie vor das unbefriedigende Angebot an umfassender und fundierter (deutschsprachiger) Information. Um dem Leser beides bieten zu können, haben wir über den Zeitraum von vier Jahren aus einer Gesamtzahl von etwa 5.000 relevanten wissenschaftlichen Veröffentlichungen die Daten der wichtigsten 1.100 internationalen Arbeiten in dieses Buch eingearbeitet. Ganz bewusst wurden fast ausschließlich direkt aus den Forschungseinrichtungen stammende Originalbeiträge berücksichtigt. Die unglaubliche Fülle von Fakten und Wissenschaftsdaten so aufzubereiten, dass sie auch für Laien nachvollziehbar und mit hohem Praxiswert verbunden sind, war für uns eine der größten Herausforderungen.

Die Kapitel spannen einen Bogen, der sich erstmals in diesem Publikationsbereich von einer tiefen und aufschlussreichen Diskussion über das Wesen biologischer Alterung, über menschliche Altersuhren, bis hin zu konkreten Ableitungen erstreckt. Dennoch ist dieses Buch kein klassischer Ratgeber. Gesundheitsratschläge mit dem erhobenen Zeigefinger werden Sie ebenso wenig finden wie einfache „Ewig-Jung-Rezepte". Wir sagen Ihnen nicht, was Sie tun oder lassen sollen, sondern möchten Wissen über die Zusammenhänge von Altern und Jung- beziehungsweise Gesundbleiben vermitteln und Ihnen dabei so viel konkretes Praxiswissen an die Hand geben, dass Sie sich – möglichst mit fachlicher und diagnostischer Begleitung und Unterstützung – Ihr ganz persönliches Anti-Aging-Programm zusammenstellen können.

Wer übrigens glaubt, beim Thema Altersintervention ginge es ausschließlich um den Traum ewiger Jugend, irrt. Die Medizin der westlichen Industrieländer hat sich in den vergangenen Jahrzehnten so stark auf die Behandlung bereits eingetretener Krankheiten fokusiert, und unser Gesundheitssystem war so sehr damit beschäftigt, die Behandlung degenerativer Erscheinungen unter Aufwendung immer größerer Ressourcen zu erweitern, dass versäumt wurde, die mittlerweile verfügbaren Möglichkeiten echter Primärprävention zu nutzen (Leser, die sich über die in der Tat dramatische Dimension dieser Problematik ein Bild machen möchten, sollten vorab schon einmal das abschließende Kapitel „Die Zukunft des Alterns – Gesellschaft am Abgrund?" lesen).

Primärprävention, Alternsintervention oder Anti-Aging – unabhängig von allen Diskussionen um die geeignetste Bezeichnung gehört dieser neue Wissenschaftsbereich zweifellos zu den aufregendsten und spannendsten Themen unserer Zeit. Entsprechend handelt unser Buch von konkreten praktischen Möglichkeiten, Altern zu verhindern. Und es handelt von begeisterten Wissenschaftlern, deren Arbeit und Enthusiasmus uns inspiriert haben, die faszinierenden Erkenntnisse der Alternswissenschaft in verständliche und praxisbezogene Informationen zu übersetzen. Einer von ihnen ist der Evolutionsbiologe Michael Rose, Professor an der Universität von California in Irvine. Er ist überzeugt: „Das 20. Jahrhundert wird als die letzte Epoche in die Geschichte eingehen, in der die Menschen ihrem degenerativen Alternszerfall hilflos ausgesetzt waren."

Doch nicht nur die extrem zunehmende Menge wissenschaftlicher Erkenntnisse wird einen revolutionären Dammbruch bringen, sondern vor allem die endgültige Überwindung eines tief verwurzelten medizinischen Dogmas: der Vorstellung, dass allenfalls Krankheiten beeinflussbar seien, nicht aber das Altern selbst. Als Michael Rose vor fast 30 Jahren seine Forschungsarbeit zur Alterung von Fruchtfliegen begann, glaubte auch er an die medizinische Lehrmeinung, praktische Alternsintervention sei nur etwas für Quacksalber oder bestenfalls hoffnungslose Optimisten. Und noch heute erinnert er sich genau an den Moment, der für ihn dieses Dogma hinwegfegte: „Ich saß an diesem wunderschön sonnigen Tag an meinem Labortisch und sah die neuesten Ergebnisse durch. Und dann warfen mich die Zahlen auf dem Papier buchstäblich um. Geradezu taumelnd lief ich zu meinem Vorgesetzten und rief: Das müssen Sie sich ansehen!" Die Resultate bestätigten: Der als festgelegt eingestufte Ablauf biologischer Alterung lässt sich gezielt beeinflussen! „Es war ein Hochgefühl, das man im Leben allenfalls noch an seinem Hochzeitstag haben kann."

Nach wie vor arbeitet der Professor inmitten seiner Labore. Dort leben seine Träume, und sie sind zu weiten Teilen bereits Wirklichkeit geworden. Doch ein großes Ziel hat er noch; er teilt es mit vielen Kollegen aus vergleichbaren Forschungseinrichtungen: Dazu beitragen, dass von den Erkenntnissen der Alternswissenschaft endlich auch die Menschen profitieren und den Verlauf ihrer Alterung bestimmen können, so sie das wollen – sei es, um Gebrechlichkeit und Alterskrankheiten zu verhindern, oder auch „nur", um sich Vitalität, Leistungsfähigkeit und Lebensfreude der Jugend bis ins hohe Alter zu bewahren.

Die Zeit ist reif, degenerativen Abbau und Alterskrankheiten nicht wie bisher erst dann zu behandeln, wenn sie bereits eingetreten sind, sondern negative Alterungsprozesse von vornherein zu vermeiden oder möglichst weit in den Bereich des maximalen Höchstalters (beim Menschen etwa 120 Jahre) zu schieben. Grundlagenforschungen wie auch Erfahrungen bei Hochbetagten zeigen, dass dadurch der Anteil von Gebrechlichkeit, Krankheit und Siechtum an der Lebensspanne entscheidend reduziert werden kann. Es ist an der Zeit, das zur Verfügung stehende Wissen umzusetzen, ohne die Risiken oder den Grundsatz der Wissenschaftlichkeit aus den Augen zu verlieren.

Mit jedem Jahr, das wir Menschen älter werden, wird uns bewusster, dass wir letztlich das Resultat aller Entscheidungen sind, die wir im Leben getroffen haben. Den Verlauf der eigenen Alterung auf der Basis wissenschaftlich fundierter Erkenntnisse selbst mitzubestimmen, könnte zu den wichtigsten Entscheidungen unseres Lebens zählen.

Die Autoren

I

Warum Altern kein festgelegtes Schicksal ist – Die Entschlüsselung eines Phänomens

I.1

Die ewige Suche nach dem Jungbrunnen

„Als die Götter den Menschen schufen, teilten sie ihm den Tod zu. Ewiges Leben behielten sie sich selbst vor."
Aus dem GILGAMESCH-EPOS [Sage der Sumerer und Akkader 3000-2000 v. Chr.]

Ein Privileg der Götter

Die Menschen sehnten sich zu allen Zeiten nach ewiger Jugend. Betrachten wir die Geschichte, finden wir Zeugnisse dieser Sehnsucht in fast allen Kulturen. Niemanden wird das verwundern. Bei genauerem Hinschauen stößt man aber auf einen interessanten Aspekt, der sich durch die verschiedensten Kulturkreise und Religionen zieht. Es gibt Unsterblichkeit. Doch sie ist fast immer ein Privileg von Göttern. Alterung und Tod sind dagegen so eng mit dem Schicksal der „normalen" Menschen verbunden, dass der Wunsch nach ewiger Jugend meist nicht nur als unerreichbar, sondern geradezu als frevelhaft und gotteslästerlich galt. Und teilweise hat sich daran bis heute nichts geändert.

So soll der sagenhafte König Gilgamesch, der etwa 2600 v. Chr. in Mesopotamien lebte, zeitlebens auf der Suche nach dem Unsterblichkeitselixier gewesen sein. Er meinte, das auch beanspruchen zu können, schließlich galt er als Nachfahre der Götter. Allerdings war er der Überlieferung nach nur zu einem Drittel göttlich – für die damals herrschenden Götter offenbar zu wenig. Sie ließen ihm die Unsterblichkeit nur durch den ewigen Ruhm seiner Bauwerke zuteil werden, was noch heute ein beliebter Ersatz für echte Unsterblichkeit ist.

„Some people try to achieve immortality through their offspring or their works. I prefer to achieve immortality by not dying."
WOODY ALLEN [amerikanischer Autor und Regisseur, *1935]

„Geschichte ist der Beginn einer jahrhundertelangen systematischen Arbeit, die dazu bestimmt ist, das Geheimnis des Todes aufzuklären und endlich den Tod selber zu überwinden. Aus keinem anderen Grund komponieren Menschen Symphonien, entdecken sie die mathematische Unendlichkeit und die elektromagnetischen Wellen. Um in diese Richtung vorzudringen, braucht man einen gewissen Aufschwung der Seele."
BORIS PASTERNAK [russischer Literaturnobelpreisträger, 1890-1960]

II Die Strafe des Tantalos

Auch Tantalos, nach der griechischen Mythologie als Sohn des Zeus immerhin ein Halbgott, durfte zwar an der göttlichen Tafel speisen. Als er aber das unsterblich machende Ambrosia vom Tisch mitgehen und normalen Sterblichen zukommen ließ, verdonnerten ihn die Götter zu einer eher unangenehmen Form ewigen Lebens. Er musste dürstend für alle Zeiten bis zum Kinn im Wasser stehen, ohne jemals trinken zu können. Über ihm hingen die schönsten Leckereien. Trotz nagenden Hungers konnte er aber nichts davon essen.

II Der Baum des Lebens

Unsere christliche Lehre macht keine Ausnahme bei dieser etwas einseitigen Verteilung der ewigen Jugend. In der Bibel bestraft Gott den Menschen, weil er vom Baum der Erkenntnis gegessen hatte: „Und er trieb den Menschen hinaus und ließ lagern vor dem Garten Eden die Cherubim mit dem flammenden, blitzenden Schwert, zu bewachen den Weg zu dem Baum des Lebens" (1. Moses 2.3).

Adam und Eva hatten schon vom Baum der Erkenntnis genascht. Um zu verhindern, dass sie sich am Baum des (ewigen) Lebens vergreifen, mussten sie gehen. Der Lebensbaum aber erhielt fortan eine drohende Wache, auf dass ja kein Mensch seine Sterblichkeit überwinde.

II Unsere egozentrische Sicht auf die Welt

Warum diese Reservierung der Unsterblichkeit nur für übersinnliche Wesen und warum die geradezu gesetzmäßige Zuordnung von Alterung und Tod für den Menschen? Im Wesentlichen dürfte es zwei Gründe geben. Aus psychologischer Sicht ist es für den menschlichen Geist über alle Kulturen hinweg hilfreich und tröstlich, die eigene Vergänglichkeit mit Sinn zu füllen.

Über die tiefere Bedeutung von Altern und Tod wurden in der Menschheitsgeschichte unzählige Abhandlungen verfasst, sowohl religiöse als auch philosophische. Beide Ansätze bieten ohne Zweifel nachdenkenswerte Antworten, und wir möchten mit diesem Buch keine davon in Frage stellen. Was wir aber in der Tat in Frage stellen, ist die Unausweichlichkeit degenerativer Alterung, die dem Tod vorausgeht. Der tiefere Sinn faltiger Haut, schwindender Kraft oder zerbrechlicher Knochen erschloss sich uns bis jetzt jedenfalls nicht.

„Das Altwerden hat viele Vorzüge." (--lange Pause) „Ich versuche gerade darauf zu kommen, welche es sind."
WILLIAM SOMERSET MAUGHAM [amerikanischer Schriftsteller, 1874-1965; im Alter von 80 Jahren]

Ein weiterer Grund für die Einstufung der Alterung als unumstößliches Gesetz entspringt der tief verwurzelten Eigenart des Menschen, eine egozentrische Sicht auf die Welt zu haben. Wir neigen dazu, Abläufe, die aus unserer subjektiven Sicht selbstverständlich erscheinen, auch ganz generell als gesetzmäßig und unausweichlich anzusehen.

Zu allen Zeiten stand die Egozentrik dem wissenschaftlichen Fortschritt im Wege. Beispiele sind der Streit um die Kugelform der Erde, die Akzeptanz unseres Sonnen- und Planetensystems oder eben die menschliche Alterung. Ein Vergleich mit anderen Lebewesen zeigt jedoch, dass Altern beim lebenden Organismus keineswegs so ablaufen muss wie bei uns Menschen. Tatsächlich ist nicht einmal der Tod eine unabdingbare Voraussetzung für biologisches Leben, wie wir noch sehen werden.

Die Neigung, erlebte Normalität zur Gesetzmäßigkeit zu erheben, ist keineswegs ein Relikt vergangener Zeit. Etliche unserer Zeitgenossen, welche die halsstarrigen Gegner von Darwins Evolutionstheorie heute belächeln, sind bei aktuellen Fragestellungen in der Altersforschung nicht im Stande, ihre eigenen eingefahrenen Denkabläufe zu durchbrechen.

„Jeder Mensch hält die Grenzen seines eigenen Gesichtsfeldes für die Grenzen der Welt." ARTHUR SCHOPENHAUER [deutscher Philosoph, 1788-1860]

II Viele machten sich dennoch auf die Suche

Natürlich hielten sich im Laufe der Geschichte nicht alle an die religiösen und gesellschaftlichen Denkmuster. Und das war auch gut so. Denn trotz der aus heutiger Sicht naiven Vorgehensweise kann nur der ein Mittel gegen das Altern finden, der sich überhaupt auf den Weg macht. Damals wie heute.

Der katholische König Ferdinand von Spanien war so ein Mensch. Anfang des 16. Jahrhunderts hörte er von einem sagenhaften Jungbrunnen in der Karibik. Sogleich wies er seinen dortigen Gouverneur Ponce de Leon an, danach zu suchen. Die spanischen Eroberer hatten in Mittelamerika begonnen, die Azteken zu unterjochen und auszurotten, um an Gold und nicht zuletzt an das Geheimnis eines jugendspendenden Trankes zu kommen. Sie fanden beides. Der Zaubertrank der Azteken allerdings entpuppte sich als Kakaogetränk, das zwar erstaunlich die Lebensgeister weckte und Kraft gab – sofern ihn die Spanier überhaupt trinken konnten, da das Rezept mit beißend scharfen Chillis zubereitet wurde – nachhaltige Jugend aber brachte auch der Trank der Azteken nicht.

Doch so schnell gaben die Spanier nicht auf. Ponce de Leon hatte mit Hilfe besonderer „nachdrücklicher Befragungen" gefangener Indios im Jahre 1511 von einem wirklichen Jungbrunnen weit im Norden erfahren. Kurzerhand beauftragte ihn sein König Ferdinand, statt dem Gold ab sofort dem Jungbrunnen nachzujagen. In der betreffenden Gegend in der nördlichen Karibik fand de Leon tatsächlich den Ort. Es war das beschriebene Land mit vielen Sümpfen und Wasserläufen. Die Spanier tranken aus einem Wasserlauf nach dem anderen – ohne durchschlagenden Erfolg. Die Reise war erfolglos. Fast.

Was in diesem Augenblick keinen der Eroberer interessierte: Zum ersten Mal in der Geschichte betraten Bewohner der alten Welt Florida, das somit seine Entdeckung dem Traum von der Jugend verdankt – eine Sehnsucht, die sich die Amerikaner bis heute in besonderer Weise bewahrt haben. Nirgendwo gibt es heute mehr Anti-Aging-Kliniken als in diesem sonnigen Teil Amerikas. Und es ist schon eine etwas seltsame Ironie. Viele Suchende finden dort das, was Ponce de Leon vor fast 500 Jahren genau an dieser Stelle vergeblich suchte: einen – zumindest bis zu einem gewissen Grad – wirksamen Jungbrunnen.

„Die wunderbarste Sache, die wir erleben können, ist das Geheimnisvolle. Es ist die Quelle aller wahren Kunst und aller Wissenschaft. Der, dem dieses Gefühl fremd ist, der nicht länger innehalten kann, um zu staunen und gefangen in Ehrfurcht zu stehen, ist so gut wie tot. Seine Augen sind geschlossen."
ALBERT EINSTEIN [deutscher Physiker und Nobelpreisträger, 1879-1955]

II Vom Traum zur Realität

Heute, im 21. Jahrhundert, hat sich das Bild vom Jungbrunnen gewandelt. Wir wissen, wir brauchen nicht in fernen Ländern suchen und nicht an sagenhaften Orten. Wir wissen aber auch, dass Menschen nicht einfach in eine Quelle werden tauchen können, um verjüngt wieder aufzutauchen. Hinter jeder Tür, welche die Alternswissenschaft aufstößt, befinden sich zwei neue. Altern ist so vielfältig wie das Leben, und der Kampf gegen das Altern muss an vielen Fronten erfolgen. Das ist die schlechte Nachricht.

Die gute ist: Anders als Ponce de Leon sowie unzählige Generationen vor und nach ihm haben wir erstmals wirksame Waffen gegen das Altern. Die beste von allen ist Wissen. Wissen, wie Altern funktioniert und wie es zu durchbrechen oder zumindest „intelligent" zu beeinflussen ist. Im nächsten Abschnitt wollen wir deshalb einen Blick hinter die Kulissen des Phänomens Altern werfen.

Moderne Jungbrunnen sind manchmal kompliziert, immer aber vielfältig. Nur eines hat sich seit Zeiten der Entdecker nicht geändert: Wir müssen uns auf den Weg machen!

„Alle Menschen träumen, aber nicht gleich.
Jene, die in der Nacht träumen, in den verschleierten Winkeln ihres Geistes,
erwachen am Tag um festzustellen, es war Einbildung.
Die Träumer des Tages aber sind gefährliche Menschen;
denn sie können mit offenen Augen nach ihren Träumen handeln,
um sie wahr zu machen."
T. E. LAWRENCE [amerikanischer Freiheitskämpfer und Schriftsteller, 1888-1935; „The Seven Pillars of Wisdom"]

I.2

Phänomen Altern

Warum altern Menschen?

„Wir dürfen nicht annehmen, dass alle Dinge unsertwegen geschaffen worden sind."
RENE DESCARTES [französischer Philosoph und Naturwissen-
schaftler, 1596-1650]

Warum wir altern? Diese Frage mag Sie vielleicht überraschen. Alterung und Tod sind schließlich nicht nur für die Kirche untrennbar und wie selbstverständlich mit dem Leben verbunden. Ist Altern nicht ein unumstößliches Naturgesetz?

Im Alltag stellt sich Alter als eine Funktion der Zeit dar. Ein Auto ist alt, weil es vielleicht schon zehn oder mehr Jahre „auf dem Buckel" hat. Wer schon einmal eine Stubenfliege unter dem Mikroskop betrachtet hat, weiß, wie ramponiert alte Tiere aussehen. Mit zunehmender Zeit sind Panzer und Flügel immer mehr abgenutzt. Schäden scheinen sich zwangsläufig anzuhäufen. Und so sehen wir das für uns selbst auch. Alterserscheinungen betrachten wir als normal. Bei einem Menschen, der 70 oder 80 Jahre gelebt hat, halten wir Alterserscheinungen für geradezu zwangsläufig. Es ist der Zahn der Zeit, sagt man.

Vielleicht muss man also die Zeit anhalten, um das Altern zu stoppen? Spätestens seit Einstein wissen wir, dass das sogar möglich ist. Und in einer langsam ablaufenden Zeit verzögert sich tatsächlich auch die Alterung (s. Kasten). Aber das sind letztlich theoretische Überlegungen, solange wir uns nicht mit Lichtgeschwindigkeit bewegen (die meisten Menschen sind heute weit davon entfernt – sie bewegen sich eher gar nicht). Viel wichtiger ist: Gilt auch die umgekehrte Beziehung? Können wir Altern nur aufhalten, wenn wir die Zeit anhalten? Sind Altern und Zeit unauflöslich verbunden? Nun, wenn die Zeit Schuld hat am Altern, wären unsere Chancen gering, den Fortgang aufzuhalten – zumindest hier unten auf der Erde.

‖ Der Zahn der Zeit ist nicht immer scharf

Wären wir Menschen allein auf der Erde, würden wir ohne Zweifel glauben, Altern und Zeit seien eng verbunden. Doch bei der Vielfalt des Lebens ist sichtbar, dass unterschiedliche Tier- und Pflanzenarten unterschiedlich alt werden, also auch verschieden altern. Der

Ablauf des Alterungsprozesses bei Lebewesen ist offensichtlich doch keine einfache Funktion der chronologischen Zeit. Denn manche Lebewesen altern sehr schnell, andere langsam.

Eine Maus ist mit zwei Jahren schon im Greisenalter, ein zehnjähriger Hund zeigt bereits deutliche Alterserscheinungen. Von manchen Papageienarten ist bekannt, dass sie mehr als 100 Jahre alt werden, und für Schildkröten müssen Menschen gar als kurzlebige Spezies erscheinen. Die behäbigen Tiere können 150 und mehr Jahre leben.

II Ewiges Leben – (k)eine Utopie?

Der Alterungsprozess verläuft offensichtlich unterschiedlich schnell. Ist er auch unausweichlich? Oder anders gefragt, muss jedes Lebewesen früher oder später alt werden und sterben?

Im Vergleich zum Menschen können Bäume ein hohes Alter erreichen. Wird ein Baum 100 oder 200 Jahre alt, passt das noch in unsere Vorstellung einer zwar langsamen, aber doch immerhin fortschreitenden Alterung. Hoch oben in den White Mountains in Kalifornien aber gibt es Kiefern, die dieses Bild verwirren. Manche Exemplare existieren dort seit etwa 5.000 Jahren. Das heißt, diese Bäume sind älter als unsere Zeitrechnung und sogar älter als die Pyramiden in Ägypten. Und sie leben immer noch. Die Kiefern scheinen keine Alterung zu kennen. Die ältesten Lebewesen der Welt? Keineswegs. Unter der heißen Sonne Kaliforniens wächst Coviella Mexicana, ein Busch, der seine Jugend vor geschätzten 11.000 Jahren an dieser Stelle verbracht hat. Coviella scheint wirklich ewig zu leben.

Einsteins Gedankenexperiment

Stellen Sie sich vor, Sie säßen in einem Raumschiff, das sich fast mit Lichtgeschwindigkeit bewegt. Nach einigen Monaten kämen Sie auf die Erde zurück und träfen Ihre Familie wieder. Das blanke Entsetzen würde Sie packen. Ihre Angehörigen wären alle um Jahrzehnte gealtert, während Sie selbst praktisch noch genauso alt beziehungsweise jung geblieben wären. Dieses berühmte Gedankenexperiment ist durchaus keine Utopie. In der Praxis scheitert die Durchführung nur an dem technischen Problem, ein Raumschiff auf annähernd Lichtgeschwindigkeit zu beschleunigen. Ansonsten könnte man das beschriebene Szenario tatsächlich erleben.

Wie man heute weiß, hatte Einstein Recht. Zeit ist relativ und kann durch hohe Geschwindigkeiten gedehnt werden. Und zusammen mit der Zeit wird auch unsere Alterung verlangsamt oder zum Stillstand gebracht.

II Jung bleiben durch Erneuerung

Wie ist es möglich, so lange Zeit unbeschadet zu überstehen? Selbst Berge werden nach Tausenden von Jahren allein schon durch die Witterung zerstört. Bestehen die extrem alten Pflanzen aus Materialien, die noch widerstandsfähiger sind als Stein?

Nein, das Leben geht einen anderen Weg: Als man die Zellen eines 3.000 Jahre alten Baumes der Gattung Sequoia im Labor genauer untersuchte, stellte man fest, dass keine lebende Zelle dieser sehr alten Bäume älter als 30 Jahre war. Unbrauchbare Zellen werden also immer wieder durch neue ersetzt. Uralte Pflanzen erneuern ihre Zellen unentwegt.

Der Biologe Professor Robert Zwilling vom Zoologischen Institut der Universität Heidelberg weist in diesem Zusammenhang auf ein generelles Problem hin: Wie ist „Alter" bei Lebewesen überhaupt zu verstehen? Ist der Sequoiabaum nun 3.000 oder nur 30 Jahre alt? Eine wirklich interessante Frage.

Spinnt man den Gedanken weiter, finden wir auch im Alltag vergleichbare Beispiele. Vielleicht kennen Sie auch jemanden, der stolz darauf hinweist, wie tadellos sein zwölf Jahre altes Auto noch funktioniert. Dabei wird in der Regel unterschlagen, dass der Auspuff schon zwei Mal erneuert wurde und Kupplung, Radlager oder andere Teile ebenfalls neu sind. Wie alt ist nun das Auto?

Eines steht jedenfalls fest: Bei stetiger Erneuerung ist ein langes bis hin zu ewigem Leben möglich – wenigstens scheint das für Dinge wie Autos und vor allem Bäume zu gelten. Wie steht es mit dem Menschen? Können wir uns ebenfalls verjüngen?

Die Antwort ist: ja. Und wir tun das sogar unentwegt. Bis ins hohe Alter bilden sich auch beim Menschen Körperzellen neu. Leider funktioniert dieser Mechanismus ganz offensichtlich weniger effektiv als bei langlebigen Pflanzen. Müsste man also schon als Baum auf die Welt kommen, um sich ewig verjüngen zu können? Durchaus nicht. Komplette Zellregeneration gibt es nicht nur bei Pflanzen.

Ersatzteile fürs Gehirn?

Sich in der Absicht, jung zu bleiben, allzu sehr auf den Fortschritt in der plastischen Chirurgie oder der Transplantationsmedizin zu verlassen, ist nicht nur eine sehr vage Hoffnung. Es ist auch in höchstem Maße trügerisch und nur so weit sinnvoll (wenn überhaupt), wie es einem gelingt, den Alterungsprozess seines Gehirns zu verzögern.

Es ist heute kaum mehr ein Problem, mit neuen Organen oder künstlichen Gliedmaßen zu leben. Selbst ein neues Herz, noch vor 30 Jahren wegen des vermeintlichen Sitzes der Seele Gegenstand erbitterter Diskussionen, wird heute routinemäßig transplantiert. Doch selbst wenn einmal die Transplantation von Gehirnen möglich sein sollte, könnten Sie sich zwar das alte Gehirn, das vielleicht von Alzheimer befallen ist, austauschen lassen – nur, Sie wären dann nicht mehr Sie selbst, sondern die Person mit dem Bewusstsein, von der das Gehirn stammt.

Wer also 100 oder 150 Jahre leben und gesund bleiben möchte, tut gut daran, vor allem darauf zu achten, dass gerade die Zellstrukturen des Gehirns mindestens ebenso lange leistungsfähig bleiben.

Ewig junge Lebewesen

Bei einem kleinen Süßwasserpolyp namens Hydra entsteht für jede Zelle, die an seinem basalen Ende altert und zugrunde geht, am anderen Körperende eine neue Zelle. Eine feine Sache. Durch diese perfekte Frischzellenkur bleibt der Polyp ewig jung.

Was Hydra uns Menschen voraus hat, ist ein spezieller Körperabschnitt, in dem unbegrenzt neue Zellen produziert werden. Wissenschaftler haben längst herausgefunden, wie dem kleinen Tier seine ewige Jugend zu nehmen ist. Durch einen perfiden Eingriff in die Erneuerungszone kann man die natürliche Frischzellenkur experimentell unterbinden. Der kleine Polyp ist dann genauso der Vergänglichkeit ausgesetzt wie wir. Er altert ganz „normal" und stirbt.

Der Preis ewigen Lebens

Bevor wir nun allzu neidisch werden: Das Prinzip des ewigen Lebens durch endlose Zellerneuerung hat auch Nachteile. Nehmen wir an, der kleine Süßwasserpolyp Hydra könnte über sich und sein Dasein nachdenken. Er wäre dennoch nicht imstande, sich an zurückliegende Monate zu erinnern. Denn zu dieser Zeit hat noch keine seiner gegenwärtig lebenden Zellen im Körper existiert. Auch alle Lernerfahrungen, sofern er welche machen könnte, gingen mit den sich immer wieder erneuernden Zellen größtenteils verloren.

Die Erfindung eines Zentralnervensystems und vor allem des Gehirns in der Evolution beruht deshalb auf dem wichtigen Phänomen, dass Nervenzellen sich nicht teilen beziehungsweise nicht immer wieder durch Neue ersetzt werden – bis auf sehr beschränkte Ausnahmen.

Auch beim Menschen verursacht jede Lernerfahrung im Gehirn eine spezifische Spur. Unsere Erinnerungen sind nicht in einer bestimmten Nervenzelle, sondern in unendlich komplexen Vernetzungssystemen im Gehirn gespeichert und dynamischen Anpassungen unterworfen. Um Lern- und Gedächtniserfahrungen möglichst lange zu bewahren, ist das System der völligen Zellneubildung deshalb ungeeignet. Wichtiger ist es, die vorhandenen

Zellen, ihre Querverbindungen und die chemischen Übertragungswege durch optimalen Schutz möglichst lange zu erhalten.

Man könnte sagen, der Preis für unsere Fähigkeit zu lernen, zu erinnern und uns in Zeit und Raum als Individuum zu definieren, ist der Verlust der Unsterblichkeit.

Warum Fliegen nie an Krebs leiden

Die exakte Nachbildung von Körperzellen ist speziell für hochentwickelte Lebewesen ein äußerst komplizierter Prozess. Jeder noch so winzige Fehler kann fatale Folgen haben. Ein klassisches Beispiel sind Fehler in der Zellsteuerung. Die Folge: Krebs.

Unsere gerade angesprochenen ramponierten Stubenfliegen können Schäden an ihrer Außenhülle nicht mehr reparieren, weil sich ihre Zellen nicht teilen und somit nicht erneuern können. Das führt unweigerlich und sehr schnell zu immer größerer Anhäufung von Schäden. Aber weil sich eben keine Zellen teilen, bekommen Insekten niemals Krebs. Wir Menschen können wie andere Säuger viele Zellen erneuern. Dafür teilen wir mit ihnen das Schicksal, mit ziemlich großer Wahrscheinlichkeit an Krebs zu sterben, sobald der Vorgang der Zellteilung durch Umwelteinflüsse und vor allem Alternsprozesse anfällig geworden ist.

II Alt werden ohne zu altern

Wenn wir schon nicht unsterblich sein und ewig leben können, und vielleicht wäre das auch aus mancherlei Gründen gar nicht wünschenswert, ließe sich dann nicht zumindest unser Alterungsprozess verzögern und Jugendlichkeit länger erhalten?

„Es gibt Millionen von Menschen, die sich nach Unsterblichkeit sehnen, die aber nicht wissen, was sie an einem verregneten Sonntagnachmittag anfangen sollen."
MAURICE CHEVALIER [französischer Entertainer, 1888-1972]

Tatsächlich ist in der Natur das Phänomen der Seneszenz, also das, was man gemeinhin unter gebrechlichem und defizitärem Altern versteht, nicht überall vorzufinden. Das heißt, auch wenn sich bei einer Art aufgrund verschiedenster Faktoren ab einem bestimmten Alter die Sterbewahrscheinlichkeit erhöht, müssen sich damit nicht unbedingt in gleichem Maße Alterserscheinungen einstellen.

Die sich in die Lüfte erheben, altern langsamer

Vögel sind im Vergleich zu anderen Tieren mit ähnlicher Körpermasse und Stoffwechselumsatz nicht nur auffallend langlebig, sondern auch ganz ungewöhnlich lange leistungsfähig. Auch Fledermäuse altern viel langsamer als die am Boden lebenden Mäuse, obwohl sie im Hinblick auf ihre Größe und ihren Stoffwechsel absolut vergleichbar sind. Weibchen des Eissturmvogels ziehen auch im Alter von 40 Jahren Junge auf und zeigen keinerlei Altersdefizite. Überträgt man die scheinbaren Gesetzmäßigkeiten der Alterung von Säugetieren oder aber von uns Menschen, müssten Eissturmvögel im Alter von 40 Jahren ihre Fortpflanzungsfähigkeit längst verloren haben und eine ganze Reihe von Degenerationserscheinungen aufweisen.

Wenn die Alterung zu stoppen scheint

Andere Tierarten zeigen sogar ab einem gewissen Alter einen so starken Rückgang ihrer Sterbewahrscheinlichkeit, dass die Mortalität nicht mehr messbar ist. Mit anderen Worten, je älter diese Tiere werden, desto weniger sterblich scheinen sie zu sein. Hummer zum Beispiel wachsen mit zunehmendem Alter stetig weiter, ohne dass man je ein Absinken ihrer Fortpflanzungsfähigkeit, geschweige denn ihres Wachstums finden konnte.

Solche Phänomene, die unsere Vorstellungen über die Alterung gehörig durcheinander bringen, sind nicht neu. Schon vor mehr als 100 Jahren hat der in Frankfurt am Main geborene Zoologe August Weismann festgestellt: „Es ist überhaupt nicht zu vergessen, dass dem Tode durchaus nicht immer eine Involutions-, eine Alters-Periode vorangeht." Er war schon damals überzeugt, dass der Alterungsprozess keine Notwendigkeit des Lebens ist.

„Altern ist eine späte Zugabe der Evolution."
AUGUST WEISMANN [deutscher Zoologe, 1834-1914]

II   Bringt Altern Vorteile?

Wir gehören offensichtlich nicht zu einer der von der Natur so beneidenswert ausgestatteten Arten ohne Alterung. Beim Menschen und den meisten mit uns näher verwandten Säugetieren treten Alterserscheinungen unübersehbar auf. Unterschiedlich stark zwar, aber sie sind eher die Regel als die Ausnahme (s. Kasten S. 28).

Warum hat die Natur für uns Alterung vorgesehen, wenn es offensichtlich auch ohne geht? Bringt uns Seneszenz vielleicht irgendwelche Vorteile, so wie der Verzicht auf Unsterblichkeit zugunsten eines lernfähigen Gehirns? Leider nicht. Die Ursache für unser gebrechliches Altern ist nach allem, was wir heute wissen, geradezu erschreckend banal. Es gibt unter den Evolutionsbiologen zum Phänomen der Seneszenz zwar leicht unterschiedliche Begründungsansätze, letztendlich lassen sie sich jedoch auf einen Kernsatz bringen: Die Evolution erfand die Alterung weniger, weil sie für die betroffenen Arten von Lebewesen notwendig oder gar nützlich wäre, sondern vor allem, weil sie ihnen nicht schadet. Eine ebenso überraschende wie ernüchternde Erkenntnis. Wie ist sie zu verstehen?

Seneszenz – Alt werden beim Altwerden

Altern scheint für uns Menschen vor allem mit Verlust und Degeneration verbunden zu sein. Die Mehrzahl der heutigen Gerontologen würde bei einer solchen Sichtweise allerdings protestieren. Schon seit einiger Zeit bemühen sie sich, die alte verwurzelte Sichtweise vom Abbau als einzigem Aspekt des Alters zu korrigieren. Mit großer Vehemenz wird heute der „Defizithypothese der Alterung" widersprochen.

Und die Kritiker haben nicht unrecht. Ohne Zweifel werden Aufbauprozesse, Chancen und andere positive Aspekte des Alters häufig vergessen oder missachtet (wer das Thema vertiefen möchte, dem sei das Buch „Successful Aging" von Rowe und Kahn empfohlen; s. Literaturliste). Innerhalb des Lebens auf der Erde ist Altersabbau beziehungsweise Seneszenz keine unausweichliche Begleiterscheinung des Alters. Wir haben das bereits angeschnitten. Andererseits aber ist nicht zu bestreiten, dass Abbau eine sehr typische Erscheinung dessen ist, was wir Menschen gemeinhin unter Alterung verstehen und erleben – zumindest aus biologischer Sicht.

II   Das Geheimnis der Hundertjährigen

Als ein Argument gegen die Defizithypothese wird heute die erfreulicherweise zunehmende Zahl an gesunden, aktiven Hundertjährigen angeführt. Und tatsächlich können uns gerade die erfolgreich und relativ gesund gealterten Hundertjährigen etwas über den Alterungsprozess aufzeigen. Allerdings anders als vielleicht erwartet.

Beim Menschen reduzieren sich im Verlauf des chronologischen Alters praktisch alle Körperfunktionen. Personen, die sehr alt werden, 100 Jahre oder noch älter, bilden in dieser Hinsicht eigentlich keine Ausnahme. Die meisten biologischen Marker verändern sich bei ihnen vergleichbar, bis auf eine Besonderheit: Es fehlen extreme Entwicklungen in einzelnen Funktionsbereichen. Bei ihnen sind einzelne „schwache Glieder" im biologischen System, die frühzeitigen Diabetes, Parkinson und andere typische Altersleiden begünstigen können, seltener. Hundertjährige sind in erster Linie sehr gleichmäßig gealtert.

Warum sich die Natur Altern leisten kann

II Antagonistische Pleiotropie oder Dr. Jekyll und Mr. Hyde in unseren Genen

Wer hinter das Wesen der Alterung blicken will, kommt um diesen etwas kompliziert klingenden Begriff nicht herum. Doch keine Sorge, so schwierig ist die Sache gar nicht. Als pleiotrop werden Gene bezeichnet, die gleich mehrere Eigenschaften eines Organismus bestimmen. Im Hinblick auf die Evolution, also die Entwicklung einer Art, können diese Eigenschaften sogar entgegengesetzt sein. Das heißt, die eine Eigenschaft des Gens wirkt sich günstig aus, die andere ungünstig. Deshalb antagonistische Pleiotropie.

Die zwei Gesichter von Fett

Häufig hat sogar ein und dieselbe Eigenschaft, die ein Gen steuert, gegensätzliche Konsequenzen. Ein Beispiel ist die Fettspeicherung beim Menschen. Die Veranlagung, viel Fett zu speichern, wirkt sich vor allem bei unregelmäßigem Nahrungsangebot günstig auf die Fortpflanzungsfähigkeit und damit auf die Überlebenschance aus. Das gilt besonders für Frauen, da bei ihnen eine erfolgreiche Fortpflanzung unmittelbar von ausreichenden Energiespeichern abhängt. Je mehr Fettreserven, desto besser also die Überlebenschance der Nachkommen und damit der Art.

Auf der anderen Seite führt eine gesteigerte Ausprägung der Fettproduktion und -speicherung zu einem erhöhten Risiko von Herz-Kreislauf-Krankheiten, was die Überlebenstauglichkeit im späteren Alter beeinträchtigt.

Pleiotrope Gene sollten sich über die Generationen hinweg also grundsätzlich nur dann durchsetzen, wenn für die betreffende Art unterm Strich der Gewinn höher ist als der Verlust. Der Vorteil muss größer sein als die Nachteile. Dieser Grundsatz gilt für alle Entwicklungen der Evolution und ist leicht nachvollziehbar. Doch es kommt noch etwas Entscheidendes dazu: der Zeitfaktor.

Der Zeitpunkt entscheidet

Negative Auswirkungen, die von einem ansonsten positiven Gen verursacht werden, verlieren für das Überleben und den Fortbestand einer Art erheblich an Gewicht, wenn sie erst spät im Leben zum Tragen kommen.

Um bei unserem etwas vereinfachten Beispiel zu bleiben: Die Fähigkeit, besonders viel Fett produzieren und speichern zu können, wirkt sich positiv auf die Zahl beziehungsweise Überlebenschance der Nachkommen aus und sollte sich deshalb als genetischer Vorteil im Laufe der Evolution durchsetzen. Der dadurch entstehende Nachteil, im späteren Erwachsenenalter einem höheren Krankheits- und Sterberisiko ausgesetzt zu sein, mag für das betroffene Individuum bedauerlich sein. Für den Fortbestand der Art aber wirkt sich dieser Nachteil kaum aus, da die Nachkommen bereits gezeugt und aufgezogen sind.

Die Fürsorge der Natur ist begrenzt

Unterstellen wir für einen Moment der Natur eine bestimmte Absicht (was natürlich nicht korrekt ist, da die Natur keine Intentionen verfolgt), so könnte man sagen: Die Natur kümmert sich um uns, solange es um den Fortbestand der Art geht – und das ist in erster Linie die Zeit von unserer Geburt bis zum mittleren Erwachsenenalter. Was danach mit dem einzelnen Individuum geschieht, ob Krankheit oder Tod, ist für den Fortbestand der Art und damit auch für die Natur von höchst untergeordnetem Interesse.

Ein ernüchternder Gedanke, auf die Fortpflanzungsfähigkeit reduziert und ab dem Erwachsenenalter gewissermaßen „vernachlässigt" zu werden. Und überhaupt, wir könnten uns mit einiger Berechtigung fragen, warum die Natur all ihr Interesse auf die Jugend konzentriert. Ebenso gut könnte ja die Fortpflanzungsfähigkeit länger hinausgedehnt sein, und damit könnten die Anstrengungen um die Gesunderhaltung des Individuums auch im späteren Alter einen höheren Stellenwert erhalten.

Biologisch wäre das tatsächlich möglich, das wissen wir heute. Und bei vielen Tierarten ist das auch so. Aber die Natur hat noch einen anderen Grund, nicht allzu viel in höhere Lebensalter von uns Menschen zu investieren. Und das hat etwas mit Mathematik, kleinen Glasröhrchen und einer Schublade zu tun. Wir kommen gleich auf diesen etwas merkwürdig klingenden Zusammenhang zu sprechen.

Lebensbedrohliche Mutationen

Mutationen sind zufällig entstehende Gen-Veränderungen und ein typisches Phänomen des Lebens. Wahrscheinlich sind sie sogar ein wichtiger Motor für die Evolution. Allerdings: Die meisten dieser spontanen genetischen Veränderungen wirken für das Individuum überaus schädlich. Krebs ist so ein Beispiel.

Eine Mutation kann auch in einem jungen Organismus auftreten beziehungsweise sich in einem frühen Alter auswirken. Weil aber das Überleben dadurch normalerweise behindert, wenn nicht unmöglich gemacht wird, sterben ihre Träger sehr bald; meist bevor sie die Möglichkeit haben, sich fortzupflanzen und die Veranlagung zu frühen Mutationen weiterzugeben.

Weit weniger stark wirkt die evolutionäre Auslese, wenn sich eine vererbte Mutation erst im späteren Alter bemerkbar macht. Wahrscheinlich ist die Alzheimer-Erkrankung die häufigste genetisch (mit-)bedingte Erkrankung, die im Erwachsenenalter auftritt. Eine besondere, vererbbare Genvariante vergrößert deutlich das Risiko zu erkranken. Da aber meist nur Personen in höherem Alter betroffen werden, hat die Natur sozusagen wenig Handhabe, diese Vererbungslinie zu unterbrechen.

II Teure Wartungsarbeiten

Mutagene Prozesse und andere gefährliche Angriffe auf den Organismus finden ununterbrochen statt. Ohne eine pausenlos arbeitende Abwehr und Schnellreparatur wäre nicht einmal ein kurzes Leben möglich. Aber Körperzellen sind schädlichen Einflüssen nicht schutzlos ausgeliefert. Abwehrkämpfe und Ausbesserung von Schäden sind ein wesentlicher Überlebensfaktor. Dramatisch deutlich wird das, wenn diese Mechanismen nicht funktionieren wie das bei der Immunschwächekrankheit Aids der Fall ist. An Aids erkrankte Kinder erleiden nicht nur vielfältige Infektionskrankheiten, auch die Krebsrate steigt schnell an.

Perfekte Abwehr und aufwendige Reparatur sind aber nicht kostenfrei zu haben. Sie zwingen den Organismus, mit seinem Energie- und Ressourcenhaushalt entsprechende Schwerpunkte zu setzen, die an anderer Stelle fehlen (s. u.). Für das Überleben einer Art ist es deshalb auch dabei wichtig, dass die Natur ihre Kräfte konzentriert und sich besonders auf Reparaturleistungen im jungen Organismus spezialisiert. „Nachlässigkeiten", die sich im Alter einschleichen, wirken sich für die Arterhaltung weit weniger dramatisch aus.

Amputierte Bakterien

Bakterien können, ebenso wie der Mensch, bestimmte lebensnotwendige Substanzen aus Nahrungsbausteinen herstellen. Andere Nährstoffe müssen sie in direkter Form aufnehmen, genau wie wir. Im Labor kann man nun einen Bakterienstamm derart verändern, dass die Fähigkeit, sagen wir die Substanz A selbst herzustellen, verloren geht. Diese Substanz wird damit zu einem klassischen Vitamin, das diese Bakterien ab sofort über die Nahrung aufnehmen müssen, um zu überleben.

Werden die veränderten Bakterien zusammen mit nichtmanipulierten Artgenossen in eine Nährlösung gesetzt, in der die Substanz A nur in sehr geringen Mengen vorkommt, vermehren sich vor allem die unveränderten Bakterien, welche die Substanz A nach wie vor selbst herstellen können. Sie sind ja nicht von der Nahrungszufuhr abhängig. Der manipulierte Bakterienstamm dagegen erleidet Mangelerscheinungen und geht unter.

Der Fall scheint ja auch auf der Hand zu liegen: Wenn Nährstoffe, die vorher im Organismus

„einfach" selbst hergestellt wurden, nicht mehr produziert werden können und der Körper jetzt in Abhängigkeit der Umwelt gerät, so muss das zwangsläufig zu Existenznachteilen führen. Oder nicht?

Ein zweites Experiment: Setzt man beide Bakterienstämme in eine Nährlösung, die ausreichend große Mengen der Substanz A enthält, passiert etwas Überraschendes: Jetzt überleben beide Stämme nicht etwa gleich gut. Es vermehren sich vielmehr die Bakterien besser, die Substanz A nicht mehr selbst herstellen können und deshalb auf die externe Zufuhr angewiesen sind.

Grund für diese überraschende Entwicklung: Jeder noch so einfach erscheinende Stoffwechselvorgang verlangt vom Organismus Energie und Ressourcen. Eine Energie, die unter Umständen von anderen Körpervorgängen abgezogen werden muss. Kann es sich eine Population leisten, an einem bestimmten Stoffwechselablauf zu sparen, können die frei werdenden Ressourcen in andere Bereiche gewinnbringend investiert werden. Und das kann einen entscheidenden Überlebensvorteil bedeuten. Das Leben muss sich also „genau überlegen", wann und worauf es seine Bemühungen konzentriert.

Beachte: Deshalb sind auch bestimmte immer wieder zu hörende Aussagen zur Nährstoffsubstitution unsinnig, Aussagen wie: Nährstoffe und Vitamin-ähnliche Stoffe, die der Körper selbst herstellen kann, bräuchte man nicht von außen zuführen beziehungsweise sie hätten überhaupt keine Wirkung. Denn der Organismus würde ja immer genau die optimale Menge produzieren, die er benötigt. Falsch! Richtig ist: Vitalstoffe werden vom Körper nicht am Optimum orientiert produziert, sondern unter einer strengen Nutzen/Aufwand-Relation. Zusätzliche Substitution kann deshalb in vielen Fällen positiv und sinnvoll sein.

II Die letzten Zähne des Elefanten

Wie wichtig ein ökonomischer Umgang mit Lebensenergie ist und wie genau die Natur ihre Ressourcen verteilt, zeigt das Beispiel der Elefantenzähne.

Elefanten sind fast den ganzen Tag damit beschäftigt, sprödes Gras zu zermalmen. Entsprechend schnell nutzen sich ihre Backenzähne ab. Nicht auszudenken, würden Elefanten nur einmal im Leben neue Zähne erhalten, wie wir. Sie wären schon in ihrer Jugend zahnlos. Auf einem Satz Zähne kann ein Elefant nämlich nur etwa zehn Jahre lang kauen, dann ist er abgenutzt und muss von neuen Zähnen ersetzt werden. Das geschieht auch. Die Natur versorgt die Tiere immer wieder mit neuen Zähnen. Eine verschwenderische Ausstattung?

Keineswegs. Etwa im Alter von 60 Jahren erhält der Elefant seinen sechsten und diesmal unwiderruflich letzten Zahnsatz. Elefanten werden 60 bis 70 Jahre alt, und normalerweise genügt somit diese letzte Ausstattung bis zum Lebensende. Lebt ein Elefant „wider Erwarten" doch länger, gibt es keinen Zahnbonus für das Tier. Eine Veranlagung, vielleicht in den späten Sechzigern zum siebten Mal Zähne zu entwickeln – sozusagen als Versicherung für einzelne, besonders langlebige Vertreter der Art – ist vom Evolutionsstandpunkt unrentabel und hat sich nicht durchgesetzt. Sehr alte Elefanten bezahlen diese strenge Ökonomie nicht selten mit einem grausamen Schicksal: Sie müssen verhungern.

II   Alterung als Nebeneffekt

Alternsforscher, die sich mit dem Hormonsystem von Lebewesen beschäftigen, machen schon seit Jahren immer wieder erstaunliche Entdeckungen. Viele Hormone und Botenstoffe nehmen im Alter ab. Verhindert man diesen Rückgang, zum Beispiel durch zusätzliche Hormongaben, lassen sich viele Alterserscheinungen vorbeugen und sogar verhindern. Mit diesem aufregenden Forschungsbereich, der uns schon heute konkrete und praktikable Möglichkeiten zur Alterungsprophylaxe eröffnet, werden wir uns in späteren Kapiteln ausführlich beschäftigen.

Hormone, die verjüngen, und Hormone, die töten

Es gibt aber auch auf den ersten Blick merkwürdige Befunde: Manche Drüsen und Hormone sind speziell für die Fortpflanzung und damit auch für die Arterhaltung wichtig. Entfernt man diese Drüsen und Hormonsysteme schon in früher Jugend, wird die Fortpflanzungsfähigkeit eingeschränkt oder unmöglich. Aber das ist nicht alles. Die ihrer Reproduktionsfähigkeit beraubten Individuen leben nicht selten länger als ihre „gesunden" Artgenossen. Weniger von bestimmten Hormonen zu haben, bedeutet in diesem Fall langsameres Altern.

Offensichtlich muss nicht alles, was in der Fortpflanzungsphase nützlich ist, dem Körper auch im Alter bekommen. Somit sind verschiedene Bereiche unseres Hormonsystems ebenfalls einer antagonistischen Pleiotropie unterworfen (s. o.).

Bei den Hormonen wird also wiederum deutlich: Die Natur sichert unter allen Umständen eine möglichst optimale Reproduktion, um das Überleben der Art zu gewährleisten. Dabei sind ihr alle Mittel recht. Auch solche, für die der Einzelne im späteren Leben eine bittere Rechnung bezahlen muss. Charles Mobbs, Endokrinologe am New Yorker Fishberg Center of Neurobiology drückt das so aus: „Fehlfunktionen im späteren Leben sind im Wesentlichen Nebeneffekte eines optimalen Fortpflanzungserfolges im frühen Leben."

II Überbevölkerung – kein Thema für die Natur

Altern als Nebeneffekt, Altern als Folge zufälliger genetischer Doppelwirkungen und Altern aufgrund einer strengen Sparpolitik der Natur. Wir haben jetzt eine ganze Reihe von Gründen kennengelernt, warum sich im Laufe der menschlichen Evolution das entwickeln konnte, was wir heute unter Alterung verstehen und zu unserem Missfallen selbst erleben.

Wir müssen auch – vielleicht ein wenig erschreckt – zur Kenntnis nehmen, dass Menschen nicht deshalb altern, weil es ein geplantes oder notwendiges Schicksal ist. Nicht weil es vorbestimmt ist oder „Sinn macht", sondern viel eher aus Zufall, durch eine Reihe von Nachlässigkeiten und vor allem Ökonomiemechanismen der Natur hat sich Altern gewissermaßen über die Hintertür eingeschlichen.

Jemand könnte jetzt einwenden, es gäbe mindestens einen guten Grund, warum es Altern und Alterstod gibt. Denn wie sollten neue Generationen überleben, wenn es keine oder nur geringe Alterung sowie keine Alterskrankheiten gäbe und die Menschen Jahrhunderte alt werden könnten. Nahrung oder Platz würden früher oder später knapp. Liegt also doch so etwas wie ein Sinn im Altern?

Auch da ist die Antwort überraschend. Sie lautet: nein. Wegen drohender Überbevölkerung hätte Altern nicht entstehen müssen. Seit der Entwicklung der ersten Menschen bis in unsere Zeit, also seit vielen Hunderttausenden von Jahren, war der Tod aus „Altersschwäche" eine Seltenheit. Um Menschen umzubringen, hätte das Altern nicht erfunden werden müssen.

Unfälle, Hungersnöte, Infektionen, „normale" Krankheiten und viele andere Faktoren sorgten über Jahrtausende dafür, dass die allermeisten Menschen umkamen, bevor sie überhaupt in die „glückliche Verlegenheit" kommen konnten, an den Folgen ihrer Alterung zu sterben. Ganz im Gegenteil: Die Tatsache, dass das Leben schon ohne das Altern gefährlich genug ist, ist sogar ein weiterer Grund, warum sich die Natur über schädliche Begleiterscheinungen des menschlichen Alterungsprozesses keine Gedanken zu machen brauchte – zumindest galt das bis in die jüngste Geschichte der Menschheit.

Und damit kommen wir zu den schon erwähnten Glasröhrchen und der Schublade – erinnern Sie sich? – und dazu, was es damit auf sich hat.

Die Schubladenparabel oder warum die Mathematik gegen zu viel Altersvorsorge spricht

Seneszenz, also die zunehmenden Funktionsverluste und Defizite im Alter, beeinträchtigt nicht die Fortpflanzung und damit das Überleben der Gattung Mensch. Das haben wir gesehen. Dennoch mag man angesichts der vielen Alterserscheinungen den Preis, den der Einzelne zu zahlen hat, als sehr hoch beklagen. Ist die Natur nicht doch zu nachlässig?

Kommen wir noch einmal auf eine Überlegung von vorhin zurück: Theoretisch könnte es für das Überleben der Gattung Mensch doch auch gewisse Vorteile haben, wenn Fortpflanzungsfähigkeit und Leistungsfähigkeit länger im Leben erhalten blieben. Bei längerer Fortpflanzungsfähigkeit würde sich die Natur dann auch länger um unser Jungbleiben kümmern. Nun ja, wie gesagt, theoretisch denkbar. Praktisch wäre der Vorteil aber äußerst gering. Der englische Zoologe und Nobelpreisträger Peter Bryan Medawar präsentierte 1957 dazu folgende interessante Parabel:

In einer Schublade eines Labors liegen neben anderen Dingen kleine Glasröhrchen. Die Schublade wird von den Mitarbeitern häufig geöffnet, und weil man in einer großen Schublade nie das findet, was man gerade sucht, gehen bei der Wühlerei immer wieder Glasröhrchen in die Brüche. In regelmäßigen Abständen müssen deshalb Röhrchen ersetzt werden.

Erhöht man nun mit einem kleinen Kunstgriff die Brüchigkeit der Glasröhrchen, gehen beim täglichen Umgang natürlich mehr Exemplare kaputt. Entsprechend wird ein größerer Nachschub gebraucht, will man ein „Aussterben" der Röhrchen verhindern. Soweit ist alles, wie es jeder erwarten würde.

Manipuliert man die Brüchigkeit der Glasröhrchen aber so, dass sie langsam und zunehmend mit dem Alter der Röhrchen ansteigt (am Ende sogar viel stärker als beim vorherigen Versuch), kann man Erstaunliches feststellen. Es müssen jetzt in einem bestimmten Zeitraum kaum mehr Röhrchen ersetzt werden als im ursprünglichen Alltagsgebrauch ohne die zugefügte Brüchigkeit.

Obwohl sich ja „junge" Glasröhrchen in keiner Weise von „alten" Glasröhrchen unterscheiden (es gibt keine Alterung bei Röhrchen), wirken sich Anfälligkeiten, die „junge" betreffen, sehr nachhaltig aus. Die Brüchigkeit von „alten" Exemplaren dagegen beeinflusst die „Röhrchenpopulation" nicht oder zumindest nur wenig. Grund: Durch die täglichen Schubladengefahren überleben die Glasröhrchen durchschnittlich ohnehin nur eine gewissen Zeit; auch ohne zu altern oder im eigentlichen Sinn sterblich zu sein. Nur sehr wenige erreichen deshalb ein chronologisch hohes Alter. Anfälligkeiten, die erst im hohen Alter auftreten, wirken sich entsprechend gering auf den Gesamtbestand aus.

Die Natur erlaubt uns, jung zu bleiben

Und ebenso verhält es sich in der Menschheitsentwicklung. Auch wenn man die genannten wichtigen Faktoren wie Fortpflanzungsfähigkeit oder Energiesparmaßnahmen beiseite lässt, ist es für die Natur sinnvoll, sich auf die Jungen und damit die Mehrheit zu konzentrieren. Bei den alltäglichen Lebensgefahren gab es bis in die allerjüngste Vergangenheit nämlich nur wenige, die alt an Jahren wurden. Ob diese wenigen nun alt wurden im Sinne von Alterung und Krankheit, spielte für die Entwicklung der Gattung Mensch kaum eine Rolle.

Es spricht also nichts dagegen, dass der Mensch bis in ein hohes Alter jugendlich bleiben könnte. Biologisch wäre das absolut möglich, und die Natur jedenfalls verbietet es ihm nicht. Sie hat nur keine Veranlassung, von sich aus allzu viel Mühe darauf zu verwenden.

II Für das Alter ist jeder selbst verantwortlich

Inwieweit genau die verschiedenen Evolutionsmechanismen beim Menschen direkt oder indirekt am Funktionsabfall im Alter beteiligt sind, lässt sich nicht exakt abgrenzen. Wir brauchen auch nicht näher darauf einzugehen. Halten wir fest, dass es für die Entstehung von Seneszenz beim Menschen eine Reihe von Gründen geben kann. Rein biologisch ist körperlicher und geistiger Abbau jedenfalls auch in hohem Alter keinesfalls zwingend. Und viele Mechanismen, die diesen Abbau verhindern oder stark verzögern können, sind bereits entschlüsselt.

Die Evolution interessiert sich immer nur für die Art, nicht für das Individuum. In unserem Fall heißt das: Um Alterserscheinungen, die spät im Leben auftreten, muss sich die Natur nur wenig kümmern. Für Alterserscheinungen, die sich zwar früher einstellen, aber nicht lebensbedrohlich sind, wie Falten, Haarausfall und ähnliches mehr, interessiert sich die Natur überhaupt nicht.

Die Natur hilft uns, solange wir jung sind. Wenn wir als Einzelperson darauf Wert legen, unsere Kraft, unser Aussehen oder unser geistiges Potenzial möglichst lange zu erhalten, müssen wir uns schon selbst darum kümmern.

„Wer nicht handelt, dem wird der Himmel nie helfen."
SOPHOKLES [griechischer Tragiker und Philosoph,
496-406/5 v. Chr.]

Wann Altern beginnt

„50! Was jetzt schon? Splittert jetzt hier und da der Lack,
Bin ich jetzt auch so'n alter Sack,
zu dem ich und meine Gefährten
Jeden, der über zwanzig war,
gnadenlos stempelten und gar
Zum Zausel und scheintot erklärten?"
REINHARD MEY [deutscher Liedermacher, *1942]

Wir alle haben eine mehr oder weniger genaue Vorstellung, was alt bedeutet. Auch unter blühender Jugend können wir uns etwas vorstellen. Wann aber beginnt dieses Verhängnis, das wir Altern nennen? Mit der ersten Falte, dem ersten grauen Haar?

Der große amerikanische Schauspieler und Komiker George Burns machte sich darüber ebenfalls so seine Gedanken. Er kam zu dem Schluss, auch nicht genau zu wissen, wann Altern beginnt. Dafür schilderte er 1986 wie man wenigstens eindeutig erkennt, dass man bereits alt ist. Wir möchten Ihnen diese Checkliste nicht vorenthalten.

Ab wann Sie alt sind

Der amerikanische Schauspieler und Komiker George Burns in seinem Buch „Dear George: Advice and Answers from America's Leading Expert on Everything from A to B" über das Altsein:

Dass Sie alt sind, werden Sie dann wissen, wenn:

II   Alles weh tut, und was nicht weh tut, nicht funktioniert.

II   Sie sich fühlen wie nach einer durchzechten Nacht, aber nirgendwo gewesen sind.

II   Sie ganz schön außer Atem kommen, wenn Sie Schach spielen.

II   Ihr Lieblingsteil der Zeitung ist: „Vor 25 Jahren...".

II   Sie immer noch Frauen hinterherjagen, sich aber nicht mehr genau erinnern können, warum.

II   Sie sich bücken, um Ihre Schnürsenkel zu binden, und sich dann fragen: „Was könnte ich eigentlich noch machen, wo ich schon mal hier unten bin?"

II   Wenn alle Ihre Geburtstagsgäste um die Torte mit den Kerzen herumstehen – nur um sich zu wärmen.

„Diese Dinge", so fügte der damals schon über 90-jährige Burns hinzu, „passieren tatsächlich, wenn du alt wirst. Ich weiß es, weil es das ist, was mir mein Vater andauernd erzählt."

II   Lebenstreppe

Schon in früheren Kulturen wurde das menschliche Dasein als eine Art Lebenstreppe gesehen. In der ersten Phase entwickelt sich der Mensch in einer stetig aufwärts führenden Entwicklung vom Kind zum erwachsenen Menschen. Der Höhepunkt wird im fünften Lebensjahrzehnt erreicht. Danach beginnt der Abstieg in die Alterung und den Tod. Einige Psychologen sehen Alterung heute als einen ausschließlich aufwärts strebenden

Entwicklungsprozess, weil man immer mehr Wissen, Reife und Erfahrung sammeln kann. Andere haben mit einer solchen Sichtweise Probleme, da zumindest im körperlichen Bereich in der Jugend aufbauende, im Alter hingegen vielfach abbauende Prozesse ablaufen. Ist Alterung also doch ausschließlich ein Phänomen der zweiten Lebenshälfte?

II Untrügliche Zeichen

Wäre Alterung eine Erscheinung, die erst sehr spät im Leben einsetzt, wie wäre dann aber beispielsweise die spätestens zwischen dem 30. und 35. Lebensjahr nachlassende körperliche Höchstleistungsfähigkeit zu erklären? Wenn nicht Alterung, welche Ursachen stecken dahinter, wenn wir mit 30 das erste graue Haar oder schon Mitte 20 erschreckt die ersten Falten im Spiegel entdecken?

Als man im Vietnamkrieg die gefallenen US-Soldaten untersuchte, waren die Pathologen überrascht, wie viele arteriosklerotische Ablagerungen die jungen durchtrainierten Männer bereits aufwiesen. Ihr Zustand war offensichtlich nicht nur eine Folge der Kriegsbelastung, sondern Vorbote klassischer „Alterskrankheiten", deren Beginn man viel später vermutete.

Genauer Zeitpunkt

Manche Wissenschaftler vertreten die Auffassung, unsere Alterung beginnt nach dem Ende der Pubertät. Sicher eine plausible Überlegung. Wer es jedoch ganz genau nimmt, kann tatsächlich schon in noch jüngeren Jahren erste Fingerzeige der Alterung entdecken.

Wenn wir 20 sind, ist beispielsweise unser Bewegungsapparat bereits nicht mehr so beweglich und elastisch wie im Kindesalter. Im Spitzensport beim Turnen oder der rhythmischen Sportgymnastik gehören Sportlerinnen deshalb schon vor ihrem 20. Geburtstag zum „alten Eisen".

Aus experimentellen Studien über Eingriffe in den Alterungsprozess kann man sogar ableiten, dass Alterungsprozesse mit der Geburt einsetzen – ja wahrscheinlich sogar noch früher.

„Geboren werden heißt, zu sterben anfangen."
LAO-TSE [chinesischer Denker, 6. Jahrhundert v. Chr.]

Altern, bevor man geboren ist?

Wie so oft in der Wissenschaft führte der Zufall zu einem Hinweis darauf, dass im Organismus bereits vor der Geburt Alterungsprozesse ablaufen müssen.

Ein Routinetest. Zu Beginn der 70er-Jahre sollte geklärt werden, ob Antioxidantien (= wichtige auch in der Nahrung enthaltene Schutzstoffe wie Karotine, Vitamin C u. a. m.) auch für das ungeborene Leben als unbedenklich eingestuft werden können. Natürliche Antioxidantien, aber auch synthetische Antioxidationsmittel werden Lebensmitteln und auch Tierfutter zugesetzt, um so das Verderben zu verzögern.

In einer Studie wurden deshalb schwangeren Mäusen Tocopherole (Vitamin E), Etoxyquin und weitere Antioxidantien mit dem Futter verabreicht. Ihre Jungen kamen gesund und ohne negative Anzeichen zur Welt. Um auch Spätschäden auszuschließen, wurden alle Neugeborenen weiter beobachtet, bis sie selbst alt waren.

Jetzt geschah etwas Unerwartetes. Die Tiere, deren Mütter während der Schwangerschaft Antioxidantien erhalten hatten, blieben im Laufe ihres Lebens nicht nur äußerst gesund, sie wurden sogar älter als die Mäuse, deren Mütter während der Tragzeit mit normalem Futter gefüttert worden waren.

Schutzwirkung schon im Mutterleib. Antioxidantien bewahren das Futter beziehungsweise Nahrungsmittel vor dem Verderben. Dass sie gleichzeitig sogar diejenigen schützen, die dieses Futter essen, war ebenfalls bereits bekannt – Antioxidantien verhindern das Ausbreiten von sogenannten Radikalen, die als ein wichtiger Alterungsfaktor gelten (s. Kap. II.2). In diesem Fall aber betraf die antioxidative Wirkung Embryonen, bei denen bisher keine Alterungsprozesse vermutet worden waren. Obwohl die Jungtiere bereits nach der Geburt normal – ohne weitere Schutzstoffe – ernährt wurden, war bei ihnen der normale Alterungsprozess verlangsamt.

Eine faszinierende Vorstellung, dass etwa freie Radikale möglicherweise schon vor der Geburt einen Einfluss auf den Verlauf der späteren Alterung ausüben.

II Wachsen und Altern

Wir müssen uns von der Vorstellung lösen, alle Prozesse im Körper würden parallel und in abgestimmter Harmonie ablaufen. Aufbauende und von uns als positiv angesehene Entwicklungsprozesse sind gleichzeitig von Alterung und Abbau begleitet. Selbst in der Jugend.

Etwa in der Lebensmitte fällt der Rückgang positiver Entwicklungen mit den ersten deutlichen Alterungserscheinungen zusammen. Es entsteht der Eindruck, als würde erst dann die eigentliche Alterung beginnen. Eine genauere Betrachtung zeigt aber die Differenziertheit der Mechanismen. So baut sich beispielsweise unser im Gehirn gespeichertes Wissen praktisch bis zum Tod immer weiter auf, obwohl gleichzeitig gerade im Gehirn schon früh Alterungs- und Abbauprozesse stattfinden.

Andere Leistungsbereiche haben bei uns ihren Höhepunkt schon in einem Alter überschritten, den wir eigentlich noch als Jugend bezeichnen.

„Im Alter ist noch Jugend, in der Jugend schon Alter."
GOLO MANN [deutscher Historiker und Schriftsteller, 1909-1994]

II Der Kampf gegen das Altern sollte früh beginnen

Dass wir uns hier so intensiv mit der Frage nach dem Beginn von Alternsprozessen beschäftigen, geschieht nicht nur, um dem Phänomen Altern näher auf die Spur zu kommen. Es hat auch ganz handfeste, konkrete Gründe. Denn aufgrund dieser Zusammenhänge müssen wir uns von einem verbreiteten Irrglauben verabschieden. Von der Vorstellung, in der Praxis sei Alternsintervention vor allem etwas für ältere Menschen. Das Gegenteil ist richtig. Je früher wir den Kampf gegen das Altern aufnehmen, desto besser sind unsere Erfolgsaussichten.

Das bedeutet keineswegs, im hohen Alter wäre der Kampf aussichtslos. Wie wir noch sehen werden, ist eine Beeinflussung von Alternsprozessen sogar bis ins höchste Alter möglich. Aber nie mehr werden Ihre Chancen auf jugendliches Aussehen und vor allem jugendliche Leistungsfähigkeit so gut stehen, als wenn Sie zum bestmöglichen Zeitpunkt beginnen: jetzt!

„Du bist jung, und das Leben ist lang, und es gibt genug Zeit totzuschlagen.
Und dann eines Tages stellst du fest, dass zehn Jahre an dir vorbeigezogen sind.
Niemand hat dir gesagt, wann du loslaufen sollst; du hast den Startschuss verpasst.
Und du rennst und du rennst, um die Sonne wieder einzuholen, aber sie sinkt."
PINK FLOYD [„Time"]

Die Lebensspanne des Menschen

|| Die Erfolgsgeschichte täuscht

An optimistischen Vorhersagen über die Entwicklung der menschlichen Lebensspanne
mangelt es heutzutage nicht. Vor allem in diesem Jahrhundert stieg die durchschnittliche
Lebenserwartung der Menschen in den Industrienationen geradezu dramatisch an. Und
diese Entwicklung geht weiter. Ein Grund zu sorgloser Freude? Altern wir immer weniger,
immer langsamer? Keineswegs. Um zu verstehen, was diese scheinbar glänzenden statistischen Zahlen mit unserer individuellen Alterung zu tun haben, lassen Sie uns zunächst
einen Blick in die Vergangenheit werfen.

Altern in früherer Zeit

Um in der Menschheitsgeschichte auf eine sehr kurze durchschnittliche Lebensspanne zu
stoßen, muss man keineswegs in die Urzeit zurückgehen. Noch zu Zeiten der Griechen
und Römer wurden die Menschen im Durchschnitt nur 20 bis 30 Jahre alt. Angesichts
dieser und ähnlicher Zahlen könnte man vermuten, das hohe Alter sei eine Erfindung der
Neuzeit, und genau das wird uns allenthalben vermittelt.

Heutzutage liegt die durchschnittliche Lebenserwartung wesentlich höher: In
Deutschland bei etwa 73 Jahren für Männer und über 80 Jahren für Frauen. Vor allem
im 20. Jahrhundert stieg die Lebenserwartung dramatisch. Und ein Ende dieses Trends ist
nicht abzusehen.

Ist es also gar nicht nötig, das Altern mit teuren Hormonbehandlungen, hochdosierten Antioxidantien und anderen Methoden zu bekämpfen? Sollten wir uns nicht einfach
zurücklehnen und uns darauf verlassen, dass wir alle schon bald 100 Jahre und mehr
werden leben können? Viele „Experten" sagen das und berufen sich auf die „untrüglichen"
Statistiken. Und die moderne Medizin wird schon dafür sorgen, dass wir bis ins höchste
Alter gesund und leistungsfähig bleiben. Vorsicht, wenn Sie kein böses Erwachen erleben
wollen! Vielleicht kennen Sie die Geschichte vom gutgläubigen Reiter, der beim Versuch,
einen Fluss zu überqueren, mitsamt seinem Pferd ertrunken ist: Man hatte ihm versichert,
der Fluss sei im Durchschnitt nur einen Meter tief …

Das hohe Alter ist keine Erfindung der Neuzeit

Bei den alten Griechen betrug die durchschnittliche Lebenserwartung wie gesagt gerade
einmal 22 Jahre. Der griechische Philosoph Sophokles aber lebte damals schon 90 Jahre bei
bester Gesundheit. Und er war kein Einzelfall.

Noch zu Beginn des 20. Jahrhunderts betrug die Lebenserwartung in Deutschland
etwa 46 Jahre. Jeder, der sich allerdings für seinen eigenen Stammbaum interessiert, wird

so viele 70- oder 80-Jährige finden, dass es scheinen mag, ein solches Alter sei nicht die Ausnahme, sondern fast schon die Regel gewesen. Woher kommt das?

II Durchschnittliche Lebenserwartung

Der Begriff „durchschnittliche Lebenserwartung" ist eine Angabe, in der alle Sterbefälle mit verrechnet sind. Dabei wirkt sich ganz besonders die in früherer Zeit sehr hohe Säuglings- und Kindersterblichkeit negativ aus. Auch Unfälle und tödliche Infektionskrankheiten in jungen und mittleren Jahren drücken die Statistik so nachhaltig, dass die Durchschnittsangabe für das Verständnis der Alterung im Grunde wenig Aussagekraft besitzt und sogar zu völlig falschen Schlussfolgerungen führt.

Unsere eigenen Urgroßeltern konnten – im scheinbaren Gegensatz zur Statistik – deshalb alt werden, weil nur derjenige Kinder beziehungsweise in diesem Fall Urenkel haben kann, der eben nicht schon als Kind stirbt, sondern überhaupt die Chance hat, „normal" zu altern und sich fortzupflanzen. Tatsächlich lief der Alterungsprozess früher nicht wesentlich anders ab als heute.

Ein Toast!

Bei Geburtstagen Hochbetagter pflegen wir darauf anzustoßen, dass der Jubilar beispielsweise noch seinen 100. Geburtstag erleben möge. Ein 85-jähriger Jubilar, auf den seine Gäste zur Zeit des Kaiserreiches anstießen, hatte in der Tat kaum geringere Chancen, seinen 100. Geburtstag zu erleben, als ein 85-Jähriger heute.

Auch die moderne Medizin ändert am Altersverlauf nichts. Sie ist darauf ausgelegt, Krankheiten zu bekämpfen, und beeinflusst dadurch in erster Linie die durchschnittliche Lebenserwartung über eine Reduzierung vorzeitiger Todesfälle. Der Alterung selbst, aber auch degenerativen Alterskrankheiten, beugt sie nicht vor.

II Die maximale Lebensspanne – Hatte die Bibel doch recht?

Keine Maus ist jemals 10 Jahre alt geworden und kein Hund 50. Innerhalb der gesamten Evolution gibt es Regelmechanismen, die für jede Art einen bestimmten Rahmen vorgeben, innerhalb dessen Leben und Altern geschieht. Für den Menschen ist das nicht anders. Mit Hilfe verschiedener Berechnungen lässt sich das menschliche Höchstalter nicht exakt, aber doch mit einiger Sicherheit auf etwa 120 Jahre festlegen.

Bereits im Buch Genesis des Alten Testaments wird als Höchstalter für den Menschen die Zahl 120 genannt. Welche Aussagekraft das hat, mag dahingestellt sein. Es gibt aber tatsächlich wissenschaftliche Berechnungen, dass zumindest vor 2.000 Jahren das maximal erreichbare Höchstalter ebenfalls schon 120 Jahre betrug – genau wie heute.

„Da sprach der Herr: Ich will ihm als Lebenszeit geben hundertzwanzig Jahr."
ALTES TESTAMENT, Mose, 6,3

Obwohl sich also die durchschnittliche Lebenserwartung für einen gerade geborenen Menschen allein in den vergangenen 100 Jahren verdoppelt hat, ist die maximale Lebensspanne, und damit die Geschwindigkeit der Alterung, seit wenigstens 2.000 Jahren oder 140 Generationen unverändert geblieben. Die Aussage, der Mensch wird heute älter als früher, ist deshalb falsch. Richtig wäre: Heute erreichen mehr Menschen ein hohes Alter als früher.

Die älteste Person der Welt

Nichts verleitet so sehr zum Schummeln wie die Altersgrenze. In der Gerontologie hat man deshalb früh gelernt, sich bei Altersangaben wirklich nur auf eindeutige Beweise zu stützen. Mangels verbriefter Daten gibt es nur wenige absolut sichere Beweise für ein Erreichen des menschlichen Höchstalters. Aber es gibt sie. Am 21. Februar 1875 wurde im südfranzösischen Arles ein Mädchen mit Namen Jeanne Calment geboren. Am Ende des Zweiten Weltkriegs war sie mit 70 Jahren längst im Rentenalter. Madame Calment lebte noch weitere 50 Jahre in Südfrankreich, ehe Sie am 4. August 1997 starb. Bis wenige Jahre vor ihrem Tod hatte sie ein selbstständiges Leben geführt. Jeanne Calment erreichte damit das für den Menschen mutmaßliche Höchstalter. Sie wurde 122 Jahre alt. Es gibt zurzeit weltweit nur eine Handvoll Personen, die nahe daran sind, es Jeanne Calment gleich zu tun.

II In der Natur kommt der Tod zu den Jungen

Kehren wir noch einmal zur durchschnittlichen Lebensspanne und zu unseren Vorfahren zurück, diesmal aus der Sicht der natürlichen Normalität was das Leben und Sterben betrifft.

Seitdem die moderne Form des Menschen, der Homo sapiens, auf der Erde lebt, betrug die durchschnittliche Lebenserwartung fast bis in die Gegenwart nur 20 bis 30 Jahre. Und auch wenn man die hohe Säuglings- und Kindersterblichkeit herausrechnet, bleibt doch die beachtenswerte Tatsache bestehen, dass als natürliche Normalität über 100.000 Jahre lang zumindest die Mehrzahl der Menschen nur ein mittleres Alter erreichte – gemessen an der damals wie heute gültigen Höchstgrenze von etwa 120 Jahren. Direkten Alterserscheinungen oder Alterskrankheiten fielen über Jahrtausende nur wenige zum Opfer. Die meisten Menschen starben im wahrsten Sinn des Wortes jung, denn der Alterungsprozess lief, wie gesagt, praktisch genauso ab wie heute.

Verlängerung am falschen Ende

In den Industrienationen beträgt die durchschnittliche Lebenserwartung zurzeit etwa 80 Jahre. Unsere durchschnittliche Lebensspanne hat sich somit deutlich verlängert. Allerdings ist es nicht die „starke" Lebensphase, die sich verlängert hat, sondern im Wesentlichen der „schwache" Abschnitt unseres Lebens, das Alter.

Heute sterben nur noch wenige Menschen aufgrund äußerer Einflüsse, sondern tatsächlich an den meist sehr unangenehmen Folgen des Alterungsprozesses – ein Zustand, der in der Natur eigentlich nicht oder zumindest nur als Ausnahme vorgesehen ist.

Unsere Zivilisation und unser Gesundheitswesen helfen uns heute, im Alter länger zu leben. Anders ausgedrückt: Wir haben die Chance, länger alt zu bleiben. Solange aber die Geschwindigkeit unserer Alterungsprozesse selbst nicht verändert wird, ist diese Aussicht ein mehr als zweifelhaftes Glück. Von den dramatischen finanziellen Auswirkungen auf das Gesundheitswesen ganz zu schweigen (s. Kap. III).

Für den Einzelnen wünschenswerter und für die Gesellschaft wichtiger ist im Hinblick auf die Beeinflussung der Lebensspanne ein völlig neuer Ansatz: Länger jung und leistungsfähig bleiben! Und genau diesem Ziel gehen wir in diesem Buch nach.

„Man sollte manchmal einen kühnen Gedanken aussprechen, damit er Frucht brächte."
JOHANN WOLFGANG VON GOETHE [deutscher Dichter und Naturwissenschaftler, 1749-1832]

II   Alt werden, aber nicht alt sein: die Vergrößerung der funktionellen Lebensspanne

Weder die Verlängerung der durchschnittlichen noch der maximalen Lebensspanne ist uneingeschränkt erstrebenswert. Es lässt sich unschwer voraussagen, dass nur wenige Menschen Interesse daran haben, länger zu leben, wenn die gewonnenen Jahre keine lebenswerten Jahre, sondern nur eine Verlängerung des Altseins sind. (Anm.: Auch wenn sich in Umfragen ein deutlicher Unterschied ergibt, je nachdem ob man jüngere oder ältere Leute zu diesem Thema befragt. Im Alter nimmt die Akzeptanz einer Lebensverlängerung zu, selbst wenn diese mit erheblichen gesundheitlichen Abstrichen verbunden ist.) In der Gerontologie wurde deshalb der Begriff der „funktionellen Lebensspanne" geprägt. Damit wird der Bereich des gesunden, aktiven und produktiven Lebens umschrieben.

Die Frage ist nur, wie lässt sich dieses Ziel erreichen? Noch immer setzen viele Menschen ihre Hoffnungen in eine stetige Weiterentwicklung der medizinischen Krankheitsbehandlung. Die Medizin ist jedoch, wie gesagt, in erster Linie darauf ausgerichtet, Krankheit, Degeneration und Alterung zu kompensieren, weniger ihnen wirklich vorzubeugen.

In der steigenden Lebenserwartung sehen deshalb zunehmend mehr Experten alles andere als eine positive Entwicklung. Aktuelle Prognosen zur Entstehung von Alterskrankheiten wie Alzheimer oder Zahlen zur Pflegebedürftigkeit scheinen entsprechende Befürchtungen zu rechtfertigen (s. S. 502).

Wir scheinen umdenken zu müssen

Gerontologen kommen angesichts jüngerer Erkenntnisse in der Alternsforschung zu neuen Denkansätzen. Einer der berühmtesten Alternsforscher, Denham Harman, hält eine wirksame Verlängerung der aktiven Jahre nur für möglich, wenn das therapeutische Augenmerk nicht nur (Alters-)Krankheiten, sondern eben tatsächlich dem Alterungsprozess selbst gilt. Auch Richard Cuttler vom Gerontology Research Center in Baltimore wird nicht müde zu betonen, dass nur durch eine Beeinflussung der Alterung selbst in Zukunft degenerative Alterserscheinungen und Alterskrankheiten, von Krebs bis zur Demenz, in ihrer Gesamtheit möglichst weit in Richtung des maximalen Höchstalters hinausgeschoben werden können.

Entsprechend beschäftigen wir uns weniger mit der Frage, wie man das Alter verlängern kann. Viel wichtiger und interessanter ist nämlich, wie wir länger Kraft und Jugendlichkeit erhalten können. Und wie es vielleicht sogar gelingt, die Altersuhr in manchen Bereichen ein Stück zurückzudrehen.

„Langlebigkeit ist nur erstrebenswert, wenn sie das Jungsein verlängert, nicht aber das Altsein hinauszieht."
ALEXIS CARREL [französischer Medizin-Nobelpreisträger, 1873-1944]

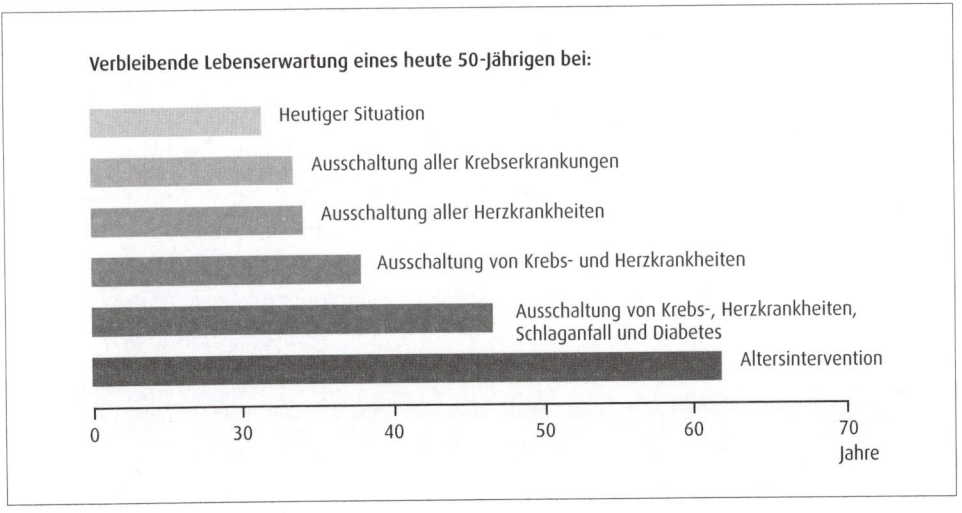

Verbleibende Lebenserwartung eines heute 50-Jährigen bei:

Heutiger Situation

Ausschaltung aller Krebserkrankungen

Ausschaltung aller Herzkrankheiten

Ausschaltung von Krebs- und Herzkrankheiten

Ausschaltung von Krebs-, Herzkrankheiten, Schlaganfall und Diabetes

Altersintervention

0 — 30 — 40 — 50 — 60 — 70 Jahre

Ist Altern eine Krankheit?

Was meinen Sie dazu? Spontan würden die meisten Menschen die Frage eher verneinen. Andererseits häufen sich Krankheiten im Alter ganz erheblich. Zumindest scheint also eine enge Verbindung zu bestehen.

Über die Frage, wie Alter und Krankheit zusammenhängen, sind ganze Bücher und unzählige Artikel in Fachzeitschriften geschrieben worden. Das meiste muss uns hier nicht interessieren. Im wesentlichen Teil dieses Buches geht es ja nicht um graue Theorie, sondern um konkrete, praktische Möglichkeiten, wie wir unser Altern verlangsamen und länger leistungsfähig bleiben können. Doch gerade deshalb lohnt es sich, zumindest einen kleinen Moment bei diesem Thema zu bleiben. Sie werden sehen, so theoretisch, wie die Frage klingt, ist sie gar nicht.

‖ Alterskrankheiten – eine Folge schlechter Gewohnheiten?

Jeder, den Sie auf der Straße nach Alterskrankheiten fragen, würde Ihnen sofort wenigstens einige nennen können wie Parkinson, Diabetes, Demenz, Alzheimer oder Krebs. Früher wie heute sind für die Menschen bestimmte Krankheiten geradezu zwangsläufig mit dem Altern verbunden.

In der Medizin ist dagegen noch immer eine andere Einschätzung verbreitet. Nach Medizinersicht treten Alterskrankheiten nur beim krankhaften und damit „unnormalen" Altern auf. „Normal" altert, wer frei von Krankheiten bleibt und ein durchschnittliches Alter erreicht. „Optimal" altern hieße, ganz frei von Abbauprozessen zu sein und bis zum Erreichen der maximalen Lebensspanne von etwa 120 Jahren gesund zu bleiben.

Hat Krankheit also gar nicht direkt etwas mit Altern zu tun? Von der Antwort auf diese Frage hängt viel ab. Denn diejenigen, die Krankheit und Alterung als unabhängig voneinander betrachten, ziehen folgenden Schluss daraus: Weil krankhaftes Altern kein normales Altern darstellt, müsse man nicht das Altern selbst bekämpfen, sondern nur die Krankheiten. Anti-Aging-Mittel und Therapien wären für eine lebenslange Gesundheit und Vitalität unnötig. Schließlich könnten Krankheiten durch die Ausschaltung von Risikofaktoren verhindert werden. Und sogar für das sogenannte optimale Altern wäre es ausreichend, Risikoverhalten wie Rauchen, Alkohol und ungesundes Essen zu vermeiden.

Kann also jeder von uns wirklich davon ausgehen, 100 Jahre oder noch länger gesund und leistungsfähig zu bleiben, wenn er einfach den bekannten Gesundheitsregeln folgt? Wir empfehlen, sich nicht auf solche Aussagen zu verlassen. Es gibt gute Gründe, die für eine andere Sichtweise sprechen.

II Krankheit ist keine zufällige Begleiterscheinung der Alterung

Es ist zwar richtig: Rauchen, übermäßiges Essen oder starker Alkoholkonsum fördern Krankheiten. Auch im Alter. Und es gibt tatsächlich Hochbetagte, die auch mit 100 Jahren nicht „krank" sind. Zumindest nicht im klassischen Sinn. Rücken wir aber die Relationen zurecht. Trotz einer derzeitigen genetischen Lebensspanne von über 120 Jahren erreicht lediglich ein einziger unter einer Million Menschen auch nur das Alter von 105 Jahren. Alle anderen sterben vorher. Die meisten viel früher, und sie leiden häufig gleich an mehreren chronischen und degenerativen Alterskrankheiten. Einen „natürlichen Tod aus Altersschwäche" gibt es auch und gerade in unserer modernen Gesellschaft höchst selten. Wenn überhaupt.

Zwei von 100 Personen über 65 haben Alzheimer. Bei den über 85-Jährigen ist die Häufigkeit dieser Alterskrankheit bereits über zehn Mal so hoch. In den Neunzigern steigt sie auf erschütternde 50 Prozent. Demenz ist dann nicht mehr Ausnahme, sondern Regel. Auch fast alle Krebserkrankungen nehmen im Alter zu, viele extrem. Die Mehrheit (!) aller 70-jährigen Männer hat zum Beispiel eine maligne Entartung der Prostata – häufig unentdeckt, weil dieser Krebs nur langsam wächst und viele an anderen Leiden sterben, bevor die Krebsfolgen zum Tragen kommen. Trotz erheblich verbesserter Heilmethoden sterben heute mehr Menschen an Krebs als je zuvor.

Die Liste von Zerfallprozessen, Fehlfunktionen und krankhaften Abläufen, die parallel zur Alterung extrem zunehmen, ließe sich fortsetzen. Und das ist keineswegs nur die Folge ungesunder Lebensweise. Fast alle Säugetiere, unsere nächsten Verwandten im Tierreich, leiden im Alter an krankhaften Veränderungen der Blutgefäße – auch ohne ungesundes Verhalten. Und wie beim Menschen ist Krebs auch im Tierreich eine typische Begleiterscheinung des Alters und häufig sogar die führende Todesursache.

Den beeindruckendsten Beweis jedoch, dass hinter Alterskrankheiten mehr steckt als ein ungesunder Lebenswandel, liefert ein Phänomen, das beim Menschen selbst auftritt. Es ist die Progerie.

Wenn die Alterung rast

Einmal im Jahr treffen sich an einem vereinbarten Ort Kinder, die alle ein trauriges Schicksal teilen. Sie haben Progerie, eine Form von vorzeitiger Vergreisung. Progerie gehört zu einer Krankheitsart, bei der die Alterung nicht so abläuft wie scheinbar für uns vorbestimmt.

Progerie: von Kind auf alt

Progerie bedeutet „vorzeitige Vergreisung". Das Hutchinson-Gilford-Syndrom, wie die Progerie in der Fachsprache heißt, ist eine Erscheinung, von der etwa ein Kind unter vier bis acht Millionen Geburten betroffen ist. Wahrscheinlich wird das Auftreten durch eine spontane Gen-Variation verursacht.

Nach der Geburt ist noch nichts Ungewöhnliches zu entdecken. Im Alter von einem Jahr können sich aber dunkle Schatten und eingefallene Stellen im Gesicht der Kinder zeigen. Der Aufbau und Entwicklungsprozess der Kinder verläuft in etwa normal schnell. Parallel dazu sind aber alle körperlichen Alterungsprozesse sieben bis zehn Mal beschleunigt. Der Haarwuchs wird schnell spärlich, und bei Schulbeginn sind die Haare meist fast vollständig ausgefallen. Schon im Kindesalter wird die Haut welk und runzelig. Teenager haben Altersflecken, wie sie sonst erst mit 90 typisch sind. Mit zehn bis zwölf Jahren plagen Arthritis, Arteriosklerose, Hochdruck, Diabetes und Herzbeschwerden die Kinder. Viele leiden unter Knochenschwund und Versteifungen. Manche sterben schon mit zwölf an Herzinfarkt. Andere erleben völlig vergreist und oft schon im Rollstuhl noch ihren 16. oder 18. Geburtstag. Eine echte Heilung gibt es bis jetzt noch nicht.

Altern fragt nicht nach der Zahl der Jahre

Das Phänomen der Progerie führt uns gleich mehrere Dinge vor Augen. Es zeigt sich einmal mehr, dass Altern kein Prozess ist, der erst nach Aufbau, Entwicklung und Wachstum beginnt. Altern ist eigenständig und interessiert sich nicht für die Zahl unserer Jahre. Wir sind diesem wichtigen Punkt ja schon mehrfach begegnet. Bei Vergreisungskrankheiten ist nicht der Zeitpunkt, sondern lediglich die Geschwindigkeit der Alterung eine andere.

Sonstige Lebensprozesse der von Progerie Betroffenen, ihre Entwicklung und ihr Wachstum laufen dagegen normal schnell. Noch bevor die Kinder ausgewachsen sind, wird ihr Wachstum von starken Degenerationsprozessen überlagert. Das Ergebnis ist diese unfassbare Mischung aus Greis und Kindergestalt. Manche sterben noch mit ihren Milchzähnen.

Die wirkliche Ursache, die hinter Alterskrankheiten steckt

Auch ein anderer Aspekt bringt unser ehernes und seit Generationen verinnerlichtes Bild vom Altern ins Wanken. Vielleicht hat Ihnen die geradezu unerhörte Tatsache bereits zu denken gegeben, dass bei Progerie fast alle klassischen „Wohlstandskrankheiten", wie

Bluthochdruck, Diabetes und Herzleiden auftreten. Und das, obwohl bei den betreffenden Kindern kein Risikoverhalten wie jahrzehntelanges fettes Essen, Bewegungsmangel oder Rauchen vorliegt. Ihre Gefäße sind „verkalkt", ihre Gelenke „abgenutzt". Spätestens im Alter von 10 bis 15 Jahren stellt sich bei Progerie eine Alterskrankheit nach der anderen ein.

Niemand würde auf die Idee kommen, den Kindern die Schuld an ihren „Wohlstandskrankheiten" zuzuschreiben. Das wäre auch völlig unsinnig. Für die Abnutzungserscheinungen und auch für alle Krankheiten ist allein die beschleunigte Alterung verantwortlich.

Und noch etwas Anderes wäre undenkbar: Kein Mediziner oder Wissenschaftler, der Menschen mit Progerie behandelt, glaubt, durch das Bekämpfen der einzelnen Krankheiten die Gesundheit der Kinder erhalten zu können. Denn eine schnell fortschreitende Alterung bringt immer neue Krankheiten hervor. Und es ist wie beim Drachen aus der Mythologie, bei dem sich für jeden abgeschlagenen Kopf zwei neue bilden: Ist eine Alterskrankheit besiegt, kommen die nächsten schon zum Ausbruch. Was normalerweise erst mit 80 oder 90 Jahren typisch ist, geschieht bereits im Alter von 15.

Die Progerieforscher versuchen daher längst, statt der Einzelkrankheiten den wirklichen Feind zu bekämpfen. Es ist derselbe, den moderne Gerontologen ganz generell als Hauptursache für die meisten Alterskrankheiten beim Menschen einstufen: die Alterung selbst. Nur wenn wir beginnen, frühzeitig Alterungsprozesse zu bekämpfen, werden wir auch als Gesellschaft die Herausforderungen der auf uns zukommenden Alterspyramide bewältigen. Was heute noch medizinischer Luxus zu sein scheint, wird in naher Zukunft zu unserer einzigen Chance für ein funktionierendes Gesundheitssystem werden (s. Kap. III).

„Wer das liest, der merke auf!" MATTHÄUS, 24,16

II Wir bestimmen bereits die Geschwindigkeit unserer Alterung

Wenn Alternsprozesse für die Häufung von Alterskrankheiten verantwortlich sind, ist dann unser Verhalten ohne Einfluss? Ist es vielleicht sogar nutzlos, Gesundheitsempfehlungen zu folgen?

Unser Verhalten spielt definitiv eine Rolle. Denn Altern ist, wie wir gesehen haben, kein festgelegter Ablauf. Durch Ernährungsfehler, Schlaf- und Bewegungsmangel tun wir nichts anderes, als Alternsprozesse zu beschleunigen. Und weil Altern eben tatsächlich beeinflussbar ist, funktioniert das sehr erfolgreich. Die Folge ist dann, ähnlich wie bei den vererbten Vergreisungskrankheiten, eine schnellere Alterung mit entsprechend früh einsetzenden chronischen und degenerativen Krankheiten. (Die beschleunigte Alterung kann den ganzen Organismus betreffen oder nur einzelne Bereiche.) Umgekehrt lassen sich durch Vermeidung von Risikoverhalten vorgezogene Alternsprozesse und Krankheiten vermeiden. Wir altern dann zumindest nur „normal schnell".

Es geht um mehr als nur um die Erfüllung eines Jugendtraums

Um Gesundheit und Leistungsfähigkeit bis ins höhere Lebensalter zu erhalten, reicht das Vermeiden von Risikoverhalten allein nicht aus. Was der Erhaltung unserer Gesundheit wirklich im Weg steht, sind schädliche Alternsprozesse. Und genau die gilt es zu bekämpfen.

Interessanterweise kam bereits der griechische Philosoph und Naturforscher Aristoteles zu diesem Ergebnis. Er war überzeugt, die klassischen Krankheiten im Erwachsenenalter sind direkt mit dem Altern verbunden. Im Fall frühen Auftretens typischer Alterskrankheiten sah er dementsprechend ein Anzeichen vorgezogener Alterung. Für ihn waren nicht Einzelkrankheiten, sondern die Alterung der Hauptfeind der Gesundheit. Inzwischen können wir mit einiger Sicherheit sagen: Aristoteles hatte in der Tat recht!

„Krankheit ist vorzeitiges Altern, Alter aber natürliche Krankheit."
ARISTOTELES [griechischer Philosoph und Naturforscher,
384-322 v. Chr.]

Was dem Naturforscher damals noch fehlte, waren wirksame Waffen gegen das Altern. Wir sind die erste Generation mit Mitteln und Möglichkeiten, um Alterungsprozesse zu verlangsamen. Teilweise können wir sie sogar stoppen. Manche der dazu notwendigen Maßnahmen sind teuer, andere nicht überall verfügbar. Vieles aber kann inzwischen jeder von uns direkt für sein persönliches Alterns-Interventionsprogramm nutzen. Welches die wirksamsten Strategien sind, welche Chancen und Risiken es dabei gibt und vor allem, wie man sie konkret anwendet, werden wir noch ausführlich besprechen.

Natürlich geht es in diesem Buch auch um die klassischen Ideale von Jugendlichkeit wie das Aussehen der Haut oder das Bewahren einer schönen Figur – also das, was viele noch immer in erster Linie unter Anti-Aging verstehen. Doch damit enden die heutigen Möglichkeiten einer Beeinflussung der Alterung nicht, die wichtigsten Aspekte beginnen erst. Die gezielte Bekämpfung von Alterungsprozessen ist vielmehr der eigentliche Schlüssel für Gesundheit, Leistungsfähigkeit und ein selbstbestimmtes Leben bis ins hohe Alter. Der Weg dahin ist eine lebenslange Aufgabe, und ihre Umsetzung kann um so erfolgreicher bewältigt werden, je früher man damit anfängt. Es geht darum, die positiven Seiten des Älterwerdens zu nutzen und dabei möglichst viele der schädlichen degenerativen Begleiterscheinungen bewusst und ganz gezielt zu vermeiden.

Die Zeit zum Handeln ist reif!

Wie wir gesehen haben, gibt es das Phänomen der Alterung nicht überall in der lebenden Natur. Biologisch besteht also keine Notwendigkeit zu altern. Wenn Altern aber nicht zwingend ist, sollte es auch möglich sein, Alterung zu stoppen – vorausgesetzt, man kennt die Mechanismen, die bestimmte Alternsprozesse verursachen.

Seit einigen Jahrzehnten ist man den Faktoren, die hinter der menschlichen Alterung stecken, auf der Spur. Und die Suche war bisher alles andere als erfolglos. Im Gegenteil. Sie war eher zu erfolgreich für alle, die auf eine einfache Lösung gehofft hatten. Denn: Bis heute wurden mehr als 300 Einzelmechanismen beschrieben, die etwas mit unserem Altern zu tun haben. Allzu oft wurde die Aufdeckung eines neuen Mechanismus vorschnell als die Ursache des Alterns bezeichnet. Ein Fehler. Denn es ließ sich bisher in jedem Fall zeigen, dass keine Einzeltheorie zur Erklärung aller im menschlichen Körper ablaufenden Alterungsprozesse ausreicht.

Der Streit unter den Anhängern verschiedener Theorien wurde nicht immer seriös ausgetragen, und das hat das Vertrauen in die Alternsforschung nicht gerade gefördert. Je komplexer die Alterung sich darstellte, desto lauter wurde der Ruf nach einer alles erklärenden Theorie, nach der Ursache des Alterns.

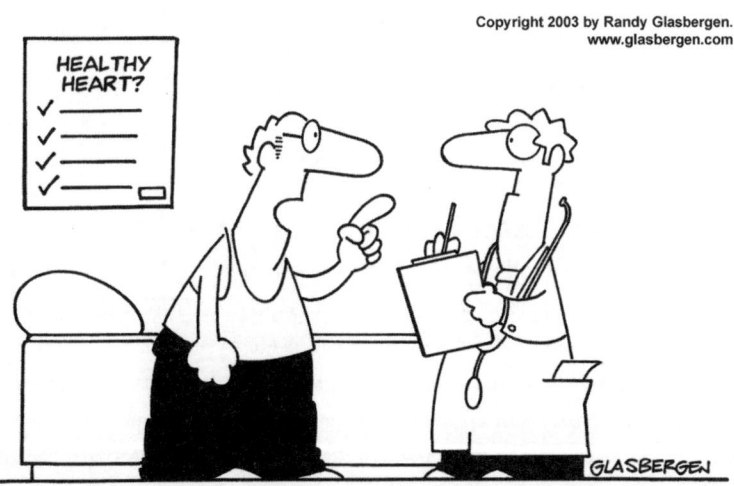

Copyright 2003 by Randy Glasbergen.
www.glasbergen.com

„Die meisten Dinosaurier waren Vegetarier, und sie haben niemals geraucht oder Alkohol getrunken – und wo sind sie jetzt?"

II Wenig sinnvoll: Warten auf die eine Pille

Wäre unsere Alterung auf eine einzige übergeordnete Ursache zu reduzieren, könnte man auch darauf hoffen, mit nur einer Pille das Altern zu verhindern. Ein verlockender Gedanke nicht nur für die, die vom Wiederbringen ihrer Jugend träumen. Auch die Gegner jeglicher Art von Aging-Intervention verweisen auf das theoretische Ziel, vielleicht einmal eine einzige Ursache zu finden. Nach ihrer Ansicht sollte das Altern beim Menschen überhaupt erst dann bekämpft werden, wenn alle Fragen zur Alterung beantwortet sind.

Warten, bis alle Fragen geklärt und alle möglichen Risiken ausgeschlossen sind? In jedem Fall wäre man auf der sicheren Seite. Doch die Vertreter dieses Maximalstandpunkts und der Abwarten-Strategie werden weniger. Aus gutem Grund (s. Kasten).

„Wenn das Schicksal ruft: Feuer! – so achten das die wenigsten; erst wenn sie hören: Rien ne va plus! bekommen sie Lust, aber zu spät."
LUDWIG BÖRNE [deutscher Publizist und Journalist, 1786-1837]

Einer der renommiertesten Alternsphysiologen, Byung Pal Yu von der Universität Texas in San Antonio, unterstützt die Praktiker. Er macht keinen Hehl daraus, was er davon hält, auf irgendeine spezielle Entdeckung beim Altern zu warten: „In einer radikalen Abkehr von der bisherigen Vorstellung vom sogenannten eigentlichen Alterungsprozess stimmen heute die meisten Gerontologen darin überein, dass Altern nicht von einem einzelnen Faktor verursacht wird, der den gesamten Ablauf steuert, sondern eher, dass Altern durch das Zusammenspiel verschiedener intrinsischer und extrinsischer Kräfte bestimmt wird."

Die Ursachen für die Alterung beim Menschen sind extrem vielschichtig. Mit einer einzigen Pille gegen das Altern wird es also nichts werden.

Wer die Schrittmacher stoppt, stoppt das Altern

Zum Glück muss nicht allen rund 300 Einzelmechanismen der Alterung Rechnung getragen werden. Alterung ist, wie gesagt, sehr komplex. Genau diese Tatsache, die Grundlagenforscher schon einmal die Haare raufen lässt, ist für uns eher von Vorteil. Denn die Komplexität ergibt sich daraus, dass viele Einzelfaktoren in Wechselwirkung zueinander stehen, sich verstärken oder von gemeinsamen übergeordneten Prozessen mitgesteuert werden. Eine Beeinflussung, die an wenigen zentralen Punkten ansetzt, kann deshalb weitreichende positive Effekte haben.

Roy Walford, einer der bekanntesten Alternsforscher des 20. Jahrhunderts, hielt schon früh nichts von der bisherigen Strategie der Gegenüberstellung und Aufrechnung der verschiedenen Alternstheorien. Dieser reduktionistische Blickwinkel ziele am Wesen der Alterung vorbei. Seine Kritik brachte ihm zunächst einiges Missfallen von Kollegen ein; wie man sich denken kann, vor allem bei denen, die hofften, dass sich ihre eigene Theorie durchsetzen würde.

Nun, durchgesetzt hat sich heute eher die Ansicht von Walford, der nicht von der Ursache des Alterns, sondern von verschiedenen „Schrittmachern" sprach. Auch mit seinem persönlichen Eintreten für mehr Praxis bei den zur Verfügung stehenden Mitteln der Altersforschung stieß er lange auf den Widerstand konservativer Mediziner. Die Zahl der Gerontologen, die wie Walford wesentlich mehr konkrete Umsetzung forderten, nahm in den 90er-Jahren weltweit dennoch schnell zu. Und die neue Denkweise hat sich in vielen Bereichen inzwischen behauptet.

Nicht aufschieben, sondern handeln!

Mindestens drei Gründe sprechen dafür, mit der Anwendung praktischer Alternsintervention nicht noch länger zu warten:

1. Die Forderung, erst dann etwas konkret zu unternehmen, wenn auch die letzten Geheimnisse aufgedeckt sind, gibt es merkwürdigerweise nur im Bereich der Alterung. Niemand würde auf die Idee kommen, Krankheiten wie Krebs, Alzheimer oder Allergien nicht zu behandeln, obwohl für keine dieser Krankheiten alle Fakten, geschweige denn die wirklichen Ursachen bekannt sind. Wichtig ist schließlich nur, dass erfolgversprechende Maßnahmen existieren, die zum Nutzen der Menschen eingesetzt werden können.

2. Altern ist multifaktoriell, das heißt es sind mehrere Mechanismen am Prozess beteiligt. Darüber ist man sich unter Gerontologen einig. Es ist deshalb sehr unwahrscheinlich, dass letztlich nur eine Alternstheorie übrig bleibt, die alle verschiedenen Vorgänge abdeckt. Noch unwahrscheinlicher ist, dass eines Tages eine einzige Pille alle Alternsprozesse verhindern könnte.

3. Der letzte und wichtigste Punkt: Es existieren schon heute effektive und gut untersuchte Möglichkeiten, wichtige Alterungsprozesse zu beeinflussen und Alterserscheinungen vorzubeugen. Wenn auch nicht alle Einzelheiten des Alterns geklärt sind, spricht nichts dagegen, die bereits entschlüsselten Alternsfaktoren gezielt zu bekämpfen.

Warum es beim Kampf gegen das Altern weder absolutes Wissen noch absolute Sicherheit geben kann

Sind die heute vorliegenden wissenschaftlichen Fakten für konkrete Alternsbekämpfung „ausreichend"? Nehmen wir das Beispiel Melatonin (s. Kap. II.8). Schon Mitte der 90er-Jahre hielten führende Wissenschaftler angesichts des damaligen Erkenntnisstandes eine Substitution beim Menschen für gesundheitlich sinnvoll. Andere lehnten einen praktischen Einsatz ab. Unzureichende Daten, so das Argument.

Im vergangenen Jahrzehnt explodierte das Wissen über diesen Naturstoff. Heute liegen mehr als 20.000 (!) wissenschaftliche Arbeiten vor, gerade auch was die praktische Anwendung betrifft. Das sind mehr Daten als zu den meisten der herkömmlichen Arzneimittel jemals existieren werden. Unzählige Tierversuche bestätigen ein hohes Sicherheitspotenzial. Mehrere Millionen Menschen weltweit nehmen Melatonin seit mehr als zehn Jahren täglich ein.

Sind das jetzt „ausreichende" Daten? Die Mehrheit der Melatonin-Experten sagt „ja". Die zuständigen Behörden sind dennoch gegen die praktische Nutzung. Die lebenslange Einnahme sei noch immer nicht „ausreichend" untersucht. Das ist streng genommen korrekt. Zwar sprechen lebenslange Tests mit Tieren und Langzeitstudien beim Menschen gegen irgend ein Gefährdungspotenzial selbst bei Einnahme über 50 oder mehr Jahre. Unanfechtbare Beweise wären aber erst in einem halben Jahrhundert oder später möglich.

Sechzig Jahre zu warten, wäre vielleicht eine denkbare Strategie für einen heute Zehnjährigen. Was aber, wenn ein Erwachsener ein solches Mittel nutzen möchte, um bestimmte Alternsprozesse, sein Krebsrisiko oder auch nur seinen Schlaf zu verbessern? Bis sich alle Langzeitaspekte zu Melatonin lückenlos klären ließen, wäre diese Person lange tot.

Wie man sieht, ist eine Nutzen/Risiko-Relation bei Mitteln gegen das Altern nicht nur schwer einzustufen, sie kann auch je nach Einzelfall sehr unterschiedlich ausfallen. Und es kommt noch etwas Entscheidendes hinzu.

Um absolut exakt zu bestimmen, wie effektiv genau ein Mittel gegen das Altern beim Menschen ist, wären Langzeitstudien in extremen zeitlichen und finanziellen Dimensionen notwendig. Und selbst wenn man 50 Jahre Zeit hätte: Kein wissenschaftliches Institut und keine Firma der Welt könnte ein solches Projekt finanzieren – schon gar nicht bei natürlichen, nicht patentierbaren Substanzen wie Melatonin oder den vielen Antioxidantien. Zumindest darüber sind sich alle einig.

„Die Nation ist fortgeschritten in der Erkenntnis. Die Bürokratie ist nicht einmal in der Theorie nachgekommen, geschweige in der Praxis."
FRIEDRICH LIST [deutscher Nationalökonom, 1789-1846]

II Alternsintervention in Deutschland

Bei jedem Mittel gegen das Altern, das in den vergangenen 20 Jahren in die Schlagzeilen gelangte, lief die Diskussion in Deutschland immer nach dem gleichen Schema ab: Mögliche Wirkungen gegen Alterungsprozesse und ein gesundheitlicher Nutzen wurden jeweils ausgiebig beschrieben und nicht selten große Hoffnungen geschürt. Soweit die Theorie. Sobald es aber um die praktische Umsetzung und vor allem eine konkrete Verfügbarkeit für die Bürger ging, mündeten alle Empfehlungen in Aussagen wie: „Noch immer sind nicht alle Fragen zur Alterung geklärt." Und: „Von einer konkreten Anwendung ist abzuraten, bis ausreichende Forschungsergebnisse vorliegen." Kommt Ihnen das bekannt vor?

Nun ist es ja durchaus redlich, ausreichende Erkenntnisse abwarten zu wollen. Der Begriff „ausreichend" ist jedoch subjektiv und lässt Spielraum nach beiden Seiten. Allgegenwärtig sind die berechtigten Warnungen vor unseriösen vorschnellen Empfehlungen. Doch es gibt auch das andere Extrem, nämlich grundsätzlich jeden Wissensstand beim Thema Aging-Intervention als „nicht ausreichend" zu bezeichnen. Die Folgen sind jahrzehntelange Stagnation und Restriktion (s. u.). In vielen Medizinbehörden ist leider der zuletzt genannte Standpunkt noch immer vorherrschend.

Neue Herausforderungen verlangen nach neuen Antworten

Die besondere Situation beim Thema Alterung machte eines sehr bald deutlich: Behörden können und dürfen nicht wie bei der Medikamentenzulassung gegen Krankheiten die Rolle des Vormunds für jeden Einzelnen einnehmen. Exakt aus diesem Grund wurde in den USA und anderen Ländern den Bürgern die Nutzung von Mitteln wie Melatonin, DHEA oder hochdosierten Antioxidantien in Eigenverantwortung ermöglicht; und das geschah nicht etwa, weil die Behörden dort weniger sicherheitsorientiert sind als bei uns.

Noch wichtiger: Die Beweislast wurde in Amerika und anderen Ländern inzwischen umgekehrt. Um jetzt erwachsenen Personen die Nutzung eines Wirkstoffs oder einer bestimmten Therapie gegen das Altern zu verbieten, müssen Medizinbehörden ihrerseits eindeutige Belege für eine gesundheitliche Gefährdung vorlegen. Der über Jahrzehnte alles blockierende Verweis auf angeblich nicht ausreichende Wirksamkeits- und Sicherheitsbeweise ist damit nicht mehr möglich beziehungsweise nun das, was er sein soll: ein Warnhinweis. Das hat die gesamte Situation grundlegend verändert.

In Deutschland versucht man hingegen noch immer, das Thema Alterungsprophylaxe in die Paragraphen althergebrachter Verordnungen des Gesundheits- und Medikamentensystems zu pressen. Ein Zustand, der nicht nur die praktische Umsetzung der Alternsbekämpfung erschwert, sondern bereits vom Ansatz her den aktuellen und zukünftigen Herausforderungen dieses immer wichtiger werdenden Bereichs nicht gerecht wird.

Bleibt abzuwarten, wie lange man in Deutschland auf diesem Gebiet Entwicklungen in anderen Ländern hinterherhinkt. Letztlich wird allein der Druck aus der Bevölkerung die Lage verändern können. Dieses Buch soll deshalb dazu beitragen, nicht nur das Wissen, sondern auch die praktischen Möglichkeiten für den Kampf gegen das Altern zu verbessern. Die Zeit ist reif!

„Ich brauche Informationen. Eine Meinung bilde ich mir selbst."
CHARLES DICKENS [englischer Novellist, 1812-1870]

Alternsstopp in der Praxis

II   Ein Tummelplatz für Schwindler

Kaum ein Gebiet der Wissenschaft ist so von unterschiedlichen Interpretationen, gegensätzlichen Meinungen und persönlichen Auffassungen geprägt wie die experimentelle Gerontologie, die sich mit konkreten Maßnahmen zur Beeinflussung des Alterns beschäftigt. Das gilt ganz besonders für die praktische Alternsbeeinflussung beim Menschen.

Bereits in seinem Bestseller von 1798 „Die Kunst, das menschliche Leben zu verlängern" stöhnte der berühmte Arzt Wilhelm C. Hufeland genau über diese spezielle Problematik. Dabei war die Unterscheidung zwischen seriösen und unseriösen Empfehlungen zum Thema Lebensverlängerung bis in die Neuzeit vergleichsweise einfach. Aufgrund des geringen Wissens um die Ursachen der Alterung waren die meisten feilgebotenen Jungbrunnen eher Strohhalme der Hoffnung als Ergebnis wissenschaftlicher Forschung.

„Dieses Problem war schon immer ein bevorzugtes für die klügsten Köpfe, ein Spielfeld für Tagträumer, und die größte Verlockung für Scharlatane und Schwindler."
WILHELM CHRISTOPH HUFELAND [deutscher Arzt und Begründer der Makrobiotik, 1762-1836]

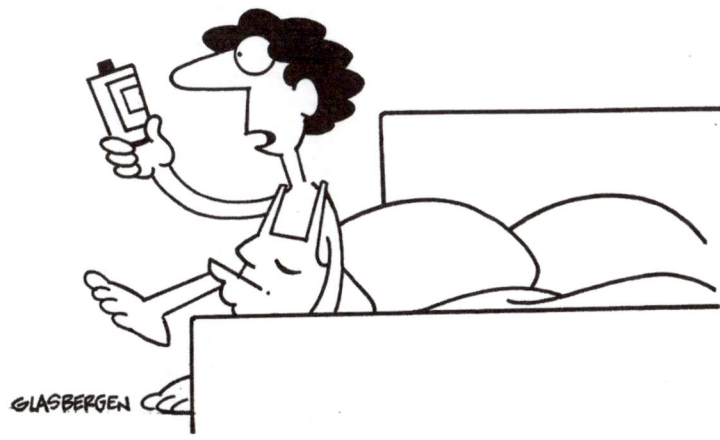

„Schritt 1: Tragen Sie die Wunder-Cellulite-Creme
auf die Problemzonen auf. Schritt 2: Laufen Sie 15 Kilometer."

Aging-Intervention bleibt für viele ein Tabuthema

Als sich im 20. Jahrhundert ernsthafte Wissenschaftler mit der Frage beschäftigten, wie eine Verjüngung beim Menschen praktisch möglich sein könnte, geschah etwas Merkwürdiges: Es änderte sich nämlich nichts an der Vorverurteilung der Praktiker. Nach wie vor genügte allein die Beschäftigung mit diesem Thema, um als unseriös zu gelten.
Bis in die Gegenwart blieb der menschliche Alterungsprozess für Religiöse eine göttliche Bestimmung, für andere ein unumstößliches Naturgesetz und für wieder andere ein wissenschaftliches Mysterium, das sich kaum erschließen lässt. Und wenn, dann bestimmt nicht mit „einfachen" Methoden.

„Es ist schwieriger, eine vorgefasste Meinung zu zertrümmern als ein Atom."
ALBERT EINSTEIN [deutscher Physiker und Nobelpreisträger, 1879-1955]

Hohn und Spott für einige der wichtigsten Entdeckungen

Dies musste auch ein junger Wissenschaftler mit Namen Clive McCay erfahren, als er 1934 vortrug, der Alterungsprozess ließe sich in erheblichem Maße verzögern; und zwar allein durch eine Verringerung des Energieumsatzes mit Hilfe von Nahrungseinschränkung. Von den „seriösen" Wissenschaftlern gab es Gelächter und bestenfalls mitleidige Minen.

Die Vorverurteilung war so absolut, dass niemand sich dafür interessierte, ob die von McCay gewonnenen Daten korrekt erhoben wurden oder nicht. Sie waren es. Dennoch hat es ein halbes Jahrhundert gedauert, bis die Ergebnisse McCays allgemein anerkannt wurden. Heute gilt die sogenannte kalorische Restriktion als die sicherste und sogar effektivste Methode, um Alterungsprozesse drastisch zu verzögern und die Lebensspanne entscheidend zu verlängern (s. Kap. II.11).

Anderen erging es noch schlimmer. Der Physiologe Eugen Steinbach unternahm noch vor McCay Studien zur Verjüngung. Er versuchte, unter anderem durch Drüsenverpflanzungen bei Tieren verjüngend wirkende Hormonveränderungen hervorzurufen, und erzielte damit beachtliche Erfolge. Als er aber seine Ergebnisse an jenem 5. Dezember des Jahres 1912 an der Wiener Akademie der Wissenschaften vortrug und von der Möglichkeit sprach, auch beim Menschen Alternsprozesse zu beeinflussen, sah er sich nur Anfeindungen gegenüber. Die Verunglimpfungen seitens seiner Kollegen wurden trotz oder gerade wegen des steigenden Interesses der Bevölkerung so erdrückend, dass Steinbach ins Exil ging und völlig resignierte. Heute, lange nach seinem Tod, gilt Eugen Steinbach als einer der Pioniere der Hormonbehandlung.

Doch die Problematik hat sich auch beim Thema Hormone bis ins 21. Jahrhundert nicht grundlegend geändert. Während Hormonsubstitutionen aus medizinischen Gründen (zum Beispiel Insulin) oder auch wegen des Lifestyles (Antibabypille) mittlerweile Routine sind, werden Ärzte, die dieselben Hormone gezielt als Mittel gegen Alternsprozesse einsetzen, schnell in eine unseriöse Ecke gestellt. Staatliche Forschungsgelder gibt es kaum. Dabei lassen sich Krankheitsbehandlung und eine verjüngende Wirkung oft nicht trennen. Ein Beispiel ist die Hormonbehandlung bei Frauen nach der Menopause (s. Kap. II.4).

„Wahrheiten werden, solange man sie nicht begreift, Dummheiten genannt."
DANIEL SPITZER [österreichischer Satiriker, 1835-1893]

II Vorsicht bei der Übertragung von Tierstudien auf den Menschen

Nur ein Teil des Wissens über den menschlichen Alterungsprozess stammt vom Menschen selbst oder kann am Menschen untersucht werden. Tierstudien sind deshalb in der experimentellen Gerontologie nicht nur unverzichtbar, sie haben sich auch als äußerst tauglich erwiesen. Spätestens aber, wenn man die gewonnenen Erkenntnisse praktisch am Menschen anwenden will, wird die Frage nach der Übertragbarkeit neu aufgeworfen. Zu Recht. Denn Tiermodelle können keineswegs immer eins zu eins auf den Menschen übertragen werden.

Lebensverlängerung durch Gelée royale?

Ein Beispiel, wie Tierstudien fehlinterpretiert und damit in Misskredit gebracht werden, ist das Beispiel Gelée royale. Bienen leben nur etwa drei Monate. Werden sie aber im Larvenstadium nicht mit Honig, sondern dem ebenfalls von den Bienen produzierten Gelée royale gefüttert, entwickeln sie sich zu Königinnen mit einer Lebensspanne von mehreren Jahren. Entsprechend wurden in der Laienpresse Hoffnungen genährt, beim Menschen wirke dieser Saft ebenfalls lebensverlängernd. Das ist nicht der Fall. Ursache für den Effekt bei Bienen ist eine genetische Besonderheit, die bei anderen Insekten nicht vorliegt – und beim Menschen erst recht nicht.

Interessanterweise wird meist verschwiegen, dass die Königinnen durch die besondere Fütterung um ein Vielfaches schwerer werden als die anderen Bienen. Dieser Effekt sollte natürlich möglichst nicht auf den Menschen übertragen werden. Unabhängig vom Aspekt Lebensverlängerung gibt es allerdings seriöse Hinweise auf gesundheitlich positive Effekte.

Mäuse haben nie Alzheimer

Es wäre schön, wenn kurzlebige Tiere immer einfach ein verkleinertes Modell der menschlichen Alterung wären. Leider ist dem nicht so. So laufen Nagetiere nicht Gefahr, typische menschliche Alterskrankheiten des Gehirns wie Parkinson oder Alzheimer zu erleiden. (Anm.: Inzwischen gibt es allerdings gezielt veränderte Mäusestämme, bei denen sich Alzheimer imitieren und untersuchen lässt.) Krebserkrankungen hingegen lassen sich bei Mäusen und Ratten sehr gut untersuchen, weil die Tumorbildung dort recht vergleichbar mit der beim Menschen abläuft. Auch Nierenleiden sind bei Mäusen eine häufige Todesursache. Bei Fliegen wiederum, einem anderen wichtigen Forschungsobjekt in der Altersbiologie, teilen sich die Zellen des erwachsenen Tieres nicht mehr. Entsprechend können sich bei ihnen keine Tumoren bilden.

Die Besonderheiten der verschiedenen Labortiere im Hinblick auf die Übertragbarkeit auf den Menschen sind heute ein eigener Forschungszweig. Jedes Tiermodell kann uns also nur ganz bestimmte Antworten für unsere eigene Alterung geben. Wird das allerdings berücksichtigt, lassen sich diese einzelnen Mosaiksteine dann zu einem sehr genauen Gesamtbild zusammensetzen.

Länger leben heißt nicht automatisch: besser leben

Ein Punkt, der gelegentlich auch von Wissenschaftlern wenig beachtet wird, sind qualitative Aspekte. Ein Beispiel: Angenommen, es wird ein neues Mittel gegen das Altern getestet. Und tatsächlich verlängert es die durchschnittliche Lebensdauer von Versuchstieren um 30 Prozent. In der Regel geht jetzt jeder stillschweigend davon aus, dass die gewonnene Lebenszeit auch qualitativ eine gute ist. In den meisten Fällen ist das auch so. Um aber sicher gehen zu können, müssen in den Studienberichten Angaben zum Zustand der Tiere und zur endgültigen Todesursache enthalten sein. Viele Untersucher beschränken sich aber ausschließlich auf Zahlen und sparen mit qualitativen Beschreibungen. Der Grund ist nicht immer Nachlässigkeit. Als Forscher läuft man leider schnell Gefahr, unseriös zu wirken, wenn man etwa betont, dass die untersuchten Tiere trotz ihres Alters ein „glänzendes Fell" hätten oder „auffallend munter" seien.

Wir jedenfalls haben versucht, für den folgenden Praxisteil diese und andere kritische Aspekte bei der Beurteilung der vielfältigen Zahlen und Daten zu berücksichtigen.

II   Sind Sie bereit?

Mit den wesentlichen Grundlagen, die wir nun bis hierher kennengelernt haben, mit der Kenntnis der Fallstricke, vor allem aber dem Wissen um die Beeinflussbarkeit der menschlichen Alterung ausgerüstet, können wir uns nun dem wichtigsten und aufregendsten Teil des Buches widmen, der gezielten Beeinflussung unserer Alterung.

„Jedem Anfang wohnt ein Zauber inne."
HERMANN HESSE [schweizerischer Schriftsteller, 1877-1962]

Literatur (Auswahl)

ACKERMANN M, CHAO L, BERGSTROM CT, DOEBELI M (2007): „On the evolutionary origin of aging." Aging Cell, 6(2): 235-44.

ANISIMOV VN (1991): „Effects of Factors Prolonging Life Span on Carcinogenesis." Annals of the NY Academy of Sciences, 621: 373-84.

BORSCHEID P (1992): „Der alte Mensch in der Vergangenheit." In: Baltes PB, Mittelstrass (Hrsg.): Zukunft des Alterns und gesellschaftliche Entwicklung. Berlin/New York: Akad. d. Wiss., 35-61.

BRUNET-ROSSINNI AK, AUSTAD SN (2004): „Ageing studies on bats: a review." Biogerontology, 5(4): 211-22.

BURNS G (1986): Dear George: Advice and Answers from America's Leading Expert on Everything from A to B. New York: Putnam's Sons.

CAVALIERI EL, ROGAN EG (2002): „A Unified Mechanism in the Initiation of Cancer." Annals of the NY Academy of Sciences, 959: 341-54.

COLES LS (2004): „Aging: The Reality. Demography of Human Supercentenarians." J. of Gerontol. Series A, 59: B579-86, Abstr.

COLLATZ KG (1994): „Unbegrenzt lebensfähige Systeme" In: Olbrich/Sames/Schramm: Kompendium der Gerontologie. Landsberg: Ecomed, IV.1.1; 1-15.

COLLATZ KG (1994): „Altern und Entwicklung." In: Olbrich/Sames/Schramm: Kompendium der Gerontologie. Landsberg: Ecomed, IV.1.2; 1-22.

DEBENEDICTIS G, TAN Q, JEUNE B, CHRISTENSEN K ET AL. (2000): „Recent advances in human gene-longevity association studies." Mech-Ageing, 122(9): 909-20.

DEGREY AD, AMES BN, ANDERSEN JK ET AL. (2002): „Time to Talk SENS: Critiquing the Immutability of Human Aging." Annals of the NY Academy of Sciences, 959: 452-62.

DEPINHO RA (2000): „The age of cancer." Nature, 408(6809): 248-54.

FINCH CE (1998): „Variations in Senescence and Longevity Include the Possibility of Negligible Senescence." J. Gerontol., 53 (4): B235-39.

FINCH CE (1993): „Theories of Aging." Aging Clin. Exp. Res., 5: 277-89.

FORTUNATI V (1998): „Aging and utopia through the centuries." Aging Clin. Exp. Res., 10: 77-82.

FRANCESCHI C, MONTI D, COSSARIZZA A ET AL. (1991): „Aging, Longevity, and Cancer: Studies in Down's Syndrome and Centenarians." Annals of the NY Academy of Sciences, 621: 428-40.

DE GREY A, AMES BN, ANDERSEN JK ET AL. (2002): „Time to talk SENS: Critiquing the Immutability of Human Aging." Annals of the NY Acad. of Sciences, 959: 452-62.

DE GREY A (2005): „The Foreseeability Of Real Anti-Aging Medicine." Anti-Aging Medical Therapeutics, Vol. 7, 59-68.

HARMAN D (2001): „Aging: Overview."Annals of the NY Academy of Sciences, 928: 1-21.

HARMAN D (1996): „Aging and Disease: Extending the Functional Life Span." Annals of the New York Acad. Sci., 768: 321-36.

HOLMES DJ, OTTINGER MA (2003): „Birds as long-lived animal models for the study of aging." Exp. Gerontol., 38(11-12): 1365-75.

JACKSON SH, WEALE MR, WEALE RA (2003): „Biological age - what is it and can it be measured?" Arch. Gerontol. Geriatr., 36(2): 103-15.

JENKINS NL, MCCOLL G, LITHGOW GJ (2004): „Fitness costs of extended lifespan in Caenorhabditis elegans." Proc. R. Soc. Lond. Biol. Sci., 271(1556): 2523-6.

KLOEDEN PE, RÖSSLER R, RÖSSLER OE (1994): „Artifical Life Extension." Annals of the New York Academy of Science, 719: 474-82.

KNIGHT JA (2000): „The biochemistry of aging." Adv-Clin-Chem., 2000: 351-62.

LAHDENPERA M, LUMMAA V, HELLE S ET AL. (2004): „Fitness benefits of prolonged post-reproductive lifespan in woman." Nature, 428(6979): 178-81.

LEHR U (2004): „Altersbilder unserer Gesellschaft – ein Beitrag zu Prävention und Gesundheitsförderung." Vortrag zum 1. Kongress des Deutschen Forums Prävention und Gesundheitsförderung in Berlin.

LEWIS K (1999): „Human longevity: an evolutionary approach." Mech-Ageing-Dev., 109(1): 43-51.

METCALFE NB, MONAGHAN P (2003): „Growth versus lifespan: perspectives from evolutionary ecology." Exp. Gerontol., 38(9): 935-40.

MILLER RA (2002): „Extending Life: Scientific Prospects and Political Obstacles." The Milbank Quarterly, 80(1): 155-74.

NOODEN LD, GUIAMET JJ (1996): „Gentic Control of Senescence in Aging Plants." In: Schneider EL, Rowe JW (Eds.) (1996): The handbook of the biology of aging. San Diego: Academic Press Inc., 94-119.

PARK SC (2001): „Perspectives in Aging Research in the New Millennium." Annals of the NY Academy of Sciences, 928: 336-43.

PEARLS T (2002): „Genetic and Enviromental Influences on Exeptional Longevity and the AGE Nomogram." Annals of the NY Academy of Sciences, 959: 1-13.

PICKENHAIN L, RIES W (Hrsg.) (1988): Das Alter. Leipzig: VEB.

PRUDENTE S, TRISCHITTA V (2006): „The Pleiotropic Effect of the ENPP1 (PC-1) Gene on Insulin Resistance, Obesity, and Type 2 Diabetes." J. Clin. Endocrinol. Metabol., 91: 4767-8.

REZNICK D, GHALAMBOR C, NUNNEY L (2002): „The evolution of senescence in fish." Mech. Ageing Dev., 123(7): 773-89.

RICKLEFS RE; FINCH CE (1996): Altern: Evolutionsbiologie und medizinische Forschung. Heidelberg, Berlin, Oxford: Spektrum, Akad. Verl.

RIES W (1994): „Altern des Organismus." In: Olbrich/Sames/Schramm: Kompendium der Gerontologie. Landsberg: Ecomed, IV-6: 1-12.

ROSE MR, RAUSER CL, MUELLER LD, BENFORD G (2006): „A revolution for aging research." Biogerontology, 7(4): 269-77.

ROWE JW, KAHN RL (1998): Successful Aging. New York: Pantheon Books.

SCHNEIDER EL, ROWE JW (EDS.) (1996): The handbook of the biology of aging. San Diego: Academic Press Inc.

TAKAHASHI Y, KURO OM, ISHIKAWA F (2000): „Aging Mechanisms." Proc.Natl.Acad.Sci.USA, 97 (23): 12407-8.

WALKER AR, WALKER BF, ADAM F (2003): „Nutrition, diet, physical activity, smoking, and longevity: from primitive hunter-gatherer to present passive consumer - how far can we go?" Nutrition, 19(2): 169-73.

WEISMAN A (1882): Über die Dauer des Lebens. Jena: Fischer.

WILLIAMS GC (1999): „The 1999 Crafoord Prize lectures. The Tithonus error in modern gerontology." Quarterly review of biology, 74(4): 405-15.

ZWILLING R; BALUINI C (HRSG) (1992): Biology of Aging. Berlin, Heidelberg: Springer.

II

Altersuhren und ihre Beeinflussung

II.1

Altersuhr Gene

„Die sicherste Methode, ein hohes Lebensalter zu erreichen, ist die geschickte Aus-
wahl der Eltern."
CHRISTOPH WILHELM HUFELAND [deutscher Arzt und Begründer der
Makrobiotik, 1762-1836]

Variable Schrittmacher

An der Genetik scheiden sich die Geister. Die einen lehnen genetische Forschung als
Eingriff in eine höhere Ordnung ab, andere sehen in diesem Gebiet einen Schlüssel, mit
dem sich Krankheiten und auch das Altern besiegen lassen. Schon gibt es Stimmen, die
angesichts der Fortschritte in der Grundlagenforschung zur Zellalterung bald eine Lebensspanne von 200 bis 300 Jahren beim Menschen für erreichbar halten. Starke Worte.

Weil dabei große Hoffnungen geweckt werden, möchten wir diesen Forschungsbereich nicht auslassen; auch wenn die Genetik kein Gebiet zu sein scheint, bei dem wir
selbst aktiv werden können. Oder doch?

II   Menschliche Zellen erneuern sich nicht unbegrenzt

Bis vor 40 Jahren herrschte die Lehrmeinung, dass sich Zellen immer wieder teilen und
damit erneuern und verjüngen können. Altern und Zelltod galten als eine Folge äußerer
Einflüsse.

Entsprechend groß war der Schock, als in den 60er-Jahren ein damals unbekannter
Forscher mit Namen Leonard Hayflick aufgrund von Tests behauptete, menschliche Zellen
könnten sich nicht unendlich oft teilen, sondern nur in genau begrenzter Häufigkeit. Das
Altern wäre somit nicht von äußeren Einflüssen oder einer übergeordneten Macht verursacht, sondern hätte seine festgelegten Ursachen im Erbmaterial der Zellen.

Gibt es vielleicht sogar eine zentrale Altersuhr in unseren Genen, die das Leben
irgendwann abschaltet? Wir wären jedenfalls nicht die einzigen Lebewesen, die so eine
Steuerung besäßen.

II   Genetische Todesprogramme

Bei vielen Pflanzen und Tieren werden Altern und Tod sehr exakt von genetischen Programmen gesteuert – manchmal auf wirklich eindrucksvolle Art und Weise: Pazifische Lachse etwa sterben kurz nach ihrer ersten und einzigen Eiablage und nachdem riesige Mengen ausgeschütteter Stresshormone eine rasend schnelle Alterung bewirkt haben. Innerhalb weniger Tage entstehen bei den Fischen atherosklerotische Veränderungen und ein altersschwaches Immunsystem.

Tintenfischweibchen sind gesund und leistungsfähig, bis sie ihre Brutpflege für die Eier geleistet haben. Unmittelbar nach dem Schlüpfen ihrer Jungen beginnen sie plötzlich im Zeitraffer zu altern und sterben.

Auch Programme lassen sich überlisten

Wie man sieht, können Altern und Tod tatsächlich exakt genetisch gesteuert sein. Die Beispiele aus dem Tier- und Pflanzenreich zeigen gleichzeitig aber auch etwas anderes: Selbst scheinbar streng festgelegte genetische Alterungsprogramme sind variabel, ändern sich und können gezielt unterlaufen werden.

Agaven sterben normalerweise sofort nach dem Blühen ab. Wird der Blühvorgang aber verhindert, lassen sich die Pflanzen praktisch unbegrenzt am Leben halten. Bei unserem gerade erwähnten Tintenfisch genügt es, den erwachsenen Tieren ihre speziellen optischen Drüsen zu entfernen. Dadurch wird das Brutverhalten unterbrochen, und die Tintenfische leben etwa dreimal länger als genetisch ursprünglich „vorgesehen".

In den Genen kodierte Alternsprogramme sind also durchaus keine starren Abläufe, sie werden vielmehr von äußeren Faktoren mitbestimmt. Es ist deshalb möglich, in genetische Abläufe auf indirekte Weise einzugreifen – auch bei uns Menschen. Wie wir später noch sehen werden, ist das gar nicht so kompliziert, wie es das Thema Genetik vermuten lässt.

II   Suche nach den Todesgenen

Anstatt Alternsprogramme über Umwege zu unterlaufen, kann man den genetischen Code natürlich auch direkt verändern. Vorausgesetzt, man weiß wo. Bei einem Fadenwurm ist das inzwischen gelungen. Wissenschaftlich heißt das Tier Caenorhabditis elegans.

Dieser sehr kleine Wurm ist mittlerweile so gut untersucht, dass alle Gene identifiziert wurden, die für seine Alterung verantwortlich sind. Wissenschaftler konnten das Erbmaterial des Tieres bereits gezielt verändern. Resultate des Eingriffs waren eine verlangsamte Alterung und eine dreimal längere Lebensspanne. Unter anderem produzieren entsprechend genetisch veränderte Tiere größere Mengen von Antioxidantien. Sie sind also besser gegen schädliche Radikale geschützt. (Anm.: Radikale sind auch beim Menschen für das Altern mitverantwortlich. Im nächsten Kapitel werden wir uns ausführlich mit ihnen beschäftigen.)

Auf den Menschen übertragen würde das Beispiel des Fadenwurms eine mittlere Lebensdauer von 250 Jahren ergeben. Steckt auch bei uns ein Jungbrunnen in den Genen, wenn wir nur genau nachsehen? Wäre die Antwort ja, könnte sich die Suche allerdings hinziehen. Beim kleinen C. elegans hat die Entschlüsselung sämtlicher Codes viele Jahre gedauert. Dabei besteht sein gesamter Organismus aus gerade einmal 959 Zellen. Etwa ein Drittel davon sind Zellen des Nervensystems. Der Mensch dagegen besitzt schon allein im Nervensystem 10^{12} Zellen (das ist eine Zahl mit zwölf Nullen). An eine nicht nur theoretische Entschlüsselung der Gensequenzen, die gerade erst gelungen ist, sondern vor allem an eine praktische Nutzung ist dort in den nächsten Jahrzehnten nicht zu denken. Im Übrigen gibt es bisher überhaupt keine Vorstellung davon, wie eine konkrete Anwendung für den Einzelnen überhaupt umsetzbar wäre.

Es stellt sich allerdings die Frage, ob es für uns überhaupt aussichtsreich ist, auf das Auffinden eines Todesgens zu hoffen. Bei fast allen höheren Lebewesen und mit großer Wahrscheinlichkeit auch beim Menschen existieren nämlich keinerlei Anzeichen für die Existenz wirklicher Alterungsgene, die sich quasi bei einem bestimmten Alter oder Lebensereignis einschalten oder deren Aufgabe es gar ist, Altern und Tod zu verursachen. Im ersten Teil des Buches haben wir gesehen, dass sich die Alterung beim Menschen aus vielen verschiedenen Gründen eingeschlichen hat und sehr unterschiedliche Gene daran beteiligt sind; auch pleiotrope Gene (s. S. 28), die gleichzeitig wichtige positive Aufgaben haben.

Bleibt die Frage, inwieweit der Teilungsstopp unserer Zellen als eine Art Todes- oder Alterungsbefehl wirkt. Sehen wir uns die Sache etwas genauer an.

Telomere

Damit aus einer Zelle zwei neue voll funktionstüchtige Tochterzellen entstehen können, muss der im Zellkern gespeicherte Bauplan exakt kopiert werden. Schon in den 30er-Jahren des 20. Jahrhunderts fand man heraus, dass dabei an den Informationssträngen angelagerte Endkappen eine entscheidende Rolle spielen. Für die Entdeckung wurden Barbara McClintock und Joseph Muller 1983 mit dem Nobelpreis ausgezeichnet. Ein anderer berühmter Nobelpreisträger, James D. Watson, konnte 1972 zeigen, warum diese Endkappen, die Telomere getauft wurden, so wichtig sind. Der Kopiervorgang kann die äußersten Enden der DNA-Stränge aus technischen Gründen nicht optimal erfassen. Ein unvollständiges Ablesen aber hätte fatale Folgen für weitere Zellgenerationen.

Die quasi überstehenden Endkappen (Telomere) sorgen dafür, dass die komplette DNA gelesen werden kann, allerdings dann auf Kosten der äußeren Enden dieser Telomere. Das heißt, mit jeder Zellteilung werden die Telomere kürzer. Erreicht die Telomerlänge einen kritischen Wert, muss die Zelle weitere Teilungen einstellen, wenn sie Ablesefehler vermeiden will.

Das Ende ihrer Teilungsfähigkeit ist erreicht.

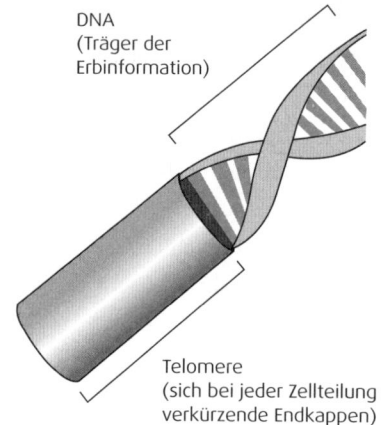

DNA
(Träger der
Erbinformation)

Telomere
(sich bei jeder Zellteilung
verkürzende Endkappen)

Telomerase – Enzym der Unsterblichkeit

Die Endstücke der Chromosomen (Informationsstränge) geben also bei jeder Zellteilung ein Stück von sich ab und ermöglichen so ein komplettes Ablesen der genetischen Information, bis sie sozusagen aufgebraucht sind. Eine gefahrlose weitere Teilung ist dann für die Zelle nicht mehr möglich.

Stopp – werden sie nun vielleicht sagen. Es gibt aber doch Einzeller wie beispielsweise Bakterien, die sich unentwegt durch Teilung fortpflanzen. Wie können diese Zellen sich wieder und wieder teilen, ohne dass die Endstücke ihrer Chromosomen irgendwann zu kurz werden? Ein wirklich guter Einwand. Über Jahrzehnte vermochte ihn niemand zu beantworten.

Exakt diese Frage trieb 1984 auch Carol Greider und Elizabeth Blackburn um, zwei Wissenschaftlerinnen der Universität von Kalifornien. Um dem Rätsel auf die Spur zu kommen, bauten die beiden eine Art künstliche Telomere und tauchten sie kurzerhand in einen Extrakt aus zermahlenen Einzellern. Als sie die Telomere wieder herausnahmen, staunten sie nicht schlecht. Die Telomere waren plötzlich wie von Geisterhand verlängert.

Des Rätsels Lösung lag in einem eifrigen Enzym, das sich teilende Einzeller besitzen. Es hat die Fähigkeit, die sich bei jeder Zellteilung verkürzenden Telomere wieder zu verlängern. Nur so wird das quasi ewige Leben der Einzeller ermöglicht. Die beiden Forscherinnen tauften das erstaunliche Enzym entsprechend seiner Fähigkeiten auf den Namen Telomerase.

Vielleicht, so wurde bald gemutmaßt, könnte Telomerase auch dem Menschen helfen, die Teilungsfähigkeit seiner Zellen zu erhalten und damit ein langes, ja sogar ewiges Leben zu ermöglichen. Doch es gibt einen Haken.

Telomerase und Krebs

Dass bei höher entwickelten Tieren und beim Menschen die meisten Zellen keine Telomerase enthalten, ist wahrscheinlich kein Zufall. Denn es gibt unsterbliche Zellen, die das Enzym besitzen: Krebszellen. Es ist deshalb gut möglich, dass das Fehlen von Telomerase beim Menschen ein wichtiger Schutzfaktor gegen allzu starke Tumorbildung darstellt. Entsprechend wird zurzeit sogar ein Hemmstoff für das Enzym entwickelt, der dann unsterbliche Krebszellen in sterbliche Zellen verwandeln könnte. Vielleicht ein Krebsmittel der Zukunft.

Der Zusammenhang zwischen Telomerase und Krebs wird derzeit intensiv erforscht. Ein Telomerase-Hemmer zur Tumorbekämpfung dürfte jedenfalls eher verfügbar sein, als dass das Enzym bei der Bekämpfung der Alterung praktisch verwendbar wird.

Einen anderen Ansatz verfolgen Aaheli Roy Choudhury und Zhenyu Ju von der Medizinischen Hochschule Hannover. Sie versuchen, das Signal, das bei verkürzten Telomeren die Zellteilung stoppt, zu blockieren. Ihre letzten Ergebnisse veröffentlichten sie gerade erst zum Jahresende 2006. Zumindest in ihrer Versuchsanordnung mit speziellen Mäusezellen konnten sie die Zellteilung verlängern ohne dass eine erhöhte Tumorrate festzustellen war.

II Stopp der Zellteilung ist nur ein Alternsfaktor

Die aufregenden Entdeckungen im Bereich der Zellteilung sollten uns nicht dazu verleiten, unsere Aufmerksamkeit allzu stark auf diesen Aspekt zu begrenzen. Ohne Zweifel spielt die Teilungsfähigkeit unserer Körperzellen für die Alterung eine Rolle. Den Schlüssel zur Jugend aber nur dort zu suchen, wäre zu einfach. Wenn wir sterben, haben nämlich viele Körperzellen ihre Teilungsfähigkeit noch gar nicht verloren. Auf der anderen Seite können sich Zellen mancher Organe schon früh im Leben nicht mehr teilen und bleiben dennoch lange voll funktionsfähig.

Wenn wir Abitur machen, haben unsere Gehirnzellen ihre letzte Teilung schon 20 Jahre hinter sich und funktionieren dennoch tadellos (auch wenn man bei manchen Zeitgenossen gelegentlich seine Zweifel hat). Die Zellen des Herzmuskels verlieren ebenso früh ihre Teilungsfähigkeit und verrichten dennoch, zumindest bei gesunder Lebensweise, selbst nach 80 oder 90 Jahren ununterbrochen ihre Arbeit.

Ein aufwendiger Vergleich von 2.000 Krankheiten, die jeweils Phänomene vorzeitiger oder beschleunigter Alterung bei den Betroffenen auslösen, ergab, dass eine große Zahl verschiedenster Gene (etwa sieben Prozent) an Seneszenzerscheinungen beziehungsweise am Alterungsprozess beteiligt sind. Unsere Alterung wird also nicht von einer einzelnen genetischen Steuerung bestimmt. Davon können wir ausgehen. Es existiert eine ganze Reihe

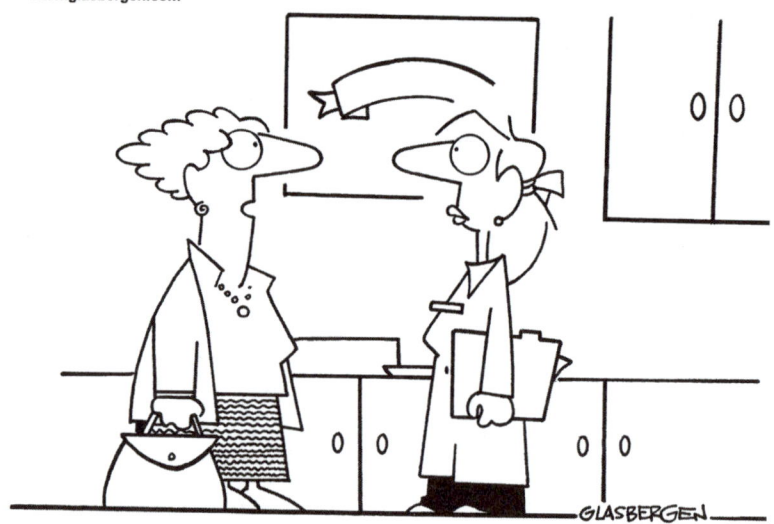

„Jeden Tag ersetzt mein Körper Millionen von Hautzellen. Wie kommt
es, dass die neuen ganz genauso faltig sind wie die alten?"

von Schalthebeln. Und wie sich immer deutlicher herausstellt, lassen sich viele genetische
Hebel auch ohne komplizierte gentechnische Verfahren umlegen – auch in Richtung einer
Verlangsamung der Alterung.

II   Gleiche Genetik – unterschiedliche Alterung

Um Alterungsprozesse entscheidend zu verlangsamen, sind grundlegende Veränderungen
des genetischen Codes gar nicht notwendig. Der Mensch ist das beste Beispiel dafür. Im
Verhältnis zu unseren genetisch bestimmten Biodaten wie Energieumsatz und Körpermasse
altern wir sehr langsam. Schimpansen etwa haben zu 98 Prozent die absolut gleichen Gene
wie der Mensch. Sie müssten von der genetischen Steuerung her denselben Alternsmechanismen unterliegen wie wir. Soweit wir wissen, ist das auch der Fall. Dennoch aber leben
sie kaum halb so lange wie ein Mensch. Schimpansen altern im Grunde normal. Es ist der
Mensch, der relativ zu seiner genetischen Ausstattung „zu langsam" altert. Das war nicht
immer so.

   Wir hatten schon darauf hingewiesen, dass sich die Geschwindigkeit, mit der ein
Mensch altert, seit wenigstens 2.000 Jahren nicht verändert hat – im Gegensatz zur extrem
gestiegenen durchschnittlichen Lebenserwartung. In noch größeren Zeiträumen betrachtet,

sieht das aber anders aus. Die Vorfahren des Homo sapiens lebten nicht nur durchschnittlich kürzer, auch ihre theoretische maximale Lebensspanne war geringer. Das heißt, sie
waren eindeutig schlechter gegen schädliche Alterungsprozesse geschützt und mussten deshalb schneller altern – trotz ihrer absolut engen genetischen Verwandtschaft mit uns. Ganz
konkret in Zahlen heißt das: Der Mensch alterte im Laufe der Evolution alle 100.000 Jahre
um 14 Jahre verzögert.

II Wie wir unser eigenes Alternsprogramm verändern können

Wodurch konnte sich der Mensch im Verlauf seiner Entwicklungsgeschichte immer besser
gegen Alterung schützen? Es ist unwahrscheinlich, dass diese unter Evolutionsgesichts-
punkten „schnelle" Entwicklung durch grundlegende Veränderungen der Gensequenz
zustande kam. Wir haben heute also nicht etwa weniger oder andere „Todesgene" als der
Urmensch. Wahrscheinlicher sind sogenannte genregulatorische Prozesse, die für diese
Wandlung verantwortlich sind. Was heißt das?

Gene, die in ihrer Ausprägung Altern verursachen oder besser gesagt, welche die
Anfälligkeit für Alternsprozesse erhöhen, funktionieren nicht isoliert. Was von einem Gen
letztlich ausgeprägt wird, hängt auch von Faktoren innerhalb und außerhalb des Körpers
ab, wie beispielsweise Umwelteinflüsse, Nahrung, Verhalten und so weiter. Das Ausmaß,
wie genetische Programme beeinflusst werden, erhöht sich im Laufe des Lebens sogar
immer mehr.

Selbst die Zellteilung bleibt von äußeren Faktoren nicht unbeeinflusst. Obwohl es
sich hier um eine eigentlich streng festgelegte Steuerung handelt, können sich Zellen zum
Beispiel länger teilen, wenn sie reduziertem Sauerstoffdruck ausgesetzt sind. Viele andere
Alternsprozesse innerhalb der Zellen werden dadurch verzögert. (Anm.: Ganz allgemein
schützt ein Mehr an Sauerstoff keineswegs vor dem Altern. Im Gegenteil: Erst ein guter
Schutz vor Sauerstoff verhindert das Altern – also ganz entgegen der verbreiteten Vorstellung. Wir werden auf die problematische Rolle von Sauerstoff noch öfter zurückkommen.)

Nun ist es zweifellos recht unkomfortabel, zur Verzögerung des Alterns sein Leben
in einer Unterdruckkammer zu verbringen. Im Übrigen wäre das auch nicht sehr effektiv.
Denn die Zahl der Zellteilungen ist eben nicht der einzige Alternsfaktor. Es gibt andere
Möglichkeiten, Alternsprozesse und sogar genetische Alternsprogramme zu beeinflussen.

Kalorische Restriktion

Eine gezielte Nahrungseinschränkung (= kalorische Restriktion) gehört zu den am
stärksten wirksamen Interventionen, die das Altern bremsen können. Die verschiedenen

unmittelbaren Effekte auf Alternsprozesse werden wir in einem eigenen Kapitel kennenlernen (s. Kap. II.11). Die aktuelle Forschung in diesem Bereich hat inzwischen gezeigt, dass kalorische Restriktion auch direkt genetische Programmabläufe verändert. An der University of California dokumentierten Wissenschaftler jüngst, wie schnell das geschieht. Bereits wenige Wochen gezielter Nahrungsbeschränkung genügten, um die genetische Ausprägung eines älteren Organismus in die eines Jüngeren zu verändern. Das bedeutet dann, das genetische Alternsprogramm läuft auch im Alter mit der Programmierung ab, wie sie für die erste Lebenshälfte vorgesehen ist.

Hormone

Eine andere entscheidende Verbindung besteht zwischen Altern und Hormonen. Hormone sind Botenstoffe. Unter anderem transportieren sie auch die von Genen ausgehenden Alternssignale. Umgekehrt wird aber auch die Ausprägung einer Reihe von Genen von Hormonen beeinflusst. Gezielte Interventionen auf Hormonebene, wie sie heute bereits möglich sind, beeinflussen deshalb Alternsprozesse sowohl direkt als auch über ihre Rückwirkung auf Gen-Programme.

Vitalstoffe

Beim Begriff „Genveränderung" denken die Meisten sofort an Hightech-Labore. Dabei ist das Phänomen ein natürlicher Bestandteil biologischen Lebens. Zunächst einmal ist die Wahrscheinlichkeit groß, von Geburt an eine genetische Veränderung aufzuweisen. Gott sei Dank sind die Folgen der meisten „Abweichungen" nicht dramatisch, und viele der gesundheitlich problematischeren Varianten lassen sich sogar mit relativ einfachen Mitteln korrigieren. So sind bisher allein 50 genetisch bedingte Krankheiten bekannt, die bereits durch eine erhöhte Zufuhr von Vitaminen oder körpereigenen Vitalstoffen erfolgreich behandelt werden können.

Hintergrund für die therapeutische Wirksamkeit hochdosierter Nährstofftherapien ist ein relativ neu entdecktes biologisches Phänomen: Mehr als jede dritte krank machende Genmutation reduziert die Affinität lebenswichtiger Enzyme zu ihrem Coenzym beziehungsweise Substrat. Was hier etwas kompliziert klingt, ist eine Entdeckung, die auch erhebliche Bedeutung für den Kampf gegen den Altersabbau hat – wie wir gleich sehen werden.

Die Hauptaufgabe von Vitaminen und vom Körper selbst gebildeten Vitalstoffen ist keineswegs die Vermeidung der wenigen klassischen Mangelkrankheiten. Dieses veraltete Dogma sollten wir schnell vergessen. Vitalstoffe fungieren vielmehr als Katalysatoren unzähliger Stoffwechselreaktionen, wie unter anderem bei den enzymatisch gesteuerten Prozessen innerhalb jeder einzelnen Körperzelle. Gen-Veränderungen führen sehr häufig zu einer Art Unempfindlichkeit lebenswichtiger Enzyme gegenüber ihren Mitarbeitern (den vitaminhaltigen Co-Enzymen) oder den zu verarbeitenden Werkstoffen (vitalstoffhaltige Substrate). Eine gezielte Vitalstofftherapie erhöht die unmittelbare Verfügbarkeit dieser Helfer und Substrate, wodurch die „träge" gewordene Enzymfunktion verbessert oder sogar wiederhergestellt werden kann.

Soviel zu den angeborenen genetischen Veränderungen, von denen viele, jedoch nicht alle Menschen betroffen sind. Doch gleich wird es für jeden von uns interessant: Neue Ergebnisse aus der Erforschung des zellulären Energiestoffwechsels haben einen weitreichenden Zusammenhang aufgezeigt. Veränderungen genetischer Programme mit den gerade genannten Auswirkungen auf wichtige Enzymfunktionen entstehen auch als typische Folge des Alterns. Bei jedem Menschen! Und, weil sich diese Störungen im Verlauf des Lebens immer mehr verstärken, entwickeln sie sich zu einer eigenständige Ursache für das Altern selbst.

Vielleicht ahnen sie schon, worauf wir hinaus wollen: Wenn enzymatische Störungen aufgrund angeborener Genveränderungen mit gezielt zugeführten Vitalstoffen kompensiert werden, könnte derselbe Effekt auch bei altersbedingten Störungen der genetischen Steuerung möglich sein, soweit sie vergleichbare Enzymfunktionen betreffen. Und genau das hat sich in den vergangenen Jahren bestätigt.

Eine vermehrte Bereitstellung unterstützender Vitalstoffe kann Zellfunktionsstörungen, die aufgrund alternsbedingter Genfehler eingetreten sind, besonders Veränderungen der Mitochondrien-DNA, ausgleichen und weitere Einbußen verhindern. Wesentliche Alterungsprozesse, die für das Überleben der nicht teilbaren Zellen von Muskeln, Gehirn, Herz, aber auch der Zellen der Haut und anderer Organe in hohem Maße bestimmend sind, lassen sich auf diese Weise tatsächlich verhindern.

Eine Reihe von Vitaminen und Vitalstoffen sind Bestandteil zentraler Co-Enzyme und Substrate innerhalb der Zellen. Wie wir heute wissen, kann eine gezielte Substitutionstherapie typische Altersstörungen der Enzymfunktionen beheben und darüber hinaus das Fortschreiten von Genveränderungen, Zelltod und Altern signifikant verzögern. Zu den in diesem Zusammenhang wissenschaftlich untersuchten Vitalstoffen mit einer dokumentierten Wirksamkeit gehören:

II **Carnitin** (natürliche Aminosäure, unter anderem in rotem Fleisch enthalten; als Nahrungsergänzung frei verkäuflich);

II **Alpha-Liponsäure** (vitaminähnliche natürliche Zellsubstanz; im Ausland als Nahrungsergänzung erhältlich, in Deutschland als apothekenpflichtiges Medikament);

II **Cystein** (natürliche schwefelhaltige Aminosäure, die an vielen Entgiftungsreaktionen und Bereitstellung von Schutzenzymen beteiligt ist; im Ausland als Nahrungsergänzung erhältlich, in Deutschland über Apotheken zu beziehen; bei hohem Homocystein-Wert im Blut kann eine gezielte Zufuhr auch die Gefäßalterung reduzieren);

II **Coenzym Q10** (natürlicher Zellbestandteil und Antioxidans; als Nahrungsergänzung frei verkäuflich);

II **Folsäure** (Vitamin; insbesondere Schwangere sowie ältere Menschen sind selbst bei normaler Ernährungslage meist nicht optimal versorgt);

II **Vitamin B12** (Vitamin, in der Nahrung vor allem in Leber enthalten; eine Unterversorgung ist gerade bei Älteren ausgesprochen häufig);

II **Pyridoxin** (Vitamin B6; bei Rauchern und Frauen, die eine Antibabypille einnehmen, sind selbst bei ausgewogener Ernährung deutliche Defizite häufig; bei hohem Homocystein-Wert im Blut kann eine gezielte Zufuhr die Gefäßalterung signifikant reduzieren);

II **Vitamin D** (gilt als Vitamin, obwohl es eigentlich eher zu den Hormonen zu zählen ist; neueste Forschungsdaten zeigen eine erstaunlich umfassend protektive Rolle im Bereich Krebs, Knochen, Gefäße und Lungenkrankheiten; optimale Blutspiegel von 100 bis 200 nmol/L werden in Mitteleuropa von der Mehrheit der Bevölkerung nicht erreicht).

Wie das Wechselspiel von genetischen Störungen und der Zellalterung genau funktioniert und wie effektive Gegenmaßnahmen aussehen, dafür werden wir in den folgenden Kapiteln noch Beispiele sehen.

Beispiele für Seneszenzerscheinungen und Krankheiten, die von alternsbedingten Gen-Veränderungen mit nachfolgender Enzymstörungen verursacht werden

II Herzschwäche

II Sehstörungen (Makula-Degeneration)

II Schwerhörigkeit

II Gedächtnisprobleme

II Lernschwierigkeiten

II Muskelschwund und andere mehr.

Resveratrol

In epidemiologischen Studien (= Vergleiche zwischen verschiedenen Bevölkerungsgruppen) taucht seit Jahrzehnten immer wieder ein ebenso merkwürdiger wie heiß diskutierter Befund auf: Rotweintrinker scheinen älter zu werden und im Alter gesünder zu sein als Menschen mit anderen Trinkgewohnheiten oder Nichtalkoholiker.

Nun ist es mit Vergleichen zu Trink- und Essgewohnheiten so eine Sache. Entsprechende Studien bergen immer das Risiko nicht beachteter Fehlerquellen, worauf alle die hinwiesen, die über die Ergebnisse weniger erfreut waren: Abstinenzler, Regierungen skandinavischer Länder mit ihrer rigiden Drogenpolitik bis hin zur Bierlobby.

Doch die Diskussion ist entschieden. Zunächst konnte schon vor einigen Jahren die Substanz identifiziert werden, der die beobachteten Effekte zugeordnet werden können: Es ist das in den Schalen roter Trauben enthaltene Resveratrol, ein sogenanntes Stilben, das zur Gruppe der pflanzlichen Polyphenole gehört. (Anm.: Resveratrol ist unter anderem auch in Blaubeeren, bestimmten Pinienarten und der asiatischen Heilpflanze Polygonum cuspidatum enthalten; andere gesundheitlich wirksamen Polyphenole finden sich zum Beispiel in grünem Tee, Olivenöl, Orangenschalen oder im Kakao.)

Im nächsten Schritt versuchten Wissenschaftler, den genauen Mechanismus aufzuklären, der für die offensichtlichen Gesundheitswirkungen verantwortlich ist. Und dabei gab es gleich zwei Überraschungen. Resveratrol zeigte nicht nur gesundheitliche Wirkungen, sondern scheint tatsächlich den Ablauf der Alterung beeinflussen zu können. Und: Resveratrol greift über einen chemischen Schlüssel auf Zellebene direkt in die Steuerung eines Alterungsgens ein. Welche Ungeheuerlichkeit im letzten Befund steckt, ersehen Sie aus der Tatsache, dass die an dieser Forschung beteiligten Wissenschaftler nach ihrer Entdeckung sofort ein eigenes Biotech-Unternehmen gründeten, um sich ganz diesem Forschungsbereich und nicht zuletzt der praktischen Nutzung und Vermarktung entsprechender Produkte widmen zu können.

Resveratrol wirkt als Aktivator für sogenannte Sirtuine, eine Proteinfamilie mit verschiedenen Aufgaben rund um die genetische Zellsteuerung. Eine entscheidende Auswirkung einer solchen Aktivierung ist eine Verlangsamung der Zell-Alterung auf genetischer Ebene. Den ersten Praxisstudien mit Hefepilzen (30 Prozent Lebensverlängerung) folgten Untersuchungen bei immer komplexeren Organismen: Würmern, Insekten und Fischen – überall mit ähnlichem Resultat (50 bis 59 Prozent Lebensverlängerung). Studien mit Mäusen laufen bereits und könnten schon sehr bald weitere Bestätigungen liefern.

Interessant ist übrigens, dass der genetische Mechanismus einer Sirtuin-Aktivierung auch bei Nahrungseinschränkung zur Verlangsamung der Alterung beiträgt (s. Kap. II.11). Vermutungen, dass das sogar die alleinige Ursache für den Altersbeeinflussung bei kalorischer Restriktion sei, konnten allerdings jüngst widerlegt werden.

Praxis und Dosierungen: Spätestens seit einigen 2006 veröffentlichten Untersuchungen zweifelt keiner der mit dem Thema beschäftigten Wissenschaftler ernsthaft daran, dass mit Resveratrol eine Substanz gefunden wurde, die auch beim Menschen die biologische Altersuhr zumindest signifikant verlangsamen kann. Noch immer unklar ist aber, welche Dosierung dazu notwendig ist. Die bisherigen Tierstudien lassen in dieser Hinsicht keine seriösen Ableitungen zu, außer dass die Auswirkungen auf die Altersuhren mit steigender Dosierung ebenfalls deutlicher ausfielen.

II **Rotwein.** Der Resveratrol-Gehalt schwankt je nach Sorte und Jahrgang um das 40-Fache. Feste Angaben sind deshalb schwierig und wären wenig seriös. Im Schnitt liegt der Gehalt im einstelligen Milligramm-Bereich pro Liter. Bei dunklen Rebsorten vom Typ Pinot Noir (zum Beispiel Spätburgunder) wurden bisher die höchsten Konzentrationen gemessen. Da eine Alkoholaufnahme von mehr als 300 bis 400 Millilitern (ml) mit negativen Gesundheitskonsequenzen verbunden ist – unter anderem steigt bei Frauen die Brustkrebsgefahr (s. Kap. II.8) – scheint als Zielgröße der Konsum von 150 bis 300 ml Rotwein täglich eine gute Anti-Aging-Strategie zu sein.

Achtung: Resveratrol ist extrem empfindlich gegenüber Wärme- und Lichteinfluss. So wird beim Öffnen einer Weinflasche der Wirkstoff nach 10 bis 20 Stunden schnell um 50 Prozent und mehr inaktiviert. Im Kühlschrank kann Resveratrol einige Tage stabil bleiben.

II **Traubensaft.** Da erst der lange Fermentierungsprozess bei der Weinherstellung für einen starken Austritt von Resveratrol aus den Schalen sorgt, ist der Gehalt im kurzgepressten Traubensaft 10- bis 30-fach geringer. Saftersteller untersuchen derzeit, ob eine Erhitzung während des Pressvorgangs diesen Nachteil ausgleichen kann.

II **Trauben.** Frische rote Trauben stellen eine ausgezeichnete Quelle dar. Etwa 100 Gramm dürften im Bereich eines halben bis ganzen Liters Rotwein liegen. Problematisch ist hier die zur optimalen Wirkung notwendige ständige Verfügbarkeit frischer Trauben.

II **Rosinen.** Aufgrund der leichten Oxidierbarkeit wird Resveratrol beim Trocknungsvorgang weitgehend zerstört.

II **Nahrungsergänzungsmittel.** Nach Herstellerangaben enthalten entsprechende Produkte 5 bis 100 Milligramm Resveratrol. Anders als bei sonstigen Supplementen besteht hier eine Unsicherheit, da beim Herstellungsprozess oder nach der Verkapselung die hochempfindliche Substanz schnell zerstört werden kann. Bei Analysen fand man Produkte mit vollständig zerstörtem Wirkstoff. Uns liegen bisher keine sicheren Daten dazu vor, welche der aktuell angebotenen Präparate ausreichend wirksam sind.

II **Arzneimittel.** Die Entwicklung eines standardisierten Arzneimittels ist in den

USA bereits eingeleitet. Das Zulassungsverfahren wird allerdings frühestens in acht bis zehn Jahren abgeschlossen und eine tägliche Einnahme dann alles andere als billig sein. Und es gibt noch eine Hürde: Die Herstellerfirma muss bis dahin nachweisen, dass sich Resveratrol zur Behandlung einer klassischen Krankheit einsetzen lässt. Eine Zulassung als Mittel gegen Alterungsprozesse ist in unserem Medizinsystem ausgeschlossen, egal wie wirksam oder sicher ein Wirkstoff ist.

Auf genetischer Ebene wirkende Alternsinterventionen

ACHTUNG: Sämtliche Mengenangaben stellen lediglich aus wissenschaftlichen Tier- und Humanstudien abgeleitete durchschnittliche(!) Richtwerte dar und beziehen sich ausschließlich auf gesunde Erwachsene in der ersten beziehungsweise zweiten Lebenshälfte (unterer bzw. oberer Wert). Jede Dauertherapie zur Alternsintervention sollte grundsätzlich in ärztlicher Abstimmung und nur unter regelmäßiger Verlaufskontrolle erfolgen.

Kalorische Restriktion	s. Kap. II.11
Hormonelle-Optimierung	s. entspr. Hormonkapitel
Vitalstoffe	
Carnitin	500 - 1.000 mg
Alpha-Liponsäure	50 - 150 mg
Cystein	200 - 600 mg
Coenzym Q10	60 - 100 mg
Folsäure	1 - 2 mg
Vitamin B12	100 - 1.000 micrg
Pyridoxin	40 - 100 mg
Vitamin D	1.000 - 2.000 IE
Resveratrol	20 - 200 mg *

* Die Datenlage ist hier noch äußerst unklar, s. Text.

Radikale

Schließlich der wichtigste Prozess, von dem unser Altwerden verursacht wird: freie Radikale. Hinter dieser vereinfachten Bezeichnung verbirgt sich eine veritable Verschwörung alternsauslösender Prozesse. Und das Verständnis der Radikale lässt uns wie kein anderer Bereich hinter das Wesen der Alterung blicken. Genau das bestätigt auch die aktuelle Genforschung. Radikale bilden die typische Schnittstelle, an denen genetische Alterungscodes in reale Alternsprozesse übersetzt werden.

Tatsächlich üben sogar die meisten der am Altern beteiligten Gene ihre Wirkung über Vorgänge um die Radikale aus. Und es existiert eine starke Wechselbeziehung. Beeinflusst man die Radikalbildung insgesamt oder in einem Körperbereich, hat das immer auch Auswirkungen auf Alternsvorgänge. Zusätzlich zu dieser unmittelbaren Wirkung stellen Radikale Schalter dar, die komplette Alternsprogramme auf der Ebene der Gene an- oder eben abschalten können.

Im nächsten Kapitel wollen wir uns deshalb als erstes damit beschäftigen, warum Radikale Haut, Gehirn, Gefäße und andere Organe altern lassen. Vor allem aber, wie sich der Stoffwechsel der Radikale verändern und damit auch das Altern beeinflussen lassen.

Literatur (Auswahl)

AMES BN, ELSON-SCHWAB I, SILVER EA (2002): „High-dose vitamin therapy stimulates variant enzymes with decreased coenzyme binding affinity (increased K(m)): relevance to genetic disease and polymorphisms." Am. J. Clin. Nutr., 75(4): 616-58.

ARCHER MC, CLARKSON TW, STRAIN JJ (2001): „Genetic aspects of nutrition and toxicology: report of a workshop." J-Am-Coll-Nutr., 20(2 Suppl): 119-28.

ARKING R, BUCK S, HWANGBO DS, LANE M (2002): „Metabolic Alterations and Shifts in Energy Allocations Are Corequisites for the Expression of Extended Longevity Genes in Drosophila." Annals of the New York Academy of Science, 959: 251-62.

BAUMEISTER R, HERTWECK M (2004): „Genes, longevity, and technology: meeting report from the 2nd conference on functional genomics of aging in Crete." Sci. Aging Knowledge Environ., 2004(40): pe37.

BAYNES JW (2002): „The Maillard Hypothesis on Aging: Time to Focus on DNA." Annals of the NY Acad. Science, 959: 360-7.

BODNAR AG, OULLETTE M, FROLKIS M ET AL. (1998): „Extension of life-span by introduction of telomerase into normal human cells." Science, 279: 349-52.

BREDESEN DE (2004): „Rebuttal to Austad: Is aging programmed?" Aging Cell, 3(5): 261-2.

CAMPISI J, DIMRI G, HARA E (1996): „Control of Replicative Senescence." In: Schneider EL, Rowe JW (eds.) (1996): The handbook of the biology of aging. San Diego: Academic Press Inc., 121-49.

CAO SX, DHAHBI JM, MOTE PL, SPINDLER SR (2001): „Genomic profiling of short- and long-term caloric restriction effects in the liver of aging mice." Proc-Natl-Acad-Sci-U-S-A, 98(19): 10630-5.

CHOUDHURY AR, JU ZH ET AL. (2006) : „Cdkn1a deletion improves stem cell function and life-span of mice with dysfunctional telomeres without accelerating cancer formation." Natur Genetics – online, 3. Dec. 2006, Abstr.

COLLATZ KG (1994): „Altern und Entwicklung" In: Olbrich/Sames/Schramm: Kompendium der Gerontologie. Landsberg: Ecomed, IV - 1.2: 1-22.

DE BENEDICTIS G, TAN Q, JEUNE B, CHRISTENSEN K ET AL. (2000): „Recent advances in human gene-longevity association studies." Mech-Ageing, 122(9): 909-20.

DE BENEDICTIS G, FRANCESCHI C (1998): „The genetics of successful aging." Aging Clin. Exp. Res., 10(2): 147-8.

FOSSEL M (2002): „Cell Senescence in Human Aging and Disease." Annals of the New York Acadamy of Sciences, 959: 14-23.

HALL ME, NASIR L, DAUNT F ET AL. (2004): „Telomere loss in relation to age and early enviroment in long-lived birds." Proc. R. Soc. Lond. Biol. Sci., 271(1548): 1571-6.

HASTY P, CAMPISI J, HOEIJMAKERS J, VAN STEEG H, VIJG J (2003): „Aging and Genome Maintenance: Lessons from the Mouse?" Science, 299(28): 1355-9.

HAUSMANN MF, WINKLER DW, REILLY KM ET AL. (2003): „Telomeres shorten more slowly in long-lived birds and mammals than in short-lived ones." Proc. R. Soc. Lond. Biol. Sci., 270(1522): 1387-92.

HEKIMI S, GUARENTE L (2003): „Genetics and the Specificity of the Aging Process." Science, 299: 1351-60.

KAEBERLEIN M, MCDONAGH T, HELTWEG B ET AL. (2005): „Substrate-specific activation of sirtuins by resveratrol." J. Biol. Chem., 280(17): 17038-45.

KNIGHT JA (2000): „The biochemistry of aging." Adv-Clin-Chem., 2000: 351-62.

LITHGOW GJ (1996): „Molecular Genetics of Caenorhabditis elegans Aging." In: Schneider EL, Rowe JW (eds.): The handbook of the biology of aging. San Diego: Academic Press Inc., 55-70.

MORRIS JA (1999): „The kinetics of epithelial cell generation: ist relevance to cancer and ageing." J. Theor. Biol., 199(1): 87-95.

PAPACONSTANTINOU J, REISNER PD, LIU L, KUNINGER DT (1996): „Mechanisms of Altered Gene Expression with Aging." In: Schneider EL, Rowe JW (eds.): The handbook of the biology of aging. San Diego: Academic Press Inc., 150-183.

PEARLS T (2002): „Genetic and Enviromental Influences on Exeptional Longevity and the AGE Nomogram."Annals of the NY Academy of Sciences, 959: 1-13.

PRUDENTE S, TRISCHITTA V (2006): „The Pleiotropic Effect of the ENPP1 (PC-1) Gene on Insulin Resistance, Obesity, and Type 2 Diabetes." J. Clin. Enocrinol. Metabol., 91: 4767-8.

PUCA AA ET AL. (2001): „A genome-wide scan for linkage to human exceptional longevity identifies a locus on chromosome 4." Proc. Natl. Acad. Sci., 98(18): 10505-8.

ROGINA B, HELFAND SL (2004): „Sir2 mediates longevity in the fly through a pathway related to caloric restriction." Proc. Natl. Acad. Sci., 101(45): 15998-6003.

SARETZKI G, ZGLINICKI T (2002): „Replicative Aging, Telomeres, and Oxidative Stress." Annals of the New York Acadamy of Sciences, 959: 24-9.

SCHÄCHTER F (1998): „Causes, effects, and constraints in the genetics of human longevity." Am. J. Hum. Gen., 62: 1008-14.

SHAY JW, WRIGHT WE (2001): „Ageing and cancer: the telomere and telomerase connection." Novartis-Found-Symp., 235: 116-25.

SLAGBOOM PE, HEIJMANS BT, BEEKMAN M ET AL. (2000): „Genetics of Human Aging. The Search for Genes Contributing to Human Longevity and Diseases of the Old." Annals of the New York Acadamy of Sciences, 908: 50-63.

SPINDLER SR (2001): „Caloric Restriction Enhances the Expression of Key Metabolic Enzymes Associated with Protein Renewal during Aging." Annals of the NY Acad. Sciences, 928: 296-304.

TAKAHASHI Y, KURO OM, ISHIKAWA F (2000): „Aging Mechanisms." Proc.Natl.Acad.Sci. USA, 97 (23): 12407-8.

TORRONI A, HUOPONEN K, FRANCALACCI P ET AL. (1996): „Classification of European mtDNA from an analysis of three European populations." Genetics, 144: 1835-50.

VALENZANO DR, TERZIBASI E, GENADE T, CATTANEO A ET AL. (2006): „Resveratrol prolongs lifespan and retards the onset of age-related markers in a short-lived vertebrate." Curr. Biol., 16(3): 296-300.

VAN VOORHIES WA (2003): „Is life span extension in single gene long-lived Caenorhabditis elegans mutants due to hypometabolism?" Experimental Gerontol., 38(6): 615-8.

VLECK CM, HAUSSMANN MF, VLECK D (2003): „The natural history of telomeres tools for aging animals and exploring the aging process." Experimental Gerontol., 38(7): 791-5.

WARNER HR, SIERRA F (2003): „Models of accelerated ageing can be informative about the molecular mechanisms of ageing and/or age-related pathology." Mech. Ageing Dev., 124(5): 581-7.

II.2

Altersuhr oxidativer Stress und freie Radikale

Handlanger der Alterung

|| Der erbitterte Krieg um das Jungbleiben

Unser Altern wirkt von außen wie ein gleichmäßiger, ruhig dahinfließender Prozess. Nichts scheint diesen Fortgang aufhalten zu können oder auch nur zu wollen. Weit gefehlt! Die wenigsten Menschen kennen ihre Verbündeten im Kampf gegen das Altern. Und doch liefern sie sich in jeder Sekunde einen erbitterten Kampf um unser Jungbleiben. Während Sie diese Zeilen lesen und damit Ihre Gehirnzellen beanspruchen, werden in jeder Körperzelle Anti-Aging-Schlachten geschlagen. Mehr als die meisten von uns erahnen.

In den 60 Sekunden, seitdem Sie dieses Kapitel begonnen haben, wurden in jeder Ihrer Hirnzellen etwa 70 bis 700 Mal Teile des Zellkerns geschädigt – Läsionen an Membranen und anderen Bereichen nicht mitgerechnet. Jede dieser Zerstörungen ist ein Mosaikstein der Alterung. Das ist die eine Seite der Medaille.

Doch die Schäden zeigen nur die verlorenen Schlachten. Die allermeisten Kämpfe sind tatsächlich erfolgreich. Und es ist vor allem die Zahl der Siege, die darüber entscheidet, wie lange die Jugend erhalten werden kann. Einige dieser im Dauereinsatz befindlichen Helfer werden wir gleich etwas näher kennenlernen. Gelingt es, sie zu unterstützen, bedeutet das nichts anderes, als Altern aufzuhalten. Lassen Sie uns betrachten, wie weit das praktisch umsetzbar ist.

|| „Wir tun etwas, das funktioniert"

Wer sich beim Ziel, länger jung zu bleiben, nicht allein auf wohlfeile Ratschläge verlassen will, sondern selbst einen Blick hinter die Kulissen der Alterung werfen möchte, ist bei diesem Thema richtig. Das Phänomen oxidativer Stress gibt uns von allen Altersuhren die meisten Antworten über die Mechanismen der Alterung; darüber jedenfalls sind sich Gerontologen und Biochemiker heute einig.

Oxidative Prozesse und Radikale spielen darüber hinaus bei praktisch allen anderen Altersuhren eine wichtige Rolle. Das reicht von Schädigungen an Genen und Mitochondrien über Funktionsverluste im alternden Gehirn bis zur Entstehung typischer Alterskrankheiten wie Alzheimer, Parkinson, Arteriosklerose oder Krebs. Überall ist oxidativer Stress als wichtiges Bindeglied oder sogar als Ursache beteiligt.

Aufregend dabei ist, dass die Forschungsergebnisse auf diesem Gebiet uns nicht nur direkt ins Gesicht der Alterung sehen lassen, sondern auch praktische Wege aufzeigen, wie viele degenerative Krankheiten und Alterserscheinungen vermieden werden können. Michael Rose, Evolutionsbiologe an der Universität Kalifornien, erforscht oxidativen Stress bei Lebewesen. Über die Chancen, Alternsvorgänge über eine Verminderung der Radikalbildung zu verzögern, sagt er:

„Gerade erst in den 80er-Jahren haben wir erfahren, wie leicht es ist, den Prozess zu verzögern. Deshalb ist dieses Gebiet so aufregend: Wir tun etwas, das funktioniert."

Die zwei Gesichter des Sauerstoffs

II   Mythos Durchblutung

Ginge es nach den häufigsten Empfehlungen für eine verbesserte Leistungsfähigkeit, dann müsste das Allheilmittel gegen Beschwerden „vermehrte Durchblutung" und damit „verbessertes Sauerstoffangebot" lauten – ganz besonders im Gehirn. Es muss uns deshalb nicht wundern, wenn es scheint, als sei ein Mangel an Sauerstoff der wichtigste Faktor für Alterung und Leistungsschwund. Tatsächlich aber ist diese immer noch verbreitete und wegen ihrer Einfachheit beliebte Vorstellung nicht korrekt. In jedem Fall ist sie irreführend. Was unsere Körperzellen zur Funktionsfähigkeit brauchen, ist Energie (in Form des chemischen Energieträgers ATP). Grundsätzlich spielt es dabei keine Rolle, auf welchem Weg diese Energie gewonnen wird (s. Kap. II.9).

Eine der Möglichkeiten, aus Kohlenhydraten oder Fetten nutzbare Energie zu gewinnen, ist die „Verbrennung" dieser Stoffe unter Beteiligung von Sauerstoff (Oxidation). Weil dieser Produktionsweg sehr effektiv arbeitet, nutzen unsere Zellen diese oxidative beziehungsweise aerobe Variante der Energiegewinnung bevorzugt.

Sauerstoff als Helfer bei der Energiegewinnung einzubinden, trägt dazu bei, möglichst viel Energie aus der Nahrung zu gewinnen und ist deshalb ein wichtiger Überlebensfaktor in der Evolution. Dem energetischen Vorteil stehen allerdings eine Reihe von schwerwiegenden Nachteilen gegenüber.

II Die Nutzung von Sauerstoff erfordert ein kompliziertes Sicherheitssystem

Als die ersten einfachen Pflanzen auf der Erde begannen, Energie aus Wasser und Sonnenlicht zu gewinnen, schieden sie Sauerstoff (O_2) aus. Dieses Abfallprodukt erfüllte nach und nach die Atmosphäre und wurde zum ersten gefährlichen Zellgift auf der Erde. Noch heute bekämpft man Algenplagen an Meeresstränden mit Sauerstoff. Auch anaerobe Bakterien können mit Sauerstoff getötet werden, weil sie bis heute keine antioxidativen Abwehrmechanismen entwickelt haben.

Irgendwann lernten bestimmte Einzeller, den aggressiven Sauerstoff zur Energiegewinnung zu nutzen. Um aber die Giftigkeit des Sauerstoffs zu reduzieren, mussten die Lebewesen extreme Sicherheitssysteme entwickeln, vergleichbar der Problematik bei der heutigen Nutzung von Kernenergie.

Wahrscheinlich sind die Mitochondrien in unseren Zellen die Nachfolger dieser spezialisierten Einzeller, die sich im Laufe der Zeit in andere Zellen integriert haben. Zum beiderseitigen Vorteil. Mitochondrien sind sozusagen eine Art Unterzelle in unseren Körperzellen. Nur sie haben die Fähigkeit, mit Sauerstoff umzugehen. Nicht umsonst werden Mitochondrien Kraftwerke genannt. Doch der Umgang mit Sauerstoff bleibt auch in den Mitochondrien eine Gradwanderung zwischen lebensspendender Energie und zusätzlicher Zerstörung und Alterung.

„Die bloße Formulierung eines Problems ist oft wichtiger als dessen Lösung, die vielleicht nur noch eine Frage mathematischer oder experimenteller Fertigkeit ist. Neue Fragen zu stellen, neue Ansätze, um alte Probleme von einer neuen Warte zu betrachten, erfordern Vorstellungskraft und kennzeichnen die wirklichen Fortschritte in der Wissenschaft."
ALBERT EINSTEIN [deutscher Physiker und Nobelpreisträger, 1879-1955]

II Die Entdeckung winziger Killer

Zu Beginn der 50er-Jahre suchte ein junger amerikanischer Wissenschaftler mit Namen Denham Harman nach den Ursachen für Mutationen der DNS. Man verdächtigte diese Veränderungen im genetischen Schaltplan, ein wichtiger Faktor im Alterungsprozess zu sein. Was Harman überraschte, war das gewaltige Zerstörungspotenzial, das dabei von winzigen, reaktionsfreudigen Molekülen und Atomen ausging, den sogenannten Radikalen. Die Tatsache, dass diese äußerst schädlichen Radikale in der Zelle bei der ganz normalen Nutzung von Sauerstoff entstanden, brachte Denham Harman zu einer wirklich revolutionären Überlegung: Bei einer lebenslangen Atmung von Sauerstoff muss es zwangsläufig zu so vielen Zellschädigungen kommen, dass es Auswirkungen auf die gesamte Funktionsfähigkeit des Organismus haben muss; damit auch auf die Krankheitsentstehung und nicht zuletzt das Altern selbst. Die wohl berühmteste Alternstheorie war geboren.

Schäden bei Mangeldurchblutung werden durch Radikale verursacht

Heute weiß man, dass viele klassische Krankheiten in der Tat mit Radikalen in Verbindung stehen. Es wird auch immer deutlicher, wie stark sie zum Beispiel bei Infarkten und anderen Verschlussproblemen beteiligt sind. Die typischen Zellschäden, die bei Mangeldurchblutung auftreten, zum Beispiel im Herzen oder in durchblutungsgestörten Gliedmaßen, werden direkt durch Radikale verursacht. Wird nach einem Infarkt die Durchblutung und das Sauerstoffangebot mit einem Schlag verbessert, kommt es zu einem Vorgang, den man lange Zeit nicht erklären konnte. Das Absterben des Gewebes hört jetzt nicht auf, sondern wird extrem verstärkt. Ursache ist das plötzlich verbesserte Sauerstoffangebot.

Der bei Durchblutungsstörung veränderte Energiestoffwechsel der Zelle sorgt beim Kontakt mit Sauerstoff über verschiedene biochemische Mechanismen für eine Explosion der Radikalbildung. Gleichzeitig sind die Abwehrmechanismen und Schutzstoffe reduziert. Eine fatale Situation, die heute unter dem Begriff Reperfusionsschaden ein eigener Forschungszweig ist.

Um diese Schädigungen und Zellalterung zu vermeiden, werden in der klinischen Praxis, zum Beispiel bei Transplantationen, gezielt sogenannte Antioxidantien zugeführt, der Sauerstoffgehalt des Blutes durch Verdünnung gesenkt und Medikamente verwendet, welche die Radikalbildung reduzieren helfen.

„Dank der grünen Pflanzen ist Oxidation das Schicksal, das uns alle erwartet."
GEORGE HENDRY [britischer Biologe, Old School, Scotland]

Durchblutung

Viele „durchblutungsfördernde" Medikamente entwickeln ihre Wirkung gar nicht durch eine direkte Erhöhung der Blutzufuhr, sondern über eine Verbesserung der Energieproduktion im Zielgebiet. Der entscheidende Mechanismus ist dabei die Reduktion von unerwünschten oxidativen Prozessen, vor allem der Radikalbildung. Dadurch steigt die Effektivität der Energieproduktion. Es wird also bei gleichem Blut- und Sauerstoffangebot mehr verwertbares ATP gebildet (ATP ist eine Phosphatverbindung, aus der Zellen durch chemischen Umbau

Energie gewinnen können). Beispiele solcher Medikamente sind Präparate aus dem Extrakt des Ginkgo-Baumes, verschreibungspflichtige Medikamente wie Hydergin® oder auch im Körper vorkommende Stoffe wie die Aminosäure Carnitin. Hochdosiertes Vitamin E gehört ebenfalls zum erweiterten Kreis.

Wenn Präparate wie Hydergin® vor allem in den USA auch von Gesunden als Dauermedikation gegen das Altern eingenommen werden, so liegt das nicht daran, dass diese Personen ihre Durchblutung steigern wollen. Vielmehr wirkt Hydergin direkt der Radikalbildung entgegen und schützt Zellen sowie Organe bei plötzlichem Energiedefizit (wie Infarkt) vor dem Zelltod. Leider ist das Wissen um die gezielte Anwendung solcher Substanzen als Schutztherapie gegen Alternsprozesse in Deutschland noch wenig verbreitet.

Wie Radikale entstehen

Oxidativer Stress ist von allen Altersuhren die mächtigste und von allen Alternsverursachern der umfassendste. Was passiert dabei? Und vor allem, welches sind die besten Wege, diese Uhr anzuhalten?

Die Antworten auf diese Fragen liegen in Abläufen verborgen, die sich in der Mikrowelt des Zellstoffwechsels und der komplizierten Biochemie der Radikale abspielen.

Doch keine Sorge. Auch wenn in diesem Kapitel ausnahmsweise einige chemische Begriffe auftauchen: Die wichtigsten Zusammenhänge haben wir so aufbereitet, dass sie auch für den Laien gut nachvollziehbar sind. Es ist auch nicht notwendig, sich alle Arten von Radikalen namentlich zu merken. Es genügt völlig, eine Vorstellung davon zu erhalten, wie Radikale wirken und warum sie Altern verursachen. Und natürlich davon, mit welchen unterstützenden Maßnahmen sie in ihrer zerstörerischen Kraft wirksam gebremst werden können.

„Es gibt keine trockene Wissenschaft. Es gibt nur trockene Gelehrsamkeit und trockene Gelehrte."
JOSEPH UNGER [österreichischer Jurist und Politiker, 1828-1913]

Am Anfang steht das Sauerstoffradikal

Während des regulären Stoffwechsels entsteht in unseren Zellen an bestimmten Stellen ein geringer Anteil von Sauerstoffmolekülen, denen ein gepaartes Elektron fehlt. Man nennt sie auch Superoxid-Radikale, oder chemisch O_2^-. Wegen ihrer Reaktionsfreudigkeit können sie Moleküle oder Zellstrukturen schädigen (s. u.). Je mehr Sauerstoff umgesetzt wird, desto mehr O_2^--Radikale entstehen ganz zwangsläufig. (Anm.: Unter besonderen Bedingungen kann in der Zelle selbst bei reduziertem Sauerstoffumsatz die Entstehung von Wasserstoffperoxid [s. u.] und weiterer reaktiver Komponenten stark ansteigen, sodass mehr Radikale entstehen, als durch die Sauerstoffnutzung zu erwarten wäre.)

Radikale

Freie Radikale ist der Überbegriff für ganz verschiedene Atome oder Moleküle mit einer unbalancierten Zahl von Elektronen auf ihrer äußeren Hülle. Genau genommen entstehen sie nicht nur unmittelbar bei der Sauerstoffatmung, sondern auch bei einigen anderen Stoffwechselvorgängen (wie Prostaglandinsynthese, Phagozytose, ionisierende Strahlung und andere mehr).

Radikale sind instabile Verbindungen und äußerst reaktionsfreudig. Sie haben den aggressiven Drang, mit umliegenden Molekülen zu reagieren und ihnen Elektronen zu entreißen. Die Folge dieser Attacken sind Funktionseinbußen etwa bei Steuerproteinen, welche die Stoffwechselvorgänge regulieren. Besonders gefährlich sind Attacken gegen die empfindlichen fetthaltigen Membranen innerhalb der Körperzellen.

Durch den Kontakt mit Radikalen werden viele vorher harmlose Verbindungen selbst zu Radikalen, sodass verheerende Kettenreaktionen möglich sind.

Unser erster Atemzug

Unmittelbar nach unserer Geburt, wenn wir mit dem ersten Atemzug Sauerstoff aufnehmen, wird schlagartig überall im Körper ein besonderes Schutzenzym aktiviert. Dieses Superoxid-Dismutase-Enzym (SOD) kann die gerade erwähnten Sauerstoffradikale abfangen und in Wasserstoffperoxid (H_2O_2) umwandeln. Wasserstoffperoxid ist Ihnen vielleicht als Haarbleichmittel bekannt. Oder als Desinfektionsmittel: Beim Auftragen von Wasserstoffperoxid auf eine Wunde entsteht atomarer Sauerstoff. Bei Bakterien, die keine Schutzenzyme besitzen, löst der Kontakt mit Sauerstoff einen tödlichen oxidativen Stress aus.

$$2O_2^- + 2H^+ \xrightarrow{\text{SOD}} H_2O_2 + O_2$$

Das körpereigene Enzym Superoxid-Dismutase (SOD) entschärft die bei der Atmung entstehenden Sauerstoffradikale (O_2^-) unter Bildung von Wasserstoffperoxid und Sauerstoff.

II Ein schmaler Grad zwischen längerem Leben und beschleunigtem Altern

Je mehr von dem Enzym SOD vorhanden ist, desto stärker können Sauerstoffradikale neutralisiert und damit Schäden verhindert werden. Interessant ist, dass bei den Lebewesen, die auf der Erde die längste Lebensspanne besitzen, die höchste Aktivität von SOD gefunden wurde.

Bedeutet also allein eine gute Abwehr von Sauerstoffradikalen ein längeres Leben? Ja. Einschränkung: Das gilt nur für einfache Tie e wie etwa Stubenfliegen. Ansonsten ist der Zusammenhang nicht so einfach. SOD ist in verschiedenen Organen unterschiedlich aktiv, und nicht alle Lebewesen passen in dieses Schema. Allein aus der Beobachtung dieses ersten Schutzwalls lässt sich noch kein stimmiges Bild über Radikale und Alterung zusammensetzen.

Das SOD-Enzym allein garantiert in der Tat noch keinen Schutz vor Alterung. Ein tragisches Beispiel ist das Downsyndrom (Fachbegriff: Trisomie 21). Menschen mit Downsyndrom haben besonders viel SOD. Doch sie sind nicht weniger, sondern mehr oxidativem Stress ausgesetzt und zeigen Anzeichen einer beschleunigten Alterung. Auf den ersten Blick eine paradoxe Sache.

Downsyndrom

Menschen, die mit Downsyndrom (DS) zur Welt kommen, haben ein zusätzliches Chromosom 21. Äußere Anzeichen dieser genetischen Besonderheit sind die typischen schräg stehenden Augen, runder Kopf und gedrungene Statur. Die Intelligenzentwicklung ist eingeschränkt.

Für die Ausprägung des Krankheitsbilds spielt eine wesentliche Rolle, dass die wichtigste SOD-Unterart auf dem Chromosom 21 kodiert ist. Weil Menschen mit Downsyndrom nun gerade dieses Gen doppelt haben, ist bei ihnen die Enzymaktivität von SOD um 50 Prozent erhöht.

Nun ist das Enzym Superoxid-Dismutase (SOD) ja ein nützlicher Radikalfänger. Es macht aus den gefährlichen Sauerstoffradikalen das weniger schädliche Wasserstoffperoxid, das der Körper dann weiter abbauen kann. Doch Radikalabwehr funktioniert nur als Gemeinschaftsarbeit. Damit Wasserstoffperoxid nicht selbst schädlich für die Zellen wird, muss es sofort weiter abgebaut werden, andernfalls fördert es seinerseits die Radikalbildung.

Beim Downsyndrom können die Helfer von SOD nicht mit dessen Übereifer Schritt halten. Die Folge ist eine traurige Ironie. Weil der übrige Stoffwechsel nicht der Aktivität des Radikalfängerenzyms gewachsen ist, entstehen unterm Strich noch mehr Radikale.

Deutliche Anzeichen zeigen, dass beim Downsyndrom der oxidative Stress der Zellen eine wichtige Rolle bei der Krankheitsausprägung und der Gesamtalterung spielt. Durch die beschleunigten Alterungsvorgänge ist die Lebenserwartung entsprechend stark eingeschränkt. Etwa jeder vierte DS-Patient entwickelt im späteren Leben die Alzheimer-Krankheit. Es wird sogar vermutet, dass alle Betroffenen Alzheimer entwickeln würden, wenn sie nicht vorher an anderen Alterskrankheiten sterben würden. Auch bei der Alzheimer-Erkrankung ist das Chromosom 21 verändert, sodass ein Zusammenhang vermutet werden kann. Und auch für diese Alterskrankheit häufen sich die Befunde über oxidative Schäden, die für die pathologischen Veränderungen im Gehirn wesentlich mitverantwortlich sind.

Für die Bekämpfung von oxidativem Stress und Radikalen ist also das Zusammenspiel mehrerer Mechanismen unerlässlich. Die körpereigenen Schutzenzyme müssen perfekt abgestimmt Hand in Hand arbeiten. Das tun sie auch recht erfolgreich – zumindest so lange wir jung und gesund sind.

Beim alltäglichen oxidativem Stress, ausgelöst durch körperliche oder geistige Belastung oder die Nahrungsverwertung, bleiben wir nur deshalb von größeren Schäden verschont, weil unter anderem die Enzyme SOD und Katalase aufeinander abgestimmt ihre Aktivität erhöhen. Eine solche Anpassung braucht eine gewisse Zeit, und deshalb können ungewohnte und sprunghafte Belastungen die körpereigene Radikalabwehr überfordern.

Leider nimmt nun die Anpassungsfähigkeit unserer Schutzenzyme mit dem Alter ab. Die Vermeidung von starkem oxidativen Stress und eine gezielte Unterstützung der Schutzsysteme wird deshalb mit jedem Lebensjahrzehnt wichtiger. Denn: Radikale bestimmen unseren Alltag ständig und allgegenwärtig. Das reicht vom Verderben von Nahrungsmitteln, über Krankheiten bis zur Hautalterung.

Warum Salami so schnell ranzig wird

Radikale entwickeln ihre zerstörerische Aktivität nicht nur innerhalb des Organismus. Es gibt sie überall in der Nahrung. So neigen bestimmte Wurstsorten wie die Salami sehr stark zum Verderben. Genauer gesagt, sie werden ranzig. Und das ist keineswegs nur ein geschmackliches Problem. Grund für das Ranzigwerden sind Radikale, die immer mehr Teile des Lebensmittels selbst aggressiv machen. Beim Verzehr nimmt man dann regelrecht ein Trojanisches Pferd zu sich, aus dem heraus reaktionshungrige Radikale den Organismus überfallen. Schinken, der grundsätzlich aus den gleichen Zutaten wie Salami besteht, nämlich mageres Schweinefleisch und Speck, hält sich dagegen deutlich länger. Woher kommt das? Solange die Hauptzutaten Fleisch und Speck getrennt sind, passiert relativ wenig. Das ändert sich aber schlagartig, wenn alles durch den Fleischwolf gedreht wird. Die Zellmembranen im Fleisch werden zerstört, und Metalle, die in den Zellen und im Restblut des Fleisches vorhanden waren, werden mit den Fetten des Specks vermischt. In Verbindung mit Luft und Licht werden jetzt vor allem die mehrfach ungesättigten Fettsäuren (MUF) des Specks zum Ziel beschleunigter Oxidation. Schweinefett besteht entgegen einer verbreiteten Vorstellung keineswegs nur aus gesättigten Fetten, die ja relativ stabil gegenüber Oxidation sind. Der Anteil an empfindlichen mehrfach ungesättigten Fettsäuren ist mit über elf Prozent sogar höher als etwa beim Olivenöl. In kürzester Zeit entstehen so Lipidperoxide, die den ranzigen Geschmack verursachen. Schlimmer ist allerdings, dass konsumierte ranzige Fette auch in unserem Körper weitere Kettenreaktionen schädlicher Radikale auslösen. Bevorzugte Ziele sind auch dort ungesättigte Fette, die unter anderem für die Funktion der Zellmembranen notwendig sind.

Einen gewissen Schutz vor dem Ranzigwerden von Lebensmitteln bietet in der Regel eine luftdichte Hülle. Außerdem werden heute Antioxidantien zugesetzt, zum Beispiel speziell fettlösliches Vitamin C (Ascorbylpalmitat) oder synthetische Schutzstoffe. Die richtigen Zusätze können schädliche Prozesse erheblich verzögern, jedenfalls so lange alles verpackt bleibt. Unmittelbar nach dem Öffnen einer Verpackung oder dem Anschneiden beschleunigt sich aber der Oxidationsprozess. Die relativ geringe Menge der zugesetzten Antioxidantien kann dem jetzt verstärkten Einfluss von Licht, Luft und Wärme nicht widerstehen. Bei angeschnittener Salami ist die schädliche Oxidation schon nach Stunden zu riechen. Oxidiert und damit aggressiv ist das Lebensmittel aber schon früher. Zumindest den Anschnitt sollte man deshalb grundsätzlich wegwerfen. Außerdem ist es eine gute Strategie, beim Einkauf von empfindlichen Lebensmitteln nicht diejenigen zu kaufen, die die wenigsten Antioxidantien enthalten, sondern die mit den meisten! Nicht nur die Lebensmittel selbst, auch der Konsument wird nämlich durch Antioxidantien besser vor Alterungsprozessen geschützt.

❚ Was Parkinson und Grippe gemeinsam haben

Man kann sich leicht vorstellen, dass jede Störung der komplexen Schutzmechanismen zu ernsten Schäden führen kann. Erniedrigte Aktivitäten des ersten Radikalfängers SOD spielen bei verschiedenen Krankheiten eine Rolle. Parkinson oder Gehirnschäden nach Schlaganfall gehören beispielsweise dazu.

Auch eine Reihe von Viren wie das Grippevirus verursachen einige ihrer schädlichen Wirkungen durch die verstärkte Freisetzung von O_2^--Radikalen. Tiere, die man mit einer schweren Grippe infizierte, überstanden die Krankheit wesentlich besser und schneller, wenn man die Aktivität von SOD zusätzlich unterstützte. In einigen Ländern wird reines SOD deshalb inzwischen auch für den Menschen als Nahrungsergänzung angeboten.

❚ Radikale lassen die roten Blutkörperchen und Blutgefäße altern

Innerhalb der roten Blutkörperchen ist das Risiko gefährlicher Radikalbildung besonders hoch, da das sauerstofftragende Hämoglobin einen Eisenkern besitzt; ein Umfeld also, in dem jederzeit die Gefahr der Bildung von Hydroxyl-Radikalen (HO*) besteht (s. u.). Um beispielsweise im Gehirn durch kleinste Kapillargefäße zu gelangen, müssen Blutkörperchen verformbar sein. Hydroxyl-Radikale können neben anderen Dingen diese Flexibilität der Blutkörperchen mit einem Schlag zerstören und zwar sowohl auf direktem also auch indirektem Weg. (Anm.: Bei der durch Radikale verursachten Lipidperoxidation entsteht im weiteren Stoffwechsel Malondialdehyd. Diese Substanz greift ihrerseits die Membran-Doppelschicht der menschlichen Erythrozyten an.)

Wenn Blutkörperchen geschädigt oder nicht mehr voll intakt sind, hat das Folgen für die Alterung des gesamten Körpers, besonders aber für Herz und Gehirn. Gerontologen waren deshalb wenig überrascht, als kürzlich eine Untersuchung ergab, dass die Blutkörperchen von 100-Jährigen überdurchschnittlich gut gegen Radikale geschützt sind.

Erst 2001 wurde geklärt, auf welchem Weg HO*-Radikale die Innenwände der Blut- und Herzgefäße in ihrer Funktion schädigen und schließlich zum Absterben bringen. Schon ein geringes Vorkommen von Hydroxyl-Radikalen führt zu erhöhtem Abstoßen von Zellen aus der Gefäßwand mit anschließendem Untergang (Apoptose). Unter erhöhtem Beschuss von HO* sterben die Gefäßzellen direkt und unmittelbar noch in der Zellwand ab (Nekrose). Nicht nur, aber besonders im Bereich der Gefäße sind Hydroxyl-Radikale die Hauptverantwortlichen für das Altern. Jeder Mechanismus, der sie aufhält, hält auch das Altern auf.

Fast zeitgleich hat eine andere Forschergruppe im renommierten Fachblatt „Circulation" eine Studie veröffentlicht, welche die Vorgänge bei diesem durch Radikale verursachten Zelluntergang untersucht. Ergebnis: Einer der wichtigsten Schutzfaktoren gegen die Zellzerstörung in menschlichen Gefäßen ist ein alter Bekannter – Vitamin C. Und die Schutzwirkung ist direkt von der Dosis abhängig. Im Klartext: Je mehr Vitamin C vorhanden ist, desto besser die Schutzwirkung.

Im Grunde war das allerdings nur die biochemische Bestätigung eines durch andere Studien bereits bekannten Phänomens: Ausreichend hoch dosiertes Vitamin C beeinflusst in erheblichem Maße die Gefäßalterung.

II Das gefährlichste Radikal

Das körpereigene Enzym SOD entschärft die beim normalen Stoffwechsel entstehenden Sauerstoffradikale; allerdings auf Kosten der Bildung von Wasserstoffperoxid (H_2O_2). In geringer Menge und für sich allein ist Wasserstoffperoxid relativ ungefährlich. Das aber ändert sich dramatisch, wenn es auf bestimmte Metalle trifft wie zum Beispiel Eisen. Dann entsteht ein Radikal, dessen Gefährlichkeit die Familie der Sauerstoffradikale bei weitem übersteigt: das Hydroxyl-Radikal HO^*. (Anm.: Die Einzigartigkeit von HO^* resultiert aus einer Kombination seiner hohen elektrophilen und thermochemischen Reaktionsfreudigkeit, gepaart mit der Besonderheit, dass es in unmittelbarer Nähe der Zelldatenbank [DNA] entstehen kann. HO^* kann sich an die DNA anlagern oder aber Wasserstoffatome aus deren Struktur entreißen.) Den für die Alterung dramatischsten Einfluss haben Hydroxyl-Radikale direkt in der Schaltzentrale der Körperzellen, dem Zellkern.

$$Fe\ II + H_2O_2 \longrightarrow Fe\ III + HO^- + HO^*$$

Beim Zusammentreffen von Wasserstoffperoxid mit Eisen entsteht das höchst aggressive Radikal HO^*

Von Falten bis Mutationen – das zerstörerische Wirken der Hydroxyl-Radikale

Hydroxyl-Radikale (HO^*) sind extrem reaktionshungrig und können weitreichende Schäden anrichten. Ihre besondere Gefährlichkeit rührt, wie gesagt, von dem Umstand her, dass sie in unmittelbarer Nähe der DNS entstehen können und dann blitzschnell Bausteine aus dem DNS-Strang entreißen. Bis heute wurden 20 verschiedene Reaktionsprodukte gefunden, die aus der Attacke eines Hydroxyl-Radikals mit der DNS resultieren. Die Zahl macht deutlich, wie verschiedenartig und vielfältig die tödliche Streuwirkung dieses Radikals sein kann.

In fast allen organischen Molekülen können Radikale außerdem sogenannte Kreuzbindungen erzeugen, wodurch zum Beispiel Transportproteine ihre Aufgaben nicht mehr erfüllen können. Der Organismus wird in seiner Anpassungsfähigkeit zunehmend schwerfälliger und fehlerhafter. Eine vergleichsweise harmlose Folge der durch Radikale erzeugten

Kreuzbindungen ist übrigens eine Erscheinung, die wie kaum eine andere typisch für das Altern ist: Falten.

Faktoren, die das Altern der Haut bestimmen

1. UV-Strahlen. Häufige Sonneneinstrahlung verstärkt in tieferen Hautschichten die Radikalbildung und das Entstehen von abnormen Kreuzbindungen im Bereich des Kollagens. Während Sonnenschutzmittel Schäden reduzieren, kann das Auftragen von anderen Ölen oder alten und bereits oxidierten Hautpflegemitteln in Kombination mit Sonne die Radikalbildung sogar erhöhen.

2. Nahrung. Der Verzehr von oxidierten Nahrungsmitteln übt auch auf die Hautzellen eine aggressive Wirkung aus. Das gilt vor allem für ungesättigte Öle, die durch Hitze, Licht- und Sauerstoffeinfluss oxidiert wurden. Ebenso für Nahrungsmittel, wenn die enthaltenen Fette ranzig beziehungsweise oxidiert sind (Nüsse, Wurstwaren, Salatöle). Aggressiv sind solche Nahrungsmittel übrigens lange bevor der Mensch dies riechen oder schmecken kann.

3. Antioxidative Abwehr. Hydroxyl-Radikale sind nach der Entstehung kaum noch abzufangen. Ein hoher Spiegel spezifischer Antioxidantien innerhalb der Zellen kann jedoch verhindern, dass sich Hydroxyl-Radikale in großer Zahl bilden. Wie die Antioxidantien arbeiten, werden wir noch kennenlernen. Die wichtigsten dieser Schutzstoffe im Bereich der Haut sind Vitamin E, PABA (Para-aminobenzoesäure), Vitamin C, Thiamin und Coenzym Q10. Im Tierversuch wurde in einer jüngst veröffentlichten Studie auch eine erhebliche Schutzwirkung des natürlichen Flavonoids Quercetin gegen UVA-Strahlenschäden bestätigt; das ist der Bereich des Sonnenlichts, der die Hautbräunung, aber auch eine erhebliche Hautalterung bewirkt und den auch Höhensonnen in Bräunungsstudios abstrahlen. Quercetin hemmt vor allem die unter Beteiligung von Eisen verstärkte Lipidperoxidation. Wer also auf diese Art der Bräunung nicht verzichten möchte, könnte mit einer gezielten Substitution von Quercetin und den genannten hautspezifischen Antioxidantien das Altern seiner Haut erheblich bremsen.

4. Hautpflege. Eisen spielt bei der Alterung der Haut eine zentrale Rolle (und nicht nur da). In Japan wurde kürzlich eine Cremezubereitung zum Patent angemeldet, die in der Haut vorkommendes freies Eisen bindet, sodass Radikale und Wasserstoffperoxid es nicht mehr erreichen können. Bestätigen sich die zunächst bei Tierhaut gewonnenen Daten, könnte das Entstehen von Falten und anderen Erscheinungen der Hautalterung schon bald um Jahrzehnte hinausgezögert werden.

5. Reparatur. Bei bereits eingetretenen Schäden fördern Pantothensäure und Retinol (Vitamin A) die Zellneubildung und Hauterneuerung.

Körpereigene Abwehrenzyme –
die erste Verteidigungslinie

‖ Ein fast unschlagbares Team

Über den ersten Abwehrwall gegen Radikale, das körpereigene Enzym SOD, haben wir bereits gesprochen. Seine Schutzleistung wird zunichte gemacht, wenn das von ihm gebildete Wasserstoffperoxid nicht schnell beseitigt wird. Auch dazu fungieren im Körper Enzyme. Die Namen mögen zunächst kompliziert erscheinen. Wir werden ihnen aber auch an anderer Stelle noch begegnen:

Unter Normalbedingungen entschärft die Glutathion-Peroxidase (GPOX) die Situation. Unterstützt wird sie dabei von Glutathion (GSH). Das ist eigentlich kein Enzym, aber ein erstaunlicher Helfer in unserem Organismus. Glutathion lässt sich auch als Nahrungsergänzung zuführen (siehe Seite 116). Das nur bei hochentwickelten Lebewesen vorkommende Enzym GPOX hat einen Kern aus Selen. Es braucht dieses Spurenelement, um zu funktionieren. Über den Anti-Aging-Nährstoff Selen gibt es später noch Interessantes zu berichten.

$$2H_2O_2 + 2GSH \xrightarrow{\text{Glutathion-Peroxidase}} GPOX—GSSG + 2H_2O$$

Zusammen mit seinem Helfer Glutathion (GSH) entschärft die Glutathion-Peroxidase das entstandene H_2O_2 (und andere Hydroperoxide) unter Bildung von Wasser.

‖ Das Enzym Katalase

Bei plötzlichem und unerwartetem oxidativen Stress mit extremem Anstieg von Wasserstoffperoxid können die bereits genannten Abwehrenzyme nicht jedes H_2O_2-Molekül einfangen. Ein großer Teil kann in andere Zellbereiche entweichen und dort zur Gefahr werden. Doch an bestimmten strategischen Orten innerhalb der Zelle werden die Ausreißer von der Katalase erwartet. Das Enzym zersetzt das Wasserstoffperoxid in harmloses Wasser und Sauerstoff:

$$2H_2O_2 \xrightarrow{\text{Katalase}} H_2O + O_2$$

Katalase entsorgt Wasserstoffperoxid unter Bildung von Wasser und Sauerstoff.

II Lipidperoxidation – wenn Fette lebensgefährlich werden

Mit die schlimmsten Schäden verursacht das Hydroxyl-Radikal (HO*), weil es eine besondere Vorliebe hat. Es mag Fett. Genauer gesagt, es sucht sich Fette, die in ihrer Struktur offen und damit verwundbar sind: ungesättigte Fette. Und solche Ziele gibt es innerhalb der Zellen in Form der verschiedenen fetthaltigen Membranen, die für die Funktionsfähigkeit der Zelle lebenswichtig sind.

Schäden an den feinen Membranen innerhalb der menschlichen Zellen führen nun dazu, dass die Zellkraftwerke nicht mehr effizient arbeiten können. Während des normalen Energiestoffwechsels werden mit zunehmender Schädigung immer weniger Energie und gleichzeitig mehr Superoxid-Radikale (O^-) produziert (ein Zustand, der übrigens genau den Unterschied von Jugend zum Alter wiederspiegelt. Im Alter produzieren unsere Zellen aufgrund der angehäuften Dauerschäden mehr Superoxid-Radikale trotz nachlassender Energieproduktion). Damit schließt sich der Bogen und wir sind wieder am Anfang unserer Reise durch die Welt der Radikale, nämlich bei den Superoxid-Radikalen, deren erneut gesteigerte Vermehrung wiederum eine Kaskade anstößt. Ein wahrer Teufelskreis. Doch damit nicht genug.

Von Radikalen attackierte oder oxidierte Fette werden jetzt selbst zu einer Art Radikal und greifen dann ihrerseits andere Strukturen an. Der gesamte Prozess der Lipidperoxidation und seine Abwehr ist sehr komplex. Die meisten chemischen Reaktionen brauchen uns nicht zu interessieren. Doch ein Abwehrteam, das auch gegen oxidierte Fette hilfreich ist, kennen wir bereits. Es sind das Enzym Superoxid-Dismutase (GPOX) und sein Helfer Glutathion (GSH). Die beiden Schutzstoffe versuchen auch im Fall der aggressiven Lipidperoxide, das Schlimmste zu verhindern.

$$\text{Organische Peroxide} + 2\text{ GSH} \xrightarrow{\text{Glutathion-Peroxidase}} \text{red. Glutathion} + \text{ROH} + \text{Wasser}$$

Mit Unterstützung von Glutathion GSH kann die selenhaltige Glutathion-Peroxidase einen Teil der gefährlichen Peroxide entschärfen.

Der schädliche Arm oxidierter Fette reicht weit

Oxidierte Fette beziehungsweise Lipidperoxide greifen nicht nur umliegende Zellbereiche an. Über die Blutbahn lassen sie sich in andere Körperbereiche transportieren, um dort schädliche Oxidationen und die Radikalbildung neu zu entfachen. Das Ausmaß solcher Kettenreaktionen ist kaum vorstellbar. Ein einziges freies Radikal kann der Ausgangspunkt für Zerstörungen an einigen Tausend Molekülen ungesättigter Fettsäuren in unserem Körper sein.

Ziele im Blut

Radikale und Peroxide warten nicht, bis sie in andere Körperregionen gelangt sind, um dort ihr schädliches Werk zu verrichten. Bereits auf ihrem Transport über die Blutbahn suchen sie sich Opfer.

II **Erythrozyten.** Eines der gefährdetsten Ziele im Blut selbst sind die roten Blutkörperchen. Sie verlieren beim Kontakt mit Radikalen unter anderem ihre Flexibilität. Der dadurch verschlechterte Blutfluss führt dann wiederum zu verstärkter Radikalbildung in den zu versorgenden Organen. Das Problem dabei ist, wie schon mehrfach gesagt, nicht die reduzierte Sauerstoffzufuhr, sondern der verlangsamte Blutdurchfluss in den feinen Gefäßen. Dadurch verlangsamt sich der wichtige Abtransport von Stoffwechselprodukten aus den Zellen in das Blut.

II **Cholesterin.** Ein anderes beliebtes Ziel sind im Blut schwimmende Fettkügelchen: das Cholesterin. Beim Kontakt mit Radikalen oder Peroxiden wird das sogenannte LDL-Cholesterin oxidiert. Erst jetzt wird es wirklich „schlechtes Cholesterin", das dann die Arteriosklerose fördert; oxidiertes LDL wird von den für den Abbau verantwortlichen Rezeptoren nicht erkannt. Zusätzlich sorgt die Oxidation für ein verstärkte Ablagerung von LDL in der Gefäßwand.

Möglicherweise fungiert Cholesterin sogar als eine Art Puffer, der uns vor allzu viel im Blut kreisenden Radikalen schützt. Denn eine starke Belastung mit oxidierten Fetten und Radikalen erhöht das Krebsrisiko. Und bei Menschen mit sehr niedrigem Cholesterinspiegel sind Krebserkrankungen in der Tat besonders häufig. Umgekehrt wurde in einigen Studien ein Zusammenhang zwischen einer guten antioxidativen Abwehr des Körpers und einem verringerten Auftreten von Krebs beobachtet. Gleichzeitig bewirkt eine vermehrte Zufuhr von Vitamin E, Vitamin C und anderen Antioxidantien bei vielen Menschen eine Senkung von LDL-Cholesterin.

„Das Leben ist eine ununterbrochene Schlacht gegen das Ranzigwerden."
GARY G. DUTHIE [Rowett Research Institute, Aberdeen]

Das Komplexe nochmals zusammengefasst

Der erste Schutzwall gegen Radikale ist das äußerst schnell agierende Enzym SOD, das Sauerstoffradikale abfängt und Wasserstoffperoxid (H_2O_2) produziert. Jetzt beginnt ein Wettlauf: Finden die umherirrenden H_2O_2-Moleküle zuerst ein Metallteilchen, entsteht jedes Mal ein besonders aggressives Radikal. Innerhalb der Mitochondrien versucht deshalb das Enzym Glutathion-Peroxidase, schneller zu sein und so viel Wasserstoffperoxid wie irgend möglich abzubauen.

Da Wasserstoffperoxid jedoch sehr bewegungsfreudig ist, entweicht es gerade bei hoher Produktion in den restlichen Zellraum. Dort kann noch die Katalase versuchen, die übermäßige Entstehung der äußerst gefährlichen Hydroxyl-Radikale (HO*) einzudämmen. Sind diese erst gebildet, gibt es keine Hilfe mehr. Mit hoher Geschwindigkeit reagieren sie mit dem nächstbesten Reaktionspartner. Gegen Hydroxyl-Radikale gibt es kein direktes Abwehrsystem.

Vor allem ungesättigte Lipide werden von Hydroxyl-Radikalen so verändert, dass die Lipide selbst zu Radikalen werden und in der Zelle, aber auch auf dem Weg über das Blut an anderen Orten im Körper Ziele angreifen. Diese Kettenreaktion wird erst dann unterbrochen, wenn ein sogenanntes „kettenbrechendes Antioxidans" in einer Art Selbstmordkommando die Dauerreaktion unterbricht. Wichtige Bedingung: Es muss rechtzeitig in ausreichender Konzentration an der richtigen Stelle sein.

Ein „kettenbrechendes Antioxidans" ist zum Beispiel die Gruppe der Tocopherole. Sie werden als Vitamin E zusammengefasst. Je höher das Vorkommen solcher Antioxidantien in der Zelle, desto mehr Schäden durch Radikale können verhindert werden. Und damit sind wir bei der zweiten Verteidigungslinie gegen Radikale angelangt, den Antioxidantien.

Antioxidantien – die zweite Verteidigungslinie

‖ Unsere Körperzellen bedienen sich fremder Helfer

Im Laufe der Evolution haben sich unsere Zellen im Kampf gegen das Altern einen wichtigen Trick angeeignet: Sie haben gelernt, nicht nur eigene Abwehrenzyme zu bilden, sondern auch Stoffe aus der Nahrung ganz gezielt als Puffer für Radikale einzulagern. Bestimmte Substanzen haben nämlich die fabelhafte Eigenschaft, sich einem Radikal als Zielscheibe anzubieten und dieses zu entschärfen, ohne selbst dadurch aggressiv zu werden.

Einige dieser Schutzstoffe werden als Vitamine bezeichnet. Treffender ist aber die moderne Bezeichnung Antioxidantien, weil sie Radikale und anderen oxidativen Stress verhindern. Zu ihnen gehören die Tocopherole (Vitamin E), Ascorbinsäure (Vitamin C) oder verschiedene Karotine wie Lutein, Beta-Karotin, Lycopin oder Canthaxanthin. Andere Substanzen erfüllen im Organismus indirekt antioxidative Aufgaben. Die wichtigsten sind das Coenzym Q10, Zink, Thiamin (Vitamin B1), Retinol (Vitamin A), Selen und die Aminosäure Cystein.

Die Wirkungsweise der Antioxidantien wurde erst in den vergangenen Jahrzehnten nach und nach entschlüsselt. Das neue Wissen löste alte Vorstellungen ab, nach denen die Aufgabe von Vitaminen sei, Mangelerscheinungen zu verhüten. Leider sind die veralteten

Sichtweisen noch stark verbreitet. Das führt auch zu der ungültigen Schlussfolgerung, dass die Aufgabe der Vitamine und Antioxidantien erfüllt und eine höhere Zufuhr unnötig sei, wenn keine akuten Mangelkrankheiten auftreten.

II Die Verteilung der Radikalfänger erfolgt nach einem strengen Plan

Die verschiedenen Radikalfänger verteilen sich keineswegs zufällig im Körper. Jedes Enzym und jedes aufgenommene Antioxidans erfüllen sehr spezifische Aufgaben an bestimmten Orten. Das gilt sowohl für verschiedene Organe als auch für die Verteilung innerhalb jeder einzelnen Zelle.

Radikalfänger können sich zwar gegenseitig unterstützen, aber ein Antioxidans kann nicht einfach die Aufgaben eines anderen übernehmen. Im Hinblick auf die Beeinflussung des Alterns heißt das: Je vielfältiger der antioxidative Schutz verbessert wird, desto besser die Wirkung. Oder anders ausgedrückt: Durch die gezielte Zufuhr eines einzelnen Antioxidans lassen sich zwar sehr effektiv bestimmte Alterserscheinungen und Krankheiten verhindern. Die Verlangsamung der gesamten Alterung erfordert jedoch eine breitangelegte Unterstützung der gesamten Radikalabwehr, unter anderem durch die umfassende Aufnahme verschiedenster Antioxidantien.

II Lipidperoxidation und Immunsystem

Wie sehr Radikale auch kurzfristig das Krankheitsrisiko erhöhen, zeigt sich am Immunsystem. Oxidierte Fette hemmen eine Reihe von Immunfunktionen. Kettenbrechende Antioxidantien wie das Vitamin E sind deshalb für das Funktionieren des Immunsystems direkt verantwortlich.

Dass die gezielte Gabe von Antioxidantien Immunfunktionen verbessern kann, war aufgrund von Tierstudien schon länger bekannt. Spätestens seit Ende der 90er-Jahre kann dieser Zusammenhang auch beim Menschen als gesichert gelten. Ebenso bestätigte sich der vermutete Mechanismus. Es sind tatsächlich peroxidierte Fette, die wesentliche Immunfunktionen lahm legen. Je stärker die Lipidperoxidation im Körper eingedämmt wird, desto besser die Immunantwort und umgekehrt.

Im Körper vorkommende Fettverbindungen zu schützen, ist deshalb eine der wichtigsten und gleichzeitig schwierigsten Aufgaben der Radikalfänger. Der Erfolg steht dabei immer auf Messers Schneide. Weil einmal aggressiv gewordene Fette eine Kettenreaktion auslösen, kämpfen Schutzstoffe wie das Vitamin E schnell auf verlorenem Posten. Das gilt besonders dann, wenn mit einer Mahlzeit bereits oxidierte Fette und Öle mit der Nahrung aufgenommen werden. Ein guter Schutz wird deshalb nicht mit einem Minimalmaß an Antioxidantien erreicht, sondern mit einer optimalen Reserve. Wie hoch diese sein muss, hängt von der Art des Schutzstoffes und den Anforderungen ab.

Ende der 90er-Jahre versuchten gleich mehrere Forschungsprojekte herauszufinden, wie viel Vitamin E für einen optimalen Schutz der Immunfunktionen notwendig ist. Ergebnis: Bereits ab einem mittleren Erwachsenenalter bedarf es beim Menschen durchschnittlich 200 IE pro Tag, um das Immunsystem wirklich gut zu schützen. Das Resultat war nicht sehr überraschend, bestätigte es doch lediglich die zuvor im Labor und bei Tieren gefundenen Daten. Dramatisch war etwas anderes:

Im Fall von Vitamin E beträgt die durchschnittliche Zufuhr in den Industrienationen nur 6 bis 12 IE pro Tag. (IE bedeutet Internationale Einheiten und entspricht 6 bis 12 mg DL-alpha Tocopherolacetat.) Für eine optimale Schutzwirkung allein im Bereich des Immunsystems wäre also etwa das 20- bis 30-Fache dieser Menge notwendig. Unter bestimmten Bedingungen, zum Beispiel Herz-Kreislauf-Krankheiten, liegt das Optimum sogar noch höher. Bei keiner bisher untersuchten Tierart klafften das anzustrebende Optimum und die tatsächliche Nahrungsaufnahme so weit auseinander wie bei Menschen in Industrieländern. Das liegt auch daran, dass aufgrund der heutigen Ernährungsgewohnheiten (Braten, raffinierte Öle, industrielle Verarbeitung) die oxidative Belastung und damit der relative Bedarf an Antioxidantien sehr hoch ist.

Natürlich wurden von Seiten der Wissenschaft Stimmen nach einer gesundheitspolitischen Initiative und einer Anpassung der Empfehlungen laut. Doch offizielle Nährstoffempfehlungen nach oben zu korrigieren, hieße auch, die neuen Werte bei der Versorgung in Heimen, Krankenhäusern und anderen Einrichtungen zu garantieren. Das wurde schon einmal versucht. Nach früheren Befunden zur Vitamin-E-Aufnahme hatten verschiedene nationale Gesundheitsbehörden schon Jahre vorher die Möglichkeit einer verbesserten Versorgung getestet. In der Praxis scheiterte man selbst an einer Zielvorgabe von 20 IE. Die einzige Lösung wäre gewesen, die ständige Substitution einer Substanz für gesunde Personen offiziell als gesundheitlich wünschenswert einzustufen. Das wiederum hätte einen Tabubruch bedeutet, auch wenn es sich nur um ein Vitamin handelt. Denn nach geltendem Dogma sollen ja bei „ausgewogener" Ernährung alle für eine optimale Gesundheit wichtigen Stoffe in ausreichender Menge gewährleistet sein. Und weil nicht sein kann, was nicht sein darf, wurde in den offiziellen Gesundheitsrichtlinien der alte Wert von 10 bis 15 Einheiten Vitamin E ungeachtet aller Erkenntnisse als „ausreichende Versorgung" beibehalten. Bis heute.

„Bürokraten haben immer recht. Sie halten sich an ihre Vorschriften; und die Vorschriften stimmen immer. Nur das Leben weicht manchmal von den Vorschriften ab, das ist das Dumme."
AUREL SCHMIDT [schweizerischer Journalist und Autor, *1953]

II Die Gesamtwirkung ist stärker als die Summe der Einzeleffekte

Während die körpereigenen Enzyme oft Tausende von Radikalen abfangen können, bevor sie ersetzt werden müssen, verlieren manche Antioxidantien schon beim Kontakt mit einem einzigen Radikal ihr Schutzpotenzial. Ihre Wirkungsweise gleicht sozusagen einem Selbstmordkommando. Entsprechend schnell verringert sich bei plötzlichem Anstieg der Radikalenzahl der verfügbare Pool an Antioxidantien. Ein gefährliches Loch im antioxidativen Netzwerk unseres Körpers ist dann die Folge. (Anm.: Vitamin C kann aufgrund zweier Hydroxylgruppen mit zwei Molekülen reagieren; auch Vitamin E und das als Nahrungszusatz eingesetzte synthetische Antioxidans BHT können zwei Mal reagieren, bevor sie ineffektiv sind.)

Bei Altersstudien an Tieren wurde schon lange der Effekt beobachtet, dass durch die Verabreichung verschiedener Antioxidantien Alterungsprozesse viel effektiver verhindert werden können, als das von der Summe der Einzelwirkungen zu erwarten wäre. Erst in jüngerer Zeit wurden einige dieser sogenannten synergetischen Wirkungen aufgeklärt wie zum Beispiel das perfekte Zusammenspiel zwischen Vitamin C und Vitamin E.

Gegenseitige Wiederbelebung

Vitamin C ist in der Lage, mit einem Radikal in Kontakt gekommene und dadurch „verbrauchte" Tocopherolmoleküle wieder zu reaktivieren. Durch einen hohen Spiegel an Vitamin C werden deshalb gefährliche Engpässe an Vitamin E besser gemeistert. Das ist auch der Grund, warum eine Substitution mit Vitamin C so vielfältige biologische und gesundheitliche Wirkungen hervorruft, gerade auch was die Alterung betrifft.

Oxidiertes und damit unbrauchbar gewordenes Vitamin C kann wiederum durch Glutathion teilweise reaktiviert werden. Entzieht man Versuchstieren Glutathion, sinkt entsprechend ihr Vitamin-C-Spiegel. Umgekehrt lassen sich durch Stress und Infektionen verursachte Vitamin-C-Engpässe und daraus entstehende körperliche Schädigungen durch zusätzlich zugeführtes Glutathion abmildern. Die Liste solcher Wechselwirkungen ließe sich fortsetzen.

Schadensbegrenzung durch Reparatur – die dritte und letzte Chance

Selbst das engmaschigste Sicherheitsnetz kann nicht verhindern, dass immer wieder Schäden an Zellmembranen, Lipiden oder sogar an den Steuercodes (DNS) durch Radikale entstehen. Als letztes Aufgebot existieren im Körper deshalb Reparaturenzyme. Sie versuchen, möglichst viele Schädigungen wieder zu beseitigen. Dabei gehen sie teilweise recht rabiat vor. Sind kleinere Steuerproteine ernsthaft beschädigt, werden sie in einer Art Verdauungsprozess (Proteolyse) komplett beseitigt.

Diese radikale Methode wäre bei komplexen oder größeren Strukturen natürlich fatal und hätte unwiederbringliche Ausfälle zur Folge. Schäden an wichtigen Membranen und der DNS können deshalb nur in Teilen und nur bis zu einem gewissen Grad wieder repariert werden. Entsprechend hoch sind die bleibenden Schäden an der DNS, dem genetischen Informationsträger. Am schlimmsten betroffen ist die DNS in den Mitochondrien, also dort, wo die Körperenergie entsteht und der Sauerstoff verstoffwechselt wird (s. Kap. II.9).

Trotz aller genannten und noch vieler ungenannten Abwehrsysteme werden an einem einzigen Tag und in einer einzigen menschlichen Körperzelle 10.000 bis 1.000.000 DNA-Basen oxidativ geschädigt. Die Folge der irreparablen Schäden sind Funktionsausfälle, Alterskrankheiten wie Krebs und – Sie ahnen es schon – jedes Mal ein weiterer Schritt im Alterungsprozess.

II   Wer besser repariert, lebt länger

Verschiedene Lebewesen können die durch Radikale verursachten Schäden unterschiedlich gut reparieren. Beim Vergleich zweier verwandter Mausarten unterschied sich in einer Vergleichsstudie die Fähigkeit zur Reparatur von Radikalschäden um den Faktor 2,5. Interessanterweise lebten die Artgenossen mit der effektiveren Reparatur auch genau zweieinhalb mal länger.

Im Vergleich zu den meisten Lebewesen haben Menschen relativ gute Reparatursysteme. Doch das gilt nicht für die gesamte Lebensspanne. Am Beispiel der Hautzellen kann man heute leicht nachweisen, dass die Reparaturleistung mit zunehmendem Alter abnimmt – und das mit ebenfalls zunehmender Geschwindigkeit. Die natürlichen Schutzmechanismen gegen Altern und Krankheit sind nur in jungen Jahren gut aktiviert. Diese Beispiele zeigen, wie wichtig auch diese letzte Instanz der Reparaturenzyme ist und wie die Reparaturleistung das Altern bestimmen kann.

Insgesamt bleibt allerdings die Reparatur der durch Radikale hervorgerufenen Schäden nur ein letztes Mittel, um das Schlimmste zu verhindern. Wesentlich wichtiger für Langlebigkeit und langsameres Altern ist es, Radikalen erst gar nicht ihr zerstörerisches Werk zu ermöglichen. Das belegen auch Vergleiche zwischen relativ kurzlebigen Tieren, Primaten und dem Menschen.

Wir sind nun vom Hintergrundwissen her so weit ausgerüstet, dass wir uns den zwei entscheidenden Fragen zuwenden können:

‖ Wie lässt sich der Radikalbildung am wirksamsten vorbeugen?
‖ Welche konkreten Möglichkeiten hat jeder Einzelne von uns?

Radikale und oxidativen Stress reduzieren

Oxidativer Stress spielt für die Entstehung von Krankheit und Altern eine zentrale Rolle. Wir wissen heute, dass viele klassische Alterskrankheiten direkt von Radikalen und aggressiven oxidativen Prozessen verursacht werden. Seitdem Denham Harman vor fast 50 Jahren Radikale auch direkt mit dem Altern in Verbindung gebracht hatte, stand eine Frage im Mittelpunkt: Lassen sich durch ein gezieltes Eindämmen von Radikalen nicht nur Krankheiten verhindern, sondern lässt sich auch das Altern verlangsamen? Die Theorie sagt ja, doch die Beweisführung war schwieriger, als zunächst erhofft.

‖ Verlängern der funktionellen und maximalen Lebensspanne

Antioxidantien wie beispielsweise die Vitamine C und E können bei ausreichender Dosierung im Alleingang typische Alterserscheinungen und degenerative Krankheiten verhindern und damit die durchschnittliche Lebensspanne verlängern. Das haben seit Jahrzehnten eine Vielzahl von Studien gezeigt. Von einer Verlangsamung sämtlicher Alternsprozesse kann allerdings erst dann gesprochen werden, wenn sich neben der durchschnittlichen auch die maximale Lebensspanne verlängert. Beim Menschen würde das eine Lebensspanne von deutlich mehr als 120 Jahren bedeuten. Als erste Berichte von Forschergruppen veröffentlicht wurden, dass mit Hilfe einzelner Antioxidantien tatsächlich das Altern von Labortieren verlangsamt werden kann, wurden die jeweils eingesetzten Substanzen schnell zu Wundermitteln gegen das Altern gemacht.

Eine vorschnelle Einschätzung. Denn es gab immer wieder Tests mit anderen Tierarten oder anderen Antioxidantien, die weniger erfolgreich verliefen. In einigen Untersuchungen wurden die Versuchstiere nur unwesentlich älter als die Kontrolltiere. In anderen stieg zwar die durchschnittliche Lebenserwartung deutlich an – ein Hinweis, dass gefährliche Alterskrankheiten reduziert wurden –, nicht aber das maximal erreichbare Höchstalter. Skeptiker deuteten solche „Fehlschläge" jeweils sofort als Gegenbeweis für den engen Zusammenhang zwischen oxidativem Stress und dem Altern sowie als Beleg, dass die zusätzliche Einnahme von Antioxidantien das Altern nicht wesentlich aufhalten könne.

Womit wir wieder bei der Wunderpille wären

Vom heutigen Standpunkt entbehrt der gerade dargestellte Streit nicht einer gewissen Ironie, denn die Vertreter beider Extremstandpunkte verbindet die gleiche viel zu einfache Sichtweise über das Altern: Dass nämlich bereits ein einziger antioxidativer Schutzstoff bei allen Arten von Lebewesen und an allen Stellen im Organismus Schäden durch Radikale verhindern könnte. Doch diese Vorstellung ist, gelinde gesagt, naiv. Es kann gar kein Allheilmittel geben. „There is no magic bullet", wie die Amerikaner in einem solchen Fall sagen. Einzelne Wundermittel gibt es beim Altern nicht, schon gar nicht bei der komplizierten Welt der Radikale. Wer das Kapitel bis hierher gelesen hat, wird das trotz unserer etwas vereinfachenden Darstellung leicht nachvollziehen können.

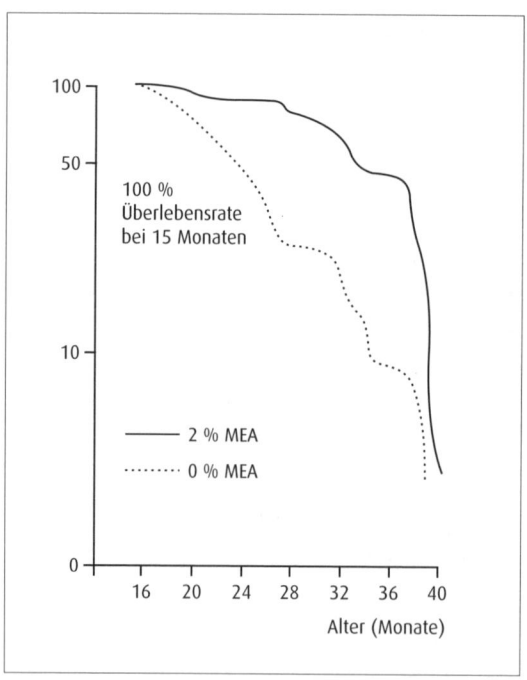

Auswirkungen einer lebenslangen Nahrungsergänzung mit einem einzelnen synthetischen Antioxidans auf die Lebensdauer bei Mäusen (2-mercaptoethylaminhydroclorid, abgekürzt 2-MEA, gehört zur Gruppe der kettenbrechenden Antioxidantien wie z. B. Vitamin E): Während in der normal ernährten Kontrollgruppe nach drei Jahren nicht einmal mehr 10 Prozent am Leben sind (gepunktete Linie), leben zum gleichen Zeitpunkt in der Gruppe mit dem hochdosierten Antioxidans noch über 40 Prozent (durchgezogene Linie). Im Wesentlichen entsteht die Lebensverlängerung durch eine Verlängerung der gesunden Lebensspanne. Die Phase der Seneszenz (Gebrechlichkeit und Alterskrankheiten) wird deutlich verkürzt. Das maximal erreichbare Höchstalter bleibt dagegen weitgehend unverändert (mod. nach Harmann, 2001; Heidrick et al., 1984).

Denn auch wenn beispielsweie die gezielte Zufuhr von Vitamin E beim Menschen wichtige Alterserscheinungen bis hin zu Alterskrankheiten nachweislich verhindert – es ist leicht einzusehen, dass ein einzelner Radikalfänger unmöglich im Alleingang alle Typen von Radikalen und alle Altersvorgänge stoppen kann. Dies widerspricht keineswegs dem erstmals von Denham Harman aufgestellten Postulat: Ein umfassender Schutz vor Radikalen ist ein entscheidender Schlüssel zur Erhaltung von Gesundheit und auch Jugendlichkeit. Gegenüber oberflächlichen Argumentationen beim Thema Radikale und Altern, von welcher Seite auch immer, sollte man jedenfalls grundsätzlich skeptisch sein.

II Am wirksamsten: Oxidativen Stress erst gar nicht entstehen lassen

Wenn die wissenschaftlichen Studien über Radikale eines gezeigt haben, dann das: Nichts ist zur Vermeidung von Alternsprozessen so effektiv, wie das Entstehen von Radikalen von vornherein zu verhindern. Kein körpereigenes Enzym, kein mit der Nahrung aufgenommenes Antioxidans und kein Reparaturmechanismus kann einen vergleichbaren Schutz garantieren. Nur, wie lässt sich das Entstehen von Radikalen verhindern, wenn bereits beim normalen Stoffwechsel durch den Umsatz von Sauerstoff unweigerlich Sauerstoff-Radikale (O_2^-) entstehen?

Eine zumindest theoretische Möglichkeit wäre, dem Sauerstoff aus dem Weg zu gehen. Das könnte im Extremfall mit Hilfe einer Unterdruckkammer geschehen. Experimentell ist das möglich, und wie bereits im Kapitel Genetik erwähnt, altern Körperzellen unter leicht reduziertem Sauerstoffdruck langsamer. Ob das allerdings ein Grund dafür ist, dass unter vielen Bergvölkern sehr alte und vor allem bis ins hohe Alter äußerst rüstige Menschen leben, ist nicht klar. Außerdem erhöht sich die Radikalbildung bei extremer Sauerstoffknappheit wieder, zum Beispiel beim Bergsteigen im Hochgebirge.

Sicher ist, dass Hochlandbewohner mit einer deutlich reduzierten Abwehr gegen Sauerstoff-Radikale auskommen. Leider wird dieser positive Umstand zum Teil dadurch zunichte gemacht, dass die Nahrung in diesen Regionen arm an Antioxidantien ist. Und die sind ja nötig, um die Ausbreitung der Radikale im Körper einzudämmen. Möglicherweise wäre der jung erhaltende Effekt eines Lebens im Hochgebirge ansonsten noch ausgeprägter.

II Hauptquelle der Radikalbildung: Essen und Trinken

Das Einatmen von Sauerstoff ist eine wichtige, aber nicht die Hauptursache für die Entstehung gefährlicher Radikale in unserem Körper. Diese Krone nimmt eine andere

Belastung ein, der wir unser ganzes Leben ausgesetzt sind: die Verdauung und Umsetzung von Nahrung. Die Verwertung von Essen und Trinken zur Energiegewinnung bringt nicht nur den größten, sondern auch den vielschichtigsten oxidativen Stress mit sich, dem unser Organismus standhalten muss. Entsprechend verringert eine Reduktion der Nahrung die Radikalbelastung des gesamten Organismus. Weil es hier genau genommen nur um den Energiegehalt der Nahrungsmittel geht, spricht man von „kalorischer Restriktion". Der Forschungsbereich ist so aktuell und aufregend, dass wir dem Thema ein eigenes Kapitel gewidmet haben (s. Kap. II.11). Zu den Dimensionen, um die es dabei geht, sei hier nur so viel gesagt:

‖ **Kalorische Restriktion (KR)** reduziert das Altern drastisch.

‖ Die **Wirkung,** die durch KR erzielt wird, betrifft nicht nur einzelne Alterserscheinungen, sondern den gesamten Alterungsprozess; entsprechend verlängert sich nicht nur die durchschnittliche, sondern auch die maximale Lebensspanne.

‖ Kalorische Restriktion verlängert nicht die Altersphase, sondern das **Jungsein**; in erster Linie also die aktive, gesunde Lebensspanne.

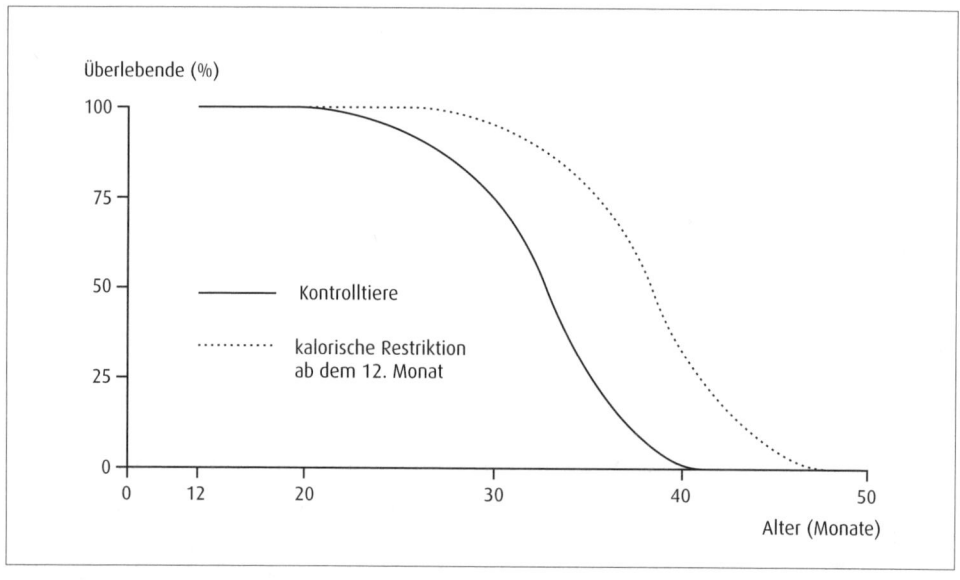

Auswirkungen lebenslanger kalorischer Restriktion auf die Lebensdauer von Mäusen: Im Vergleich zur normal gefütterten Kontrollgruppe (durchgezogene Linie) leben die Diättiere fast 50 Prozent länger (gepunktete Linie). Die durch kalorische Restriktion bewirkte vielschichtige Reduktion von oxidativem Stress führt nicht nur zu einer größeren durchschnittlichen Lebenserwartung, sondern auch zu einer Verlangsamung aller wichtigen Alternsprozesse und dadurch zur Erhöhung des maximal erreichbaren Höchstalters (mod. nach Weindruch/Sohal, 1997).

Weniger Nahrung gleich weniger Lebensenergie?

Lange Zeit wurde spekuliert, längeres Leben durch geringere Energieaufnahme könnte ein Leben auf Sparflamme bedeuten. Diese Zweifel konnten mittlerweile beseitigt werden. Im Gegenteil: Als Lohn für die Mühe winkt mehr Lebensenergie und längere Aufrechterhaltung der körperlichen und geistigen Kraft. Der Ursache für dieses scheinbare Paradoxon gehen wir im Kapitel kalorische Restriktion auf den Grund.

Eine erreichbare maximale Lebensspanne von über 120 bis 150 Jahren allein durch eine konsequente Umsetzung kalorischer Restriktion gilt heute als nicht unrealistisch. Und anders als viele andere Therapien gegen das Altern verlängert eine frühzeitige kalorische Restriktion nicht das Alt- sondern das Jungsein.

Bei aller Euphorie angesichts der jüngsten Forschungsergebnisse zur Nahrungseinschränkung darf man natürlich nicht vergessen, dass der Verzicht auf vielleicht ein Drittel oder mehr energetischer Nahrung nicht jedem leicht fallen dürfte. Denken wir nur an die Schwierigkeit, allein Fettleibigkeit zu reduzieren. Im entsprechenden Kapitel finden sie deshalb auch eine Reihe von Praxistipps, wie kalorische Restriktion im Alltag umgesetzt werden kann.

Neben der Reduktion des Energieumsatzes gibt es noch weitere Möglichkeiten, oxidativen Stress zu reduzieren und dem Ziel von Jugendlichkeit und Gesundheit näher zu kommen. Lassen sie uns dazu zunächst den Quellen nachspüren, welche die Bildung von Radikalen am stärksten fördern.

II Die gefährlichsten Beschleuniger der Radikalbildung

Die Gefahr der Radikalbildung wächst mit steigendem Energieumsatz. Mehr Nahrungsenergie bedeutet mehr Radikale und umgekehrt. Doch auch bei gleichem Energieverbrauch können Schäden durch oxidativen Stress unterschiedlich stark ausfallen. Zu den gefährlichsten Beschleunigern der Bildung freier Radikaler gehören:

II Metalle – Hilfe, wir rosten!

Wir hatten die Problematik bereits besprochen: Eine Reihe von Metallen fördern die Bildung der gefährlichen Hydroxyl-Radikale – das gilt auch und gerade für die lebensnotwendigen Spurenelemente Eisen und Kupfer. In geringen Mengen sind Metalle für viele Stoffwechselfunktionen unerlässlich. Mit zunehmender Konzentration steigt jedoch auch bei den „gesunden" Metallen das Risiko verschiedener Altersprozesse.

Verschiedene Studien bestätigten inzwischen den engen Zusammenhang zwischen im Körper vorkommenden Metallen – vor allem Eisen, Kupfer, Aluminium und Schwermetallen wie Blei – und einer Beschleunigung von Alterungsvorgängen. Im Gehirn wird die

Problematik besonders deutlich. Unter anderem kommt es dort zu unerwünschter Oxidation von ungesättigten Lipiden in Zellmembranen und anderen Strukturen. Für die Alterskrankheiten Parkinson und Alzheimer ist oxidativer Stress als ein ursächlicher Auslöser für das Absterben der Hirnzellen eindeutig nachgewiesen.

Natürlicher Alternsschutz bei Frauen: Weil Frauen aufgrund ihrer Regelblutungen immer wieder Eisen verlieren, ist ihr Körperspiegel an diesem Metall geringer als bei Männern. Einige Wissenschaftler nehmen an, dieser Umstand trage zu der etwa fünf bis sieben Jahre längeren Lebensspanne von Frauen bei. Keine abwegige Theorie. Wie stark genau sich der niedrigere Eisenspiegel auf die Alterung auswirkt, lässt sich bisher nur vermuten. In einigen Ländern gibt es jedenfalls inzwischen eisenfreie Vitalstoffpräparate.

Doch Achtung! Wer jetzt überlegt, seine Eisenzufuhr völlig einzuschränken, sollte bedenken, dass mit zu weit sinkendem Eisenspiegel die aerobe Kapazität und damit die körperliche aber auch geistige Leistungsfähigkeit abnimmt. Eisen ist ein Leistungsmetall für Körper und Gehirn. Und: Ein extremer Eisenmangel kann die Energieproduktion sogar ineffizient machen und dann seinerseits oxidative Schädigungen innerhalb der Zellen fördern (s. Kap. II.9). Vom Standpunkt der Alternsprophylaxe ist also allenfalls ein – gegenüber Durchschnittswerten – leicht reduzierter Eisenstatus optimal, nicht ein extrem erniedrigter; regelmäßige Blutuntersuchungen bringen Klarheit und Sicherheit. Leistungssportler brauchen generell mehr Eisen. Relativ viel Eisen benötigen auch Klein- und Schulkinder. Im Unterschied zu Erwachsenen haben sie häufig eher zu wenig Eisen zur Verfügung. Die Folgen können dann sinkende kognitive Leistungen sein. Einmal mehr wird deutlich, dass beim Kampf gegen das Altern keine einseitigen Extremlösungen zum Ziel führen, sondern überlegtes, gezieltes Vorgehen: Intelligent Aging!

Praxistipp: Ein Schutzstoff, der vorhandenes Eisen biologisch nutzbarer macht, die von Eisen ausgehende Lipid-Peroxidation aber verhindert, ist Melatonin (s. Kap. II.8). Und: Im Hinblick auf einen problematischen Eisenspiegel kann man sich auch eines natürlichen Mechanismus bedienen: Die Mineralien Kalzium und Zink sowie Inhaltsstoffe im grünen Tee sind Gegenspieler der Eisenaufnahme. Eine gezielte Zufuhr dieser Substanzen kann die Eisenkonzentration in sensiblen Gewebebereichen wie den Gefäßwänden entscheidend reduzieren. Der Schutzmechanismus eines hohen Zinkspiegels im Zusammenhang mit Cholesterin und Atherosklerose wurde gerade erst Ende 2006 in Singapur vom Forscherteam um den englischen Biochemiker Barry Halliwell weiter aufgeklärt.

Um die unerwünschte Aufnahme von in jeder Dosierung gefährlichen Metallen wie **Aluminium** und **Blei** zu verhindern, sollte man kein aluminiumhaltiges Kochgeschirr benutzen, keine aluminiumhaltigen Magenmittel einnehmen und bleihaltiges Leitungswasser vermeiden (Vorsicht bei alten Rohrsystemen!).

Zink und altern

Das Spurenelement ist nicht nur einer der wichtigsten Vitalstoffe und an etwa 200 Reaktionen im Körper beteiligt, es reduziert auch Radikalschäden und stimuliert gleich mehrere Bereiche des Immunsystems. Einige Wissenschaftler stufen Zink inzwischen als eine regelrechte Altersuhr für die hormonelle Alterung ein.

Die meisten Menschen liegen deutlich unterhalb der für die Alternsprophylaxe optimalen Zufuhr von 20 bis 50 Milligramm (mg). Sehr gute Zinklieferanten sind Austern, Bierhefe und Weizenkleie; relativ gute Quellen sind Krabben, Camembert, Rindfleisch, Walnüsse und Erdnussbutter. In der Regel ist es jedoch schwierig, ohne die Unterstützung durch Ergänzungspräparate allein über die Nahrung mehr als 15 bis 20 mg Zink täglich zuzuführen. Eine Ausnahme bilden Austern. Bereits sechs Stück liefern 22 mg des Vitalstoffs.

II   Aminosäuren

Vergleichsuntersuchungen an Mäusen haben gezeigt, dass die Tiere langsamer altern, wenn bestimmte leicht oxidierbare Aminosäuren in der Nahrung durch schwer oxidierbare ersetzt werden. In der Alltagsernährung beim Menschen ist eine entsprechende Selektion aber nur schwer umzusetzen, weil jede Proteinquelle aus einem breiten Spektrum an Aminosäuren besteht und auch einige essenzielle Aminosäuren empfindlich gegenüber Radikalen sind.

Tipp: Sojaprotein weist eine Besonderheit auf. Obwohl alle lebenswichtigen Aminosäuren enthalten sind, ist das in Sojaprodukten vorkommende Eiweiß weniger leicht oxidierbar. Möglicherweise trägt dieser Umstand neben anderen positiven Wirkungen von Soja für die weltweit höchste Lebenserwartung der Japaner bei. Die Lebenserwartung von Labortieren ließ sich jedenfalls durch das Füttern von Soja als einzige Proteinquelle um 13 Prozent verlängern.

II   Fette

Fettreiche Ernährung birgt nicht nur das Risiko von Dickleibigkeit. Bei hohem Fettanteil in der Nahrung steigt auch das Risiko der Radikalbildung. (Unter anderem deshalb, weil die Effizienz des Radikalfängers Katalase sinkt und dadurch weniger Wasserstoffperoxid neutralisiert wird.) Nur wenige wissen allerdings, wie sehr nicht nur die Menge, sondern auch die Art der Fette den Alterungsprozess beeinflusst.

Die größte Gefahr im Hinblick auf gefährliche Oxidation liegt tatsächlich in der Beschaffenheit der Fette, die wir mit der normalen Ernährung aufnehmen. Oxidativer Stress entsteht vor allem durch die Aufnahme von ungesättigten Fetten und Ölen, vor allem wenn der antioxidative Schutz im Körper nicht optimal ist. In erhöhtem Maß gilt das für den Konsum von bereits oxidierten Fetten. Lipidperoxidation ist ein entscheidender Faktor bei der Entstehung von degenerativen Erscheinungen und Krankheiten wie Arteriosklerose und Demenz, aber auch einiger Krebsformen.

Gefahr geht nicht nur von erkennbar ranzigen Fetten aus, wie wir am Beispiel der Salami aufgezeigt haben. Auch Speiseöle mit einem hohen Anteil mehrfach ungesättigter Fettsäuren entwickeln in kürzester Zeit ein gefährliches Maß an Selbstoxidation. Zum Teil geschieht das bereits bei der Produktion, da noch immer nur wenige Hersteller ausreichende Sorgfalt beim Gewinnungsprozess walten lassen. Um sich vor der Autooxidation von Ölen zu schützen, sollte man unbedingt einige Grundsätze beachten:

Richtiger Umgang mit ungesättigten Fetten und Ölen

- II Niemals mit hoch ungesättigten Ölen braten oder frittieren (wie zum Beispiel mit Distelöl, Walnussöl, Rapsöl oder Sonnenblumenöl).
- II Öle ausschließlich in dunklen Flaschen und absolut frisch kaufen.
- II Generell keine raffinierten oder gereinigten (farb- und geruchlosen) Öle verwenden.
- II Geöffnete Ölflaschen im Kühlschrank lagern.
- II Hoch ungesättigte Öle innerhalb von ein bis zwei Wochen aufbrauchen.
- II Jedes Öl, das auch nur entfernt ranzig oder bitter schmeckt, sofort wegwerfen.

„Es ist schon ironisch, dass das Ranzigwerden des Körperfetts wohl in genau der gleichen Art verhindert werden kann wie das Ranzigwerden von Nahrungsfett."
BALARAMAN KALYANARAMAN [Biophysisches Forschungsinstitut Wisconsin/USA]

Das gesunde und das tödliche Gesicht der Öle

Mehrfach ungesättigte Fettsäuren (MUF) wie die Linolsäure und Linolensäure sind essenzielle Baustoffe für unseren Körper, vor allem für die hochempfindlichen Membranen der Zellen. Der Mensch kann MUF nicht selbst produzieren, sie müssen also über die Nahrung aufgenommen werden. Enthalten sind sie beispielsweise in Soja, Walnüssen, Leinsamen, Sonnenblumenkernen oder Hanfsamen. Auch das Fett vieler Wildtiere enthält MUF in größeren Mengen. Menschen in Industrienationen nehmen die meisten MUF über Pflanzenöle auf.

Bestimmte Salatöle können zur Senkung des Cholesterinspiegels beitragen und gelten deshalb als gesundheitsfördernd. Doch gerade Öle mit einem hohen Anteil an mehrfach ungesättigten Fettsäuren bergen ein bisher unterschätztes Langzeitrisiko im Hinblick auf den Alterungsprozess in sich. Mehrfach ungesättigte Fettsäuren sind hoch empfindlich gegen Oxidation. Gesundheitlich positiv können sie deshalb nur wirken, wenn sie nicht schon bei der Gewinnung Licht, Luft und Wärme ausgesetzt werden. Denn ansonsten wird ein aggressiver Prozess der Autooxidation gestartet, der sich nach dem Verzehr in einer Kettenreaktion fortsetzt.

Bisher wurde bei der Ölgewinnung auf diesen Aspekt nur unzureichend Rücksicht genommen mit Ausnahme einiger Hersteller aus dem Bereich der Naturkost. Aktuelle Tests zeigen, dass von den derzeit angebotenen Ölmarken viele ein extremes Maß an Oxidation (Ranzigkeit) aufweisen. Und selbst beim relativ stabilen und häufig kaltgepressten Olivenöl (es enthält lediglich zehn Prozent MUF) sind unakzeptabel hohe Oxidationsgrade bereits in der ungeöffneten Flasche nicht selten.

Die Vitamin-E-Falle. In diesem Zusammenhang möchten wir auf einen ebenso verbreiteten wie verhängnisvollen Trugschluss hinweisen. Weil bei der Raffination und Reinigung von Speiseölen das natürliche Vitamin E entzogen wird, setzen die Hersteller das Antioxidans bei der Abfüllung wieder zu. Nun ist Vitamin E innerhalb des Organismus und im Zusammenspiel mit anderen Helfern ein starkes Antioxidans. Außerhalb garantiert es aber nur eine begrenzte Schutzwirkung. Die bei Ölen zugesetzte Menge reicht gerade aus, die Oxidation der verschlossenen Flasche zu verhindern. Spätestens nach dem Öffnen ist die Schutzwirkung jedoch völlig unzureichend und das Vitamin wird schnell inaktiviert.

Aber auch wenn wir Öl aus einer frisch geöffneten Flasche zu uns nehmen, wird bei hochungesättigten Ölen das darin enthaltene Vitamin E im Körper durch das Verstoffwechseln der MUF und die damit zwangsläufig ansteigende Oxidation schnell aufgebraucht. (Anm.: Dieser spezifische Vitaminverbrauch lässt sich heute sehr genau messen. Der Bedarf an Vitamin E steigt proportional mit der Aufnahme von ungesättigten Fettsäuren und beträgt mindestens 0.5 IE pro Gramm MUF.) Und nun das Fatale: Ab einem bestimmten Gehalt an ungesättigten Fettsäuren, die eine Ölsorte enthält, übersteigt der dadurch bedingte „Verbrauch" an Vitamin E die Menge, die mit diesem Öl geliefert wird. Wohlgemerkt: Wir reden von frischen Ölen. Bei älteren oder oxidierten Ölen ist die Situation ohnehin dramatisch.

Ein Beispiel: Abgefülltes Distelöl enthält etwa 300 IE Vitamin E pro Liter und gilt entsprechend als „sehr gute Vitamin-E-Quelle". Der Gehalt an MUF beträgt 75 Prozent, dabei sind 11 Prozent einfach ungesättigte Fettsäuren noch nicht einmal eingerechnet. Diese Dichte an MUF erfordert mehr als 370 IE Vitamin E zum Ausgleich der nach dem Konsum des Öls einsetzenden Vitamin-E-Inaktivierung. Das bedeutet, der Organismus benötigt zum Eigenschutz 20 Prozent mehr Vitamin E, als vom Öl selbst geliefert wird.

Trotz der scheinbar guten Quelle entsteht also im Organismus ein Nettodefizit und der antioxidative Schild wird – statt unterstützt – zusätzlich beansprucht und durchlöchert.

Wie das Beispiel hoffentlich deutlich macht, sind Salatöle nicht immer Vitamin-E-Lieferanten, sondern nicht selten sogar Vitamin-E-Räuber. Listen und Empfehlungen, die Öle als Vitamin-E-Quelle propagieren, berücksichtigen fälschlicherweise nur den numerischen Vitamingehalt des Produkts, ohne die physiologischen Prozesse bei der Verstoffwechselung mit einzubeziehen. Bei naturbelassenen frischen Vitamin-E-haltigen Rohprodukten wie Nüssen ist die Gefahr eines Nettoverlustes an Vitamin E in der Regel nicht so groß. Dennoch darf man die mit diesen Nahrungsmitteln aufgenommene Vitamin-E-Menge keinesfalls absolut sehen. Denn sie enthalten eben meist auch leicht oxidierbare Fettsäuren, die bei ihrer Verstoffwechslung einen mehr oder weniger großen Teil des Vitamin E selbst aufbrauchen. Im Unterschied zu anderen Vitaminen ist bei heutigen Ernährungsgewohnheiten eine ausreichende Erhöhung des Vitamin-E-Spiegels praktisch nur über die zusätzliche Substitution in Form von Ergänzungspräparaten garantiert.

Mehrfach ungesättigte Fettsäuren sind also einerseits lebensnotwendig und entfalten positive Wirkungen, die weit über die Cholesterinsenkung hinaus gehen; sie unterstützen etwa die Funktion der Nervenzellen, sind immunstimulierend, wirken der Fettspeicherung entgegen und vieles mehr. Die hochungesättigte Alpha-Linolensäure, enthalten vor allem in Leinöl, Hanföl und Rapsöl, gewinnt darüber hinaus eine zunehmende Bedeutung bei der Krebsprophylaxe.

Sind Fettsäuren aber bereits oxidiert oder stehen nicht ausreichend Antioxidantien (wie Vitamin E und C oder Glutathion) im Körper zur Verfügung, beschleunigen MUF ihrerseits die Radikalbildung und damit Krankheits- und Alterungsprozesse. Ein Beispiel verdeutlicht das: Wollen Wissenschaftler im Labor atherosklerotische Prozesse untersuchen, haben sie zwei Möglichkeiten. Zum einen gibt es Labortiere, bei denen Gefäßveränderungen genetisch bedingt verstärkt auftreten. Ein anderes Standardmodell ist folgende Vorgehensweise: Man füttert den Untersuchungstieren Futter, das kaum Vitamin E und andere Antioxidantien enthält, und lässt sie dazu einfach viel herkömmliches Salatöl essen. Diese Diät führt in kurzer Zeit zu Atherosklerose und beschleunigter Zellalterung!

Umwelt und Radikalbildung

Neben den Radikalen, die stoffwechselbedingt im Körper entstehen, rufen auch andere Faktoren oxidativen Stress hervor. Das kann durch eine direkte Förderung der Radikalbildung geschehen oder indirekt über eine Beeinträchtigung des antioxidativen Schutzes:

Aggressive Umwelteinflüsse

- II Umweltgifte (z.B. Dioxin oder Lindan)
- II Unkraut- und Entlaubungsmittel (z.B. Paraquat)
- II Erhöhte Metall-Belastung (Aluminium, Eisen, Kupfer, Cadmium, Quecksilber)
- II Aromatische Chlorkohlenwasserstoffe (z.B. im Zigarettenrauch)
- II Stoffwechselprodukte (wie das nach Alkoholkonsum produzierte Acetaldehyd)
- II Strahlung (Sonne, Röntgen, Elektrosmog)
- II Schädlingsbekämpfungsmittel (sie erzielen ihre Wirkung häufig dadurch, dass sie bei den anvisierten Tieren lebensgefährliche bzw. tödliche Oxidationen bewirken. Interessant dabei: Werden Tiere gegen ein Spritzgift resistent, liegt das meist „einfach" an einer verbesserten antioxidativen Abwehr).

Arzneimittel

Auch viele Arzneimittel rufen im Körper eine verstärkte Radikalbildung hervor. Das kann Teil der erwünschten Wirkung sein oder ein Grund für Nebenwirkungen.

II **Krebsmittel.** Beispiele für Medikamente, die einen extremen aber größtenteils erwünschten oxidativen Stress erzeugen, sind bestimmte Antibiotika, die in der Tumorbekämpfung eingesetzt werden (z. B. Adriamycin).

II **Chloroquin.** Wer schon einmal in den Tropen war, hat vielleicht schon einmal Chloroquin zur Malariaprophylaxe eingenommen. Der Wirkstoff erhöht indirekt die Radikalbelastung, indem er unter anderem im Gehirn und den roten Blutkörperchen die Schutzstoffe Glutathion und Vitamin C reduziert. (Anm.: Für kurze Zeit ist das nicht allzu problematisch und der Nutzen im Hinblick auf die Malaria überwiegt deutlich. Das liegt auch daran, dass in wichtigen Organen wie der Leber ein körpereigenes Enzym, NADPH, für eine teilweise Reaktivierung von verbrauchtem Glutathion sorgt. Das wieder aufgebaute Glutathion kann dann seinerseits den Vitamin- C-Spiegel etwas stabilisieren. Wie wichtig diese wenigstens teilweisen Reaktivierungen sind, sieht man an Personen mit einem angeborenen Defizit an NADPH. Sie erleiden nach der Einnahme von Chloroquin sehr ernsthafte Schädigungen durch die nun erheblich eingeschränkte Radikalabwehr. In jedem Fall ist es eine gute Strategie, für den nächsten Tropenurlaub in der Reiseapotheke neben Malariamitteln auch Vitamin C, Glutathion und andere Antioxidantien mitzunehmen.)

Krankheiten, bei denen Radikale wesentlich beteiligt sind

- II Arteriosklerose
- II Katarakte
- II Diabetes

- II Hautalterung
- II Arthritis
- II Reperfusionsschaden (v. a. in Herz und Gehirn)
- II Alzheimer
- II Pankreatitis
- II Schäden am zentralen Nervensystem
- II Downsyndrom
- II Ausbrechen von Aids
- II Ausbrechen von Grippe
- II Morbus Crohn
- II Leberschäden aufgrund hohen Alkoholkonsums
- II Krebs
- II Überlastungsschäden im Sport
- II chronisches Müdigkeitssyndrom

Von Käfern und Johanniskraut

Hypericin, der Hauptwirkstoff des auch bei uns beheimateten Johanniskrauts, ist ein weiteres Beispiel für einen Wirkstoff, der Radikale verursacht. Johanniskraut hat als Antidepressivum und stimmungsaufhellendes Mittel eine lange Tradition. Was aber wenige wissen: Hypericin ist ein Prooxidant, das heißt, es erhöht die Radikalbildung im Körper. Diese Nebenwirkung ist allerdings nicht allzu dramatisch und bei normaler Dosierung gesundheitlich unbedenklich. Doch es gibt eine Ausnahme:

Hypericin potenziert die radikalbildende Wirkung bestimmter Lichtwellen der Sonne. Die Folge ist eine erhöhte Bildung verschiedener Sauerstoffradikale, vor allem im Auge. Als Konsument kann man diese Wirkung spüren, nachdem man Johanniskraut als Tabletten oder in Form von Tee eingenommen hat. Die Augen werden deutlich lichtempfindlicher, und auch die Gefahr eines Sonnenbrands der Haut ist erhöht. Abhilfe können solche Antioxidantien schaffen, die speziell im Auge ihren Hauptwirkungsort haben. Das sind neben Glutathion die Karotine Zeaxanthin und besonders Lutein. Das bekanntere Beta-Karotin ist dort dagegen wirkungslos. In der Haut sind es wiederum andere Antioxidantien, welche die Radikalbildung unter dem Einfluss von UV-Licht blockieren – auf die verschiedenen Antioxidantientypen werden wir noch näher eingehen.

Interessanterweise gibt es nun einige Käferarten, die sich mit Vorliebe von hypericinhaltigen Pflanzen ernähren. In Untersuchungen fand man gefährlich hohe Konzentrationen von Hypericin im Körper der Tiere, aber keine besonders erhöhten Abwehrmechanismen gegen

Radikale. Wie, so fragte man sich, schützen sich die Käfer. Ein Experiment brachte die erstaunliche Lösung zu Tage. Je mehr Hypericin sich im Futter befand, desto mehr hielten sich die Käfer im Schatten auf. Die Tiere praktizieren also die effektivste Art, sich vor Radikalen zu schützen. Sie ließen sie erst gar nicht entstehen. Dieses Verhalten kann nur zur Nachahmung empfohlen werden.

Den antioxidativen Schutz gezielt verstärken

Die Fähigkeit, einmal entstandene Radikale abzufangen und möglichst schnell zu entschärfen, unterscheidet kurzlebige von langlebigen Lebewesen. Auch der Mensch passt in dieses Schema. Unsere Radikalabwehr ist relativ aufwendig, und gegenüber vergleichbaren Säugetieren haben wir deshalb eine große maximale Lebensspanne. Allerdings ist auch beim Menschen der antioxidative Schutz nicht maximiert, sondern ein Kompromiss zwischen Effektivität und biologischem Aufwand (s. Teil I). Unsere körpereigenen Schutzsysteme sind also durchaus verbesserungsfähig. Und sie lassen sich auch mit den richtigen Mitteln tatsächlich steigern und optimieren.

II Körpereigene Abwehrenzyme optimieren
SOD und Katalase
Wie wir schon auf Seite 66 gesehen haben, ist es inzwischen möglich, einfache Tiere wie den Fadenwurm C. elegans durch einen gezielten genetischen Eingriff langsamer altern und drei Mal länger leben zu lassen. Das hat wenig mit Hexerei zu tun. Die genetische Umprogrammierung bewirkt vor allem, dass die Tiere oxidativem Stress besser widerstehen können. In ihren Zellen arbeiten die Radikalfänger SOD und Katalase besonders intensiv.

Höher entwickelte Tiere und Menschen können diese zwei ersten Abwehrenzyme grundsätzlich dynamischer der Belastungssituation anpassen. Dennoch funktionieren diese einfachen Radikalfänger nicht bei jedem Menschen gleich gut. Personen, bei denen Katalase in Teilbereichen reduziert arbeitet, leiden beispielsweise unter Zahnkrankheiten (Parodontopathien). Gleiches gilt übrigens für Menschen mit unzureichendem Spiegel an Coenzym Q10. Wie wir noch sehen werden, sorgt dieses Coenzym unter anderem dafür, dass bei der Energieproduktion weniger Radikale entstehen, wodurch auch die Katalase entlastet wird. Eine vermehrte Zufuhr von Q10 hilft, außer Zahnkrankheiten noch andere Alterserscheinungen zu vermeiden (s. Kap. II.9).

Langzeitbehandlungen mit dem Wirkstoff Selegilin (beispielsweise unter den Handelsnamen Deprenyl® und Movergan® als Parkinsonmedikament zugelassen) führten bei verschiedenen Tierstudien zu einer Verlängerung der durchschnittlichen und auch der maximalen Lebensspanne. Selegilin erhöht unter anderem die Effektivität von SOD und Katalase. Seitdem der Wirkstoff von Professor Knoll von der Semmelweis Universität in Budapest in die Alternsdiskussion eingeführt worden ist, wird er inzwischen auch von Gesunden zur Alternsprophylaxe genutzt – allerdings in geringerer Dosierung als bei der klassischen Verwendung in der Parkinsontherapie. Mit Ausnahme der Länder Ungarn und den USA ist die Verwendung von Selegilin für dieses Anwendungsgebiet bisher wenig bekannt.

Auch Retinol (Vitamin A) und Vitamin C erhöhen die Aktivität von SOD. Dieser Effekt könnte bei der Abwehr von Krebszellen eine Rolle spielen. Tumorzellen sind besonders empfindlich gegen das von SOD produzierte Wasserstoffsuperoxid. Im Tierversuch mit chemisch verursachtem Pankreaskrebs führte die hochdosierte Gabe sowohl von Retinol als auch Vitamin C zu einer Reduktion der Krebshäufigkeit um 64 beziehungsweise 71 Prozent. (Anm.: Vitamin C als Therapeutikum bei bereits vorhandener beziehungsweise fortgeschrittener Krebserkrankung ist nur in Form hochdosierter Infusionstherapie ausreichend wirksam. Durch orale Aufnahme lassen sich nicht die dafür notwendigen Blutspiegel erzielen. Leider wurde dieser Umstand in der Diskussion um den Nutzen von Vitamin C bei Krebs nicht immer beachtet.)

GPOX und GSH

Insekten und andere einfache Organismen sind beim Radikalen-Schutz fast ausschließlich von den Enzymen SOD und Katalase abhängig. Höher entwickelte Tiere und der Mensch besitzen zwei zusätzliche Spezialisten für ihre Radikalabwehr: Das Enzym Glutathion-Peroxidase (GPOX) und seinen Helfer Glutathion. Damit die beiden Schutzstoffe mit optimaler Stärke arbeiten können, müssen wir sie aber unterstützen. Das gilt ganz besonders für die Glutathion-Peroxidase. Untersuchungen bei Primaten und am Menschen zeigen, dass die Effektivität von GPOX davon abhängt, wie viel von dem Spurenelement Selen über die Nahrung aufgenommen wird. Auch die Aktivität von Glutathion lässt sich, wie wir gleich sehen werden, unterstützen.

Krankheiten, die mit Selenmangel in Verbindung stehen:

- II Herzschwäche
- II Katarakte
- II Infarkte
- II verschiedene Krebsarten (z. B. Prostatakarzinom)
- II Strahlenschäden (ähnlich wie Vitamin E schützt Selen gegen ionisierende Strahlung)

Selen in der Nahrung

Auf der sicheren Seite im Hinblick auf eine ausreichende Selenversorgung ist man nur bei einer Ernährung, die sehr reich an Seefisch und Meeresfrüchten ist. Der Selengehalt anderer Nahrungsmittel, zum Beispiel im Knoblauch, hängt stark davon ab, wie hoch das Selenvorkommen im jeweiligen Ackerboden ist. Optimale Selenspiegel weisen nur Bewohner von selenreichen Gegenden auf. Einige Vergleichsstudien deuten auf einen umgekehrten Zusammenhang zwischen dem Selengehalt des Bodens und der Häufigkeit verschiedener Krebsarten hin. Deutschland gehört zu den selenarmen Gegenden der Erde.

Die offiziell wünschenswerte tägliche Selenaufnahme von 50 bis 75 µg Selen (µg = 1 Millionstel Gramm) wird von breiten Bevölkerungsschichten in Mitteleuropa – außer den Küstenregionen – nicht erreicht. Das ist um so tragischer als die optimale Selenmenge mit großer Wahrscheinlichkeit höher liegt als die bisher aufgestellten Vorgaben. Für eine optimale Alterungs- und Krankheitsprophylaxe sollte die Zufuhr im Bereich von 200 bis 400 µg liegen. Männer benötigen mehr Selen als Frauen, unter anderem weil das Mineral besonders stark in den Hoden, der Prostata und der Samenflüssigkeit angereichert ist.

In kontrollierten Studien am Menschen reduzierte eine dauerhafte vorbeugende Selensubstitution das Auftreten von Lungen- und Darmkrebs, ganz besonders aber das Risiko für Prostatakrebs. Für diese Krebsform könnte sich eine optimierte Selenzufuhr als eine der wichtigsten und effektivsten Vorbeugemaßnahmen erweisen (mehr zu Prostatakrebs s. Kap. II.5). Selenpräparate sind frei verkäuflich, in Deutschland allerdings nur vergleichsweise gering dosiert.

Risiken. Selen ist in den genannten therapeutischen Dosen ohne nennenswerte Nebenwirkungen. In Extremdosen von mehreren Hunderttausend Mikrogramm wirkt das Mineral aber toxisch (100 bis1.000-Fache der optimalen täglichen Aufnahme). Anzeichen von Überdosierungen sind Knoblauchgeruch, Bauchschmerzen, Gelbfärbung der Haut und Nagelverlust. Die gleichzeitige Aufnahme von Vitamin C reduziert die Giftigkeit von Selen bei Überdosierung.

Selen – eine unglaubliche Karriere

Noch in den 50er-Jahren hielt man das Metall Selen für nichts anderes als ein giftiges Mineral, ähnlich wie Arsen. Erst spät stellte sich heraus, dass es für den Menschen ein absolut lebensnotwendiges Spurenelement ist. Im Unterschied zu anderen Mineralien existiert es aber im Organismus nur im Mengenbereich von einigen Millionstel Gramm (deshalb die Bezeichnung Spurenelement).

Ende des 20. Jahrhunderts schnellte die Zahl neuer Erkenntnisse über das Spurenelement in die Höhe. Selen erwies sich als einer der wichtigsten Schutzfaktoren gegen eine Reihe degenerativer Prozesse, unter anderem im Bereich der Herz-Kreislauf-Krankheiten. Der Selengehalt im Körper korreliert beim Menschen positiv mit dem schützenden HDL-Choles-terin und negativ mit koronarer Herzkrankheit. Das Auftreten einer Reihe von Tumorarten sinkt bei hohem Selenspiegel ganz erheblich, unter anderem Prostatakrebs.

Wichtig: Durch seine zentrale Bedeutung im Radikalen-Stoffwechsel entstehen Gesund-heitsschäden nicht erst beim Vorliegen eines akuten Selenmangels (Beispiel extremer Mangelerscheinungen ist die Keshan-Krankheit, bei der besonders Herzmuskelschäden auftreten). Beschleunigte Alterungsprozesse treten bereits dann auf, wenn die Versorgung mit Selen nur wenig unterhalb einer optimalen Zufuhr liegt. Dass sich schon bei subopti-malem Selenspiegel oxidativer Stress und damit Krankheitsrisiken erhöhen, ist inzwischen verschiedentlich belegt. So fanden Forscher der Universität Grenoble 2001 einen nahezu linearen Zusammenhang zwischen der Selenaufnahme und chronischer Herzkrankheit.

Glutathion-Spiegel erhöhen

Wie gut sich unser Körper gegen Vergiftungsreaktionen – zum Beispiel nach Aufnahme von Schwermetallen – wehren kann, hängt entscheidend von der Aktivität von Glutathi-on ab. Ähnliches gilt für immunologische Abläufe und die Krebsabwehr. Alkoholkonsum reduziert die Glutathionvorräte der Leber, wodurch wiederum die Schädlichkeit von Alkohol und Medikamenten (zum Beispiel Paracetamol) gefährlich ansteigen kann. Auch in der Netzhaut und der Linse der Augen ist Glutathion einer der wichtigsten Schutzstoffe. Leider sinkt sein Spiegel in den meisten Organen generell mit zunehmendem Alter. In eini-gen asiatischen Industrieländern setzt man Gluthation-Präparate schon einige Zeit gezielt therapeutisch ein. In Deutschland ist Glutathion zur Nahrungsergänzung nicht erhältlich, ein Bezug über Import-Anbieter ist möglich.

Statt Glutathion direkt zuzuführen, kann man allerdings auch seine körpereigene Produktion unterstützen. Durch folgende Maßnahmen ist das sogar billiger und effektiver:

II **Aminosäuren.** Glutathion wird aus den Aminosäuren Glycin, Glutaminsäure und Cystein gebildet. Besonders das schwefelhaltige Cystein bestimmt dabei die Produktionsgeschwindigkeit. Je mehr Cystein aufgenommen wird, desto mehr Glu-tathion wird auch gebildet (ebenso wirksam ist die verwandte Aminosäure Methionin oder Acetyl-Cystein, das auch bei uns als schleimlösendes Medikament in Apotheken rezeptfrei erhältlich ist). Typische Substitutionsmengen für Cystein liegen bei 200 bis 2.000 Milligramm (mg) täglich. Einzelne Aminosäuren sind in den meisten Ländern als Nahrungsergänzungsmittel erhältlich. In Deutschland können sie aus dem Ausland oder über Apotheken bezogen werden (s. Liste im Anhang).

Beachte: Cystein sollte immer mit der etwa zwei- bis dreifachen Menge Vitamin C kombiniert werden, um einer Oxidation von Cystein in Cystin und damit der Gefahr einer Nierensteinbildung vorzubeugen.

II **Ginkgo**. Extrakte aus Ginkgo Biloba entwickeln einen Teil ihrer therapeutischen Wirkungen im Auge, Ohr oder Gehirn über eine Erhöhung von Glutathion. Ginkgo-Präparate sind in Deutschland in Apotheken erhältlich.

II **Alpha-Liponsäure**. Das erst in jüngerer Zeit verstärkt untersuchte natürlich im Körper vorkommende Antioxidans Alpha-Liponsäure (AL) verhindert in bestimmten Situationen das Entstehen von Hydroxyl-Radikalen. Vor allem unterstützt und verlängert es die Wirksamkeit der Enzyme SOD und Katalase sowie von Glutathion. Liponsäure kommt in Fleisch und grünem Gemüse vor. Die Nahrungsaufnahme spielt für die Bereitstellung von AL allerdings eine untergeordnete Rolle. Wichtiger ist die körpereigene Produktion, die von der Verfügbarkeit der schwefelhaltigen Aminosäuren Methionin, Cystein und Taurin bestimmt wird. Präparate mit AL sind in einigen Ländern als Nahrungsergänzung verfügbar. In Deutschland ist alpha-Liponsäure apothekenpflichtig und wird in erster Linie als Medikament zur Vermeidung von Diabetes-Folgeschäden in Dosierungen von 400 bis 600 mg eingesetzt. Als Dauereinnahme zur allgemeinen Alternsprophylaxe sind solche Dosierungen nach derzeitigem Kenntnisstand nicht zu empfehlen. Wie effektiv sich eine vorbeugende Einnahme von täglich 50 bis 200 mg langfristig auswirkt, wird derzeit untersucht.

II **Alkohol** wirkt negativ. Bereits mäßiger Alkoholkonsum lässt den Spiegel an Glutathion sinken; besonders in der Leber, der Lunge und in den Hoden. Gezielt zugeführtes Cystein kann diesen Abfall zu einem gewissen Grad kompensieren.

II Auswirkungen auf die Lebensspanne

Eine Reihe von lebensnotwendigen Antioxidantien müssen dem Körper von außen zugeführt werden. Die Qualität und die Menge dieser aufgenommenen Wirkstoffe bestimmt dann im Zusammenspiel mit körpereigenen Enzymen die Effizienz des Schutzschildes gegen oxidativen Stress, dem wichtigsten Schrittmacher der Alterung. Welche Alterserscheinungen auftreten und letztlich auch wie schnell der Mensch altert, hängt also nicht unwesentlich von ihm selbst ab. Doch wie stark genau lässt sich – realistisch betrachtet – das Altern über die Reduktion von Radikalbildung und oxidativem Stress tatsächlich beeinflussen?

II **Maximale Lebensspanne**. Die ständige Belastung durch oxidativen Stress und Radikale ist praktisch bei allen Lebewesen ein Schrittmacher der Alterung. Dabei unterscheiden sich komplexe Organismen wie der Mensch nicht von anderen Lebensformen. Allerdings, je einfacher strukturiert der Organismus, desto leichter lassen sich auch Radikale bekämpfen. Im Körper von kleinen Würmern oder Fliegen entstehen beispielsweise weniger unterschiedliche Radikale. Entsprechend benötigen sie kein extrem komplexes Abwehrsystem. Bereits durch die gezielte Unterstützung eines einzelnen körpereigenen Abwehrenzyms oder die erhöhte Zufuhr eines einzigen Antioxidans über die Nahrung kann man experimentell den Schutzschild der Tiere so stark verbessern, dass damit die Alterung insgesamt verlangsamt wird. Die logische Folge ist dann ein Anstieg des erreichbaren Höchstalters und damit der maximalen Lebensspanne.

Doch, wie gesagt, die Abwehrmechanismen dieser Tiere sind relativ einfach und entsprechend leicht zu unterstützen. Bei hochentwickelten Säugern und beim Menschen sind die Schutzmechanismen komplexer. Bisher gibt es nur wenige antioxidativ wirksame Substanzen, die in speziellen Langlebigkeitsstudien bereits im Alleingang die Geschwindigkeit der Gesamtalterung beeinflussen konnten. Beispiele sind der Arzneistoff Selegilin oder das synthetische Antioxidans 2-MEA (s. o.).

Wie wahrscheinlich ist es also nun, das menschliche Höchstalter von 120 Jahren allein durch die gezielte Zufuhr von Antioxidantien erhöhen zu können? Wissenschaftlich spricht nichts dagegen, doch die praktische Umsetzung dürfte ungleich schwerer werden als bei Fliegen und Würmern. In jedem Fall sollten wir lieber nicht auf die Universalwirkung einzelner Schutzstoffe setzen, sondern auf eine komplexe Gesundheitsstrategie, die auf einer Reduktion von oxidativem Stress basiert und die Unterstützung körpereigener Abwehrenzyme sowie die gezielte Zufuhr unterschiedlicher Antioxidantien miteinschließt.

II Durchschnittliche Lebensspanne. Reichert man die Nahrung von hochentwickelten Säugern mit ausreichend hochdosierten Antioxidantien an, verlängert sich in der Regel die durchschnittliche Lebensspanne der Tiere. Ursache für das längere Leben ist vor allem die starke Reduktion verschiedener typischer Alterskrankheiten und degenerativen Erscheinungen. Bestimmte synthetische Antioxidantien sind in dieser Hinsicht schon als Einzelwirkstoff besonders effektiv. (Anm.: Synthetische Antioxidantien sind zum Beispiel Etoxyquin, ein Antioxidans im Tierfutter, oder BHT, das auch Lebensmitteln zugesetzt werden darf [E321], um ungewollte Oxidation und damit die Bildung schädlicher Radikale zu verhindern.) Doch was passiert eigentlich im Organismus, wenn, wie oben dargestellt, allein durch den Zusatz des Antioxidans 2-MEA die durchschnittliche Lebensspanne um etwa 30 Prozent verlängert wird? Auch synthetische Radikalfänger funktionieren nicht irgendwie „künstlich" oder gar unnatürlich, sondern arbeiten mit den körpereigenen Abwehrsystemen zusammen. BHT ist so ein Beispiel. Als Lebensmittelzusatz verhindert es schädliche Oxidationsvorgänge besonders von Fetten und schützt uns so davor, bereits aggressive Nahrung aufzunehmen. Einmal im Körper fängt BHT direkt Radikale ab und erhöht darüber hinaus den Spiegel des körpereigenen Glutathions. Einige Anti-Aging-Praktiker nehmen deshalb BHT sogar gezielt als Nahrungsergänzung ein, meist in Dosierungen zwischen 200 und 600 Milligramm.

BHT und Herpes

Das synthetische Antioxidans BHT hemmt die Vermehrung von Herpesviren. Bei prophylaktischer Anwendung lässt sich deshalb die Ausbruchhäufigkeit deutlich reduzieren. Leider ist dieser Effekt nur wenig bekannt. Die Pharmaindustrie beschränkt sich bei der Forschung und Vermarktung von Herpesmitteln verständlicherweise auf lukrativere selbst entwickelte Medikamente. Eine Zulassung von BHT als Arzneimittel gegen Herpes scheitert an den hohen Kosten, die ein solches Verfahren verursachen würde und die aufgrund der Nicht-Patentierbarkeit von BHT für keine Firma refinanzierbar wäre.
Besonders effektiv bei Ausbruch der Herpesbläschen hat sich die Kombination von BHT (500 mg) mit der Aminosäure Lysin (3 x 500 mg täglich) erwiesen. Zur Weiterentwicklung benötigt das Herpesvirus die Aminosäure Arginin. Lysin ist ein natürlicher Gegenspieler von Arginin und hemmt deshalb die Vermehrung der Viren. Umgekehrt bricht bei vielen Menschen regelmäßig Herpes aus, wenn sie argininreiche Lebensmittel wie Walnüsse essen.

II **Funktionelle Lebensspanne**. Die Substitution einzelner Antioxidantien führt bei höher entwickelten Lebewesen fast ausnahmslos zu einer Vergrößerung zumindest der durchschnittlichen Lebensspanne. Zwei Fragen sind jetzt besonders interessant. Erstens: Gilt das in gleichem Maß auch für den Menschen? Zweitens: Handelt es sich bei der verlängerten Lebenszeit nur um eine Verlängerung des Altseins oder kommt es zu einer Verlängerung der gesunden und aktiven Lebenszeit? Wird also nicht nur der Tod hinausgeschoben, sondern werden wirklich Abbau und Krankheit verhindert? Tatsächlich gibt es zu diesen Fragen inzwischen nicht nur Antworten aus der Tierforschung – dort liegt mittlerweile eine große Zahl von Studien vor –, sondern auch aus der Humanmedizin. Einige Krankheiten und typische Alterserscheinungen, bei denen oxidativer Stress eine Rolle spielt, haben wir schon genannt. Wenn diese Krankheits- und Alterserscheinungen mit Hilfe einer optimierten Aufnahme von Antioxidantien vermeidbar sind, sollten sich auch Beziehungen zwischen der Höhe der Zufuhr und dem Auftreten von Krankheiten finden lassen.

WHO-Studie. Ende des 20. Jahrhunderts untersuchte die Weltgesundheitsorganisation (WHO) in einer großen internationalen Untersuchung die Risikofaktoren für die koronare Herzkrankheit. Dabei gab es einige Besonderheiten: Die Forscher verglichen nicht nur innerhalb einer Bevölkerungsgruppe, sondern solchen aus 16 verschiedenen europäischen Regionen, die sich hinsichtlich der Sterblichkeit an Herzkrankheiten bis zu sechsfach unterschieden. Ebenso vielfältig und verschieden waren die Ernährungsgewohnheiten. Die spannende Frage war: Wodurch lassen sich die großen Unterschiede in der Erkrankungshäufigkeit erklären?

Das Ergebnis war einigermaßen überraschend – zumindest für alle, die sich bisher nur am Rande mit dem Stoffwechsel der freien Radikalen beschäftigt hatten. Nicht die bekannten Risikofaktoren wie das Cholesterin entschieden über Gesundheit und Krankheit, sondern in drei Viertel aller untersuchten Regionen war es der Vitamin-E-Status der einzelnen Personen, der das Krankheitsrisiko bestimmte. Je besser der antioxidative Schutz durch diesen Radikalfänger, desto größer war die Überlebensrate.

Radikalbildung und chronische Müdigkeit

Ständige Müdigkeit zählt zwar nicht zu den ernsten Krankheiten, bedeutet aber für die Betroffenen eine erhebliche Einschränkung der Lebensqualität. Bisher galt falsche Ernährung als eine häufige Ursache. Neuere Studien deuten nun darauf hin, dass Radikale beim chronischen Müdigkeitssyndrom eine wesentliche Rolle spielen. Verschiedene Antioxidantien wurden bisher auf ihre Wirksamkeit bei chronisch müden Patienten getestet.

Zu den wirkungsvollsten Antioxidantien hinsichtlich des Allgemeinbefindens, der Vigilität und Aufmerksamkeit zählen:

II   Glutathion

II   N-Acetyl-Cystein (bzw. L-Cystein)

II   Ginkgo

II   Alpha-Liponsäure

II   Proanthocyanidine (v. a. Pycnogenol® oder Traubenextrakte)

Diese neuen Befunde reduzieren indessen nicht den Stellenwert der Ernährung bei der Vorbeugung und Therapie chronischer Müdigkeit. Im Gegenteil: Ernährungsfehler wie zucker- oder fettreiche Nahrung erhöhen den oxidativen Stress im Gesamtorganismus. Gleichzeitig werden dabei fast immer zu wenig Antioxidantien zugeführt. Bei häufiger Müdigkeit ist es

deshalb sinnvoll, neben einer Ernährungsumstellung eine gezielte Substitution mit den ge-
nannten Schutzstoffen zu versuchen. Eine umfassende ärztliche Untersuchung sollte andere
Ursachen zuvor ausschließen wie beispielsweise Schilddrüsenunterfunktion, Depressionen,
Eisen- und B12-Mangel, Testosteronmangel, Schlafstörungen, Infektionen.

Rauchen. Rauchen ist ein eigenständiger Risikofaktor für Herz-Kreislauf-Krankheiten, Krebs und beschleunigte Alterung. Sicherlich erzählen wir damit keinem Leser
etwas aufregend Neues. Was Sie aber vielleicht nicht wissen: Die Schuld liegt nicht
beim viel gescholtenen Nikotin, sondern vor allem bei Radikalen und oxidativem
Stress. Ursache sind aromatische Kohlenwasserstoffe, Acetaldehyd und Schwermetalle
im Kondensat beziehungsweise im Rauch. Schon bei mittelstarkem Rauchen verschlechtert sich der antioxidative Status im Körper ganz erheblich. Je schlechter die
Schutzmechanismen, desto größer die Krankheitsgefahr und die Sterblichkeitsrate.
Bei Rauchern findet sich beispielsweise eine besonders deutliche Beziehung zwischen
dem Gehalt an Vitamin C im Urin und Harnblasentumoren.
Raucher weisen auch schlechte Vitamin-E-Werte auf. Interessanterweise ist Vitamin
E bei ihnen im Vergleich verschiedener Organe in erster Linie in der Lunge redu-
ziert. Gleich eine ganze Reihe von Substanzen im Rauch verursachen direkt oxida-
tiven Stress. Das Lungengewebe ist deshalb besonderen Belastungen ausgesetzt. Und
erinnern wir uns: Vitamin E funktioniert als eine Art Selbstmordkommando. Beim
Kontakt mit Radikalen wird es inaktiv, und sein Spiegel in den besonders betroffenen
Zellen sinkt innerhalb von Minuten rapide ab. Eine „normale" Ernährung reicht zur
Vermeidung von Engpässen dabei nicht aus. Ganz abgesehen davon, dass eine durchschnittliche Ernährung ohnehin alles andere als eine optimale Versorgung mit Vitamin E gewährleistet. Raucher sollten deshalb die elementaren Antioxidantien Vitamin
C und E sowie Selen und die Aminosäure L-Cystein gezielt substituieren. Die Vielzahl
der durch das Rauchen verursachten aggressiven Stoffwechselprozesse lässt sich nur
durch ein breit angelegtes Schutzprogramm und auch dann nur bis zu einem gewissen
Grad eindämmen. Eine entscheidende Rolle spielen darüber hinaus Vitamin A, Zink,
Cystein, Pyridoxin (Vitamin B6) und Beta-Karotin, dieses aber wahrscheinlich nur,
wenn noch keine Krebserkrankung oder eine Vorstufe davon vorliegt (s. u.).
Krebs. Eine häufige Form von Lungenkrebs trifft Menschen mit niedrigen Blutwerten
von Beta-Karotin etwa viermal häufiger. Allerdings: Bei Rauchern, die für eine Studie
Beta-Karotin einnahmen, war die Lungenkrebshäufigkeit innerhalb des Beobach-
tungszeitraums nicht reduziert, sondern eher leicht erhöht. Bis alle Hintergründe

geklärt sind, sollten zumindest Personen, die seit vielen Jahren starke Raucher sind, sicherheitshalber kein zusätzliches Beta-Karotin zuführen.

Weitere Zusammenhänge existieren zwischen der Selenaufnahme und verschiedenen Krebsarten vor allem Brustkrebs und Prostatakrebs. Bei gleichzeitiger Einbeziehung des Vitamin-E-Status wurden für Personen mit besonders hohen Werten (oberes Drittel) elfmal weniger Krebserkrankungen gefunden als bei Vergleichspersonen mit geringer Selenaufnahme und niederem Vitamin-E-Status (unteres Drittel). Wir erinnern uns: Selen bestimmt die Aktivität des körpereigenen Radikalfängers Glutathion-Peroxidase.

II Die Unterstützung der Schutzsysteme wird mit jedem Lebensjahr wichtiger

Oxidativer Stress und dadurch verursachte Alterungsprozesse sind ein Problem der gesamten Lebensspanne – wie wir gesehen haben, sogar schon vor der Geburt (s. S. 38). Da aber diese Vorgänge ihrerseits oxidativen Stress verstärken, kumulieren die Probleme mit zunehmendem Alter. Entsprechend lässt sich bei allen höheren Lebewesen inklusive des Menschen im Alter ein Anstieg oxidativer Veränderungen feststellen. Dazu zählen veränderte Fette, Kohlenhydrate und Proteine, DNA-Schäden sowie verschiedener „zellulärer Müll" wie beispielsweise Lipofuscin (s. S. 124 f.). Besonders für den Bereich der energieliefernden Mitochondrien lässt sich gut nachweisen, dass Schäden umso drastischer ausfallen, je älter wir werden. Oxidativer Stress raubt uns also besonders im Alter wichtige (Lebens-)Energie.

Parallel zu den lokalen Schäden steigt im Alter die Häufigkeit von Krankheiten, die mit oxidativem Stress unmittelbar in Verbindung stehen. Beispiele sind Arteriosklerose, Krebs, Alzheimer, Parkinson oder Diabetes.

II **Diabetes.** Bei Altersdiabetes ist oxidativer Stress nicht nur an der Entstehung beteiligt. Diabetiker sind auch in mehrfacher Hinsicht erhöhter Radikalbildung ausgesetzt, was die Alterung des Stoffwechsels und der Gefäße immer weiter verschlimmert. Am Ernährungswissenschaftlichen Forschungsinstitut in Beltsville (USA) haben Wissenschaftler 2001 gezeigt, wie stark schon geringe Veränderungen der körpereigenen Radikalabwehr die Situation verbessern. In einer Studie gab man Diabetikern Zink (30 mg) und Chrom (400 micrg) als tägliche Nahrungsergänzung. Obwohl beide Spurenelemente nicht zu den klassischen Antioxidantien zählen und nur indirekt die körpereigene Radikalabwehr unterstützen, verminderte sich der oxidative Stress der Diabetiker dauerhaft um 14 bis 18 Prozent. Chrom kann darüber hinaus den Zuckerstoffwechsel optimieren und den Blutzucker reduzieren.

II **Cholesterin.** Für das Altern mitverantwortlich, in jedem Fall aber ein Beteiligter bei Gefäßalterung und Alterskrankheiten wie Arteriosklerose, Schlaganfälle und Herzerkrankungen ist das als „schlechtes Cholesterin" bekannte LDL. Nicht, wie man früher geglaubt hat, Cholesterin generell, sondern nur bestimmte Untergruppen erhöhen das Krankheits- und Alterungsrisiko. HDL-Cholesterin verringert sogar das Krankheitsrisiko. Hohe Blutwerte sind dort also absolut günstig. Den HDL-Spiegel ansteigen lassen körperliche Aktivität, omega-3-Fettsäuren, Alkohol, Ölsäure, Haferkleie und besonders die hochdosierte Zufuhr des Vitamins Niacin. Durch oxidativen Stress und Radikale verändertes LDL hingegen wird zur Initialzündung für eine Reihe von Alternsprozessen im Bereich der Gefäße. Leider ist gerade LDL äußerst empfindlich gegenüber oxidativem Stress. Die im Blut kreisenden Cholesterinteilchen versuchen sich, so gut es geht, zu schützen, indem sie hohe Konzentrationen von Vitamin E und Coenzym Q10 einlagern (s. Kap. II.9).

Obwohl sich innerhalb des LDL-Cholesterins der Gehalt an Antioxidantien im Alter nur unwesentlich verändert, verstärken sich die oxidativen Schäden erheblich, schon bevor wir 50 geworden sind. Warum das im Einzelnen so ist, weiß man noch nicht.

Es gibt aber Hoffnung: Die Abwehrfähigkeit gegen Radikale lässt sich auch beim Cholesterin wieder auf ein jugendliches Niveau heben, wenn dem Organismus zusätzlich Antioxidantien zugeführt werden.

Besonders effektiv wirken Vitamin E und Coenzym Q10, also genau die Schutzstoffe, die natürlicherweise das Cholesterin vor zerstörerischen Angriffen schützen. Allerdings müssen die Dosierungen ausreichend hoch sein. Die therapeutische Wirkung von hochdosiertem Vitamin E ist schon länger gut untersucht. In jüngerer Zeit werden auch vermehrt Studien mit Q10 durchgeführt. So konnte beispielsweise eine finnische Studie Ende der 90er-Jahre zeigen, dass die Einnahme von täglich 100 mg Q10 zu einer deutlichen Zunahme der Abfangleistung von LDL gegenüber den extrem gefährlichen Peroxyl-Radikalen führt.

„Wenn man alt ist, muss man mehr tun, als da man jung war."
JOHANN WOLFGANG VON GOETHE [deutscher Dichter und Naturwissenschaftler, 1749-1832]

Altersflecken – eine harmlose Erscheinung?

Manchmal lassen sich die Folgen schädlicher oxidativer Prozesse direkt beobachten. Zerstörte Proteine können in Verbindung mit oxidierten Fetten dunkle Pigmente bilden. Eines davon ist Lipofuscin, eine Art zellulärer Müll. Lipofuscin bildet sich in vielen Organen. Besonders stark entstehen entsprechende Ablagerungen in den dopaminergen Nervenzellen im Gehirn. Ein zunehmender Ausfall solcher Gehirnzellen ist zum Beispiel die Ursache für die Parkinson-Erkrankung.

Weniger dramatisch, aber umso sichtbarer sind lipofuscinhaltige Ablagerungen der Haut. Sie sind als Altersflecken gefürchtet, allerdings eher aus kosmetischen Gründen als aus gesundheitlicher Sorge. Diese Einschätzung stimmt nicht ganz.

Zunächst ist das Erscheinen von Altersflecken tatsächlich eine Frage der Veranlagung, ganz ähnlich wie graue Haare. Manche sind mehr davon betroffen und andere weniger. Wer vermehrt Altersflecken hat, muss also nicht in gleichem Maße insgesamt mehr gealtert sein. Vergleichsstudien belegen das. Soweit die gute Nachricht.

Auf der anderen Seite sind Lipofuscinablagerungen kein zufälliger Begleiter des Alters, sondern unmittelbarer Ausdruck von bereits eingetretenen zerstörerischen Altersprozessen. In vielen Organen hat das auch direkte negative Konsequenzen. Ernsthaft gefürchtet war zu allen Zeiten die plötzliche Zunahme der Hautflecken („Friedhofsflecken"). Aus gutem Grund: Kurz vor dem Tod vor allem sehr alter Menschen kommt es häufig zu einem schnellen Zusammenbrechen der Radikalabwehr. Eine der Folgen ist eine plötzliche Zunahme der Altersflecken der Haut.

Doch wie gesagt: Das normale Auftreten von Altersflecken im Gesicht und auf dem Handrücken ist kein Grund zu akuter Sorge. Statt jedoch der Sache von außen mit abdeckenden Kosmetika auf den Leib zu rücken, sollte man lieber versuchen, das Problem von der Wurzel zu bekämpfen und die antioxidativen Systeme im Körper unterstützen. Gegen akute oxidative Prozesse, die zu starken Lipofuscinablagerungen führen, zeigten folgende Stoffe einen vorbeugenden Effekt:

II   Vitamin A (10.000 bis 50.000 IE) ACHTUNG: Hochdosiertes Vitamin A keinesfalls in der Schwangerschaft anwenden (Gefahr von Missbildungen)!

II   Zink (20 bis 50 mg)

II   Thiamin (B1) (10 bis 100 mg)

II   Pantothensäure (B5) (200 bis 1.000 mg)

II   Vitamin E (200 bis 800 mg)

II   Hydergin® (Der in Hydergin enthaltene Wirkstoff ist ein sehr potentes Antioxidans, das der Lipofuscinbildung stark entgegenwirken kann. Die klassische Indikation einer Hydergin-Behandlung sind Hirnleistungs- und Durchblutungsstörungen. Leider sind interessante Forschungsansätze zu solchen und ähnlichen Einsatzgebieten von Hydergin® inzwischen erschwert, weil der abgelaufene Patentschutz großangelegte und werbewirksame Studien aus Rentabilitätsgründen unmöglich macht).

Lipofuscinablagerungen beseitigen

In einigen Fällen führte die regelmäßige Einnahme der Wirkstoffe Centrophenoxin (s.u.) und Deanol nach einigen Monaten zum Verschwinden von Lipofuscinablagerungen und Altersflecken. Dosierungen bei Deanol lagen bei täglich 100 bis 300 mg. Deanol kommt natürlicherweise in einigen Nahrungsmitteln vor, insbesondere Sardellen. Die klassische Anwendung von Deanol als Medikament ist die Förderung der Denk- und Merkleistung sowie der Wortflüssigkeit bei Hirnleistungs- und Konzentrationsstörungen. In vielen Ländern ist Deanol unter der Bezeichnung DMAE als Nahrungsergänzung frei erhältlich. In Deutschland ist der Vitalstoff unter dem Handelsnamen Risatarun® rezeptpflichtig. Niedrig dosiert ist Deanol auch im Vitalstoffpräparat Vita-Gerin® enthalten.

Warum oxidativer Stress im Lebensverlauf immer größer wird

Dass sich im Alter immer mehr Zellschäden anhäufen, hat viele Ursachen. Zwei Faktoren stehen jedenfalls im Mittelpunkt:

II Die Zellen des Menschen sind im Alter mehr Radikalen ausgesetzt.

II Der Organismus kann die zunehmenden oxidativen Belastungen nicht aus eigener Kraft ausgleichen.

Centrophenoxin zur Alternsprophylaxe

Innerhalb von Körperzellen entstehen im Altersverlauf bestimmte unerwünschte Querverbindungen an Membranen, die zu Funktionseinbußen führen. In der Fachsprache nennt man sie Cross-linkings. Verursacht werden sie vor allem durch die hochaggressiven Hydroxyl-Radikale. Die Substanz Centrophenoxin greift in diesen Mechanismus ein und kann bis zu einem gewissen Grad vor unerwünschten Cross-linkings schützen. Der intrazelluläre Stoffwechsel bleibt länger intakt.

Centrophenoxin wird weltweit als Medikament für die Behandlung von altersbedingten Hirnleistungsstörungen eingesetzt (Handelsnamen sind Helfergin®, Cerutil®, Lucidril® oder Mecloxate®; in Deutschland wurde der Vertrieb nach der letzten Gesundheitsreform von Seiten der Hersteller mangels Wirtschaftlichkeit eingestellt). Obwohl Centrophenoxin bei mehrmonatiger Anwendung Ablagerungen des Alterspigments Lipofuscin rückgängig machen kann, ist der therapeutische Erfolg bei bereits fortgeschrittenen Demenzformen gering. Anders ist die Situation bei rechtzeitiger Anwendung. Die frühzeitige Gabe von Centrophenoxin verhinderte in einigen Untersuchungen den Rückgang der kognitiven und körperlichen Leistungsfähigkeit im Alter. Bei Nagetieren führte die Daueranwendung zu einer Verlängerung der durchschnittlichen Lebensspanne.

Als Nebenwirkungen von Centrophenoxin können mit steigender Dosierung Unruhe und Schlafstörungen auftreten.

Folgende Schutzmechanismen funktionieren im Alter weniger effektiv:

II **Glutathion.** In den meisten Organen fällt der Spiegel dieses Schutzstoffs im Laufe des Lebens um bis zu 30 Prozent ab – wahrscheinlich Folge der erhöhten zellulären Belastung durch Radikale. Bei speziellen Alterserscheinungen wie zum Beispiel dem Katarakt (= grauer Star) finden sich die deutlichsten Defizite. Weitere Folgen erniedrigter Glutathion-Spiegel im Alter sind kognitive Störungen und Schädigung der roten Blutkörperchen. Auch das von Selen abhängige Glutathion-Peroxidase-System arbeitet nicht mehr so gut wie in der Jugend.

II **Reparaturfähigkeit.** Die Fähigkeit zur Schadensreparatur nimmt mit zunehmendem Alter ab. Zeichen sind vermehrt inaktive Abbauenzyme und ein deutlich erhöhter Anteil oxidierten Proteins in den Zellen. Die Vermeidung von oxidativem Stress und die zusätzliche Verstärkung der Schutzschilde durch zusätzliche Einnahme von Antioxidantien werden also spätestens ab einem mittleren Lebensalter immer wichtiger.

II Brauchen wir Nahrungsergänzungen?

Wer sich bis hierher durch die Welt der Radikale gekämpft hat, kennt zumindest im Ansatz die wichtigsten biologischen und biochemischen Abläufe und ihre Bedeutung für Gesundheit und Alterung. Lassen Sie uns aber noch einmal zu einer grundsätzlichen Frage zurückkehren: Warum sind wir nicht einfach schon von Natur aus mit noch ausgeprägteren Abwehrmechanismen und mehr Antioxidantien ausgestattet? Dass das biologisch möglich ist, sieht man zum Beispiel bei Vögeln. Sie besitzen die gleichen Radikalfänger wie der Mensch. Doch Spiegel und Aktivität dieser Schutzstoffe sind bei ihnen höher. Dank ihrer verstärkten Radikalabwehr altern Vögel im Vergleich zum Menschen und anderen Säugern deutlich langsamer. Es gibt mindestens drei Gründe, warum die Natur uns den Gefallen einer noch aufwendigeren Radikalabwehr nicht getan hat:

II   Aufwand/Nutzen. Wie schon im ersten Teil des Buches besprochen, bedeutet jeder Stoffwechselvorgang zusätzlichen Aufwand für den Organismus. Und das geht immer von den Ressourcen ab, die eine Gattung in ihr wichtigstes Ziel investieren kann, nämlich in die Fortpflanzung. Solange eine Art so ausgestattet ist, dass die Gesundheit vor allem bis zur Fortpflanzung erhalten bleibt, ist das wichtigste Ziel erfüllt. „Unnötige" Ausstattungen bergen für eine Gattung die Gefahr, zugunsten ökonomischer haushaltender Konkurrenten aussortiert zu werden beziehungsweise auszusterben. Arten, die wie Vögel oder Fledermäuse einen besonders wirksamen Radikalschutz haben, konnten nur überleben, weil sie eine ökologische Nische besetzen: die Luft. Der Vorteil des Fliegens war größer als der (Kosten-)Nachteil aufwendiger Abwehrmechanismen gegen Radikale und das Altern.

Unser antioxidatives System ist also im Sinn der Evolution ausreichend ausgelegt. Im Sinn der Evolution meint hier: Es ist gerade so effektiv, uns zumindest bis zum mittleren Erwachsenenalter einigermaßen gesund und fortpflanzungsfähig zu erhalten. Dass wir gerne einen besseren Schutz für uns als Individuum hätten, einen Schutz, der uns bis ins Alter leistungsfähig erhält und wenn möglich nebenbei Rauchen, Alkohol, Süßigkeiten und diverse Festtagsessen ungestraft erlaubt, ist eine ganz andere Geschichte. Für die Natur sind das keine besondes überzeugenden Argumente. Deshalb kann uns nur einer vor Radikalen und dem Altern schützen: wir selbst.

II   Alter und Anpassungsfähigkeit. Zu einem ökonomischen Umgang mit Ressourcen gehört auch eine variable Anpassung – so wie unser Immunsystem nicht ständig alle Abwehrfunktionen auf höchstem Niveau hält, sondern seine Anstrengungen erst bei entsprechender Bedrohung erhöht. Bei der Radikalabwehr verhält es sich ähnlich. Vergleichsuntersuchungen verschiedener Stadt- und Landbezirke in den USA ergaben, dass in Gegenden mit einer höherer Umweltbelastung durch Prooxidantien und krebsfördernden Stoffen die Radikalabwehr der Menschen nach oben reguliert war. Entsprechend lag die Krankheitshäufigkeit selbst in den stärker belasteten Gebieten nur wenig höher. Zu ähnlichen Ergebnissen kamen auch verschiedene Laboruntersuchungen zum Beispiel mit unterschiedlichem Sauerstoffdruck.

Die Anpassungsfähigkeit gegenüber schädlicher Oxidation ist allerdings begrenzt. Zum einen braucht sie Zeit: Während erste Regulationen im Minutenbereich ablaufen, benötigt eine umfassende und abgestimmte Anpassung Wochen und Monate. Die heutige Mobilität der Menschen und die Vielfalt der Umwelteinflüsse im Zusammenspiel mit wechselnden und ungewohnten Belastungen überfordern deshalb häufig die dynamischen Fähigkeiten des Organismus. Das gilt übrigens auch für falsch betriebenen Gesundheitssport (s. Kap. II.10). Zum anderen nimmt die Anpassungsfähigkeit des Körpers mit zunehmendem Alter ab. Das gilt sowohl für die Schnelligkeit als auch das Ausmaß der Anpassung. Um so wichtiger wird deshalb eine gezielte Prophylaxe beziehungsweise die Substitution mit Antioxidantien.

II   **Ernährung.** Weil einige lebenswichtige Radikalfänger über die Nahrung aufgenommen werden müssen, können die generelle Radikalabwehr und jede Anpassung immer nur so gut funktionieren, wie Antioxidantien von außen zugeführt werden. Die wichtigsten sind Selen, Vitamin E, Vitamin C, Zink, die verschiedenen Karotine, Thiamin (Vitamin B1) und schwefelhaltige Verbindungen wie die Aminosäure Cystein. In den vergangenen Jahren erkennt man auch immer stärker die Bedeutung pflanzlicher Polyphenole und anderer antioxidativ wirkenden Verbindungen, wie sie in grünem Tee, roten Weintrauben und anderen Pflanzen enthalten sind. Leider garantiert eine durchschnittliche Ernährung heute kaum eine ausreichende Mindestmenge an antioxidativen Schutzstoffen.

Die Liste der Risikofaktoren muss neu geschrieben werden

Wenn es um die Vermeidung von Gefäßerkrankungen, Krebs oder vorzeitiger Alterung geht, denken viele ausschließlich an die altbekannten Risikofaktoren wie Rauchen, Fett, hoher Cholesterinspiegel oder Übergewicht. Diese Hierarchie muss heute wohl korrigiert werden. Das jedenfalls zeigen biochemische und epidemiologische Daten der vergangenen Jahre.

Zellbiologen betonen schon lange die elementare Bedeutung von Antioxidantien für unsere Gesundheit und den Alternsprozess. Bisherige Vorstellungen, Vitamine und andere Antioxidantien hätten nur bei sichtbarer Mangelkrankheit einen gesundheitlichen Nutzen, sind ein nur schwer ausrottbares Relikt aus der Frühzeit der Vitaminentdeckungen. In vielen medizinischen Lehrbüchern sind sie leider noch verbreitet.

Seit Beginn der 90er-Jahre kann die Wissenschaft auch auf Studien an großen Bevölkerungsschichten zurückgreifen, so etwa auf das MONICA-Projekt der Weltgesundheitsorganisation (WHO): Für die koronare Herzkrankheit bestätigte sich der Zusammenhang zwischen Vitamin-E-Spiegel und Sterblichkeit. Je höher der Vitamin-E-Status, desto besser waren der gesundheitliche Schutz und die Überlebensrate. Andere epidemiologische Studien an mehreren zehntausend Personen haben im Lauf des vergangenen Jahrzehnts gezeigt, dass generell der Plasmaspiegel der wichtigsten Antioxidantien negativ mit dem Risiko von Herz-Kreislauf-Krankheiten korreliert. Je mehr Antioxidantien im Körper sind, desto geringer das Krankheitsrisiko. Mehr noch: In der Mehrzahl der Studien entschied die Menge der separat oder mit der Nahrung aufgenommenen Antioxidantien stärker über Gesundheit und Krankheit als die klassischen Risikofaktoren. Ähnliche Zusammenhänge wurden auch bei der Kebsentstehung gefunden.

Heißt das jetzt, dass man rauchen kann, soviel man will, solange man Antioxidantien und andere Vitalstoffe einnimmt? Natürlich nicht! Extreme Gesundheitsrisiken – und dazu gehören nach wie vor starkes Rauchen vor allem von Zigaretten, Überernährung oder Bewegungsmangel – können durch keine noch so umfassende Einnahme von Schutzstoffen kompensiert werden. Fakt ist allerdings auch, dass beispielsweise mäßige Raucher mit hohem Spiegel an Antioxidantien ein geringeres Gesundheitsrisiko aufweisen als Nichtraucher mit geringem antioxidativen Schutz.

Bin ich optimal versorgt?

Eine berechtigte und sehr wichtigen Frage, denn woher soll man wissen, ob der eigene Körper wirklich gut mit Antioxidantien ausgestattet ist? Dazu zunächst wieder eine schlechte Nachricht:

Solange der individuelle antioxidative Status noch immer nicht wie Cholesterin- und Blutdruckmessung routinemäßig bestimmt wird, gibt es für den Einzelnen keine eindeutige Klarheit. Daten breiter Bevölkerungsschichten allein zum Vitamin E zeigen allerdings, dass die Mehrheit von uns kaum damit rechnen kann, einen optimalen antioxidativen Schutzschild zu haben. Nach einer neueren Studie an 44.000 US-Bürgern (NHANES III) liegt die durchschnittliche Vitamin-E-Versorgung sogar unterhalb der behördlich festgesetzten Mindestmarke von 15 mg/Tag. Inzwischen geht man in den USA davon aus, dass allein die unzureichende Zufuhr dieses Antioxidans eine mitentscheidende Ursache für die bei den Amerikanern erhöhten Herz-Kreislauf-Risiken darstellt.

In Deutschland ist die Situation kaum besser. Nach den Ergebnissen der Mitte der 90er-Jahre durchgeführten VERA-Studie und weiterer Vergleichsdaten wäre zur Reduktion allein der akutesten Herz-Kreislauf-Risiken die doppelte Menge an Vitamin E nötig, als in der Nahrung enthalten ist. Eine wirklich optimale Zufuhr zur umfassenden Eindämmung schädlicher Lipidperoxidation liegt um ein Mehrfaches höher.

Nicht erst seit der VERA-Studie mehrten sich schon vor Jahren die Stimmen, die Grenzwerte für Vitamin E anzuheben. Es wurden auch entsprechende Anstrengungen unternommen. Das Problem: Weil es keine extrem Vitamin-E-haltigen Nahrungsmittel gibt, ließ sich die anvisierte Aufnahme in der Praxis nicht erreichen. Schlimmer noch: Weil Gesundheits- und Ernährungsbehörden offizielle Empfehlungen für zusätzliche Vitaminsubstitutionen vermeiden wollten, sind in der jüngsten Vergangenheit Salatöle als ausreichende Vitaminquellen propagiert worden. Ein Trugschluss, denn der Konsum von Ölen oder Margarinen mit hohem Anteil mehrfach ungesättigter und somit leicht oxidierbarer Fettsäuren kann die Nettobilanz an verfügbarem Vitamin E noch weiter verschlechtern. Durch zu heiße Pressung, unsachgemäße Abfüllung oder die Verwendung als Bratöl nimmt der Konsument sogar oxidierte und bereits aggressive Lipide zu sich (s. S. 109).

Bei Vitamin E sind optimale Schutzwerte ohne zusätzliche Substitution nicht zu erzielen. Auch die Selenversorgung ist in Deutschland weit von optimalen Werten entfernt und beträgt meist deutlich weniger als 50 µg pro Tag. Die Aufnahme des wichtigsten wasserlöslichen Antioxidans, der Ascorbinsäure (Vitamin C), ist zwar durchschnittlich so hoch, dass sie die Mindestempfehlungen zur Vermeidung von akuten Mangelkrankheiten erreicht (75 bis 100 mg). Von einem optimalen Schutz, der auch oxidative Stresssituationen ohne ein Einbrechen der antioxidativen Abwehr übersteht, kann man beim Menschen – übrigens wie auch bei Primaten – aber erst in Größenordnungen von täglich mindestens 400 mg ausgehen.

Andere Antioxidantien lassen sich dagegen durch gezielte Nahrungsauswahl auch in durchaus hochwirksamer Dosierung zuführen. Voraussetzung ist allerdings eine Ernährung mit hohem Anteil an frischem Obst und Gemüse (s. S. 143). Im Zweifelsfall oder bei speziellen Substanzen können Ergänzungspräparate die antioxidative Abwehr optimieren. Eine erhöhte Substitution kann auch sinnvoll sein, wenn ungewöhnliche Belastungen auf den Organismus wirken. Und davon gibt es nicht wenige.

Mythos Olivenöl

Die gerade genannten Zusammenhänge erklären auch die erstaunliche Karriere von Olivenöl. Weil es vergleichsweise geringe Mengen an zwar gesunden, aber auch empfindlichen mehrfach ungesättige Fettsäuren enthält, ist seine Nettobilanz für Vitamin E positiv. Das heißt, obwohl nur wenig Vitamin E vorhanden ist, liefert Olivenöl zumindest mehr Tocopherole als es für seine Verstoffwechslung benötigt. Eine gute Vitamin-E-Quelle ist es zwar nicht – immerhin aber kein Vitaminräuber. Olivenöl war außerdem das erste Nahrungsöl, bei dem eine schonende kalte Extraktion schon früh Verbreitung fand (wenn auch zunächst aus Geschmacksgründen). Zusätzlich haben einige der im Öl vorkommenden Begleitstoffe antioxidative Eigenschaften.

Dass Olivenöl typischerweise naturbelassen verwendet wird, hat auch leider zu einigen Fehlbeurteilungen geführt. Nicht wenige der Vergleichsstudien mit anderen Ölen verglichen nämlich die Gesundheitseffekte von (naturbelassenem) Olivenöl mit dem Konsum von Ölsorten, die raffiniert und damit wichtiger Begleitstoffe beraubt, wenn nicht gar bereits oxidiert waren. Ein mehr als ungleiches Duell also, bei dem der Sieger im Grunde schon von vornherein feststand. Olivenöl ist somit keineswegs das „gesündeste" Öl, wie häufig behauptet. Vielmehr stellt es einen für den Alltagsgebrauch günstigen Kompromiss dar. Einerseits enthält es kaum gesättigte Fettsäuren, die den Stoffwechsel ungünstig beeinflussen und den Fettaufbau begünstigen können. Andererseits ist es aufgrund seines geringen Anteils von mehrfach ungesättigten Fettsäuren auch ohne Kühlung relativ stabil und wird beim Erhitzen nicht so schnell oxidiert und damit aggressiv.

Fast gänzlich fehlt beim Olivenöl die hochempfindliche, aber sehr stoffwechselaktive und lebenswichtige alpha-Linolensäure, wie sie in Kürbiskern-, Raps-, Soja-, Walnussöl, vor allem aber in Leinöl und in optimalem Verhältnis in Hanföl vorhanden ist.

Alltagssituationen, die unsere antioxidative Abwehr überfordern

Eine ganze Reihe von Stoffen aus der Umwelt verstärken die Radikalbildung. Biochemiker nennen sie Promotoren. In der heutigen Ernährung sind sie leider überall zu finden. Die Aufnahme gefährlicher Promotoren wie zum Beispiel **oxidierte** und **veränderte Fette** oder **Umweltgifte** war in der Entwicklungsgeschichte des Menschen noch nie so hoch wie gegenwärtig. Unser antioxidatives System ist für diese Belastungen nicht angelegt und somit nicht optimal ausgerüstet.

Auch Rauchen oder regelmäßiger Alkoholkonsum führen unweigerlich zu einer Überforderung spezifischer Bereiche des antioxidativen Systems. Zutage tritt die Überbelastung dann entweder an der schwächsten Stelle des Systems, etwa weil von einem gerade dafür zuständigen Antioxidans zu wenig zur Verfügung steht oder eben bei dem am stärksten belasteten Organ. Bei Rauchern ist das naturgemäß die Lunge, bei Alkoholkonsum die Leber. Untersucht man die entsprechenden Organe von Rauchern oder Alkoholkonsumenten, lässt sich fast immer ein lokales relatives Defizit an Antioxidantien feststellen. Eine gezielte und ausreichend dosierte Substitution kann ein Defizit oft ausgleichen (s. u.). Bei ausgeprägtem Missbrauch sind die Belastungen der genannten Organe allerdings so stark, dass auch eine zusätzliche Zufuhr natürlicher Antioxidantien die Situation nicht voll kompensieren kann.

Das Problem der Schwachpunkte erklärt auch, warum wir durch die zusätzliche Einnahme nur von einzelnen Antioxidantien spezifische Krankheitserscheinungen verhindern können, nicht jedoch die Gesamtheit aller Alterungsprozesse. Jeder Körper- und sogar jeder einzelne Zellbereich benötigt andere Schutzstoffe. Je komplexer und vielschichtiger die Unterstützung unserer Abwehrmechanismen, desto größer auch die Chance, das Fortschreiten der Alterung insgesamt zu bremsen.

II Alkohol und Altern. Alkohol ist eine der ältesten Drogen der Menschheit, und interessanterweise war über alle Kulturen hinweg eines schon immer klar: Die erwünschten psychischen Effekte von Alkohol werden mit negativen Auswirkungen auf Körper und Gesundheit erkauft, gerade auch was das Altern betrifft. Schon unter Griechen und Römern gab es den Spruch: „Alkohol macht aus jungen Männern Alte." Und das bezog sich nicht nur auf die sexuelle Manneskraft. Ebenso einig waren sich die meisten Menschen jedoch darin, Risiken Risiken sein zu lassen und nichts-destotrotz den Alkohol zu genießen.

Doch die Alkoholgemeinde erhielt vor einigen Jahren unerwartete Unterstützung, als einige Untersuchungen für mäßige Rotweintrinker weniger Alterskrankheiten als bei Abstinenzlern ergaben. Der Jubel war groß. Schon konnte man allenthalben lesen, Alkohol sei in Maßen geradezu ein Jungbrunnen. Also: Lasst uns trinken für das Jungbleiben?

Wir sollten durch Halbwissen nicht von einem Extrem ins andere verfallen. Alkohol-genuss und Jungbleiben lassen sich aber in der Tat einigermaßen vereinbaren, voraus-gesetzt, man kennt die richtigen Fakten. Hier sind sie:

Wir wissen inzwischen, dass der Hauptgrund für die potenziellen Gesundheitswir-kungen von Rotwein im Gehalt bestimmter antioxidativ wirkender Stoffe vom Typ der Proanthocyanidine und Resveratrol liegt, beispielsweise auch in Brombeeren enthalten. Mit diesem roten Farbstoff der Trauben nimmt der Weintrinker einen sehr effektiven Radikalfänger zu sich. Möglicherweise ist dieser Schutzeffekt für den Kör-per größer als die negativen Auswirkungen des mit dem Wein zugeführten Alkohols. Wenn Rotwein aber generell einen Nettogewinn für die Gesundheit brächte, müssten Menschen, die viel Rotwein trinken, jünger und gesünder sein als die, die wenig trin-ken. Wie alle Studien zeigen, ist dem aber nicht so. Warum?

Manche versuchten den Widerspruch damit zu erklären, dass Antioxidantien eben nur bis zu einer bestimmten Menge für den Menschen nützlich seien. Diese Begrün-dung entsprang wieder der alten Vorstellung, nach der Vitamine und ähnliche Schutz-stoffe nur bis zur Vermeidung von Mangelkrankheiten wirkungsvoll sind; und wie bei den Vitaminen ist diese Argumentation auch diesmal falsch. Denn in Labortests steigern Anthocyanidine ihre Schutzwirkung im Körper mit zunehmender Dosierung, zumindest aber bis zu einer Menge, die mehreren Litern Rotwein pro Tag entspräche. Vieltrinker mit solchen Konsummengen jedoch zeigen nicht weniger, sondern extrem verstärke oxidative Schädigungen und beschleunigte Alterung.

Die Zusammenhänge sind komplexer. Das Hauptproblem beim Trinken liegt nicht beim Alkohol selbst, sondern bei einem Zwischenprodukt seiner Verstoffwechslung. Im Organismus entsteht bei jedem Menschen ständig ein natürlicher Anteil an Alkohol. Der Körper betreibt deshalb ganz routinemäßig ein Enzymsystem, das Alkohol zunächst in eine Verbindung namens Acetaldehyd umwandelt. Ein anderes Enzym baut Acetaldehyd möglichst schnell weiter ab. Ein schneller Abbau ist auch notwendig, denn Acetaldehyd ist eine aggressive Verbindung, die nicht nur in der Leber, sondern im gesamten Körper starken oxidativen Stress auslöst. Besonders empfindlich auf Acetaldehyd reagieren die Verbindungen zwischen den Nervenzellen im Gehirn. Größere Alkoholmengen führen – neben der sehr hohen Energiezufuhr – zu einer fortdauernden Belastung mit Acetaldehyd, das bei nährstoffarmer Ernährung (vor allem wenig Thiamin) zusätzlich überproportional ansteigt. Zur unmittelbar zellgiftigen Wirkung von Acetaldehyd kommt eine extreme Bildung von Superoxid-Radikalen. Den daraus entstehenden oxidativen Stress kann man übrigens bereits nach wenigen Stunden im Form eines Katers spüren.

Wie hoch die Belastung mit Acetaldehyd nach einer bestimmten Menge getrunkenen Alkohols tatsächlich ausfällt, kann je nach Abstammung und individueller Veranlagung sehr unterschiedlich sein. Bei Menschen orientalischer Abstammung ist das Enzymsystem, das Acetaldehyd abbaut, genetisch bedingt weniger leistungsfähig. Asiaten zeigen deshalb eine erhöhte Empfindlichkeit gegenüber den Nebenwirkungen von Alkohol, und auch körperliche Schäden entwickeln sich bei ihnen schneller. Das erklärt auch, warum manche Menschen trotz regelmäßigen Alkoholkonsums relativ lange gesund bleiben, während andere schon früh starke Schädigungen aufweisen. Langfristig führt die alkoholbedingte Radikalbildung zu einer ganzen Reihe von Alterungsprozessen, von denen die sichtbaren noch die harmlosesten sind wie zum Beispiel im Bereich des Hautkollagens. Dort häufen sich unter anderem fehlerhafte Kollagenverknüpfungen an, was sich ja bekanntermaßen im Erscheinungsbild von Vieltrinkern untrüglich bemerkbar macht: Die Haut wird deutlich ungleichmäßiger, weniger elastisch und faltiger.

„Es ist eine Forderung der Natur, dass der Mensch mitunter betäubt werden muss, ohne zu schlafen; daher der Genuss in Tabak rauchen, Branntwein trinken, Opiaten."
JOHANN WOLFGANG VON GOETHE [deutscher Dichter und Naturwissenschaftler, 1749-1832]

II Besonders gefährlich: Alkohol plus Rauchen

Was das Altern und die Gesundheit betrifft, liegt die Hauptgefahr beim Alkoholkonsum also in der verstärkten Radikalbildung, ähnlich wie beim Rauchen. Auch im Zigarettenrauch ist übrigens Acetaldehyd enthalten und für viele der schädlichen

Wirkungen verantwortlich. Das macht auch verständlich, warum die Kombination von Alkohol und Rauchen das Altern besonders stark beschleunigt – und zwar mehr, als es von der reinen Addition zu erwarten wäre. Nach Alkoholkonsum sinkt darüber hinaus der Spiegel von Glutathion, das ja für die Beseitigung von Radikalen außerordentlich wichtig ist. Neben der Leber bringt Alkohol auch die Lunge um das schützende Glutathion. Eine fatale Situation, wenn jetzt noch der im Rauch enthaltene Teer und seine Begleitgase die Lunge mit Radikalen und radikalbildenden Substanzen überschwemmen.

Um Gesundheit und Jugendlichkeit zu erhalten, muss man nun nicht völlig auf Alkohol verzichten; vorausgesetzt es gelingt, Radikalbildung und oxidativen Stress möglichst weit zu reduzieren (s. u.).

So lassen sich Alkoholschäden reduzieren

Maß halten! Wie gesagt: Der menschliche Organismus kann geringe Alkoholmengen ohne größere Radikalbildung und damit relativ gefahrlos verstoffwechseln. Werden wie beim Rotwein noch zusätzliche Antioxidantien zugeführt, bleibt unter Umständen ein positiver Nettoeffekt für den Gesamtorganismus. (Anm.: Was „geringe Mengen" sind, lässt sich seriös nicht festlegen, da die individuellen Unterschiede sehr groß sind. Beispielsweise sind bei Frauen, die Hormone einnehmen, zwei Viertel Rotwein pro Tag bereits mit schwerwiegenden Gesundheitsrisiken verbunden; s. Kap. II. 4.)

Antioxidantien zuführen! Wie viel Acetaldehyd aus der Alkoholmenge beispielsweise eines Party-Cocktails in unserem Körper entsteht, hängt von der Veranlagung ab und lässt sich nicht beeinflussen. Der oxidative Stress und die Schädigungen, die vom gebildeten Acetaldehyd ausgehen, sind allerdings erheblich beeinflussbar. Studien zeigen einen deutlichen Zusammenhang zwischen der Vitalstoffaufnahme und alkoholbedingten Schäden. Bestimmte Wirkstoffe spielen dabei eine ganz besondere Rolle:

II **Cystein und Vitamin C.** Die schwefelhaltige Aminosäure Cystein und Vitamin C blockieren die von Acetaldehyd ausgehende Form von Radikalen, unter anderem durch Unterstützung des körpereigenen Enzyms SOD und von Glutathion.

II **Thiamin.** Das auch als Vitamin B1 bezeichnete Thiamin ist der wichtigste Schutzfaktor gegen die direkte Zellschädigung durch Acetaldehyd vor allem im Gehirn. Eine prophylaktische Einnahme von Zink schützt vor der nach Alkoholkonsum erhöhten Lipidperoxidation in der Leber.

Wir reden übrigens nicht von Peanuts. Wie extrem effektiv die Schutzwirkung einer gezielten Substitution sein kann, verdeutlicht eine Studie von H. Sprince und Kollegen aus dem Jahre 1975:

In einem Experiment verabreichte man Ratten eine hohe Dosis Acetaldehyd. 90 Prozent der Tiere starben aufgrund der sofort einsetzenden Radikalbildung und der direkten Giftwirkung. Eine Vergleichsgruppe erhielt parallel dazu die gleiche Menge Acetaldehyd, jedoch zusätzlich Cystein, Vitamin C und Thiamin. Von den Tieren dieser zweiten Gruppe starb nicht ein einziges.

Das alte Hausmittel gegen Kater, Orangensaft mit einem Ei, ist also durchaus sinnvoll. Es liefert mit 100 mg Vitamin C und 150 mg Cystein schon eine relativ wirksame Dosierung gegen die schädlichen Auswirkungen des Acetaldehyds. Wesentlich effektiver wäre es allerdings, nicht erst bis zum Kater zu warten, sondern Cystein (500 mg), Vitamin C (1.000 mg) und vor allem Thiamin (100 mg) gleichzeitig mit dem Alkohol oder besser davor einzunehmen.

Aber Achtung! Alkoholmengen, die einen Kater nach sich ziehen, beschleunigen das Altern nicht nur über den entstehenden Acetaldehyd. Allein die gewaltige Energiezufuhr verursacht ja eine erhebliche Radikalbildung. Verzicht auf einen allzu tiefen Blick ins Glas ist in diesem Fall die effektivste Vorbeugung gegen beschleunigte Alterung, vor allem im Bereich der Leber, den Gefäßen, dem Gehirn und der Haut.

„Unsere Entdeckungen könnten den Weg zu einem möglichen Aufbau eines natürlichen Schutzes gegen die durch Acetaldehyd verursachte chronische Körperschädigung, die als Folge starken Trinkens von Alkohol und starken Rauchens von Zigaretten entsteht, aufzeigen."
RICHARD H. SPRINCE [nach der von seinem Forschungsteam gemachten Entdeckung der Schutzwirkung von Thiamin, Cystein und Vitamin C gegen alkoholbedingte Schädigungen im Jahre 1975]

Gesundheitspolitik ad absurdum: Alkohol und Behörden

Zahlreiche Studien zeigen: Viele der schädlichen Wirkungen von Alkohol lassen sich durch natürliche Nährstoffe vermeiden. Diese Tatsache führte in den vergangenen Jahrzehnten immer wieder zu Vorstößen aus der Wissenschaft, die Schutzwirkung der Öffentlichkeit bekannt und für die Alkoholkonsumenten nutzbar zu machen. Bereits 1975 schrieben Sprince und seine Kollegen voller Hoffnung in ihrer Acetaldehyd-Studie: „Unsere Entdeckungen könnten den Weg zu einem möglichen Aufbau eines natürlichen Schutzes gegen die durch Acetaldehyd verursachte chronische Körperschädigung, die als Folge starken Trinkens von Alkohol und starken Rauchens von Zigaretten entsteht, aufzeigen."

In der Realität passierte genau das Gegenteil. Schon Mitte des 20. Jahrhunderts hatte es in den USA ein beliebtes, mit Vitaminen angereichertes Alkoholgetränk gegeben. Die

Ernährungsbehörde verbannte das Produkt vom Markt. „Zum Schutze der Bevölkerung", wie es hieß. Das Produkt trüge zur „Verharmlosung" des Alkohols bei. Eine große amerikanische Destillerie stellte dann in den 80er-Jahren den Antrag, zumindest ihre hochprozentigen Produkte mit Thiamin (Vitamin B1) anreichern zu dürfen. Untersuchungen breiter Bevölkerungsschichten hatten kurz zuvor gezeigt, dass allein mit diesem Vitalstoff viele alkoholbedingte Langzeitschäden an zerebralen Nervenzellen und in der Leber vermieden werden können. Das Projekt scheiterte an gleich zwei Behörden:

Die nationale Destillervereinigung betrachtete den Vitaminzusatz als unerlaubte „Verunreinigung". Eine solche enge Sichtweise entspricht dem deutschen Reinheitsgebot beim Bier und würde hierzulande wahrscheinlich zu ähnlichen Reaktionen führen. Die alternative Möglichkeit für den Hersteller, nämlich den mit Thiamin angereicherten Alkohol als eigenständiges Produkt im Bereich der Gesundheitsförderung zu vermarkten, hätte eine Zulassung von Seiten der Ernährungs- und Arzneibehörde erfordert. Genussmittel haben bei Gesundheitsbehörden aber keine Chance auf Zulassung. So auch in diesem Fall. Der Hersteller durfte sein Produkt schließlich nicht verkaufen. Das Ergebnis entbehrt nicht einer gewissen Ironie. Die Firma durfte unter den strengen Augen beider Behörden weiterhin mit hochprozentigen Getränken Millionenumsätze machen, vorausgesetzt, ihre Produkte enthielten keinerlei Schutzstoffe, welche die schädlichen Auswirkungen des Alkohols reduzieren könnten. Bis heute hat sich an dieser Situation nichts geändert.

„Die Inhaber der Gewalt werden nie müde, uns den möglichen Missbrauch der Freiheit entgegenzuhalten als Grund, sie überhaupt zu versagen. Um ein Ding richtig gebrauchen zu lernen, muss man es erst einmal missbrauchen; einen anderen Weg gibt es nicht."
RABINDRANATH TAGORE [indischer Lehrer und Literaturnobelpreisträger, 1861-1941]

II Die Risiken antioxidativer Therapie

Die bisher besprochenen antioxidativ wirkenden Substanzen übernehmen wichtige natürliche Schutzfunktionen im Organismus und haben in diesem Zusammenhang keine negativen Auswirkungen. Das bedeutet aber nicht, dass jedes Antioxidans in jeder Dosierung unproblematisch ist.

Beachte: Auch Antioxidantien – ob natürlichen oder synthetischen Ursprungs – sollten immer im Rahmen eines umfassenden individuellen Gesundheitsprogramms eingenommen werden. Ein solches Programm sollte grundsätzlich mit ärztlicher Unterstützung und unter Einbeziehung regelmäßiger Blutanalysen erfolgen.

II Von den verschiedenen Tocopherolen, die unter dem Sammelbegriff **Vitamin E** zusammen gefasst werden, wurden bisher keine akuten toxikologischen Effekte beobachtet. Substitutionen im Bereich von 200 bis 800 IE (Internationale Einheiten), werden in der Regel problemlos vertragen. Selbst Dosierungen bis 3.000 IE, wie sie als unterstützende Therapie etwa bei entzündlich rheumatischen Krankheiten eingesetzt werden, haben sich in Praxisstudien als gut verträglich erwiesen. Eine im Jahre 2005 veröffentlichte Untersuchung, nach der bereits bei Substitution von 800 IE das Risiko von Gefäßkrankheiten erhöht sein könnte, ist bezüglich ihrer Datenanalyse und damit auch ihrer Aussage umstritten. Ein Aspekt im Hinblick auf ungünstige Nebenwirkungen könnte allerdings von Bedeutung sein: Die einseitig hochdosierte Gabe von alpha-Tocopherol ist physiologisch nicht die optimale Substitution. Neuere Daten deuten darauf hin, dass hochdosiertes Vitamin E nicht nur, wie bisher üblich, in Form von alpha-Tocopherol zugeführt werden sollte, sondern ergänzt mit gamma-Tocopherol. Letzteres besitzt eigene spezifische Wirkungen im Zellbereich. Präparate mit gamma-Tocopherolen sind bisher nur über das Ausland zu beziehen. Einen natürlichen Gehalt an gamma-Tocopherolen haben Sonnenblumenkerne.

II Für die große Gruppe der **Karotinoide** existieren in der Regel keine toxischen Grenzwerte. Obwohl bestimmte Karotine im Körper zu Vitamin A umgewandelt werden, besteht keine Gefahr einer Vitamin-A-Überdosierung. Aus zwei Gründen: Zum einen sind von den 600 natürlich vorkommenden Karotinoiden nur das Alpha-, Beta-, und Epsilon-Karotin Vorstufen von Vitamin A, zum anderen hat dieser Stoffwechselweg eine begrenzte Aktivität, sodass keine extremen Vitamin-A-Konzentrationen entstehen können.

Das Karotinoid **Canthaxanthin**, ein wichtiger Schutzstoff vor allem gegen Lipid-Peroxidationen, hat in hohen Konzentrationen wahrscheinlich negative Begleiteffekte. Canthaxanthinhaltige Bräunungspillen wurden wieder vom Markt genommen, nachdem bei einigen Nutzern unerwünschte Ablagerungen im Auge aufgetreten waren. Als Farbstoff für Lebensmittel (zum Beispiel der Lachszucht) ist das Karotinoid bis zu einer Konzentration von 15 mg pro Kilogramm Lebensmittel weiterhin erlaubt. Zum Vergleich: Bräunungspillen brachten eine Tageszufuhr von etwa 60 bis 120 mg Canthaxanthin. Beim heute in Bräunungspillen verwendeten Beta-Karotin bestehen keine entsprechenden Nebenwirkungen. Eine typische aber harmlose und häufig sogar erwünschte Nebenwirkung ist eine Gelb-, Orange- bis Rotbraunfärbung der Haut (je nach Karotin).

In einer großangelegten Studie Ende der 90er-Jahre wurde für eine Supplementierung von Beta-Karotin eine tendenziös erhöhte Krebshäufigkeit – in jedem Fall aber keine Schutzwirkung – bei langjährigen Rauchern festgestellt. Es kann nicht ausgeschlossen werden, dass Beta-Karotin bei bereits unerkannt vorliegender Krebserkrankung nicht nur normale Zellen, sondern auch Tumorzellen vor bestimmten aggressiven Prozessen schützt. Außer bei den starken Rauchern wurde die krebsvorbeugende Wirkung allerdings auch in dieser Studie bestätigt (was häufig nicht erwähnt wird). Bis alle Zusammenhänge zufriedenstellend erforscht sind, kann die Einnahme von Beta-Karotin bei Lungenkrebserkrankung oder bei langjährigem starkem Rauchen nicht empfohlen werden. Für andere Karotine und Antioxidantien gilt die Einschränkung für bereits existierende Krebserkrankungen jedoch nicht. Im Gegenteil. In vielen Krebskliniken werden hochdosiertes Vitamin C (bis zu 100 g intravenös) und andere Antioxidantien als effektive unterstützende Therapie bei der Tumorbehandlung eingesetzt.

Erste Adresse für die Erhaltung der Sehkraft: spezielle Karotine

Aufgrund ihrer Eigenschaft, eine ganz besondere durch Lichtstrahlen verursachte Form von Radikalen unschädlich zu machen, sind Karotine gerade im Auge von besonderer Bedeutung. Innerhalb dieses Organs, das ja ununterbrochen den energetischen Lichtwellen ausgesetzt ist, sind sie die wichtigsten Schutzstoffe zur Erhaltung von Sehfähigkeit und Sehstärke. Dominierend sind dabei die sogenannten Oxykarotine Lutein und Zeaxanthin. Anders als die meisten Karotine ist vor allem Lutein gut wasserlöslich und postiert sich direkt in in der Netzhaut. Das oft genannte Beta-Karotin hat im Auge dagegen überhaupt keine spezfischen Aufgaben und ist deshalb praktisch wirkungslos.

II Bei **Selen** ist das Einhalten von Grenzwerten unbedingt zu beachten. Bei Dauerzufuhr von täglich mehr als 700 bis 900 µg wurden in Einzelfällen Blutbildveränderungen beschrieben (reversibel nach Absetzen). Akute toxische Reaktionen treten bei Aufnahme von mehreren hundert Milligramm auf. Für Dosierungen, wie sie für die Prophylaxe eingesetzt werden (50 bis 400 µg/Tag), sind keine Nebenwirkungen zu erwarten. Erstes Anzeichen einer Überdosierung ist ein knoblauchartiger oder metallischer Geschmack im Mund. Anzeichen starker Überdosierung sind Haarausfall und schwere Leberfunktionsstörungen.

II Bei hochdosierter Anwendung von mehreren Gramm **Vitamin C** sollte die Säurewirkung beachtet werden, um Magenprobleme zu vermeiden. Reines Vitamin C (Ascorbinsäure) kann durch Einmischen oder gleichzeitige Zufuhr von handelsüblichem Natron gepuffert werden. Einige Fertigpräparate enthalten bereits neutralisierte Zubereitungsformen von Vitamin C.

II   Das synthetische Antioxidans **BHT** verursacht in sehr hoher Dosierung von über 0,5 Prozent Gewichtsanteil in der Nahrung toxische Effekte. Beim Menschen würde ein solcher Nahrungsanteil in etwa einer täglichen Menge von 15 Gramm beim Mann und knapp 10 Gramm BHT bei Frauen entsprechen. Im Tierversuch führte eine Megadosierung von 0,5 Prozent Nahrungsanteil zu Störungen der Energieproduktion in den Mitochondrien. Interessanterweise blieb dabei die lebensverlängernde Wirkung von BHT trotz dieser Nebenwirkung erhalten. (Anm.: Die höchste Einnahmemenge beim Menschen, von der in der Literatur berichtet wird, war 7 Gramm/Tag, die ein Mann über Jahre ohne nachweisbare negative Auswirkungen zu sich nahm. Eine derart hohe Dosis ist jedoch weder gesundheitlich sinnvoll, noch notwendig. Nach derzeitiger Datenlage sind zur Erzielung antioxidativer Effekte oder zur Vorbeugung von Herpes-Ausbrüchen Dosierungen im Bereich von 200 bis 500 mg völlig ausreichend. Und selbst diese Dosierungen müssen als experimentell betrachtet werden, da wissenschaftlich kontrollierte Langzeitstudien bisher nur für Tiere durchgeführt wurden.)

II   Eine Vielzahl **weiterer Antioxidantien** werden zur Zeit intensiv im Hinblick auf ihre gesundheitlichen und alternsprophylaktischen Wirkungen erforscht. Dazu gehört die große Gruppe der Bioflavonoide wie etwa die Proanthocyanidine und Resveratrol in Früchten und Fruchtschalen (beispielsweise blauroter Farbstoff in Weintrauben) und ähnliche Polyphenole in grünem Tee, in Ginkgo (Blätterextrakt des Ginkgobaums), das Pycnogenol® (Extrakt aus einer Pinienart) und viele andere mehr. Die bisherigen Toxizitätsstudien ergaben keinen Hinweis auf ein ernsthaftes Gefahrenpotenzial.

„Jugend kommt aus heiterem Himmel, Alter bei Gott nicht. Kein Grund, Überraschung zu mimen." HANS KASPER [deutscher Lyriker, 1916-90]

II   Ab wann sollte man die körpereigene Radikalabwehr unterstützen?

Die Antwort ist einfach: so früh wie möglich! In erster Linie natürlich durch das Vermeiden übermäßiger Radikalbildung. Und das beginnt bereits vor der Geburt.

II   **Schwangerschaft.** Erinnern Sie sich? Wir haben im ersten Teil des Buches das Phänomen erwähnt, dass die vorgeburtliche Radikalbelastung die spätere Alterung und die Lebensspanne mitbestimmt. Oxidativer Stress entsteht für den Embryo besonders durch vitalstoffarme Ernährung, Rauchen (auch Passivrauchen) und starken Alkoholkonsum der Mutter. Möglicherweise hat auch fettes Essen Auswirkungen auf den Embryo. Fettreiche Nahrung erhöht über eine verstärkte Östrogenwirkung den oxidativen Stress der Ungeborenen. Tiere, deren Mütter während der Schwangerschaft fettreiche Nahrung erhielten, alterten als Erwachsene schneller und starben früher. Ob die Auswirkungen beim Menschen ähnlich deutlich ausgeprägt sind, kann allerdings noch nicht abschließend beurteilt werden. Indizien sprechen dafür.

II **Kinder.** Kinder und Jugendliche haben noch eine relativ gut funktionierende Radikalabwehr. Bei vitalstoffreicher Ernährung sind Substitutionen mit zusätzlichen Antioxidantien in der Regel nicht notwendig. Allerdings enthält die durchschnittliche Ernährung auch oder gerade von Kindern in den Industrienationen häufig nicht einmal die Mindestmenge an essenziellen Antioxidantien.

II **Erwachsene.** Nach der Pubertät häufen sich durch Radikale verursachte Schäden zunächst langsam und dann immer schneller. Wie umfangreich bereits junge Erwachsene von Substitutionen profitieren, hängt von Nahrungssituation und Veranlagung ab. Insbesondere bei erblicher Vorbelastung (Herz- und Gefäßkrankheiten, Parkinson oder Krebs in der Familie) können frühzeitige Ergänzungen vor allem mit Vitamin E und C, Selen sowie verschiedenen Karotinen das Risiko typischer Alterskrankheiten reduzieren.

Je vielschichtiger der Schutz vor oxidativem Stress, desto stärker auch die Auswirkungen auf den allgemeinen Alterungsprozess. Das sollte auch bei der Frage nach der Zusammenstellung einer optimalen Substitution beachtet werden. Nicht immer gilt: „Viel hilft viel", aber immer gilt: „Viel verschiedenes hilft viel".

II **Alter.** Im Alter ist das Potenzial zur Radikalabwehr in praktisch allen Bereichen verringert – und das, obwohl der Körper eigentlich gerade jetzt einen verstärkten Schutz nötig hätte. Optimale Ernährung kombiniert mit gezielter Nahrungsergänzung mit Antioxidantien und anderen Vitalstoffen kann das Fortschreiten bereits eingetretener Alternsprozesse entscheidend beeinflussen. Sind Schäden allerdings stark ausgeprägt, wird es immer schwerer, Schutzfunktionen aufzubauen oder zu erhalten. Deshalb sollte man – entgegen noch immer verbreiteten Empfehlungen – mit einer Substitution der wichtigsten Vitalstoffe nicht warten, bis bereits eine nach außen sichtbare Mangelsituation vorliegt.

II Hürden beim Bezug von Antioxidantien

Die natürlichste und einfachste Form der Antioxidantienaufnahme ist die Zufuhr über die tägliche Nahrung. Die besten Lebensmittelquellen für sehr viele Formen antioxidativ wirkender Stoffe sind Gemüse und Früchte. Da gerade in der Schale und im Fruchtgewebe viele Vitalstoffe konzentriert sind, ist der Verzehr der Gesamtfrucht übrigens fast immer wirkungsvoller als das Trinken von Säften. Es wäre schön, wenn man es – wie das in den meisten Gesundheitsratgebern geschieht – mit diesem Hinweis bewenden lassen und einfach eine Liste „gesunder" Nahrungsmittel, deren Einbeziehung in den Speiseplan bereits eine optimale Zufuhr garantiert, anschließen könnte. Leider ist der Aufbau eines individuell optimalen antioxidativen Schutzschildes in der Praxis nicht so einfach möglich:

II **Ernährung.** Zunächst ist für eine wirklich optimale Zufuhr der meisten Antioxidantien eine Ernährungsform mit täglich gleich mehreren Obst- und Gemüsemahlzeiten notwendig (möglichst als Rohkost). Praxisstudien zeigen, dass das viele im Alltag kaum dauerhaft umsetzen können. Aber selbst wenn eine strenge Nahrungsauswahl gelingt, so sind aus verschiedenen Gründen optimale Werte keineswegs garantiert. Das Beispiel Vitamin E haben wir ausführlich diskutiert. Auch ein guter körpereigener Selenspiegel lässt sich in selenarmen Gegenden kaum erreichen. Ein optimaler Spiegel an Vitamin D ist in unseren Breitengraden nur bei Konsum von wöchentlich vier bis sechs Mahlzeiten mit fettem Seefisch realistisch. Der Schutzeffekt der Polyphenole im Tee erreicht sein Optimum, wenn täglich 10 bis 20 Tassen getrunken werden. Neben der praktischen Umsetzbarkeit spricht die damit verbundene Koffeinaufnahme bei den meisten Menschen gegen einen entsprechenden Konsum. Die Liste solcher Limitationen ließe sich fortsetzen.

Statt von einer „ausgewogenen" Ernährung automatisch das Optimum an Alternsschutz zu erwarten und dann allenfalls bei Manifestation eines Mangels auf Ergänzungen zurückzugreifen, empfehlen wir aufgrund des heutigen Wissensstandes in der Antioxidantienforschung eine grundlegende Abkehr von diesem Dogma. Im Mittelpunkt der Überlegungen sollte das Erreichen optimaler Schutzeffekte stehen. Die dafür notwendige Menge an Antioxidantien und Vitalstoffen kann je nach individueller Veranlagung oder bestehenden Krankheitsrisiken sehr unterschiedlich ausfallen. Zunächst sollten diese wünschenswerten Zielwerte für den Einzelnen unter Einbeziehung einer möglichst ausführlichen Diagnostik festgesetzt werden. Danach kann man dann entscheiden, welche der anvisierten Mengen über die individuelle Alltagsernährung erreicht werden (können) und wo Ergänzungen sinnvoll erscheinen. Die Erfahrung zeigt, dass die meisten Menschen nicht nur bei einzelnen, sondern bei vielen der antioxidativen Stoffe die wünschenswerten Aufnahmemengen nur über eine gezielte Substitution wirklich sicherstellen können. Doch auch die Substitution erweist sich in der Alltagspraxis häufig als schwierig.

II **Substitution.** Anders als im europäischen Ausland, etwa in Holland oder England und vor allem außereuropäischen Ländern, ist in Deutschland der Verkauf selbst von natürlichen Antioxidantien in Form von Nahrungsergänzungspräparaten stark reglementiert. Auch Melatonin, dessen Wirkung auf die Alterung unter anderem von seinen antioxidativen Eigenschaften herrührt, darf in Deutschland nicht als Nahrungsergänzung vertrieben werden (s. Kap. II.8). Andere Schutzstoffe sind nur in Form relativ niedrig dosierter Zubereitungen erhältlich. Gleiches gilt für Vitamin C in Kapsel- oder Tablettenform. Lediglich bei hochdosiertem Vitamin E hat sich eine gesetzliche Grauzone gebildet. Der freie Verkauf hochwirksamer Dosierungen wird dabei (noch?) geduldet.

II **Information.** Viele Antioxidantien entwickeln besondere Wirkungen bei der Verhütung bestimmter Alterskrankheiten, beispielsweise die Vitamine E oder C für den Bereich der Gefäßkrankheiten oder das indirekte Antioxidans Selen bei der Prophylaxe bestimmter Krebsformen und Herzleiden.

Firmen, die antioxidative Substanzen oder Vitamine vertreiben, dürfen ungeachtet wissenschaftlicher Ergebnisse keinerlei spezifische Gesundheitswirkungen benennen, solange für die betreffende Substanz kein Zulassungsverfahren als Arzneimittel durchlaufen wurde. Da sich ein solches Verfahren aber für die wenigsten nicht patentierbaren Naturstoffe wirtschaftlich rechnet, ist eine spezifische Verbraucherinformation nicht möglich. Die Folge: Auf den Verpackungen der bei uns vertriebenen Vitamine beziehungsweise Antioxidantien finden sich nur Allgemeinformulierungen wie „zur Stärkung" oder „zur Vermeidung von Mangelerscheinungen" und so weiter.

Teilweise entstehen absurde Situationen: So setzen, nachdem mehr als 30 Jahre Forschung zu Vitamin E und Herz-Kreislauf-Krankheiten vorliegen, auch in Deutschland viele Kliniken hochdosiertes Vitamin E (200 bis 800 IE) therapeutisch oder zur Prophylaxe seit Jahren erfolgreich ein. Gleichzeitig wird von Seiten der Behörden noch immer das alte Dogma aufrechterhalten, die in einer „normalen" Ernährung enthaltenen Vitaminmengen, in diesem Fall 10 bis 15 IE Vitamin E, wären für eine optimale Gesundheit in jedem Fall ausreichend und eine erhöhte Zufuhr wirkungslos beziehungsweise allenfalls bei akuter Mangelerkrankung sinnvoll.

II Das wirkungsvollste Antioxidans – die Wunderpille?

Welches ist das beste oder das am stärksten wirkende Antioxidans? Substanzen mit diesen Prädikaten werden in einschlägigen Broschüren, Büchern, aber auch von Seiten mancher Wissenschaftler immer wieder genannt. Als Verbraucher hören wir solche Einteilungen gerne, denn sie erleichtern vorgeblich die Auswahl. Vielleicht genügt es ja, einfach das stärkste Antioxidans zu sich zu nehmen, um Altern wirkungsvoll zu bekämpfen. Man würde sich dann Mühe und Geld sparen.

Doch Vorsicht mit Aussagen wie: „Wirkstoff A besitzt zehnmal stärkere antioxidative Eigenschaften als Wirkstoff B". Solche Vergleiche begegnen uns häufig. Vielleicht haben Sie auch den jüngsten Rummel um „neuentdeckte" Antioxidantien in Rotwein und grünem Tee verfolgt. Die darin enthaltenen Substanzen sollen deshalb so effektiv gegen Krebs und Alterung (im Fall des grünen Tees) oder Herz-Kreislauf-Krankheiten (im Fall des Rotweins) schützen, weil sie den antioxidativen Schutz des Körpers um so und so viel besser unterstützen als „herkömmliche" Antioxidantien oder Vitamine.

Für die Wirksamkeit der in grünem Tee und Rotwein enthaltenen Antioxidantien sowie ähnlicher sogenannter Anthocyanidine und weiterer Polyphenole gibt es in der Tat vielversprechende Daten. Doch Vergleiche verschiedener Antioxidantien bezüglich der Wirkungsstärke sind häufig falsch, fast immer aber irreführend, und zwar aus den gleich folgenden Gründen.

Nahrungsquellen mit hohem Gehalt an Antioxidantien

II   Pflanzliche Nahrungsmittel, vor allem Gemüse (Tomaten, Karotten, Algen, Kohl, Spinat und viele andere mehr)

II   Fruchtfleisch und Schalen von frischen Früchten (Zitrusfrüchte, Heidelbeeren, rote Weintrauben, Brombeeren, Erdbeeren)

II   Sonstige wie Grüntee, Rotwein, Ginkgoextrakte und Knoblauch. Der intensiv riechende und schmeckende Knoblauch reduziert über seinen Selen- und Schwefelgehalt indirekt die Radikalbildung, wenn er beispielsweise beim Braten dem Öl untergemischt wird.

Warum Antioxidantien so schwer miteinander vergleichbar sind

Die antioxidative Wirkung einer Substanz lässt sich nicht in absoluten und allgemeingültigen Werten beziffern. Die Wirkungsstärke ist immer von der ganz speziellen getesteten Situation abhängig. So wie auf dem Fußballplatz ein Stürmer eben im Angriff und ein Abwehrspieler in der Abwehr die besten Leistungen zeigen. Um herauszufinden, wer der bessere Fußballer ist, wäre es ja auch wenig hilfreich, einfach beide im Angriff spielen zu lassen und dann zu zählen, wer mehr Tore schießt. Die spezifische Wirkung einzelner Substanzen hängt vielmehr von folgenden Faktoren ab:

II   **Verteilung.** Wie schon mehrfach erwähnt, verteilen sich Antioxidantien im Körper nach ganz bestimmten Richtlinien. Sie sind in verschiedenen Organen in unterschiedlicher Stärke enthalten und sogar innerhalb jeder Zelle an besonders zugewiesenen Orten postiert. Das gilt auch für Antioxidantien aus derselben Familie.

So ist zum Beispiel allein innerhalb der Geschlechtsorgane das vorwiegend in Tomaten vorkommende Karotin Lycopin besonders stark in den Hoden und der Prostata vertreten, Cryptoxanthin in Gebärmutter und Gebärmutterhals, in den Eierstöcken dagegen vor allem Beta-Karotin. Ähnliche spezifische Verteilungen finden sich im gesamten Organismus und betreffen eine große Zahl von Antioxidantien.

Die unterschiedliche Verteilung ist auch für die Krankheitsprophylaxe entscheidend. So haben sich Karotine in vielen Untersuchungen bei der Vorbeugung von Krebserkrankungen als effektiv erwiesen, etwa bei Darm-, Lungen-, Brust-, Gebärmutter-, und Prostatakrebs. Lange Zeit wurden diese Wirkungen der verschiedenen Karotine und Karotinoide einfach unter dem Begriff Karotin zusammengefasst oder gar mit Beta-Karotin gleichgesetzt. Doch jedes Karotin entwickelt auch im Hinblick auf die Krebsvorbeugung seine ganz eigenen Wirkungen.

In einer in den 90er-Jahren an der Harvard School of Public Medicine and Health durchgeführten siebenjährigen Studie an 46.000 Personen wurde das in der Praxis bestätigt. Dabei wurde unter anderem die Aufnahme von Karotinoiden über die Nahrung mit der Krebshäufigkeit verglichen. Für den speziellen Fall der Vorbeugung von Prostatakrebs waren von 46 untersuchten Obst-, und Gemüsesorten nur Tomatenprodukte signifikant effektiv. Tomaten enthalten in hoher Konzentration das Karotinoid Lycopin.

II **Spezialisierung.** Nicht jedes Antioxidans kann jedes Radikal gleich gut entschärfen. Karotine beispielsweise sind von allen Substanzen die effektivsten Fänger von sogenannten Singlet $1O_2$-Radikalen. Diese Radikale entstehen besonders unter Lichteinfluss. Beta-Karotin ist bei diesem speziellen Gegner etwa 20 Mal effektiver, das heißt schneller pro Zeiteinheit und Lösungsvolumen als Vitamin E.

Gegenüber Peroxyl-Radikalen ist Beta-Karotin ebenfalls effektiv, allerdings nur bei niedriger Sauerstoffkonzentration. Steigt diese an, arbeitet das Karotin Canthaxanthin besser. Vitamin E wiederum ist wahrscheinlich das effektivste, weil schnellste Antioxidans gegenüber der besonderen Art der Peroxyl-Radikalen. Die Liste solcher Spezialisierungen ließe sich noch weiter fortführen.

Die in Deutschland häufig zu hörende Warnung, kein „Sammelsurium" von Vitaminen und Schutzstoffen einzunehmen, sondern immer nur „einzelne Substanzen zu ergänzen", ist daher (nicht nur) bei Antioxidantien wissenschaftlich unkorrekt und veraltet.

II **Löslichkeit.** Einige Antioxidantien entwickeln ihre Wirkung in fettlöslicher Umgebung, andere besser oder ausschließlich in wasserlöslichem Milieu innerhalb des Körpers.

II   Direkte oder indirekte Wirkung. Schädliche Wirkungen von Radikalen können auch auf indirektem Weg verhindert werden – etwa von Substanzen, die gar nicht unmittelbar gegen Radikale wirksam sind, sondern in den Folgestoffwechsel eingreifen. Ein Beispiel ist die Substanz Centrophenoxin, ein anderer Name ist Meclofenoxat; Handelsnamen sind Helfergin® oder Lucidril®. Der Wirkstoff verhindert unter anderem das durch Radikale verursachte Entstehen von Quervernetzungen der Zellmembran.

II   Wechselwirkungen. Nicht vergessen werden dürfen auch Wirkungen, die gar nicht direkt, sondern durch Unterstützung anderer Schutzstoffe erzielt werden. Beispiel: Auch geringere Konzentrationen von Vitamin E können ein großes Potenzial entwickeln, wenn das Tocopherol durch eine hohe Verfügbarkeit von Vitamin C effektiv regeneriert wird. Letztgenanntes ist in seiner Potenz wiederum von Glutathion und Flavonoiden abhängig. Solche Wechselwirkungen sind besonders während Belastungsspitzen wichtig wie beim Rauchen, körperlicher und psychischer Belastung oder bei Alkoholkonsum, weil sich unter oxidativem Stress „auf sich allein gestellte" Schutzsubstanzen schneller verbrauchen als durch den direkten Nachschub ausgeglichen werden kann. Eine bisher nur wenig bekannte Wechselwirkung besteht mit dem Hormon DHEA, das bei der Lipidperoxidation den Verbrauch von Tocopherolen erheblich reduziert und damit den Vitamin-E-Spiegel stabilisiert (s. Kap. II.6).

II   Durchhaltevermögen. Antioxidantien werden durch Kontakt mit Radikalen unterschiedlich stark verändert beziehungsweise verlieren unterschiedlich schnell an Wirkung. Während manche Schutzstoffe durch das Abfangen von Radikalen unwiderruflich zerstört werden, können andere nach getaner Arbeit durch andere Helfer reaktiviert werden. Wieder andere wie die Flavonoide – verschiedene Pflanzenstoffe, die über die Ernährung in den menschlichen oder tierischen Organismus gelangen und wichtige Aufgaben innerhalb des antioxidativen Systems erfüllen – können Sauerstoffradikale sogar stoppen, ohne dass sie selbst verändert werden.

Fazit: Es gibt keine starken und schwachen Antioxidantien, sondern vor allem eines: Spezialisten. Jeder Helfer hat seine ganz bestimmten Qualitäten. Und es gibt Teamwork. Radikalfänger ergänzen sich, helfen sich aus, und teilweise können sie sich nach erfolgreichen Attacken gegen Radikale gegenseitig reaktivieren.

Wer sich also irgendein einzelnes Antioxidans im Supermarkt kauft, sollte nicht glauben, damit das Altern beeinflussen zu können. Schon gar nicht in allen Organsystemen. Die entscheidende Grundversicherung ist vielmehr eine extrem vitalstoffreiche Nahrungsauswahl, deren Gesamtwirkung mit einer gezielten Auswahl individuell abgestimmter Ergänzungen optimiert wird.

II   Liste der wichtigsten Antioxidantien

Antioxidativ wirkende Substanzen sind für die Aufrechterhaltung und den Verlauf biologischen Lebens unerlässlich. Viele Alternsprozesse sind sogar linear mit ihrer Verfügbarkeit verknüpft. Die folgende Aufzählung stellt keine abgeschlossene Liste dar, sondern repräsentiert die Antioxidantien, für die aktuell die aussagekräftigsten Daten im Hinblick auf ihre Bedeutung bezüglich Altern und Krankheit vorliegen.

Beachte: Die angegebenen Mengenangaben sind lediglich Annäherungen an wahrscheinliche Optimalwerte, wie sie sich aktuell aufgrund der vorliegenden Forschungsdaten darstellen. Die oberen Grenzwerte resultieren aus der besonderen Situation von Risikopatienten im Zusammenhang mit (Alters-)Krankheiten – in Einzelfällen kann die notwendige Tagesaufnahme noch weitaus höher sein.

Die Mindestmengen orientieren sich an Erfahrungen bei gesunden jungen Erwachsenen, bei denen durch synergetische Wechselwirkungen verschiedener Antioxidantien und Hilfsstoffe bereits geringere Aufnahmemengen zu optimalen Effekten führen können. Alle Angaben gelten grundsätzlich **nicht** für Schwangere und Kinder!

II	Tocopherole (Vitamin E)	200	–	800 IE [*]
II	Vitamin C	400	–	3.000 mg
II	Karotinoide			
	Lutein	2	–	10 mg
	Alpha-Karotin	50	–	200 µg
	Beta-Karotin	2	–	20 mg
	Zeaxanthin	0,3	–	4 mg
	Lycopin	2	–	10 mg
	Astaxanthin	50	–	2.000 µg
II	Vitamin A	5.000	–	25.000 IE
	(für Schwangere nicht über 5.000 IE!)			
II	Melatonin	0,5	–	3 mg
II	Alpha-Liponsäure	50	–	900 mg
II	Coenzym Q10	60	–	200 mg
II	Proanthocyanidine			
	Pycnogenol®	60	–	200 mg
	Resveratrol	5	–	20 mg [**]
II	Ginkgo	100	–	180 mg [***]
II	Quercetin	30	–	120 mg
II	Grüntee-Polyphenole	50	–	200 mg

---

[*]   Möglichst als natürliches d-alpha-Tocopherol in Kombination mit zusätzlichem gamma-Tocopherol. Die physiologische Langzeitwirkung von hochdosiertem synthetischem dl-alpha-Tocopherolacetat [> 400 IE] ist nicht zufriedenstellend geklärt.

[**]   Die optimale Dosierung von Resveratrol lässt sich aus den bisher durchgeführten Studien nicht klar ableiten. Einige Präparate enthalten zudem oxidiertes und damit wirkungsloses Resveratrol.

[***]   standardisierter Extrakt

Weitere essenzielle Schutzstoffe gegen Radikale und oxidativen Stress:

•	Selen	100	–	400 µg
•	Zink	20	–	60 mg
•	Chrom	50	–	200 µg
•	Thiamin (Vitamin B1)	10	–	200 mg
•	Folsäure	1	–	5 mg
•	Cystein	200	–	1.000 mg
•	Methionin	300	–	1.000 mg
•	L-Carnitin	500	–	2.000 mg
•	Taurin	300	–	2.000 mg

II Radikale sind auch bei fast allen anderen Altersuhren beteiligt

Radikale, genauer das Verhältnis von Radikalen zur antioxidativen Abwehr, entscheiden über die Geschwindigkeit und den Verlauf unserer Alterung. Längst ist das keine Theorie mehr, sondern wissenschaftlich fundierte Realität.

Die Vermeidung von oxidativem Stress ist nach heutigem Wissensstand eine der wichtigsten und mit großer Wahrscheinlichkeit effektivsten Strategien zur Vermeidung klassischer Alterskrankheiten und zur Verlängerung der funktionellen Lebensspanne bis hin zur Verlangsamung des gesamten Alterungsprozesses.

Von allen Möglichkeiten, unerwünschte Oxidation zu vermeiden, ist die wirksamste und vielschichtigste die Einschränkung der Nahrungsenergie (s. Kap. II.11). Durch keine andere Maßnahme lässt sich die Entstehung von Radikalen und oxidativem Stress so stark und umfassend reduzieren und die aktive Lebensspanne dramatisch verlängern.

Die zweite Säule ist die Unterstützung und Optimierung der körpereigenen antioxidativen Abwehr durch entsprechend ausgerichtete Ernährung in Kombination mit gezielter Nahrungsergänzung. Je vielschichtiger die körpereigene Radikalabwehr unterstützt wird, desto größer die Auswirkungen auf den gesamten Alterungsprozess. Umgekehrt sind bei fast allen biologischen Alterungsprozessen Radikale beziehungsweise oxidativer Stress mitbeteiligt.

Wenn wir in den folgenden Kapiteln hinter die Kulissen der anderen wichtigen Altersuhren blicken, werden Radikale unsere Begleiter sein. Nicht immer sind sie der Ausgangspunkt, fast immer aber die Vermittler der Prozesse, die uns altern lassen.

„Zu viele freie Radikale, das ist Ihr Problem, Mr. Bond."

„Freie Radikale, Sir?"

„Ja, es sind toxische Substanzen, die Ihren Körper und Ihr Gehirn zerstören – hervorgerufen durch das Essen von zu viel rotem Fleisch, Weißbrot und zu vielen trockenen Martinis."

„Dann sollte ich in Zukunft das Brot weglassen, Sir."

JAMES BOND in „Never Say Never Again", frei nach Ian Fleming

Literatur (Auswahl)

AEJMELAEUS R, METSA-KETELA T, LAIPPALA P, SOLAKIVI T, ALHO H (1997): „Ubiquinol-10 total peroxyl radical trapping capacity of LDL lipoproteins during aging: the effects of Q10 supplementation." Molecular Aspects of Medicine, 18 Suppl.: S113-20.

AHMAD S (ED)(1995): Oxidative Stress and Antioxidant Defenses in Biology. New York: Chapman & Hall.

ALAIMO K, BRIEFEL RR, FRONGILLO EA, OLSON CM (1998): „Food insufficiency exists in the United States: results from the third National Health and Nutrition Examination Survey (NHANES III)." Am. J. Pub. Health, 88: 419-26.

ANDERSON RA, ROUSSEL AM, ZOUARI N ET AL. (2001): „Potential antioxidant effects of zinc and chromium supplementation in people with type 2 diabetes mellitus." J. Am. Coll. Nutr., 20(3): 212-8.

ARIVAZHAGAN P, PANNEERSELVAM C (2004): „Alpha-Lipoic Acid Increases Na+K+ATPase Activity and Reduces Lipofuscin Accumulation in Discrete Brain Regions of Aged Rats". Ann. NY. Acad. Sci., 1019: 350-54.

BLUMBERG JB (1996): „Status and Functional Impact of Nutrition in Older Adults." In: Schneider EL, Rowe JW (eds): Handbook of the Biology of Aging. San Diego: Academic Press.

BURLACU A, JINGA V, GAFENCU AV, SIMIONESCU MAD (2001): „Severity of oxidative stress generates different mechanisms of endothelial cell death." Cell-Tissue-Res., 306(3): 409-16.

CUTTLER RG (1991): „Human Longevity and Aging: Possible Role of Reactive Oxygen Species." Annals of the New York Academy of Sciences, 621: 1-28.

DREW B, LEEUWENBURGH C (2002): „Aging and the Role of Reactive Nitrogen Species." Annals of the New York Academy of Sciences, 959: 66-81.

DUTHIE GG (1991): „Measuring oxidation and antioxidant status in vivo." Chem. Industry, 42-4.

ERDEN-INHAL M, KAHRAMAN A, KOKEN TAD (2001): „Beneficial effects of quercetin on oxidative stress induced by ultraviolet A." Clin. Exp. Dermatol., 26(6): 536-9.

FABRIS N (1994): „Neuroendocrine-Immune Aging: an Integrative View on the Role of Zinc." Annals of the New York Academy of Sciences, 719: 353-68.

FELTON GW (1995): „Oxidative Stress of Vertebrates and Invertebrates." In: Ahmad S (ed.): Oxidative Stress and Antioxidative Defenses in Biology. New York: Chapman & Hall, 356-434.

FLOYD RA, HENSLEY K, FORSTER MJ ET AL. (2002): „Nitrones as Neuroprotectants and Antiaging Drugs." Annals of the New York Academy of Sciences, 959: 321-9.

GEY KF, MOSER UK, JORDAN P ET AL. (1993): „Increased risk of cardiovascular disease at suboptimal plasma concentration of essential antioxidants: an epidemiological update with special attention to carotene and vitamin C." American Journal of Clin. Nutrition, 57: 787S-797S.

GIOVANNUCCI, E (1999): „Tomatoes, tomato-based products, lycopene and cancer: Review of the epidemiologic literature." J. Natl. Cancer Inst., 91(4): 317-331.

HARMAN D (2001): „Aging: Overview." Annals of the New York Academy of Sciences, 928: 1-21.

HARMAN D (1994): „Free-Radical Theory of Aging". Annals of the New York Academy of Sciences, 717: 1-15.

HARMAN D (2003): „The free radical theory of aging." Antiox. Redox. Signal., 5(5): 557-61.

HEIDRICK ML, HENDRICKS LC, COOK DE (1984): „Effect of dietary 2-mercaptoethanol on the lifespan, immune system, tumour incidence and lipid peroxidation damage in spleen lymphcytes of aging BC3F mice." Mech. Ageing & Develop., 27: 341-58.

HENDRY G (1992): „Oxygen, the great destroyer." Natural History, 8: 46-52.

JACQUES PF (1992): „Relationship of Vitamin C Status to Cholesterol and Blood Pressure." Annals of the New York Academy of Sciences, 669: 205-14.

JIALAL I, GRUNDY SM (1992): „Influence of Antioxidant Vitamins on LDL Oxidation." Annals of the New York Academy of Sciences, 669: 237-48.

KALYANARAMAN B (1995): „Free Radical Mechanism of Oxidative Modification of Low Density Lipoprotein (or the Rancidity of Body Fat." In: Ahmad S (ed.): Oxidative Stress and Antioxidative Defenses in Biology. New York: Chapman & Hall, 96-116.

KITANI K, MINAMI CH, YAMAMOTO T ET AL. (2001): „Do Antioxidant Strategies Work against Aging and Age-associated Disorders?" Annals of the New York Academy of Sciences, 928: 249-60.

LANG CA, MILLS BJ, LANG HL ET AL. (2002): „High blood gluthatione levels accompany excellent physical and mental health in woman ages 60 to 103 years." J. Lab. Clin. Med., 140(6): 413-7.

LARSON RA (1995): „Antioxidant Mechanisms of Secondary Natural Products." In: Ahmad S (ed.): Oxidative Stress and Antioxidative Defenses in Biology. New York: Chapman & Hall, 210-37

DE-LORGERIL M, SALEN P, ACCOMINOTTI M ET AL. (2001): „Dietary and blood antioxidants in patients with chronic heart failure. Insights into the potential importance of selenium in heart failure." Eur. J. Heart Fail., 3(6): 661-9.

MALATESTA M, BERTONE-FREDDARI C, FATTORETTI P ET AL. (2004): „Aging and Vitamin E Deficiency Are Responsible for Altered RNA Pathways." Ann. NY. Acad. Sci., 1019: 379-82.

MARINO MD, AKSENOV MY, KELLY SJ (2004): „Vitamin E protects against alcohol-induced cell loss and oxidative stress in the neonatal rat hippocampus." Int. J. Dev. Neurosci., 22(5-6): 363-77.

MAXWELL SR, LIP GY (1997): „Free radicals and antioxidants in cardiovascular disease." Br. J. Clin. Pharmacol., 44(4): 307-17.

MEYDANI M (2001): „Nutrition Interventions in Aging and Age-Associated Diseases." Annals of the New York Academy of Sciences, 928: 226-35.

MEYDANI SN, MEYDANI M, BLUMBERG JB ET AL. (1997): „Vitamin E supplementation an in vivo immune response in healthy elderly: a randomized controlled trial." JAMA, 277: 1380-6.

NAGY I (1994): „Altern supramolekularer Strukturen der Zelle." In: Olbrich, Sames, Schramm: Kompendium der Gerontologie. Landsberg: EcoMed, IV-2.3.1.

NAGY I (2001): „On the True Role of Oxygen Free Radicals in the Living State, Aging, and Degenerative Disorders." Annals of the NY Academy of Sciences, 928: 187-99.

NAGY I, FLOYD R (1984): „Electron Spin Resonance Spectroscopic Demonstration of the Hydroxyl Free Radical Scavenger Properties of Dimethylaminoethanol in Spin Trapping Experiments Confirming the Molecular Basis for the Biological Effects of Centrophenoxine." Archives of Gerontology and Geriatrics, 3 (4): 297-310.

PAMPLONA R, BARJA G, PORTERO-OTIN M (2002): „Membrane Fatty Acid Unsaturation, Protection against Oxidative Stress, and Maximum Life Span." Annals of the New York Academy of Sciences, 959: 475-90.

PARK OJ, KIM HY, KIM WK ET AL. (2003): „Effect of vitamin E supplementation on antioxidant defense systems and humoral immune responses in young, middle-aged and elderly Korean women." J. Nutr. Sci. Vitaminol., 49(2): 94-9.

PARNETTI L, BOTTIGLIERI T, LOWENTHAL D (1997): „Role of homocysteine in age-related vascular and non-vascular diseases." Aging Clin. Exp. Res., 9: 241-57.

PESCE V, FRACASSO F, MUSICCO C ET AL. (2004): „Acetyl-l-Carnitine Dietary Supplementation to Old Rats Increases Mitochondrial Transcription Factor A Content in Rat Hindlimb Skeletal Muscles." Ann. NY. Acad. Sci., 1019: 430-3.

PORTA EA (2002): „Pigments in Aging: An Overview." Annals of the New York Academy of Sciences, 959: 57-65.

REN M, RAJENDRAN R, PAN N, TANB-KW, ONG CN, WATT F, JENNER A AND HALLI-WELL B (2006): „Zinc Supplementation Decreases the Development of Atherosclerosis in Rabbits." Free Rad. Biol. Med., 41:222-5.

ROSE MR, MATOS M, PASSANANTI HB (2004): Methuselah Flies: A Case Study in the Evolution of Aging. World Sci. Publ. Comp.

ROSSIG L, HOFFMANN J, HUGEL B ET AL. (2001): „Vitamin C inhibits endothelial cell apoptosis in congestive heart failure." Circulation, 104(18): 2182-7.

SOHAL RS (1993): „The free radical hypothesis of aging: An apraisal of the current status." Aging Clin. Exp. Res., 5(1): 3-17.

SOHAL RS, ORR WC (1998): „Role of oxidative stress in senescence." Aging-Milano, 10(2): 149-51.

SPRINCE H, PARKER, CM, SMITH GG, GONZALES LJ (1975): „Protective action of ascorbic acid and sulfur compounds against acetaldehyde toxicity: implications in alcoholism and smoking" Agents-Actions, 5(2): 164-73.

SYMPOSIUM OF THE SWISS SOCIETY FOR NUTRITION RESEARCH IN COOPERATION WITH THE SWISS ASSOCIATION FOR NUTRITION (1995): Mediterranean Diet. Hogrefe & Huber.

WEINDRUCH R, SOHAL RS (1997): „Caloric Intake and Aging". New England Journal of Medicine, Oct 2: 986-94.

WITZTUM JL, STEINBERg DAD (2001): „The oxidative modification hypothesis of atherosclerosis: does it hold for humans?" Trends in Cardiovascular Medicine, 11(3-4): 93-102.

YU BP, YANG R (1996): „Critical Evaluation of the Free Radical Theory of Aging." Annals of the NY Academy of Sciences, 786: 1-12.

II.3

Altersuhr Hormonsystem (allgemein)

Macht der Hormone

‖ Wie auf einer Stadtautobahn am Freitagnachmittag

Lawrence Crapo, Endokrinologe an der amerikanischen Stanford University und Autor des ausgezeichneten Buches „Vitality and Aging", verglich einmal unser Hormonsystem mit einem Verkehrsgetümmel zur Stoßzeit. Er nannte die endlose Flut von Hormonen und Botenstoffen in unserem Körper die „instru mentale Besetzung für das komplizierteste physiologische Netzwerk, das die Natur je hervorgebracht hat".

Zugegeben, Neurophysiologen würden beim letzten Punkt den Finger heben und mit einiger Berechtigung den Titel „kompliziertestes Netzwerk der Natur" dem Gehirn zusprechen. Aber zum einen wäre der zweite Platz noch immer erstaunlich genug, und zum anderen ist auch die Datenübertragung im Gehirn größtenteils chemisch durch Botenstoffe geregelt. In gewissem Sinne hätten also beide Seiten Recht.

Tatsächlich ist unser internes Übertragungsnetz nicht etwa elektrisch, wie lange Zeit angenommen wurde, sondern überwiegend chemischer Natur. Das heißt, Daten über alle möglichen Ereignisse, von Schadensmeldungen über die Erzeugung von Gemütszuständen bis hin zu Aufbau- und Abbauprozessen – alles wird durch chemische Botenstoffe übertragen und gesteuert.

‖ Aufregende Hormone

Stellen Sie sich vor, Sie sitzen in einem Zimmer einem attraktiven Vertreter des anderen Geschlechts gegenüber und sollen das Aussehen dieser Person nach Ihrem ganz persönlichen Geschmack beurteilen. Kein Problem, werden Sie sagen, Sie wissen ja schließlich, was Ihnen gefällt.

Das meinte auch eine Gruppe von Psychologiestudenten, die in genau diese Situation gebracht wurde. Bei der anschließenden Befragung reichte die Beurteilung von „einigermaßen gut aussehend" bis zu „umwerfend attraktiv". Alles eine Frage des Geschmacks? Mitnichten. Alle Studenten erhielten vor dem Experiment eine Injektion; die einen einfaches Kochsalz, die andere Hälfte einen Schuss Adrenalin. Bei der Auswertung mussten die verdutzten Studenten erkennen, dass diejenigen, deren Blut mit ein wenig Adrenalin angereichert worden war, die Zielperson als viel attraktiver und besser aussehend einstuften als die Vertreter der Kochsalzfraktion.

Kritiker warfen sofort ein, das beschriebene Experiment würde durch die künstliche Hormongabe ja nicht das wirkliche Leben widerspiegeln. Es folgte eine Reihe anderer Versuche, die alle das Ergebnis bestätigten. Es zeigte sich sogar, dass die Spritzen auch durch eine hormonaktivierende Situation, zum Beispiel eine schaukelnde Hängebrücke ersetzt werden können. Der Effekt blieb, dass schon einfache hormonelle Veränderungen Sympathie bis hin zum Verliebtsein entscheidend beeinflussen. Und die Wissenschaft entdeckt bis heute immer mehr körperliche und – es mag einem gefallen oder nicht – auch emotionale Prozesse, deren Entstehen eine direkte Folge hormoneller Veränderungen ist.

‖ Kontrolle über Leben und Tod

Wenn so viele Körperfunktionen von Hormonen gesteuert werden, warum dann nicht auch das ganze Leben, unser Altern und auch der Tod? Wir können diese Frage aufgrund der heutigen Erkenntnisse mit einiger Berechtigung stellen. Doch die Überlegung ist keineswegs neu.

‖ **Schwarze Galle.** Schon zu Zeiten der alten Griechen sah man in der richtigen Mischung der im Körper zirkulierenden „Säfte" die Grundlage für Gesundheit, Krankheit und Tod. Die Einteilung war allerdings mit den Begriffen Blut, Schleim, gelbe und schwarze Galle vergleichsweise übersichtlich.

‖ **Eunuchen.** Sogar gezielte Eingriffe in den Hormonhaushalt sind keine Erfindung der Neuzeit, wenngleich zunächst nicht die Jungerhaltung im Vordergrund stand. Ohne die genauen Hintergründe zu kennen, veränderte man bereits im Altertum gezielt den Hormonhaushalt des Menschen. Ein Beispiel dafür sind Kastraten, die zur Bewachung der Frauen hoher Persönlichkeiten eingesetzt wurden.
Vor Einsetzen der Pubertät wurden den ausgesuchten Knaben die Hoden entfernt. (Anm.: Die Hoden sind der wichtigste Bildungsort der Androgene. Diese Hormone bestimmen wesentlich das männliche Erscheinungsbild und nicht zuletzt das typisch männliche Verhalten.) Die Folge des Eingriffs war, dass die Kastrierten kaum Körperbehaarung und weniger Muskeln entwickelten, zarte Haut und feine Gesichtszüge hatten und fast keine Aggressivität zeigten. Ihre Stimme war hell, und was man damals noch auf das gute Essen schob: Sie entwickelten Fettpolster an Hüfte und Gesäß. Entscheidend und Sinn des Eingriffs war aber, dass Kastraten nicht nur fortpflanzungsunfähig waren, sondern auch keinerlei Interesse an Frauen zeigten.

II **Künstlicher und natürlicher Hormonstopp.** Bei der männlichen Kastration führt der Eingriff in den Hormonhaushalt nicht nur zum Verlust der Fortpflanzungsfähigkeit, sondern auch zu weitreichenden körperlichen und psychischen Konsequenzen. Eine Kastration wird heute nur noch in seltenen medizinischen Notfällen durchgeführt.

Frauen dagegen erleiden früher wie heute auch ohne Eingriff ein plötzliches Aussetzen wichtiger Sexualhormone. Einziger Unterschied zur männlichen Kastration: Der Verlust betrifft alle Frauen von Natur aus, nämlich dann, wenn sie in die Menopause kommen. Zeitlich ereignet sich dieser hormonelle Ausfall meist zwischen dem 44. und 52. Lebensjahr. Und wenngleich dieser Hormonverlust natürlich ist, sind die Auswirkungen auf den Organismus alles andere als unproblematisch.

II Diese Hormone entscheiden, wie wir altern

II **Sexualhormone.** Hormone vom Typ der Androgene und Östrogene sind keineswegs nur für unsere Fortpflanzung wichtig, sondern erfüllen eine ganze Reihe weiterer elementarer Aufgaben. Dabei übernehmen die eigentlich „weiblichen" Östrogene beim Mann ebenso Funktionen wie umgekehrt „männliche" Androgene bei der Frau. Beide Hormongruppen bestimmen nicht nur Festigkeit und Kraft der Muskulatur und die Stabilität des Haltungsapparats, sie beeinflussen auch psychische und emotionale Prozesse sowie weitere Funktionen des Gehirns. Einzelheiten dazu in den folgenden Kapiteln.

II **Wachstumshormon.** Das Wachstumshormon (STH) sorgt in unserer Jugend für eine optimale Entwicklung. Im Erwachsenenalter reguliert es, wie viel Fett und Magermasse unser Körper aufweist, wie effektiv das Immunsystem arbeitet und vieles andere mehr. In der praktischen Aging-Interventions-Therapie gilt STH heute als eines der interessantesten Hormone, wenn es um den Erhalt von jugendlichem Aussehen sowie körperlicher und geistiger Fitness geht (s. Kap. II.7).

II **DHEA.** Das Nebennierenhormon DHEA ist eine Art übergeordnete Steuerinstanz für andere Steroidhormone wie zum Beispiel die bereits genannten Östrogene und Androgene. Vor zehn Jahren wurde DHEA noch vielfach als reines Modehormon der Anti-Aging-Bewegung abgetan. Inzwischen sind viele seiner Wirkungen gut erforscht. Ganz unmittelbare Bedeutung hat DHEA für die Gesundheit des Herz-Kreislauf-Systems und die Funktionsfähigkeit einer ganzen Reihe von Stoffwechselvorgängen im Gehirn. Weil es die Verfügbarkeit anderer Hormone beeinflusst, nimmt es eine zentrale Stellung im Konzert der natürlichen Botenstoffe ein (s. Kap. II.6).

II Melatonin. Eine winzige Drüse im Zentrum des Gehirns, die Zirbeldrüse, schüttet den Botenstoff Melatonin aus. Bis zur Mitte des 20. Jahrhunderts wusste man kaum mehr über Melatonin, als dass es das Schlafverhalten bei Tieren reguliert. In den vergangenen Jahrzehnten wurde aber deutlich, dass Melatonin bei Tier und Mensch geradezu elementare Steueraufgaben besitzt. Eine Reihe typischer Alterserscheinungen – dazu gehört die Krebsentstehung – wird durch das Hormon im Sinne von Gesunderhaltung beeinflusst. Doch Melatonin kann noch wesentlich mehr (s. Kap. II.8).

Die genannten Hormone haben nun eines gemeinsam: Je älter wir werden, desto weniger können sie ihre Aufgaben erfüllen, in erster Linie, weil sie dem Körper nur noch eingeschränkt zur Verfügung stehen. (Anm.: Nicht alle Signalstoffe korrelieren positiv mit der reinen Langlebigkeit; einige begünstigen bei geringerer Aktivität zumindest die Lebensspanne als solche.) Das musste natürlich Alternsforscher auf den Plan rufen: Ganz offensichtlich hängen Hormone und Altern zusammen. Doch sinken die Hormonwerte ab, weil der Organismus gealtert ist? Oder ist es vielleicht so, dass wir nicht zuletzt deshalb Alterserscheinungen zeigen, weil wichtige Hormone nur noch ungenügend vorhanden sind?

Hormonergänzung gegen das Altern

II Die Henne und das Ei

Dass Hormone und Altern eng zusammen hängen, ist keine Frage mehr. Aber altern wir, weil wir weniger Hormone produzieren, oder produziert unser Körper weniger Hormone, weil wir altern? Was kommt zuerst? Eine Frage wie bei der Henne und dem Ei – oder, wie Wissenschaftler es ausdrücken, ein Problem der Kausalität.

Eine exakte Antwort kann zurzeit noch niemand geben. Nach heutigem Forschungsstand können wir aber mit hoher Wahrscheinlichkeit davon ausgehen, dass sich beide Prozesse gegenseitig beeinflussen – je nach Hormon stärker in die eine oder andere Richtung. Allerdings ist es nicht ganz einfach, den genauen Anteil unseres Hormonhaushalts am Alternsprozess von anderen Einflüssen abzugrenzen, beispielsweise gegenüber den Radikalen. Absolut sicher ist jedoch, und das ist die aufregende Botschaft, dass bestimmte Hormone das Altern des Menschen massiv beeinflussen.

Die entscheidende Frage für die praktische Alternsforschung und auch für uns lautet deshalb: Lassen sich Jugendlichkeit und Vitalität länger erhalten und Alternsprozesse verzögern, wenn wir Hormonverluste verhindern beziehungsweise die Spiegel der wichtigsten Hormone auf einem jugendlichen Niveau stabilisieren?

II Der Kampf gegen das Altern mit Hilfe der Hormone hat längst begonnen

In Deutschland wird das Thema Hormone gegen das Altern noch immer mit Skepsis betrachtet, ja sogar mit einem Beigeschmack von Unseriosität und Unnatürlichkeit versehen. Das ist in den USA, aber auch vielen europäischen Ländern anders. Denn Hormontherapie gegen das Altern ist weder neu noch unseriös. Und es kann gut sein, dass viele, die von Hormonen gegen das Altern nichts halten, ohne es zu wissen bereits eine Art von Anti-Aging-Hormonbehandlung bekommen. Unmöglich, sagen Sie? Nun, der Einsatz von Hormonen in der Medizin hat bereits eine lange Tradition, wenn auch „eigentlich" nur zur Behandlung von Krankheiten. Doch wie zwei Beispiele gleich zeigen, lässt sich gar nicht so klar abgrenzen, was reine Krankheitsbehandlung und was bereits eine Therapie gegen das Altern ist.

Alterserscheinung Diabetes

Wie positiv sich die dauerhafte Zufuhr von Hormonen auf die Gesundheit und die Lebenserwartung auswirken kann, ist spätestens seit Beginn des 20. Jahrhunderts bekannt. Damals wurde erstmals Insulin zur Behandlung von Diabetes mellitus erfolgreich angewandt – ein Durchbruch, der 1923 mit dem Nobelpreis honoriert wurde.

Ist die Gabe von Insulin bereits eine Hormonbehandlung gegen das Altern? Nein, würde man spontan sagen, dabei handelt es sich ja um eine Krankheit. Für den juvenilen Diabetes, angeborenen Insulinmangel, trifft das ohne Zweifel zu. Beim Alterszucker ist die Abgrenzung schon schwieriger. Der alternde Organismus ist unempfindlicher gegenüber der Hormonwirkung geworden, sodass ein relativer Mangel besteht. Die ergänzende Gabe von Insulin und andere Maßnahmen können dieses Alterungsproblem ausgleichen. Und es kommt noch etwas Entscheidendes dazu: Eine erfolgreiche hormonelle Diabetesbehandlung beugt ganz unmittelbar weiteren Alterns- und Abbauprozessen vor.

Der spät im Leben auftretende Diabetes ist also eine Erscheinung, die direkt mit Alterung zu tun hat. Und so verschwimmt dort bereits die Trennung zwischen reiner Krankheitstherapie und einer Behandlung sowie Beeinflussung von Alternsprozessen.

Was nächtlicher Toilettenbesuch mit dem Gedächtnis zu tun hat

Ein Hormon, das wahrscheinlich jeder von uns schon einmal willkürlich beeinflusst hat, ist Vasopressin. Dieser Botenstoff sorgt unter anderem dafür, dass die Harnmenge und damit die Wasserausscheidung nicht außer Kontrolle gerät. Nachts von 0 bis 4 Uhr ist das Hormon besonders aktiv.

Alkohol senkt den Spiegel des Hormons. Das ist der Grund, warum wir nach Alkoholgenuss häufiger die Toilette aufsuchen müssen. Wir haben sozusagen einen künstlichen Hormonmangel ausgelöst. So weit, so gut. Nun beeinflusst Vasopressin aber auch kognitive

Funktionen, vor allem das Gedächtnis. Dass Alkohol Denkprozesse nachhaltig stört, liegt neben anderen Mechanismen auch am Vasopressin. Umgekehrt stimuliert zum Beispiel Nikotin die Ausschüttung des Hormons – mit ein Grund, warum Rauchen bestimmte Gehirnfunktionen anregt.

Und jetzt kommt das Alter ins Spiel: Im Alter reduziert sich die Ausschüttung von Vasopressin. Bei manchen Menschen ist der Rückgang so stark, dass sie nachts immer ein- oder mehrmals die Toilette aufsuchen müssen. In diesem Stadium gilt dieser altersbedingte Hormonmangel auch medizinisch als krankhaft und heißt dann Diabetes insipidus.

Vasopressinmangel lässt sich heute mit Nasensprays, die Vasopressin, beziehungsweise Desmopressin enthalten, ausgleichen (zum Beispiel Desmogalen®, Nocutil®, Octostim®). Eine einzige Anwendung am Abend genügt meist gegen nächtlichen Harndrang.

Wie einige Untersuchungen zeigen, bewirkt eine zusätzliche Dosis Vasopressin bei „Gesunden" eine Verbesserung der Merk- und Erinnerungsfähigkeit. Angesichts der Be- deutung von Vasopressin für das Gehirn ist das kaum überraschend – ebenso wenig, dass manche Menschen sich diesen Effekt in Lern- oder Prüfungssituationen zunutze machen. Bei Älteren kann Vasopressin Gedächtnisfunktionen verbessern. Auch bei diesem Hormon ist also die Grenze zwischen der Behandlung einer Krankheit und der Beeinflussung von Alternsprozessen fließend.

„Die Entscheidung darüber, wann ein Mensch unter Berücksichtigung seines Lebens- alters als krank angesehen werden muss, gehört zu den schwierigsten Problemen der Gerontologie."
WERNER RIES [deutscher Gerontologe und Geriater, *1921]

Die häufigste Hormontherapie der Welt

Was glauben Sie, wird in praktisch allen Industrienationen am meisten verschrieben? Aspirin? Penicillin? Weder noch. Es sind Hormone.

Regelmäßig eingenommene Medikamente mit Hormonwirkung verhindern nämlich die weibliche Empfängnis. Besser bekannt ist die Substitution unter dem Namen „Anti- babypille". Diese äußerst verbreitete Hormonbehandlung hat nichts mehr mit Krankheits- bekämpfung zu tun. Allerdings auch nichts mit Alternsintervention, werden Sie sagen. Richtig. Doch das ändert sich entscheidend, wenn eine Hormonsubstitution über das mittlere Erwachsenenalter hinaus fortgeführt wird. Dann nämlich befindet man sich sehr schnell mitten im Bereich der Beeinflussung von Alternsprozessen. Warum das so ist und alles Wichtige dazu im folgenden Kapitel.

Literatur (Auswahl)

BELLANTONI MF, BLACKMAN MR (1996): „Menopause and its Consequences." In: Schneider EL, Rowe JW (eds.): The handbook of the biology of aging. San Diego: Academic Press Inc., 415-30.

BROWN-BORG H (2007): „Hormonal regulation of longevity in mammals." Ageing Res. Rev., 6(1): 28-45.

COLLATZ KG (1994): „Altern und Entwicklung." In: Olbrich/Sames/Schramm: Kompendium der Gerontologie, Landsberg: Ecomed.

CRAPO L (1988): „Hormone: Die chemischen Boten des Körpers." Heidelberg: Spektr. d. Wiss., 3.Aufl. (dtsch).

FINCH CE (1993): „Theories of Aging." Aging Clin. Exp. Res., 5: 277-89.

HARMAN SM (2004): „What Do Hormones Have to Do with Aging? What Does Aging Have to Do with Hormones?" Ann. NY. Acad. Sci., 1019: 299-308.

HERTOGHE T (2005): „The „Multiple Hormone Deficiency" Theory of Aging: Is Human Senescence Caused Mainly by Multiple Hormone Deficiencies?" Ann. N.Y. Acad. Sci., 1057(1): 448 - 65.

KRUK ZL, PYCOCK CJ (1991): Neurotransmitters and Drugs. London: Chapman & Hall.

LAMBERTS SWJ, VAN DEN BELD AW, VAN DER LELY A-J (1997): „The Endocrinology of Aging." Science, 278: 419-24.

LEWIS K (1999): „Human longevity: an evolutionary approach." Mech-Ageing-Dev., 109(1): 43-51.

MOBBS CV (1996): „Neuroendocrinology of Aging." In: Schneider EL, Rowe JW (eds.): The handbook of the biology of aging. San Diego: Academic Press Inc., 234-82.

MOBBS CV (2004): „Not Wisely but Too Well: Aging as a Cost of Neuroendocrine Activity." Sci. Aging Knowl. Environ., (35): 33.

DE NICOLA AF, SARAVIA FE, BEAUQUIS J ET AL. (2006): „Estrogens and neuroendocrine hypothalamic-pituitary-adrenal axis function." Front Horm Res., 35:157-68.

PAPACONSTANTINOU J (1994): „Unifying Model of the Programmed (Intrinsic) and Stochastic (Extrinsic) Theories of Aging." Annals of the NY Academy of Sciences, 719: 195-211.

TATAR M, BERTKE A, ANTEBI A (2003): „The Endocrine Regulation of Aging by Insulin-like Signals." Science, 299(28): 1346-51.

TOUITOU Y, HAUS E (1994): „Aging of the Human Endocrine and Neuroendocrine Time Structure." Annals of the NY Academy of Sciences, 719: 378-97.

II.4

Altersuhr Menopause
Ein Wendepunkt des Lebens

II Auswirkungen von Östrogenmangel

Die Konsequenzen eines Hormonverlusts im Falle einer Kastration bei Männern haben wir im vorigen Kapitel kennengelernt. Frauen sehen sich von Natur aus einem biologisch ähnlichen Problem gegenüber. Im mittleren Erwachsenenalter nimmt die körpereigene Produktion verschiedener Hormone vom Typ der Östrogene bei der Frau dramatisch ab und zwar von 25 bis 100 Mikrogramm (μg), je nach Zyklusphase, auf nur noch 5 bis 10 μg. Das Ausmaß dieses Rückgangs wird deutlich, wenn man sich vor Augen hält, dass selbst Männer zwischen 2 und 25 μg Östrogene am Tag produzieren. Das wichtige Progesteron fällt oft schon zehn Jahre früher dramatisch ab. Wie bei allen Hormonen ist die individuelle Schwankungsbreite auch bei den Sexualhormonen groß. So können Frauen wie Männer unabhängig vom Alter sehr hohe oder extrem geringe Spiegel haben. Diese Über- und Unterproduktion wird selten erkannt, da Hormontests nicht zur medizinischen Routine gehören.

Die Menopause, meist zwischen dem 44. und 52. Lebensjahr, bedeutet das Ende der empfängnisbereiten Lebensphase. Und mit dem Verlust der körpereigenen Hormonproduktion kommt es auch zu einer Reihe von ersten negativen Begleiterscheinungen.

Typische Frühsymptome der Menopause

- II   Hitzewallungen
- II   Gesichtskribbeln
- II   Migräne
- II   Schlafprobleme
- II   Libidoverlust (häufig das erste Symptom, noch vor der eigentlichen Menopause)
- II   Stimmungstiefs bis hin zu schweren Depressionen (ein wichtiger Grund, warum 82 Prozent aller weltweit verschriebenen Antidepressiva von Frauen benötigt werden)
- II   Gewichtszunahme

Verantwortlich für die klassischen Anzeichen der Menopause ist in erster Linie die abrupte Hormonveränderung – ähnlich den Problemen beim monatlichen prämenstruellen Syndrom (PMS). Im Laufe einer mehrjährigen „Gewöhnungsphase" klingen die meisten Beschwerden nach der Menopause wieder ab. Und damit, so glauben viele Frauen, sei das Problem Menopause überstanden. Doch die eigentlichen Folgen des nun dauerhaften Hormonverlusts beginnen erst jetzt.

II Hormonmangel und Radikale

Der Rückgang von Östrogenen und Progesteron ist nicht nur die Folge der Alterung. Hormonmangel verstärkt vielmehr seinerseits verschiedene Alternsprozesse. Ein erster Hinweis darauf findet sich bereits bei der Betrachtung der typischen Frühsymptome der Menopause:

Im Gesundheitszentrum im spanischen Murcia wurde jüngst nach Bindegliedern zwischen Hormonmangel und Alterungsprozessen gesucht. Mit Erfolg. Es stellte sich heraus, dass Frauen, die nach der Menopause unter Hitzewallungen litten, besonders hohe Werte an aggressiven Lipidperoxiden aufwiesen. Gleichzeitig war ihre Radikalabwehr vermindert – beides klassische Schrittmacher der Alterung (s. Kap. II.2). Regelmäßige Hormonergänzung besserte bei allen getesteten Frauen sowohl die Symptome der Hitzewallungen als auch den oxidativen Stress im Organismus. Selbst die gesundheitlich scheinbar harmlosen Hitzewallungen sind also mit hoher Wahrscheinlichkeit nur die nach außen sichtbaren Symptome im Körper ablaufender aggressiver Oxidation.

„Niemand ist so blind wie die, die nicht sehen wollen."
JONATHAN SWIFT [irischer Schriftsteller, 1667-1745]

Vitamin E beeinflusst Symptome der Menopause

Mitte des 20. Jahrhunderts fiel in amerikanischen Gesundheitsstudien immer wieder ein merkwürdiger Zusammenhang auf: Frauen, die aus allgemeinen gesundheitlichen Gründen hochdosiertes Vitamin E in Pillenform einnahmen – die effektive Dosierung lag zwischen 300 und 800 mg/Tag – berichteten von einer Besserung verschiedener Menopausebeschwerden. Erklärbar war ein solcher Effekt damals nicht, und große Anstrengungen, den Befunden nachzugehen, wurden von der Medizin nicht unternommen. Schließlich widersprach diese Wirkung der Vorstellung, Vitamine seien nur zur Vermeidung der klassischen Vitaminmangelkrankheiten notwendig und sinnvoll.

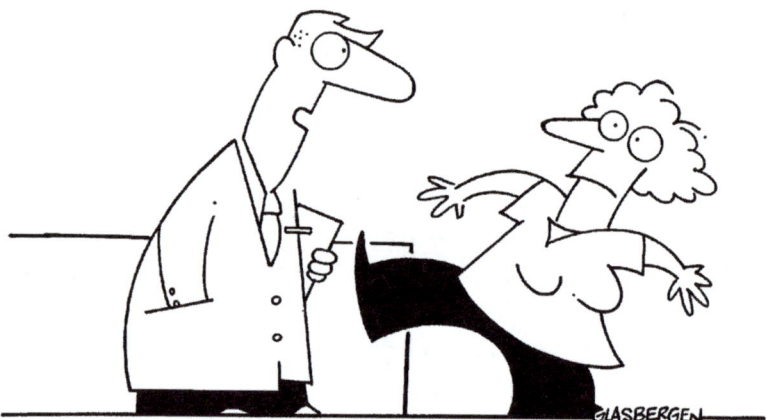

„Ihre Hormone sind aus dem Gleichgewicht. Wir sollten versuchen,
mehr von ihnen auf die andere Seite zu bekommen."

Seitdem klar ist, dass oxidativer Stress auch bei der Menopause eine nicht unerhebliche Rolle spielt und Tocopherole (Vitamin E) ja zu den wichtigsten Radikalfängern
zählen, wundern sich moderne Biogerontologen nicht mehr über die Schutzwirkung von
Vitamin E bei Hormonmangelbeschwerden. Doch noch immer ist der therapeutische
Effekt von Vitamin E bei Menopausebeschwerden vielen nicht bekannt.

II Hormonverluste aktivieren Altersuhren

Bei vielen Tierarten führt das Ende der Fortpflanzungsphase mit ihrem drastischen Hormonmangel auch zur unmittelbaren Vergreisung bis hin zum schnellen Tod. Beim Menschen sind die entsprechenden Regulationen komplexer und zunächst subtiler. Lange Zeit
glaubte man deshalb, der Mensch sei eine biologische Ausnahme. Doch die Menopause ist
auch bei uns ein biologischer Schalter zu beschleunigtem Altern.

Wie bei den meisten Hormonen unterliegt die Regulation der Östrogene einem kom-
plexen Mechanismus. Etwas vereinfacht ausgedrückt, passiert in den fruchtbaren Jahren im
Körper folgendes: Die Steuerzentrale des Gehirns, der Hypothalamus, gibt über chemische
Signale der Hirnanhangsdrüse (Hypophyse) ein Signal, geschlechtsspezifische Botenstoffe,
sogenannte Keimdrüsenhormone, ins Blut abzugeben. Die Eierstöcke reagieren auf die
Keimdrüsenhormone mit der Produktion von Östrogenen und anderen Sexualhormonen.

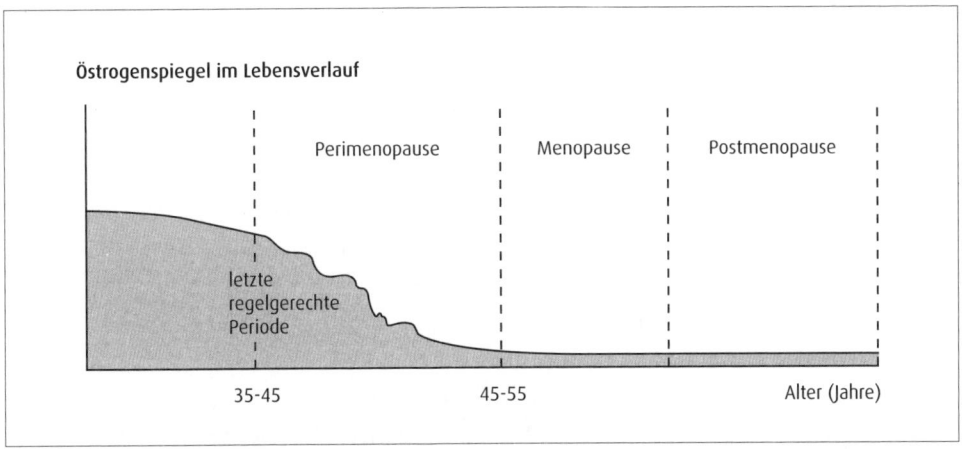

Das Ansteigen dieser Sexualhormone im Blut bildet dann wieder die Rückkopplung für das Gehirn, dass die Regulation erfolgreich war. Das alles funktioniert äußerst genau und abgestimmt – bis zur Menopause.

Mit der Menopause kommt die Produktion besonders der Östrogene unter anderem aufgrund von Veränderungen in den Sexualorganen ins Stocken. Das hat Auswirkungen auf die Steuerzentrale im Gehirn: Die Rückmeldung für den Hypothalamus fällt weitgehend aus. Als Folge befiehlt der Hypothalamus der Hirnanhangsdrüse weiterhin, Keimdrüsenhormone auszuschütten, um so die Produktion der Sexualhormone zu erhöhen. Neben anderen Ungleichgewichten kommt es nun zu einem unnormal hohen Anteil stimulierender Hormone, sogenannter Gonadotropine.

Das gesamte, ausschließlich für einen fortpflanzungsfähigen Organismus ausgelegte Steuersystem wird bei der weiblichen Menopause also nicht etwa gezielt und gleichmäßig heruntergefahren, sondern eher undifferenziert gestört. Statt Fortpflanzung und Körperaufbau leitet das System nun quasi „unbeabsichtigt" Abbau und Alternsprozesse ein.

Einmal mehr begegnen wir einem Beispiel einer antagonistischen Pleiotropie (s. S. 28). Ein Körpersystem, das während der fortpflanzungsfähigen Lebensphase körperaufbauend und im Sinne eines Überlebensvorteils wirkt, kehrt sich in der zweiten Lebenshälfte um. Es ist jetzt nicht nur überflüssig, sondern arbeitet für das Individuum sogar negativ, indem es – ungewollt – Alternsprozesse weiter verstärkt.

Langzeitfolgen des Hormonmangels nach der Menopause

Das Ausmaß der Folgen kann individuell variieren und ist auch innerhalb verschiedener ethnischer Gruppen unterschiedlich. Die Gesamtwirkung ist jedoch ebenso eindeutig wie unausweichlich: Insgesamt beschleunigen sich durch den Hormonmangel nach der Menopause nicht nur äußerlich sichtbare, sondern auch innere Alternsprozesse. Zum Teil geschieht das unmittelbar, zum Teil durch vielschichtige Wechselwirkungen.

Aussehen und Statur

II   Sprödes Haar und beschleunigt alternde Haut (der Kollagen- und Wassergehalt der Haut ist in hohem Maß östrogenabhängig)

II   Knochenabbau bzw. Osteoporose – teilweise erheblich

II   Fetteinlagerungen, vor allem an Oberkörper und Bauch – 35 bis 50 Prozent

II   Schwund der figur- wie gelenkestabilisierenden und energieverbrauchenden Muskelmasse

Gehirn

II   Mehrere Veränderungen im Energiestoffwechsel und in der für die Kommunikation zwischen den Gehirnzellen verantwortlichen cholinergen Stimulation:
Absinken der kognitiven Leistungsfähigkeit, vor allem der Merkfähigkeit
psychische Verstimmungen bis hin zu ernsten Depressionen, weil auch andere wichtige Signalstoffe fehlen, zum Beispiel Serotonin

II   Entstehung von Alzheimer – die dafür typischen Beta-Amyloid-Ablagerungen in den Gehirnzellen sind um so stärker, je geringer der Spiegel des Östrogens 17beta-Östradiol ist

Gefäße

II   geringere Flexibilität der Blutgefäße

II   Verschlechterung des Verhältnisses von schützendem HDL-Cholesterin zu risikobehaftetem und leicht oxidierbarem LDL-Cholesterin

II   verbleibendes HDL wird durch die Zunahme des inneren Bauchfetts in seiner Schutzwirkung behindert

II   sprunghaft ansteigendes Risiko für Gefäßkrankheiten aufgrund des erhöhten oxidativen Stresses

Sterblichkeit

II   deutliche Zunahme der Gesamtalterung, Krankheitshäufigkeit und damit der Mortalität

Das Rätsel Menopause

‖ Nicht so selbstverständlich wie lange angenommen

Die Idee, dass Altern mit Hilfe der Hormone aufgehalten werden kann, ist nicht neu. Anfangs bestanden nur vage Vorstellungen über die Wirkungen der Hormone. Dann folgte eine Phase praktischer Pionierleistungen, oft in Form von Selbstversuchen. Beispiele dafür werden uns in den nächsten Kapiteln begegnen. Erst die vergangenen Jahrzehnte brachten die technischen Voraussetzungen für gezielte wissenschaftliche Studien an Tieren und Menschen.

Doch ein Problem begleitet bis heute alle Versuche, das Rätsel der Menopause zu entschlüsseln. Es ist der Vorbehalt gegen jegliche Form von praktischer Alternsinterventionsforschung, und der Hormonbereich ist davon besonders betroffen: die Vorstellung, Altern und damit auch der normale Hormonverlauf sei eine Art Naturgesetz, das nicht verändert werden kann oder dessen Beeinflussung zumindest dem weisen Ratschluss der Natur widerspricht. Dass Altern tatsächlich kein Naturgesetz darstellt und innerhalb der natürlichen Biologie keineswegs so ablaufen muss wie bei uns Menschen, haben wir schon im ersten Teil des Buchs ausführlich besprochen. Beim Phänomen der weiblichen Menopause dürfen wir nicht in die gleiche Vorurteilsfalle geraten.

Lange Zeit machte sich kaum jemand Gedanken darüber, warum Frauen schon im mittleren Erwachsenenalter einen Hormonstopp erleiden, ihre Fortpflanzungsfähigkeit verlieren und den weitreichenden Folgen des ausgeprägten Hormonmangels ausgesetzt sind. Es wurde als eine Art allgemeine, sinnvolle biologische Gesetzmäßigkeit aufgefasst. Allein schon darüber nachzudenken, erschien kaum lohnenswert. Doch bereits ein Blick in die allgemeine Biologie widerlegt diese Einschätzung. Bei fast allen Lebewesen und selbst bei den mit uns Menschen genetisch eng verwandten Säugern behalten die weiblichen Vertreter nicht nur ihre Fortpflanzungsfähigkeit, sondern auch ihre hormonelle Ausstattung und, ganz wichtig, damit Gesundheit und Leistungsfähigkeit bis ins höchste Lebensalter.

Wenn aber die Menopause weder eine biologische Notwendigkeit noch Normalität unter den höher entwickelten Lebewesen ist, warum ist dann ausgerechnet der Mensch beziehungsweise die Frau davon betroffen? Eine wirklich gute Frage, der es nachzugehen sich offensichtlich lohnt.

„Auch die strenge wissenschaftliche Forschung kann ohne das freie Spiel der Einbildungskraft nicht vorwärtskommen. Wer nicht gelegentlich auch einmal kausalwidrige Dinge zu denken vermag, wird seine Wissenschaft nie um eine neue Idee bereichern können."

MAX PLANCK [deutscher Physiknobelpreisträger, 1858-1947]

„Das ist alles nur in Ihrem Kopf"

Probleme der Menopause gering zu achten oder gar deren Existenz abzusprechen, hat eine lange Tradition. Noch Mitte des 20. Jahrhunderts wurde Frauen nicht selten erzählt, die von ihnen gefühlten Symptome seien nicht wirklich existent, sondern spielten sich nur in ihrem Kopf ab.

In den 60er-Jahren verabreichten amerikanische Ärzte Patientinnen, die von Menopauseproblemen berichteten, mit Vorliebe Beruhigungsmittel gegen ihre offensichtliche „Hysterie". Und auch bis in die jüngste Vergangenheit fühlten sich viele Frauen von ihren Ehemännern und teilweise auch Ärzten beim Thema Hormone nicht ausreichend ernst genommen – ein Phänomen, dem sich ironischerweise heute Männer gegenüber sehen, wenn sie unter Hormondefiziten im mittleren Erwachsenenalter leiden (s. Kap. II.5).

II Hormonstopp als Preis für die Erfindung der Großmutter?

Ein Erklärungsversuch für das Phänomen der Menopause ist die Großmuttertheorie. Sie lautet in etwas vereinfachter Form so: Weil eine Frau schon früh keine Nachkommen mehr bekommen kann, bleibt ihr mehr Zeit, sich um die Enkelgeneration zu kümmern, sie zu schützen und wichtiges Wissen an sie weiterzugeben. Auf diese Weise haben die Nachkommen einen Evolutionsvorteil. Eine Theorie, die noch immer ihre Anhänger hat. Der für das Individuum überwiegend nachteilige frühe Zeitpunkt des Hormonausfalls wäre demnach eine von der Natur sinnvoll und aktiv angelegte Anpassung zum Vorteil der Nachkommen.

Wer den ersten Teil dieses Buches gelesen hat, wird dieser Theorie kritisch gegenüberstehen. Denn bis in die jüngere Menschheitsgeschichte wurden Menschen viel zu selten alt genug, als dass sie über eine dauerhafte Großelternrolle einen entscheidenden Evolutionsvorteil hätten bewirken können. Denn wohlgemerkt ginge es dabei vor allem um die Großelternschaft in Bezug auf die erst kurz vor der Menopause geborenen Kinder.

II Menopause – nur ein Nebenprodukt?

Neue Erkenntnisse über den Alterungsprozess sprechen ebenfalls deutlich gegen die Großmutterhypothese. Bei allen mit uns genetisch verwandten Lebewesen tritt die Menopause aufgrund bestimmter Alterungsprozesse ein und frühestens dann, wenn alle reifungsfähigen Eizellen (beziehungsweise deren Vorstufen) aufgebraucht sind. Und das ist erst gegen Ende des Lebens der Fall.

Beim Menschen ereignet sich die Menopause im Grunde genommen zum gleichen Zeitpunkt, wenn keine reifungsfähigen Eizellen mehr verfügbar sind. (Anm.: Insgesamt wird der Prozess der Menopause allerdings von einem komplexeren, hier nicht weiter ausgeführten Mechanismus bestimmt.) Nur lebt der moderne Mensch danach noch eine unverhältnismäßig lange Zeit weiter. Mit anderen Worten: Beim Menschen ist nicht die Zeit bis zum Erreichen der Menopause zu kurz, sondern das Leben danach zu lang. Und genau das ist wohl der entscheidende Punkt in diesem Rätsel.

Das deckt sich mit anderen Erkenntnissen zur Evolution des Alterns. Der Mensch hat heute im Vergleich mit verwandten Lebewesen und relativ zu seinem Stoffwechsel tatsächlich ein „unnormal" langes Leben – jedenfalls in der neueren Menschheitsgeschichte. Nur leider betrifft diese Verlängerung nicht die Jugend oder das frühe Erwachsensein, sondern das Alter. Wir sind also nicht unnormal lange jung, sondern biologisch betrachtet „zu lange" alt.

Nach etwa zwei Dritteln der durchschnittlichen Lebensspanne das Phänomen der Menopause erfahren zu müssen, ist gewissermaßen eine Art Nebenprodukt der beim Menschen überlangen Altersphase. Frauen sind dem Hormonausfall der Menopause deshalb länger ausgesetzt als „eigentlich vorgesehen" und biologisch oder gar gesundheitlich sinnvoll. Sie müssen die überwiegend negativen Folgen dieses Defizits unverhältnismäßig lange tragen, denn der Hormonverlust führt seinerseits direkt zu einer Beschleunigung von degenerativer Alterung der Haut, Gefäße, Knochen und des Gehirns.

Hormonersatztherapie in der Praxis

‖ Einfluss auf die allgemeine Alterung

Die Tatsache, dass mit den Wechseljahren die Hormonproduktion abrupt abfällt und gleichzeitig viele Beschwerden mit diesem Einschnitt einhergehen, legte schon früh den Schluss nahe, die Substitution von Hormonen nach der Menopause sollte sich positiv auf die körperliche und psychische Gesundheit auswirken. Mehr noch: Weil auch immer deutlicher wurde, dass das Absinken wichtiger Hormone für eine Reihe von Alternsprozessen direkt verantwortlich ist, müssten ja auch viele als „normal" und unausweichlich geltende Alterserscheinungen durch die gezielte Erhaltung optimaler Hormonspiegel vermeidbar sein. Eine gewaltige Anzahl wissenschaftlicher Untersuchungen wurde dazu inzwischen durchgeführt. Viele hunderttausend Frauen wurden in entsprechende Studien einbezogen, zum Teil über Jahrzehnte. Im Wesentlichen bestätigten die Studien die Voraussagen. Bei der großen Mehrheit aller Frauen erwies sich eine Hormonersatztherapie als effektiv. In einem Punkt wurden die Erwartungen sogar übertroffen, bei der Alterung. (Anm.: Auf die negativen Auswirkungen der nach wirtschaftlichen Interessen konzipierten Hormonersatz-Medikamente kommen wir noch zu sprechen.)

Lange Zeit standen nur die unmittelbaren Symptome der Menopause und die Vorbeugung klassischer Krankheiten im Blickpunkt. Die Menopause wurde wie eine akute Krankheit behandelt. In jüngerer Zeit wurde nun immer deutlicher, wie wichtig die sogenannten Sexualhormone auch für den Fortgang der allgemeinen Alterung sind. Eine optimale Substitution verhindert bei Frauen nicht nur die klassischen Beschwerden, sondern in der Tat auch viele typische Alternserscheinungen wie ausdünnende, welke Haut, Veränderung der Figur oder Defizite in der Gehirnleistung (s. u.). Eine amerikanische Langzeituntersuchung in den 80er- und 90er-Jahren an 290.000 Frauen bestätigte bereits positive Auswirkungen auf die Alterung und damit die Lebenserwartung. Wichtig dabei: Am stärksten profitierten Frauen, die nicht fettleibig waren beziehungsweise die im mittleren Lebensalter nicht zunahmen.

„Der Geburtsschein ist ein Gerücht, das eine Frau durch ihr Aussehen jederzeit dementieren kann."
MARLENE DIETRICH [deutsche Schauspielerin, 1901-1992]

Hormonersatztherapie nach der Menopause

Beachte: Die Aufstellung umfasst Befunde aus einer Vielzahl von Untersuchungen mit unterschiedlichen Hormonen, Hormonkombinationen sowie (fast immer unphysiologischen) Hormonersatzstoffen. Je nach angewandter Therapieform kann es zu teilweise gegensätzlichen Wirkungen und völlig anderem Risikoprofil kommen. Der Nutzen einer sich am natürlichen Hormonhaushalt der Frau orientierten Substitution wurde bezeichnenderweise bisher in keiner der großen pharmafinanzierten Studien untersucht.

A. Positive Wirkungen

Psyche. Stimmungsschwankungen und Depressionen – etwa zwei Drittel aller Fälle verschwinden schon mit einem Hormonpflaster (u. a. aufgrund erhöhter Verfügbarkeit des Signalstoffs Serotonin).

Haut. Zellen altern langsamer durch Stimulierung der Kollagensynthese (mehr Elastizität und Feuchtigkeit des Gewebes). Weitere Mechanismen verhindern das Ausdünnen und Austrocknen der Haut.

Sexualität. Rückbildungen und Funktionseinbußen der Sexualorgane wie zum Beispiel vaginale Trockenheit und Libidoverlust werden verhindert.

Figur. Das Fett-Muskel-Verhältnis bleibt erhalten oder wird verbessert durch Stabilisierung der Muskelmasse und reduzierte Fettanlagerung, besonders am Bauch.

Zähne. Gesunderhaltung von Zahnfleisch und Zähnen (40 Prozent weniger Zahnfleischerkrankungen, Zahnersatz wird seltener benötigt. Zahl der Gebissträger ist bei Substituierten um ein Drittel geringer).

Gehirn. Gehirnfunktionen werden länger erhalten beziehungsweise verbessert (u. a. durch verbesserten cholinergen Stoffwechsel und Glukoseumsatz – vor allem im Arbeitsgedächtnis). Höhere Östrogenspiegel im Gehirn – egal ob durch natürliche Veranlagung oder Hormonersatztherapie – wirken sich positiv auf verbale Fähigkeiten und Gedächtnis aus.

Sehkraft. Etwa 60 Prozent weniger Fälle von Linsentrübungen (Katarakten) nach zehn Jahren Ersatztherapie. Der Schutzeffekt wird mit zunehmender Substitutionsdauer deutlicher.

Muskulatur. Der in der zweiten Lebenshälfte typische Muskelabbau wird verhindert, ein bereits eingetretener Verlust teilweise ausgeglichen (skandinavische Studien fanden eine sechsprozentige Querschnittzunahme der Oberschenkelmuskulatur und deutlich verbesserte Kraft- und Schnellkraftfähigkeiten).

Diabetes. Typische Altersveränderungen im Zucker- und Insulinstoffwechsel werden verhindert. Erhöhung der Insulinsensitivität. Diabetesrisiko um 20 Prozent verringert.

Gefäße. Bis zu 61 Prozent geringeres Atheroskleroserisiko (positiver Einfluss auf die Blutfette, die Zusammensetzung und Oxidierbarkeit von Cholesterin und den Gefäßwandstoffwechsel. Homocysteinabbau beschleunigt; Homocystein ist ein Risikofaktor für die Gefäßalterung; Menopause führt zur Erhöhung von Homocystein). Verstärkte gefäßschützende Bioaktivität von Stickstoffoxid (NO). Auch der durch die Menopause unzureichend gewordene Steuerungseffekt von Melatonin auf den NO-Stoffwechsel wird durch die Hormonersatztherapie wiederhergestellt (s. Kap. II.8).

Urogenitaltrakt. Vaginale Trockenheit und Dyspareunie (Schmerzen und Unwohlsein beim Geschlechtsverkehr) reduziert. Häufigkeit von Blasenentzündungen und Inkontinenz verringert.

Knochen. Verbesserung der Knochendichte um 20 bis 30 Prozent. Starker Schutzeffekt gegen Osteoporose. Für den Knochenerhalt ist bereits ein Hormonpflaster effektiv, und selbst ein später Beginn der Therapie zeigt noch Wirkung. Bereits nach drei Jahren Substitution steigt die Mineraldichte um durchschnittlich 5 bis 15 Prozent wieder an. Stürze, der häufigste Grund für Knochenbrüche und nicht selten für Todesfälle im Alter, nehmen unter Hormontherapie um etwa die Hälfte ab.

Alzheimer. Risiko, an Alzheimer zu erkranken, kann um bis zu 53 Prozent reduziert werden (auch Schweregrad und Fortschreiten der Erkrankung hängen eng mit dem Östrogenspiegel im Gehirn zusammen). Die Effektivität bestimmter Alzheimer-Medikamente wird erhöht.

Krebs. Das Erkrankungsrisiko für Darmkrebs zeigte sich in mehreren Studien (Östrogene mit Gestagene) reduziert (mit zunehmender Substitutionsdauer um bis zu 55 Prozent).

B. Bisher unklares Nutzen/Risiko-Verhältnis

Herz-Kreislauf. Für das erste Therapiejahr ergaben einige Studien mehr Herzprobleme als bei Nichtsubstituierten. Ab dem zweiten Jahr kehrte sich dieser Trend um. Einfluss auf das Gesamtrisiko für Herz-Kreislauf-Krankheiten ist stark abhängig von Alter, Fettmasse und weiteren Risikofaktoren. Entscheidend ist auch die Art der verwendeten Hormonkombination (während Östrogene überwiegend positiven Einfluss auf Cholesterin und Gefäßstoffwechsel ausüben, wirken einige Gestagene und auch Androgene diesen Effekten zumindest teilweise entgegen). Verallgemeinernde Aussagen sind deshalb problematisch. Das gilt auch für die im Jahr 2002 veröffentlichte amerikanische Studie der Womans Health Initiative, die nach fünf Jahren Substitution mit einer bestimmten Östrogen/Gestagen-Kombination keinen Rückgang von Herz-Kreislauf-Krankheiten ergab, sondern eher einen leichten Anstieg (s. u.).
Eine 2006 durchgeführte Analyse von Untersuchungen an insgesamt 39.000 Frauen kam zum Ergebnis, dass eine Hormontherapie das Sterberisiko bei Herzkrankheiten um mehr als 30 Prozent senkt. Allerdings: Bei Frauen, die erst in ihren 60er-Jahren mit einer Substitution begonnen hatten, war der positive Effekt nicht mehr zu beobachten.
Schlaganfall. Ein höheres Risiko wird vereinzelt beschrieben, z. B. bei Verwendung des synthetischen Wirkstoffs Tibolon. Studien mit anderen Hormonformen fanden keine Veränderung. In zwei der größten prospektiven Untersuchungen (veröffentlicht 1991 und 2001) lag das höhere Schlaganfallrisiko bei den Frauen, die keinen Hormonersatz erhalten hatten. Insgesamt müssen auch dort zur endgültigen Beurteilung individuelle Faktoren und die Art der Hormonkombination stärker als bisher berücksichtig werden.

C. Risiken

Brustkrebs. Bestimmte Stoffwechselprodukte körpereigener sowie zugeführter Östrogene – ohne ausreichend Progesteron – wirken stimulierend auf das Brustgewebe. Bei ausschließlicher und hochdosierter Gabe des Östrogens Östradiol fanden einige Studien eine Erhöhung des Brustkrebsrisikos (etwa von 3 bis 4 Prozent ohne Hormontherapie auf 5 Prozent bei langjähriger Östrogensubstitution). Ob es zu einer Erkrankung kommt, ist allerdings von genetischen Faktoren und der Lebensweise abhängig, vor allem vom Alkoholkonsum (s. u.). Studien mit Östrogen/Gestagen-Kombinationen brachten uneinheitliche Resultate (keine oder geringe Veränderungen des Risikos). Die bereits erwähnte Womans Health Initiative fand ein häufigeres Auftreten von Brustkrebs bei einer bestimmten Fixkombination von konjugierten equinen Östrogenen mit Gestagen.*

Für andere Hormonzusammenstellungen (z.B. mit Östriol und Progesteron, die beide einen Krebsschutz darstellen) gibt es kaum große Studien.

Gebärmutterkrebs. Bei ausschließlicher Östrogensubstitution wurden verschiedene tumorartige Gewebeveränderungen häufiger beobachtet. Ein erhöhtes Risiko fand man auch bei Tibolon (Liviella®), einem synthetischen Wirkstoff, der gleichzeitig mehrere Hormonwirkungen imitieren soll. Dickleibige Frauen, die eine Östrogen/Gestagen-Therapie erhielten, entwickelten dagegen seltener Krebs als Frauen, die keine Hormone nahmen.

Thrombosen. Die Gefahr bestimmter Formen von Thrombosen ist unter (künstlicher) Hormonersatztherapie etwa dreifach erhöht.

Sexualität. Libidoverlust (vereinzelt bei Ersatztherapie mit Östradiol als Monosubstanz).

Blutungen. Unter Hormonersatztherapie kann es zu kurzzeitiger oder längerer (6 bis 12 Monate) Wiederkehr der Monatsblutungen kommen.

*) Weder die in der WHI-Studie untersuchten und weltweit bisher am häufigsten verschriebenen Östrogene, noch die eingesetzten Gestagene entsprechen physiologisch auch nur annähernd den natürlichen Hormonen der Frau. So bestehen etwa die meistverwendeten (von Pferden stammenden) „equinen" Östrogene aus etwa 80 Prozent Östron und bis zu 15 Prozent aus Equilin, einem Östrogen, das bei Frauen überhaupt nicht vorkommt. Östron hat im weiblichen Östrogenstoffwechsel dagegen nur einen sehr geringen Anteil von 3 bis 20 Prozent, 7 bis 20 Prozent sind Östradiol und 60 bis 90 Prozent Östriol. Dieses Östrogen ist in den Präparaten der großen Pharmastudien überhaupt nicht enthalten, ebensowenig natürliches Progesteron als unabdingbares Gegengewicht zu Östradiol.

II Die optimale Hormontherapie

Wenn Sie sich als Frau nun fragen, welches die individuell richtige Hormonersatztherapie nach der Menopause ist, kann Ihnen das letztlich nur Ihr Gynäkologe beantworten, möglichst nach einer ausführlichen Analyse des individuellen Hormonstatus und weiterer Abklärungen.

Ganz generell kann man aber sagen: Lange Zeit wurde Hormonersatz für Frauen im Klimakterium auf Östrogene und dabei wiederum auf Östradiol reduziert (s. Kasten). Der natürliche Hormonhaushalt ist jedoch komplexer, und gerade auch die jüngsten Diskussionen über das Brustkrebsrisiko machten deutlich, dass wir mehr differenzieren und vor allem synthetische und biologisch nicht natürliche Hormonformen grundsätzlich extrem kritisch einstufen müssen. Ein individuell abgestimmter Hormonersatz mit unterschiedlichen Östrogenen, Progesteron und sogar Androgenen oder den Muttersteroiden DHEA und Pregnenolon verbessert nicht nur die Wirkungsbreite einer Ersatztherapie, sondern hilft auch, unerwünschte Nebenwirkungen und Risiken zu verhindern. Suchen Sie deshalb unbedingt Rat bei einem Experten in natürlicher Hormontherapie.

Östrogen ist nicht gleich Östrogen

Östrogen ist eigentlich nur der Oberbegriff für verschiedene Hormone. Es ist wichtig zu wissen – und nicht nur für den vieldiskutierten Zusammenhang zwischen Östrogenen und Brustkrebs – dass Östrogene in verschiedenen Körperbereichen ganz unterschiedliche Wirkungen und Nebenwirkungen haben.

Der Körper produziert Östrogene in Form von Östradiol, Östron und Östriol. Östradiol und besonders Östron wirken stimulierend auf das Brustgewebe wohingegen Östriol dort kaum Wirkung entfaltet, jedoch Bindungsstellen besetzen kann. Diese Bindungsstellen können dann nicht mehr von anderen Östrogenen besetzt werden. Der Mechanismus ist für eine mögliche Krebsentstehung wesentlich. Einen ähnlichen Effekt haben wahrscheinlich auch verschiedene Nahrungsbestandteile, die krebsvorbeugende Wirkungen entfalten können. Beispiele sind bestimmte Wirkstoffe in Soja oder Leinsamen (s. u.). Auf der anderen Seite übt Östradiol einen starken Schutzeffekt gegenüber Darmkrebserkrankungen aus.

DHEA. Östriol und andere Steroidhormone können im Organismus aus körpereigenem oder zugeführten DHEA gebildet werden, einem Ausgangs- und Zwischenprodukt im Hormonstoffwechsel. DHEA erlangte in den vergangenen Jahren zunehmende Bedeutung als Schutzhormon in der Alterns- und Krankheitsprophylaxe (s. Kap. II.6)

II Warum Frauen von männlichen Sexualhormonen profitieren können

Frauen, die neben der bisher üblichen Substitution mit Östrogenen und Gestagen zusätzlich Testosteron erhalten, profitieren davon häufig – sowohl körperlich als auch psychisch. Was zunächst überraschend scheinen mag, ist biologisch gut begründbar. Denn das zu Unrecht als ausschließlich „männliches" Sexualhormon bekannte Testosteron ist auch im weiblichen Organismus für die optimale Funktionsfähigkeit von Körper und Geist unverzichtbar. Ein Mangel an Testosteron hat für die Frau fast ebenso viele negative Konsequenzen wie der Verlust „weiblicher" Hormone. Die Forschung hat auf diesem Gebiet in den vergangenen Jahren erhebliche Fortschritte erzielt und wichtige Ergebnisse geliefert.

Anders als die bei der Menopause schlagartig abfallenden Östrogene sinkt der Testosteronspiegel langsamer, dafür aber bereits früher. Der schnellste und stärkste Verlust ereignet sich bei den meisten Frauen zwischen dem 20. und 40. Lebensjahr. In der Konsequenz bedeutet das: Schon zu Beginn der Menopause hat eine Frau nur noch 50 Prozent der Testosteronmenge zur Verfügung, die sie bei ihrem Leistungshöhepunkt mit 20 hatte. Individuell kann der Testosteronabfall noch ausgeprägter sein, mit heftigen Folgen. Leider werden entsprechende Mangelsymptome bei Frauen häufig als Erscheinungen psychosozialer oder psychosomatischer Genese missgedeutet.

„Fehler des Geistes nehmen im Alter zu wie die Falten des Gesichts."
LA ROCHEFOUCAULD [französischer Schriftsteller und Politiker, 1613-1680]

Was bewirkt Testosteron im weiblichen Körper?

Leistung/Wohlbefinden/Psyche. Testosteronsubstitution bei Frauen erhöht die Vigilanz (Wachheit, Konzentration), Informationsverarbeitung und die Fähigkeit für wechselnde Aufmerksamkeitsaufgaben. Fast immer berichten Frauen von einer allgemeinen Verbesserung ihrer Lebensqualität. Auch mangelnde Orgasmusfähigkeit und andere Libidoprobleme, die häufig als „psychologisch bedingtes Frauenproblem" abgetan werden, verschwinden durch eine Testosteronbehandlung oft vollständig. Mehr noch als die Östrogene sorgt Testosteron auch bei Frauen für ein günstiges Verhältnis von Mager- zu Fettmasse und stabilisiert das Muskelgewebe. Letzteres ist nicht nur eine optische Wirkung im Sinne einer Straffung der Figur. Der Erhalt der Muskelfunktion ist im Alter einer der zentralen Faktoren für die Sturzprophylaxe und entscheidet im hohen Alter darüber, wie lange ein selbstbestimmtes Leben möglich ist.

Osteoporose. Androgene wie Testosteron verhindern Knochenabbau und stimulieren gleichzeitig Aufbauprozesse. Das bedeutet, es wird nicht nur Altes konserviert, sondern Neues geschaffen. Auch Progesteron stimuliert die Knochenneubildung. Östrogene reduzieren zwar ebenfalls den Knochenabbau, ein Übergewicht von Östrogenen gegenüber Androgenen kann aber die Knochenneubildung hemmen.

Androstendion. Die Altersprozesse in den Ovarien während des Klimakteriums sorgen dafür, dass Androstendion, ein anderer Botenstoff im Steroidstoffwechsel von Männern und Frauen, nur noch reduziert zur Verfügung steht. In verschiedenen jüngeren Studien zeigte sich, dass auch Androstendion unter anderem altersbedingten Knochenverlust verhindern kann – unabhängig vom Östrogenspiegel. Einige Befunde sprechen dafür, dass Androstendion auch bei anderen altersbedingten Veränderungen therapeutisch wirksam sein könnte. In den USA und in einigen europäischen Ländern ist der Wirkstoff rezeptfrei zu beziehen. Für Deutschland gilt das nicht. Über ein Arztrezept und eine internationale Apotheke kann man entsprechende Präparate aber erhalten.

Nebenwirkungen/Risiken. Nach Ergebnissen der Nurses Health Study (2006) könnte auch eine Testosterontherapie das Brustkrebsrisiko bei bestimmten Frauen erhöhen.

Leider sind die bisherigen Statistiken noch nicht aussagekräftig genug (von den 121.000 Frauen der Studie wurden gerade einmal 17 Frauen mitaufgenommen und ausgewertet, die nach ihrer Menopause eine Östrogen/Testosteron-Ergänzung erhielten). Dennoch sind weitere Forschungen unbedingt notwendig, denn prinzipiell kann Testosteron auch von Brustzellen in Östradiol umgewandelt werden, was unter bestimmten Voraussetzungen – die an verschiedenen Stellen in diesem Kapitel besprochen werden – ein Risiko für die Brustkrebsentwicklung darstellen kann.

Was andere Nebenwirkungen der Hormonersatztherapie betrifft, ist in den bisherigen Studien ein deutlicher Trend beobachtet worden: Bei Frauen, die neben Östrogenen auch Testosteron erhalten, treten bei gleicher Östrogenmenge generell seltener Nebenwirkungen auf. Der Grund dafür bringt uns zurück zu der weiter oben beschriebenen natürlichen Steuerung der Sexualhormone. Erst durch die kombinierte Therapie funktioniert der Rückkopplungsmechanismus über das Gehirn wieder optimal, der durch die Menopause aus dem Gleichgewicht gebracht wurde. Die kombinierte Therapie hilft Dysbalancen im Hormonhaushalt besser auszugleichen und die damit zusammenhängenden Alterungsprozesse zu bremsen.

Die nordamerikanische Menopause Society weist in diesem Zusammenhang darauf hin, dass gerade die psychische Befindlichkeit von Frauen mittleren Alters durch eine zusätzliche Gabe von Testosteron erfolgreicher behandelt werden kann als durch Östrogene allein. Das gelte besonders für die Symptome Müdigkeit, Schlaflosigkeit und Nervosität.

Testosteronmangel-Symptome bei Frauen

- II   Antriebsverlust
- II   Ängstlichkeit
- II   Motivationsmangel
- II   Müdigkeit
- II   Fettleibigkeit
- II   Libidoverlust
- II   Depressionen (Beachte: In der Pubertät allerdings treten depressive Verstimmungen gerade in den Phasen auf, in denen der Testosteronspiegel hoch ist)

„Du kannst gegen Krebs und Gefäßkrankheiten kämpfen, aber wenn Du senil wirst, bleibt kein ‚Du' mehr übrig, den Lohn des guten Kampfes zu ernten."
RUSSEL REITER [amerikanischer Hormonwissenschaftler, *1936]

II Gehirnalterung

Östrogene üben eine positive Wirkung auf einige kognitive Fähigkeiten aus. Das kann jede Frau bereits innerhalb der normalen monatlichen Zyklusschwankungen feststellen. Während Tagen hoher Östrogenkonzentration verbessern sich vor allem verbale Gedächtnisfähigkeiten. Umgekehrt sinkt die kognitive Leistungsfähigkeit an Tagen, an denen die Östrogenkonzentration gering ist. In den vergangenen Jahren ist ein breiter Forschungszweig entstanden, der den Einfluss der Hormonersatztherapie nach der Menopause auf Leistungsfähigkeit und Alterung des Gehirns untersucht. Tatsächlich zeigen hormonsubstituierte Frauen gegenüber vergleichbaren Gleichaltrigen signifikant bessere Fähigkeiten zum Beispiel bei Gedächtnisfunktionen.

Alzheimer. Hormonsubstitution nach der Menopause kann das Risiko von Alzheimer zwei- bis dreifach senken. Die Schutzwirkung gegen Alzheimer-Demenz zeigt sich statistisch um so deutlicher, je länger Hormone eingenommen werden. Frauen ohne Hormontherapie sind von Alzheimerdemenz häufiger betroffen als Männer. Positive Ergebnisse liegen inzwischen auch für die Hormontherapie bei bereits eingetretenem Krankheitsbild vor. In der Frühphase der Erkrankung verbesserte eine mehrwöchige Hormonergänzung die Aufmerksamkeit und das verbale Gedächtnis. (Anm.: Die Wirkung entsteht wahrscheinlich über eine Unterstützung der Acetylcholinsynthese durch die Östrogene. Zusätzlich werden Wachstumsfaktoren und Schutzmechanismen gegenüber Toxinen stimuliert.) Auch andere Demenzformen sind bei Frauen unter Hormontherapie seltener.

Depressionen. Vier von fünf Rezepten gegen Depressionen werden Frauen verschrieben, besonders nach der Menopause. Die dabei am häufigsten verwendeten und wirksamsten Antidepressiva sind Medikamente, welche die Verfügbarkeit des für die Stimmung wichtigen Botenstoffs Serotonin verbessern. Vor der Menopause sorgen die Östrogene für eine ausreichende Serotoninproduktion im Gehirn. Eine rechtzeitige Hormonersatztherapie erweist sich deshalb in vielen Fällen als die direktere, effektivere und letztlich auch natürlichere Lösung, als die Einnahme von Antidepressiva.

II „Mein Östrogen ist aufgebraucht, und ich habe ein Gewehr!"

Stress macht krank. Doch Stress löst auch direkt und indirekt verschiedene Alterungsprozesse aus oder beschleunigt sie. Der Organismus ist diesem Prozess allerdings nicht schutzlos ausgeliefert. Bestimmte Hormone üben eine schützende Wirkung aus, allen voran DHEA (s. Kap. II.6) und Östrogene. Leider nimmt die Verfügbarkeit von DHEA und bei Frauen besonders die der Östrogene im Alter erheblich ab. Darin liegt einer der Gründe, warum ältere Menschen erheblich stressanfälliger sind. Auch die Leistungsfähigkeit sinkt unter Stressbedingungen wie zum Beispiel Zeitdruck bei Älteren weit überproportional zu ihren sonstigen Fähigkeiten.

Dass die Widerstandsfähigkeit gegenüber Stress im Alter abnimmt, ist in der biologischen Gerontologie ein geradezu klassisches Phänomen. Denn neben der allgemeinen Aufrechterhaltung jugendlicher Hormonspiegel fordert besonders die Stressbewältigung dem Organismus erhebliche Ressourcen ab – ein Aufwand, der sich vom biologischen Standpunkt für ältere Vertreter einer Art nicht mehr lohnt. Die Natur konzentriert ihre Kraft auf die Jugend und das frühe Erwachsenenalter. Einmal mehr sind wir mit dem Phänomen konfrontiert, dass sich der Mensch im Alter nicht mehr auf die Schutz-, Heil- und Reparaturleistung der Natur verlassen kann. Je älter wir werden, desto mehr müssen wir diesen Schutz selbst organisieren, und neben vielen anderen Dingen ist das mit Hilfe einer richtig eingesetzten Hormonergänzung beziehungsweise -optimierung möglich.

Bei Stress wirken Östrogene wie ein schützender Filter. Sie verhindern eine allzu starke Überschwemmung des Körpers mit Cortisol und Adrenalin, reduzieren das Ansteigen des Blutdrucks und weiterer typischer Stressreaktionen. Dieser ausgleichende Effekt lässt sich in der Praxis gut bestätigen: In Studien zeigen Frauen nach der Menopause wesentlich günstigere körperliche und geistige Stressreaktionen, wenn sie zuvor mit Östrogenen behandelt worden sind.

Der positive Effekt der Östrogene für die Stressresistenz ist derart ausgeprägt, dass er allerdings auch ohne kompliziertes Studiendesign sehr schnell offenbar wird. Lange bevor wissenschaftliche Ergebnisse darüber vorlagen, war vielen Frauen bewusst, dass sinkende Östrogenspiegel das Allgemeinbefinden, die Stimmung und gerade auch die Stressresistenz erheblich beeinträchtigen können. Bereits in den 80er-Jahren erschreckten amerikanische Frauen ihre männlichen Zeitgenossen gerne mit der folgenden auf einen Sticker oder dem T-Shirt aufgedruckten eindeutigen Warnung: „I´m out of estrogen and I have a gun."

II Nutzen/Risiko-Verhältnis

Mehr als bei anderen Maßnahmen zur Alternsprophylaxe ist bei einer Hormontherapie nach der Menopause wichtig, sie nur nach ausführlicher Untersuchung und Beratung durch einen spezifisch erfahrenen Arzt durchzuführen. Nutzen und Risiken sollten dabei stärker als bisher individuell beurteilt werden. Risiken entstehen nicht zuletzt bei falscher oder nicht individuell angepasster Anwendung. Auch die unregelmäßige Einnahme, zum

Beispiel nur an Tagen, an denen Beschwerden besonders spürbar sind, ist ein verbreiteter Fehler. Die Körperfettmasse kann das Risikopotenzial stärker bestimmen als die eigentliche Hormontherapie.

Ob eine Ersatztherapie für Frauen nach der Menopause ganz allgemein empfohlen werden sollte, wird von Befürwortern und Gegnern unterschiedlich beurteilt. Befürworter verweisen auf die vielfältigen positiven Ergebnisse bei der Krankheitsprophylaxe und Lebensqualität. Gerade die unmittelbar spürbaren Auswirkungen auf das Befinden und die vorbeugenden Effekte gegenüber klassischen degenerativen Alternserscheinungen werden von Frauen besonders positiv bewertet. Genau diesen letzten Punkt kritisieren die Gegner am stärksten. Weder das Vorbeugen von Alterserscheinungen noch psychische und kognitive Aspekte seien ausreichende Indikationen für einen Eingriff in den „natürlichen" Hormonhaushalt. Diese generell ablehnende Sichtweise entspringt allerdings oft nicht nur einer anderen Risikobewertung, sondern einem noch immer verbreiteten Vorbehalt gegenüber jeglicher Art von Einflussnahme auf den Alterungsprozess. Richtig ist allerdings, dass die meisten der bisher verwendeten Präparate einen unphysiologischen Eingriff in den weiblichen Hormonhaushalt darstellen.

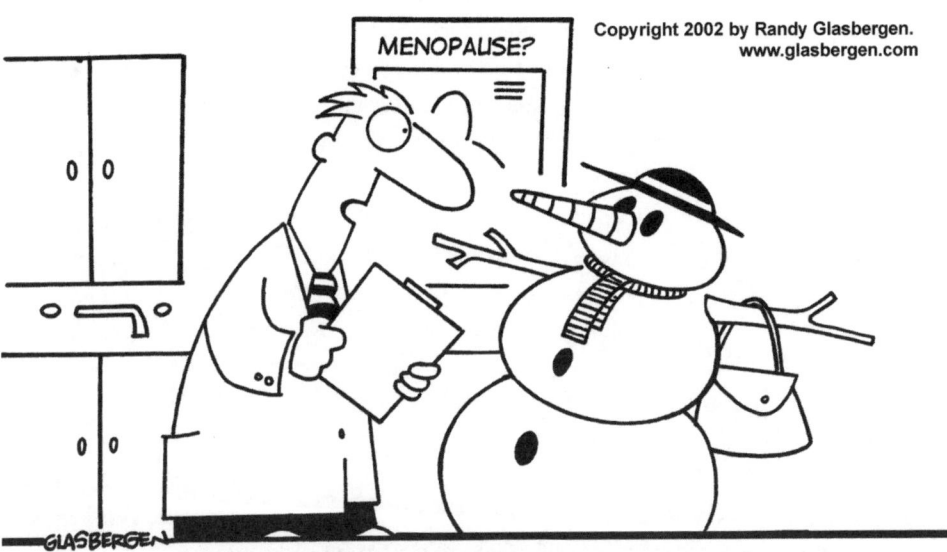

„Die Pillen haben Ihre Hitzewallungen gestoppt, Frau Krause,
aber möglicherweise sollten wir die Dosis reduzieren."

Spezielle Risiken: Genetik, Alkohol, Lebensweise

Es gibt Kontraindikationen, die vor einer Hormontherapie unbedingt beachtet werden müssen. Dazu gehört ein erhöhtes Brustkrebsrisiko bei erblicher Vorbelastung. Inzwischen gilt es als weitgehend sicher, dass sich ein erhöhtes Risiko besonders aus zwei Faktoren ergibt: zum einen bei spezieller Veranlagung zur unnormalen Verstoffwechslung von Östrogen, was heute mit Hilfe eines einfachen Testverfahrens bereits individuell ermittelt werden kann. Zum anderen bei Östrogeneinnahme in Kombination mit mäßig hohem Alkoholkonsum (regelmäßige Aufnahme von über fünf Gramm Alkohol pro Tag, was mehr als etwa drei bis vier Achtelliter Wein entspricht). Alkohol löst einen sogenannten „Estrogen Switching Effekt" aus. Dabei ändert sich eine bestimmte Östrogenwirkung auf Zellebene und kann dann die Entstehung von Tumoren begünstigen. Es spricht einiges dafür, dass Brustkrebsfälle, die im Zusammenhang mit Östrogenen in den vergangenen Jahren diskutiert wurden, zu einem wichtigen Teil auf diesen Mechanismus zurückzuführen sind.

Im Tierversuch konnte die ungünstige Wirkung von Alkohol auf den Östrogenstoffwechsel durch Ergänzung der Nahrung mit der Aminosäure L-Cystein und dem Hormon Melatonin verhindert werden. Interessant: Alkohol reduziert den aus Cystein gebildeten Schutzstoff Glutathion und stört die nächtliche Melatoninausschüttung. Der Melatoninstoffwechsel scheint auch ein Bindeglied zu einem weiteren zentralen Risikofaktor für Brustkrebs zu sein, der Schichtarbeit: Frauen, die Schichtarbeit leisten müssen, unterliegen – unabhängig, ob sie Hormone erhalten oder nicht – einem stark erhöhten Brustkrebsrisiko. Eine Wiederherstellung des durch Alkohol oder Schichtarbeit gestörten Melatoninstoffwechsels könnte sich deshalb als eine wirksame vorbeugende Maßnahme gegen Brustkrebs erweisen (s. Kap. II.8).

Einige Nahrungsbestandteile greifen positiv in den Östrogenstoffwechsel ein und wirken dadurch mit großer Wahrscheinlichkeit vorbeugend gegen Brustkrebs. Dazu gehören Kohlgewächse, Sojaprodukte und besonders die in Lein- oder Hanföl enthaltene alpha-Linolensäure. (Anm.: Das in der heutigen Ernährung ungünstige Verhältnis von Linolsäure zu schützender Linolensäure ist ein eigenständiger Risikofaktor für Brustkrebs. Linolsäure ist besonders in Margarine, Distelöl und Sonnenblumenöl enthalten, Linolensäure in Leinöl, Rapsöl und Hanföl.)

Nicht geklärt ist die Frage, ob eine Ersatztherapie mit einem komplexen natürlichen Hormonspektrum das Brustkrebsrisiko überhaupt beeinflusst. Auch Schutzeffekte gegenüber anderen Krebsarten dürfen bei einer Gesamtbewertung nicht unberücksichtigt bleiben (s. o.).

II Sachliche Informationen sind Mangelware

Die Hormonersatztherapie für Frauen wird seit der Veröffentlichung der Studie Womans Health Initiative (WHI) im Jahre 2002 in den Medien fast ausschließlich negativ beurteilt. Das hat die Nutzerinnen, aber auch viele Ärzte verunsichert. Im Widerspruch zu den insgesamt positiven Ergebnissen der bis dahin durchgeführten Hormonersatzstudien ergaben die ersten Auswertungen der WHI nach fünf Jahren Ersatztherapie mit einem sehr spezifischen Östrogen/Gestagen-Präparat ungünstige Tendenzen, etwa einen Anstieg des Brustkrebsrisikos. Statt die in dem vergleichsweise kurzen Beobachtungszeitraum gewonnenen statistischen Zahlen aber differenziert zu diskutieren, was die Untersucher explizit anmahnten, waren häufig vorschnelle Verallgemeinerungen zu lesen. Beispielsweise war das Durchschnittsalter der Frauen bei Therapiebeginn 63 Jahre, sodass man eher von einer Interventions- als einer Präventionsstudie sprechen kann. In der dann folgenden sehr aufgeregten Diskussion blieb die gefundene niedrigere Darmkrebsrate ebenso unerwähnt wie der wichtige Aspekt, dass Analysen der aufgetretenen Brustkrebsfälle einen mäßig hohen Alkoholkonsum als wesentlich beteiligten Risikofaktor identifizierten. Ob zusätzlich ein niedriger Melatoninspiegel beziehungsweise eine durch abendlichen Alkoholkonsum unmittelbar reduzierte Melatoninausschüttung das Risiko erhöhten, kann noch nicht beantwortet werden. Es würde jedoch nicht verwundern, denn der Zusammenhang zwischen dem Melatoninstatus und der (Brust-)Krebsentwicklung ist bereits relativ gut gesichert (s. Kap. II.8).

Derzeit wird untersucht, welchen Einfluss die in der Womens Health Initiative eingesetzte Fixkombination von nicht natürlichen Hormonen (konjugierte equine Östrogene) auf das Ergebnis hatte. Daten mit bio-identischen Hormonformen und Studien mit Hormonersatz, der über die Haut erfolgt (Pflaster), sprechen jedenfalls gegen eine Verallgemeinerung der WHI-Ergebnisse.

II Einfluss auf die Lebensspanne

Eine im Anschluss an die Menopause begonnene Hormonersatztherapie kann verschiedenen Alterungsprozessen vorbeugen. Natürlich stellt sich sofort die Frage, ob sich dieser Einfluss auch auf die Gesamtalterung auswirkt, oder anders herum, ob eine Ersatztherapie die Lebensspanne verlängert.

II **Maximale Lebensspanne.** Wie wir wissen, beträgt die maximale Lebensspanne des Menschen etwa 120 Jahre. Ob eine Hormontherapie nach der Menopause diese Grenze hinausschieben kann, lässt sich aufgrund dieses langen Zeitraums zumindest beim Menschen nicht direkt untersuchen. Wie bei den meisten anderen Altersuhren müssen Gerontologen auf Tiermodelle und indirekte biologische Daten zurückgreifen. Und aufgrund solcher Befunde ist anzunehmen, dass die Wirkungsmechanismen der klassischen Hormonersatztherapie nach der Menopause die erreichbare Altersgrenze von 120 Jahren kaum beeinflussen dürften.

II Durchschnittliche Lebensspanne. Die durchschnittliche Lebensspanne hängt heute weitgehend davon ab, wie gesund Körper und Organe vor allem im Alter sind. Das entscheidet darüber, ob wir nur 60 Jahre leben, den 90. Geburtstag feiern können oder gar dem Maximalalter von 120 Jahren nahe kommen.

Zumindest für Beobachtungszeiträume von zehn und mehr Jahren zeigt die Mehrheit der Studien einen positiven Einfluss auf die Lebenserwartung. Ursache dafür sind zum Beispiel die Wirkung der Östrogene auf die Gefäßalterung, auf die Stabilität des Bewegungsapparats – Stürze gehören zu den häufigen Todesursachen im Alter – und auf die Entwicklung von Alzheimer.

Wie stark genau die Lebenserwartung allein durch die Substitution von Sexualhormonen bei Frauen beeinflusst werden kann, lässt sich noch immer nicht genau beziffern. Während einige Studien nur eine geringfügige Verlängerung der Lebensspanne durch Östrogensubstitution ergaben, zeigten sich bei einer der größten Untersuchungen deutliche Auswirkungen. In der Nurses Health Study, einer prospektiven Studie an mehr als 59.000 Frauen, erhöhte sich bereits nach 16 Jahren Substitution die Lebenserwartung um volle drei Jahre. Auf den ersten Blick mag das nicht viel erscheinen. In gerontologischen Dimensionen ist eine solche Veränderung aber erheblich. John Rowe, Leiter der MacArthur Foundation of Successful Aging, bewertete nach Bekanntwerden der Daten diesen Einfluss entsprechend als einen „dramatischen Effekt".

II Funktionelle Lebensspanne. Den deutlichsten Einfluss hat ein individuell optimal abgestimmter Hormonersatz nach der Menopause auf die funktionelle Lebensspanne. Gerontologen bezeichnen damit den Teil des Lebens, in dem der Mensch aktiv, vital und körperlich wie geistig leistungsfähig ist. Für die meisten Frauen ist dieser Aspekt auch der ausschlaggebende Grund, eine Hormontherapie durchzuführen. Für sie stehen dabei die ausgeprägten Effekte auf das psychische Wohlbefinden, die Erhaltung von Muskelmasse und Kraft sowie die Stabilisation oder Wiederherstellung der kognitiven Leistungsfähigkeit im Vordergrund.

II Lässt sich die körpereigene Hormonproduktion unterstützen?

Möglicherweise lässt sich die körpereigene Produktion von Progesteron durch Beta-Karotin sowie durch hochdosiertes Vitamin E anregen. Tierversuche deuten auf diese Möglichkeit hin. Uns sind allerdings keine Untersuchungen bekannt, die diese direkte Hormonerhöhung beim Menschen bestätigt hätten, wenngleich hochdosiertes Vitamin E bei Frauen Menopausebeschwerden häufig reduziert.

Einige Pflanzenstoffe entwickeln beim Verzehr hormonähnliche Wirkungen. Bis zu welchem Grad solche Phytoöstrogene wie etwa in Sojaprodukten eine Hormontherapie ersetzen können, lässt sich noch nicht sicher sagen. Jedoch sind die Effekte sowohl experimentell als auch im Vergleich von Bevölkerungsgruppen beobachtbar. So leiden Frauen in Japan, wo der Verzehr von Sojaprodukten sehr hoch ist, seltener unter postmenstruellen Beschwerden. Auch das psychische Wohlbefinden ist bei hohem Sojakonsum stabiler.

DHEA. Eine wichtige Beziehung besteht zwischen dem körpereigenen Spiegel an DHEA, einem natürlichen Vorläuferhormon von Östrogenen und Androgenen, und dem Hormonstatus nach der Menopause (s. Kap. II.6). Frauen mit niedrigem DHEA-Spiegel leiden häufiger unter Beschwerden, besonders unter Schlaflosigkeit, Depression und Müdigkeit. Eine Substitution von DHEA nach der Menopause erhöht die Verfügbarkeit von Östrogenen und Androgenen bei gleichzeitiger Reduktion des Stresshormons Cortisol.

II Es ist Ihre Entscheidung

Jahrzehntelang wurde der Eindruck vermittelt, jeder (vor allem patentierbare) Hormonersatzwirkstoff würde praktisch bei jeder Frau die gesundheitliche Situation nach der Menopause verbessern – unser Medizinsystem, das stark von den Fördergeldern der Industrie abhängig ist, begünstigt bewusst und unbewusst solche Entwicklungen. Die Menopause wurde wie eine Krankheit symptomorientiert mit eigens konzipierten Hormonmedikamenten behandelt. Die spezifische Hormonsituation des Individuums spielte im Praxisalltag ebenso wenig eine Rolle wie das Bemühen, eine Substitution möglichst eng am natürlichen biologischen Hormonhaushalt zu orientieren. Ab 2002 schlug die Bewertung dann ins andere Extrem um. Im Zuge der notwendigen Diskussion über widersprüchliche Daten und mögliche Risiken bestimmter Substitutionsformen wurde der Eindruck vermittelt, Frauen würden nach der Menopause grundsätzlich nicht von einem Hormonersatz profitieren oder allenfalls von einer kurzzeitigen Ergänzung bei akuten Beschwerden. Die eine pauschale Einstufung wurde also durch eine andere ersetzt.

In jüngster Zeit lässt sich ein Trend zu einem von Experten längst geforderten Ansatz beobachten: Individuelle (!) Optimierung des körpereigenen biologischen Hormonhaushalts. Familiäre und genetische Krankheitsrisiken müssen dabei ebenso berücksichtigt werden wie das Muskel/Fett-Verhältnis, Lebensgewohnheiten (zum Beispiel Schichtarbeit), Alkoholkonsum, Ernährungsaspekte und anderes mehr. Anwendungsformen wie Pflaster ermöglichen Wirkungen, die dem natürlichen Hormonstoffwechsel weitaus näher kommen. (Anm.: Bei Aufnahme über die Haut entfällt die unmittelbare Verstoffwechslung durch die Leber, wodurch eine Reihe unphysiologischer Reaktionen vermieden wird.)

Optimal dosierte beziehungsweise individuell angepasste und vor allem komplexe Ergänzungsprogramme gehören ebenso zur Therapie der Zukunft wie die stärkere Einbeziehung von Phytohormonen (pflanzliche Wirkstoffe mit hormoneller Wirkung) und unterstützenden Vitalstoffen. Beispielsweise ist der Vitamin-D-Status nicht nur für die Knochengesundheit wesentlich. Eine ganze Reihe neuester Studien deutet auf eine erhebliche Bedeutung dieses „Vitamins" – das eigentlich ein Hormon ist – als Schutzfaktor gegen Darm-, Brust-, Pankreas-, und Eierstockkrebs. Eine Optimierung des Hormonhaushalts im Altersverlauf sollte möglichst auch immer Progesteron, Testosteron sowie die körpereigenen Hormonvorstufen Pregnenolon und DHEA mit einbeziehen.

Ein individuell abgestimmtes Vorgehen eröffnet nicht nur mehr Optionen und ein optimiertes Nutzen/Risiko-Verhältnis. Es bindet die Frau auch stärker in das Therapiebeziehungsweise umfassende Präventionskonzept ein. Denn letztlich ist sie es, die – in Absprache mit einem Hormonexperten ihres Vertrauens – entscheiden muss.

Kritiker jeglicher Form von aktiver Alternsprophylaxe warnen häufig vor „unkontrollierter Verwendung von Hormonen" und fordern eine „bessere Information". Dahinter steht die Vorstellung, eine möglichst umfassende Aufklärung über Nutzen und Risiken würde die Häufigkeit der Hormonsubstitution reduzieren. Die Erfahrungen mit der Hormonersatztherapie bei Frauen nach der Menopause widerlegen jedoch diese Sichtweise. Überdurchschnittlich gut aufgeklärte Frauen entscheiden sich keineswegs mehrheitlich gegen eine Hormonoptimierung nach der Menopause. Im Gegenteil. Eine im Wissenschaftsblatt Lancet veröffentlichte Erhebung kam zum Ergebnis, dass Frauen um so konsequenter und häufiger Hormone zur Gesundheitsförderung nutzen, je mehr spezifisches Wissen und Bildung sie haben. Von der Gesamtheit aller Frauen im Alter um 54 Jahren nahmen nach dieser Untersuchung etwa 24 Prozent Hormone ein, wobei sich besser Gebildete häufiger für die Hormontherapie entschieden. Hatten die Frauen ein medizinisches Studium absolviert, betrug der Anteil bereits 72 Prozent. Von den Spezialisten unter ihnen, nämlich den Gynäkologinnen, vertrauten sogar 88 Prozent auf die dauerhafte Einnahme von Hormonen nach der Menopause. Obwohl sich bei Beginn der sehr kritischen Diskussion 2002 die Nutzung gerade der klassischen Hormonersatzpräparate etwa halbiert hat, bestätigte eine Erhebung des IFAK-Instituts (Health-Research-Studie) im Jahre 2005 diesen Trend. Frauenärztinnen nutzen danach für sich selbst etwa drei Mal häufiger Hormone als medizinische Laien. Und sie verwenden sie sogar eher langfristig. Der Erhalt der körperlichen und geistigen Leistungsfähigkeit spielte dabei eine wesentliche Rolle.

Insgesamt wird die Frage der (langfristigen) Hormonoptimierung nach der Menopause in der Zukunft nicht weniger, sondern sogar noch stärker an Bedeutung gewinnen. Denn gerade im Hinblick auf das Altern dürfen wir einen entscheidenden Aspekt nicht vergessen, und darauf weist zum Beispiel auch das Institut für Frauengesundheit der Universität Tübingen inzwischen hin: Während die durchschnittliche Lebenserwartung einer Frau noch vor wenigen Generationen kaum mehr als 50 Jahre betrug, ist sie heute auf fast 90 Jahre angestiegen. Dem drastischen Hormonverlust der Menopause waren Frauen bis in die jüngste Zeit also mehrheitlich nur wenige Jahre ausgesetzt. Heute sind es fast 40 Jahre – eine lange zusätzliche Lebensspanne, die es gilt, so gesund wie möglich zu gestalten. Die Optimierung des Hormonhaushalts – eine Optimierung, die diese Bezeichnung auch verdient – wird dabei eine der wichtigsten Säulen sein.

(Anm.: Wer mehr über individuell abgestimmte körperidentische Hormone erfahren möchte – in Kanada und Frankreich gibt es dazu sehr positive Langzeiterfahrungen –, dem seien die Veröffentlichungen des „Hormonpapstes" John Lee ans Herz gelegt. Auf deutsch stehen Bücher der Kliniker Alexander Römmler und Volker Rimkus zur Verfügung. Rimkus hat auch einen Praxisleitfaden für Fachleute herausgebracht; s. jeweils Literaturliste.)

Literatur (Auswahl)

AFFINITO P, PALOMBA S, SORRENTINO C ET AL. (1999): „Effects of postmenopausal hypoestrogenism on skin collagen." Maturitas, 33(3): 239-47.

ARCHER JSM (1999): „Relationship between Estrogen, Serotonin and Depression." Menopause. 6(1): 71-8.

BELLANTONI MF, BLACKMAN MR (1996): „Menopause and its Consequences." In: Schneider EL, Rowe JW (eds.): The handbook of the biology of aging. San Diego: Academic Press Inc., 415-30.

BERSHTEIN LM, TSYRLINA EV, POROSHINA TE ET AL. (2002): „Induction of the estrogen effect-switching phenomenon by ethanol and its correction." Neurosci. Behav. Physiol., 32(6): 603-7.

BURGER HG, DAVIS SR (2002): „The role of androgen therapy." Best. Pract. Res. Clin. Obstect. Gynaecol., 16(3): 383-93.

COLLATZ KG (1994): „Altern und Entwicklung." In: Olbrich/Sames/Schramm: Kompendium der Gerontologie, Landsberg: Ecomed.

DAVIS SR (2001): „Testosterone deficiency in woman." J. Reprod. Med.; 46(3Suppl): 291-6.

DAVIS SR (1999): „The therapeutic use of androgens in woman." J-Steroid-Biochem-Mol-Biol, 69(1-6): 177-84.

DILMAN VM (1986): „Ontogenetic Model of ageing and disease formation and mechanisms of natural selection." J. theor. Biol., 118: 73-81.

ETTINGER B (1998): „Overview of Estrogen Replacement Therapy: A Historical Perspective."

P.S.E.B.M., 217: 2-7.

FINN CA (2001): „Reproductive aging and the menopause." Int-J-Dev-Biol., 45(3Spec No): 613-7.

HOSODA T, NAKAJIMA H, HONJO H (2001): „Estrogen protects neuronal cells from amyloid beta-induced apoptotic cell death." Neuroreport, 12(9): 1965-70.

KOMESAROFF PA, ESLER MD, SUDHIR K (1999): „Estrogen supplementation attenuates gluco-corticoid and catecholamine responses to mental stress in perimenopausal women." J. Clin. Endocrinol. Mebatol., 84(2): 606-10.

LEAL M, DIAZ J, SERRANO E ET AL. (2000): „Hormone replacement therapy for oxidative stress in postmenopausal woman with hot flushes." Obstet-Gynecol., 95(6 Pt 1): 804-9.

LEE JR, HANLEY J, HOPKINS V (2005): What Your Doctor May Not Tell You About(TM) Premenopause: Balance Your Hormones and Your Life from Thirty to Fifty. New York: Warner Books.

LEE JR, HOPKINS V (2004): What Your Doctor May Not Tell You About Menopause (TM): The Breakthrough Book on Natural Hormone Balance. New York: Warner Books, 4rd ed. rev.

LEWIS K (1999): „Human longevity: an evolutionary approach." Mech-Ageing-Dev., 109(1): 43-51.

LOCK M, KAUFERT P (2001): „Menopause, local biologies, and cultures of aging." Am-J-Biol., 13(4): 494-504.

MCTIERNAN A (2000): „Associations between energy balance and body mass index and risk of breast carcinoma in woman from diverse racial and ethnic backgrounds in the U.S." Cancer, 88(5 Suppl): 1248-55.

MILLION WOMEN STUDY COLLABORATORS (2005): „Endometrial cancer and hormone-replacement therapy in the Million Women study." Lancet, 365: 1543-1551.

MORRISON JH, BRINTON RD, SCHMIDT PJ, GORE AC (2006): „Estrogen, Menopause, and the Aging Brain: How Basic Neuroscience Can Inform Hormone Therapy in Women." J. Neurosc. 26(41):10332-48.

NILSSON PM, NILSSON E, SVANBERG L, SAMSIOE G (2003): „Longevity after early surgical menopause - the long term effect of a permanent cessation of reproductive function and female sex hormone loss." Eur. J. Obstet. Gynecol. Reprod. Biol., 110(1): 63-5.

PECCEI JS (2001): „A critique of the grandmother hypotheses: old and new." Am-J-Human-Biol., 13(4): 434-52.

PETERS HW, WESTENDORP IC, HAK AE, GROBBEE DE ET AL. (1999): „Menopausal status and risk factors for cardiovascular disease." J-Intern-Med., 246(6): 521-8.

RIMKUS V (2006): Die Rimkus-Methode. Eine natürliche Hormonersatztheraphie für die Frau. Mainz: Hochschulverlag.

RODRIGUEZ C, CALLE EE, PATEL AV ET AL. (2001): „Effect of Body Mass on the Association between Estrogen Replacement Therapy and Mortality among Elderly US Women." American Journal of Epidemiology, 153(2): 145-53.

RÖMMLER, A (2006): Die Wahrheit über Hormone. München: Südwest.

ROHR UD (2002): „The impact of testosterone imbalance on depression and womans health." Maturitas, 41 Suppl. 1: S25-46.

ROWE JW, KAHN RL (1998): Successful Aging: New York: Pantheon Books.

SCHÖNKNECHT P, PANTEL J, KLINGA K ET AL. (2001): „Reduced cerebrospinal fluid estradiol levels are associated with increased beta-amyloid levels in female patients with Alzheimer's disease." Neurosci-Lett., 307(2): 122-4.

SHAPIRO S (2004): „The Million Women Study: potential biases do not allow uncritical acceptance of the data." Climacteric, 7: 3-7.

SHERWIN BB (1999): „Can estrogen keep you smart? Evidence from clinical studies." J-Psychatry-Neurosci., 24(4): 315-21.

SHERWIN BB (2000): „Estrogen and cognitive function throughout the female lifespan." Novartis-Foundation-Symposium, 230: 188-96.

SIMON J, KLAIBER E, WIITA B ET AL. (1999): „Differential effects of estrogen-androgen and estrogen-only therapy on vasomotor symptoms, gonadotropin secretion, and endogenous androgen bioavailability in postmenopausal women." Menopause, 6(2): 138-46.

SIPILA S, TAAFFE DR, CHENG S ET AL. (2001): „Effects of hormone replacement therapy and high-impact physical exercise on skeletal muscle in post-menopausal women: a randomized placebo-controlled study." Clinical Science (Lond), 101(2): 147-57.

SLATTERY ML, POTTER JD, CURTIN K, EDWARDS S ET AL. (2001): „Estrogens reduce and withdrawal of estrogens increase risk of microsatellite instability-positiv colon cancer." Cancer-Research, 61(1): 126-30.

SOARES CN, ALMEIDA OP, JOFFE H, COHEN LS (2001): „Efficacy of estradiol for the treatment of depressive disorders in perimenopausal woman: a double-blind, randomized, placebo-controlled trial." Arch. Gen. Psychiatry, 58(6): 529-34.

STAMPFER MJ, COLDITZ GA ET AL. (1991): „Postmenopausal Estrogen Therapy and Cardiovascular Diesease: Ten-Year Follow Up from the Nurses Health Study." New England Journal of Medicine, 325(11): 756-65.

TAMIMI RM, HANKINSON SE, CHEN WY ET AL. (2006): „Combined estrogen and testosterone use and risk of breast cancer in postmenopausal women." Arch. Intern. Med., 166(14): 1483-9.

TOTH MJ, TCHERNOF A, SITES CK, POEHLMAN ET (2000): „Menopause-related changes in body fat distribution." Annals of the NY Academy of Sciences, 904: 502-6.

VAJO Z, TERRY JG, BRINTON EA (2002): „Increased intra-abdominal fat may lower HDL levels by increasing the fractional catabolic rate of Lp A-1 in postmenopausal woman." Atherosclerosis, 160(2): 495-501.

TAMIMI RM, HANKINSON SE, CHEN WY ET AL (2006): „Combined estrogen and testosterone use and risk of breast cancer in postmenopausal women." Arch. Intern. Med., 166(14): 1483-9).

TRENTHAM-DIETZ A, NEWCOMB PA, EGAN KM ET AL. (2000): „Weight change and risk of postmenopausal breast cancer (United States)." Cancer Causes and Control, 11(6): 533-42.

WEGESIN DJ, STERN Y (2004): „Inter- and intraindividual variability in recognition memory: effects of aging and estrogen use." Neuropsychology, 18(4): 646-57.

WISE PM (2001): „The 'menopause' and the aging brain: causes and repercussions of hypoestrogenicity." Biogerontology, 2(2): 113-5.

WRITING GROUP FOR THE WOMAN'S HEALTH INITIATIVE INVESTIGATORS (2002): „Risks and Benefits of Estrogen plus Progestin in Healthy Postmenopausal Women." Jama, 288: 321-33.

WORZALA K, HILLER R, SPERDUTO RD ET AL. (2001): „Postmenopausal estrogen use, type of menopause, and lens opacities: the Framingham studies." Arch-Intern-Med., 161(11): 1448-54.

ZUMOFF B (1998): „Does Postmenopausal Estrogen Administration Increase the Risk of Breast Cancer? Contributions of Animal, Biochemical, and Clinical Investigative Studies to a Resolution of the Controversy." P.S.E.B.M, 217: 30-9.

ZWEIFEL J, O´BRIEN W (1997): A meta-analysis of the effect of hormone replacement therapy upon depressed mood. Psychoneuroendocrinology, 22: 189-212.

II.5

Altersuhr Andropause – Gleich-
berechtigung beim Thema Hormone

„Männer werden müde und matt." Buch JESAJA 40,30

Weit mehr als nur eine Frage der Sexualität

II   Existiert überhaupt eine Andropause?

Das Phänomen der Menopause bei Frauen hat im vorhergehenden Kapitel bereits gezeigt, dass hormonelle Altersuhren zu den mächtigsten Schrittmachern der Alterung gehören. Da die Mechanismen des Alterns bei Frauen und Männern weitgehend gleich sind, muss auch das Hormonsystem beim Mann zumindest ähnlichen Alterungsprozessen unterworfen sein wie bei der Frau. Und eine geeignete Hormonersatztherapie sollte entsprechend auch beim männlichen Geschlecht die Folgen der hormonbedingten Alterung teilweise ausgleichen oder sogar verhindern können. Gibt es also eine Gleichberechtigung bei der Hormontherapie?

Nehmen wir an, Sie sind ein gesunder Mann mittleren Alters und gehen zu Ihrem Hausarzt um sich – entsprechend der Menopause bei Frauen – gegen die männliche Andropause behandeln zu lassen. Sie hätten gute Chancen, einem verdutzten Gesicht gegenüberzusitzen, weil Ihr Arzt mit diesem Begriff überhaupt nichts anzufangen weiß. Vorzuwerfen wäre ihm das nicht, denn dem Phänomen der Andropause wurde in der Medizinerausbildung bisher nicht gerade Priorität zugemessen. Soweit überhaupt erwähnt, findet sich in Lehrbüchern noch häufig die Auffassung, eine echte Andropause beim Mann sei eigentlich nicht existent. Begründet wird diese Sichtweise mit der Feststellung, dass Männer anders als Frauen noch bis ins hohe Alter fortpflanzungsfähig sein können. Demnach seien die Sexualhormone doch offensichtlich noch „ausreichend" vorhanden. Außerdem wurden androgene Hormone von der Medizin lange Zeit mit der kürzeren Lebensspanne von Männern im Vergleich zu Frauen verantwortlich gemacht. Wie es scheint, keine guten Aussichten für eine sinnvolle Hormontherapie beim männlichen Geschlecht.

II Einer der am schnellsten wachsenden Therapiebereiche

Doch wie so häufig beim Thema Altern sind oberflächliche Betrachtungen und auch manche Lehrbuchmeinung keine guten Ratgeber. Und einmal mehr waren es „Unbelehrbare", die beim Thema Hormonersatz für den Mann ihr Forschungsziel gegen den Strom unbeirrt verfolgten. Der Erfolg kam spät. Doch heute, am Beginn des 21. Jahrhunderts, ist sich die Mehrheit der Gerontologen und Hormonexperten einig: Die Hormonersatztherapie für den Mann wird in den nächsten Jahren zu einem der am schnellsten wachsenden Therapiebereiche werden. Und sie wird unsere Sicht auf die Unausweichlichkeit von Alterungsprozessen einmal mehr entscheidend verändern. Fraglich ist nach Meinung der Andrologen nur, wie schnell diese Entwicklung in den einzelnen Ländern vonstatten geht und wie sehr die Praxis dem wissenschaftlichen Erkenntnisstand hinterherhinkt. Denn in den vergangenen Jahren ist das Wissen um die praktische Nutzung der Hormontherapie beim Mann schnell angestiegen.

Bis die Hormonersatztherapie für den Mann in jeder Arztpraxis zur Routine gehört, werden sicher noch einige Jahre, wenn nicht Jahrzehnte vergehen. So lange brauchen Sie aber nicht zu warten. Inzwischen gibt es viele Kliniken, aber auch immer mehr niedergelassene Ärzte, die Hormontests und entsprechende Behandlungen durchführen. Deshalb werden Sie nicht nur von dem in diesem Kapitel dargestellten theoretischen Wissen, sondern auch von den Möglichkeiten der praktischen Anwendung profitieren – vorausgesetzt Sie sind männlich, mittleren oder höheren Alters und daran interessiert, Ihre hormonelle Altersuhr zu stoppen und unter Umständen sogar ein Stück zurückzudrehen.

„Fortschritt ist die Verwirklichung von Utopien."
OSCAR WILDE [irischer Schriftsteller, 1854-1900]

II Der Traum von Manneskraft und Jugendlichkeit

Wer einmal in einer chinesischen Apotheke, einem asiatischen Gesundheitsladen oder auch nur in einer entsprechenden Abteilung eines Kaufhauses in Singapur gewesen ist, kennt die Szenerie. Man ist umgeben von einer Vielzahl mehr oder auch weniger angenehm duftender Kräuterextrakte und Pulverzubereitungen für alle erdenklichen Anwendungen.

Einheimische und staunende Touristen aber drängen sich meist vor geheimnisvollen Gebilden, die ganz vorne aufbewahrt werden. Unter Glas. Es sind die teuersten Schmuckstücke des Sortiments, und man ahnt, dass sich dort etwas Besonderes verbirgt. In den Vitrinen lagern Präparate, die das Altern verhindern sollen. Und in den praktisch denkenden Männergesellschaften Asiens versteht man darunter vor allem eines: Potenzmittel. Angeboten werden Tigerpenisse, komplette getrocknete Genitalien anderer imposanter

Tiere, gemahlene Hornteile bis hin zu speziell hergestellten Präparaten aus verschiedensten Tierhoden.

Die Vorstellung, in den Keimdrüsen der Sexualorgane liege Kraft und Jugendlichkeit, ist uralt und keineswegs auf Asien beschränkt. Versuche, solche Keimdrüsenextrakte praktisch zu nutzen, waren allerdings meist nur von zweifelhaftem Erfolg. Die westliche Medizin rümpfte sowieso die Nase: „Quacksalberei."

Im Unterschied zu den hoffnungsfrohen Anwendern getrockneter Genitalien wissen wir heute, dass gerade das wichtigste androgene Hormon, nämlich das Testosteron, bei einfacher Aufnahme über den Mund nicht wirksam ist. Gleichzeitig ist aber inzwischen klar, dass Keimdrüsen in der Tat Hormone enthalten, die in gewissem Umfang ein Schlüssel zur Vermeidung verschiedener Alterserscheinungen sein können. So ganz falsch lagen die traditionellen Anwender also nicht. Und die moderne Biochemie bestätigt, dass einige Heilmittel gerade der chinesischen Medizin durchaus die gewünschten Wirkungen erzielen, wie wir am Beispiel der Ginsengwurzel noch sehen werden. Aber der Reihe nach.

II Ein Selbstversuch: Extrakte aus Meerschweinchenhoden

Der Pariser Medizinprofessor Charles Edouard Brown-Sequard tat den Kult um die Drüsenextrakte nicht einfach als Aberglaube ab. Der im 19. Jahrhundert lebende Arzt hatte bereits internationales Ansehen als Neurophysiologe erworben, als er damit begann, sich für Keimdrüsen zu interessieren. Über die Existenz oder gar die Wirkung von Hormonen war zu dieser Zeit so gut wie nichts bekannt. Was Brown-Sequard dazu veranlasste, sich plötzlich für Drüsenextrakte zu interessieren, ist nicht überliefert. Vielleicht kam er auf einer seiner vielen Reisen einmal in eine chinesische Apotheke – wir wissen es nicht.

Es ist aber nicht unwahrscheinlich, dass sein Interesse an den Drüsenextrakten nicht ganz uneigennützig war, denn der damals schon über 70-Jährige interessierte sich vor allem für die vermeintlich verjüngenden Eigenschaften der Keimdrüsen – ein Forschungsantrieb, den viele der heutigen Gerontologen zweifelsohne mit ihm teilen. Vielleicht entschloss sich der Pariser Professor nach einem wirkungslosen Versuch mit dem Einnehmen eines traditionell getrockneten Organextrakts Nägel mit Köpfen zu machen. Soweit es die damaligen technischen Möglichkeiten zuließen, stellte er einen gereinigten flüssigen Extrakt aus den Hoden, Nebenhoden und Samenleitern von Tieren her. Als Physiologe wusste er, es kam nicht auf eine imposante Größe der Tiere an, sondern auf ihr Alter. Seine Wahl fiel deshalb auf junge Meerschweinchen und Hunde. Die gewonnene Substanz injizierte sich Brown-Sequard kurzerhand selbst unter die Haut. Alles, was jetzt passieren sollte, wurde von ihm penibel notiert und dokumentiert.

Schon in den nächsten Tagen verspürte er verschiedene Anzeichen, als ob Kraft und Leistungswille früherer Tage wieder zurückgekehrt wären. Natürlich war er zu sehr Wissenschaftler, um aus einem einzigen Test schon Schlussfolgerungen zu ziehen. Aber nach ein paar Wochen, genauer gesagt am 1. Juni 1889, konnte er in einem Vortrag vor der ehrwürdigen Pariser Societe de Biologie seinen verdutzten Zuhörern mitteilen, dass er die Keimdrüsentherapie bereits sechsmal an sich ausprobiert habe – jedes Mal mit dem gleichen eindeutig positiven Resultat. Man kann sich vorstellen, welches Aufsehen diese Ergebnisse überall auf der Welt auslösten. Professor Brown-Sequard und seine Verjüngungsmethode wurden weltberühmt.

Doch es gab Probleme. Die Herstellung der Extrakte war extrem aufwendig und teuer und das Endprodukt vom Hormongehalt kaum zu dosieren. Die Präparate waren immer wieder unter- oder überdosiert. Dass eine zu hohe Zufuhr bestimmter androgener Hormone die körpereigene Produktion unterdrücken kann, wusste damals noch niemand. Der allzu häufige und kaum kontrollierbare Einsatz der Verjüngungsspritzen führte bei vielen Anwendern zu einem allmählichen Abflachen der Wirkung. Geeignete Messmethoden zur Steuerung waren noch nicht verfügbar, und aus Enttäuschung über die vielen Fehlschläge schlief das Ganze nach Jahren der Euphorie völlig ein. Der Traum von verlängerter Jugendlichkeit für jedermann musste begraben werden. Damals jedoch, in einem mutigen Selbstversuch und tatsächlich mit Hilfe von gemahlenen Meerschweinchenhoden, wurde der Grundstein für die spätere Endokrinologie gelegt.

„Kein Sieg wird errungen, keine Tat der Treue oder des Mutes vollbracht, es sei denn aufgrund eines Vielleicht. Kein Dienst, keine Anwandlung von Großmut, in der Wissenschaft, keine Forschung, kein Experiment, kein Werk, das nicht vielleicht ein Irrtum ist! Nur indem wir unsere Person von Stunde zu Stunde aufs Spiel setzen, leben wir überhaupt. Und oft genug ist unser im voraus vorhandener Glaube an einen nicht sichergestellten Erfolg das Einzige, was den Erfolg wirklich eintreten lässt."
WILLIAM JAMES [amerikanischer Psychologe und Philosoph, 1842-1910]

II Testosteron ist ein Leistungshormon

Androgene Hormone, allen voran das Testosteron, gehören zu den wichtigsten Steuersubstanzen in unserem Organismus (s. S. 188). Der Begriff „männliche" Hormone ist ein wenig irreführend, denn für Frauen und Männer sind sie gleichermaßen wichtig (mehr zu den Androgenwirkungen bei Frauen finden Sie in Kap. II.4). Androgene stabilisieren Masse und Kraft der Muskulatur, verhindern Knochenverlust und Brüche, wirken Fettablagerungen entgegen und beschleunigen die Erholung nach Verletzungen und Krankheit.

Das Sexualleben wird wesentlich von ihnen mitbestimmt und auf der psychischen Ebene fördern sie Aktivität und Tatendrang. In einem Satz: Androgene haben einen entscheidenden Einfluss auf die Lebensqualität.

Die Mengenverteilung ist bei Männern und Frauen jedoch unterschiedlich. Der männliche Organismus ist zur optimalen Funktionsfähigkeit auf eine höhere Verfügbarkeit vor allem von Testosteron angewiesen. Ein Hormonmangel macht sich beim Mann entsprechend deutlich bemerkbar.

Steckbrief: Testosteron

Testosteron ist ein Steroidhormon wie zum Beispiel auch die Östrogene. Im Körper entsteht es natürlicherweise aus dem Cholesterinstoffwechsel. Produktionsstätten beim Mann sind die Hoden und in geringerem Umfang die Nebennieren (etwa ein Prozent), bei Frauen die Eierstöcke.

Hauptwirkungen

- II aufbauend und regenerativ auf Muskulatur und andere Organe
- II Knochenneubildung und Erhaltung der Knochendichte
- II Regulation der Potenz und des sexuellen Verlangens (zusammen mit Östrogenen)
- II Verbesserung kognitiver Prozesse, v. a. räumliche und mathematische Fähigkeiten (selbst kleine Hormonveränderungen machen sich bemerkbar)
- II Beeinflussung psychischer Verhaltensweisen (z. B. Aggressivität, aber auch Aktivität und Tatendrang)

Testosteron und Altern

„Es gibt ein substanzielles Interesse an den möglichen Anti-Alterungswirkungen von Testosteron."
JOHN ROWE [Chairman MacArthur Study of Aging]

Gibt es einen typischen Mangel an Testosteron im Alter? Oder anders gefragt, führt das Älterwerden bei Männern automatisch dazu, dass der Organismus zu wenig Testosteron zur Verfügung hat und in eine hormonelle Mangelsituation gerät? Bevor wir uns mit Zahlen und wissenschaftlichen Daten befassen, zunächst eine der berühmtesten Beschreibungen des männlichen Greisenalters:

„Die jugendliche Hose, wohl geschont,
´ne Welt zu weit für die verschrumpften Lenden;
Die tiefe Männerstimme, umgewandelt
Zum kindischen Diskante, pfeift und quäkt
In seinem Ton. Der letzt Akt, mit dem
Die seltsam wechselnde Geschichte schließt,
Ist zweite Kindheit, gänzliches Vergessen,
Ohn´ Augen, ohne Zahn, Geschmack und alles.
WILLIAM SHAKESPEARE [„Wie es euch gefällt"]

Schwache Muskulatur, gebrechlicher und eingefallener Körperbau, fast asexuell und mit heller Stimme – die Beschreibung Shakespeares könnte eine lyrische Umschreibung typischer Testosteronmangelsymptome sein.

Tatsächlich spricht man nicht nur in der Gerontologie von der „Verweiblichung" des Alters. Biologisch verschiebt sich die vorherige Dominanz „männlicher" Hormone in Richtung auf „typisch weibliche" Hormone. (Anm.: Wie unsere Leser mittlerweile wissen, ist die alte Unterteilung in männliche und weibliche Hormone eigentlich nicht korrekt, deshalb die Anführungszeichen.) Mit 75 hat ein Mann durchschnittlich maximal 40 Prozent seiner früher täglich verfügbaren Testosteronmenge zur Verfügung. Und der Verlust geht mit jedem Lebensjahr weiter.

Es gibt sie also, die männliche Andropause. Streiten kann man sich allenfalls darüber, ob ein schleichender Hormonverlust genauso zu bezeichnen ist wie der relativ schnelle Abfall bei den Frauen. Letztlich aber wird es den meisten Männern, welche die Folgen einer nachlassenden Hormonproduktion spüren und verhindern möchten, egal sein, wie die Medizin ihren Hormonverlust bezeichnet.

II Antiquierte Interpretation von Gesundheitsdaten

Wundern wird sich der geneigte Leser beim Blick in so manches medizinische Lehrbuch. In einigen Exemplaren ist nämlich noch immer zu lesen, ein Androgenmangel im Alter existiere nicht oder sei zumindest sehr selten. Somit sei auch die Frage nach der Notwendigkeit einer Hormonergänzung im Alter hinfällig.

Haben die Verfasser Forschungsergebnisse übersehen, Messmethoden falsch angewandt oder Shakespeare nicht gelesen? Weder noch. Dass wir uns überhaupt mit dieser immer noch anzutreffenden Lehrmeinung befassen, hat einen guten Grund. Er ist ebenso banal wie erschreckend und führt uns zu einem in der Altersforschung typischen Problem zurück, nämlich dem alten Dogma, es gäbe selbst in hohem Alter keinen Hormonmangel.

Begründet wird die Festlegung einerseits durch die erwähnte Tatsache, dass Männer bis ins höchste Alter zeugungsfähig sind (zumindest theoretisch), zum anderen beruht sie schlicht auf einem veralteten Vorgehen bei der Interpretation medizinischer Messdaten.

Getreu irgendwann einmal aufgestellten medizinbürokratischen Richtlinien vergleicht man nämlich den gemessenen Hormonstatus beispielsweise eines alten und gebrechlichen Menschen nicht mit seinen früheren Werten, sondern mit den Durchschnittsdaten anderer alter gebrechlicher Menschen; also den Testosteronwert eines 90-Jährigen mit dem Durchschnittswert anderer 90-Jähriger. Weil aber die meisten Männer im fortgeschrittenen Lebensalter weniger androgene Hormone zur Verfügung haben, ergeben sich nur selten Abweichungen vom „Normalwert", und ein derartiger Vergleich kommt dann unweigerlich zum Schluss, ein Hormonmangel im Alter existiere nicht beziehungsweise sei sehr selten. Sicher, das ist ungefähr so sinnvoll, wie eine Abweichung mit gleichartigen Abweichungen zu vergleichen, um dann daraus zu schließen, es gäbe gar keine Abweichung. Doch das ist – auch wenn der Laie ungläubig staunt – tatsächlich medizinischer Alltag, und dieser Pferdefuß bei der Beurteilung von Gesundheitsdaten führt nicht nur beim Thema Altern zu missverständlichen Ergebnissen.

„Der Begriff des Normalwertes ist ein fester Bestandteil des ärztlichen Denkens. Er gehört so sehr in die ärztliche Begriffs- und Beurteilungswelt, dass man ihn erfinden müsste, wenn es ihn nicht schon gäbe. Da er jedoch so gut zu verschiedenen Aussagewünschen passt, hat er im täglichen Gebrauch eine so schillernde Vielfalt von Bedeutungsmöglichkeiten erhalten, dass sein praktischer Nutzen fragwürdig geworden ist."
SIEGFRIED KOLLER [deutscher „Medizinstatistikpapst", *1931]

Das Normalwertparadoxon

Nehmen wir wieder an, Sie sind ein 40-jähriger Mann und unterziehen sich einem Gesundheitscheck, weil Sie sich körperlich und geistig nicht mehr richtig leistungsfähig fühlen. Das gilt auch für Ihr Sexualleben. Nehmen wir weiter an, Sie haben sich an einen sehr modernen Arzt gewandt, der neben den üblichen Untersuchungen auch Ihren Hormonstatus überprüft. Als Ergebnis der Untersuchungen ergäbe sich nun, dass Ihre Blutdruckwerte erhöht und Ihr Testosteron grenzwertig erniedrigt sind. Die Diagnose würde lauten: Bluthochdruck und Hodenunterfunktion. Als Behandlung erhalten Sie Sport- und Diättipps zur Blutdrucksenkung und ein Hormonpflaster als Dauermedikation. Schon nach kurzer Zeit zeigen sich die positiven Auswirkungen der Therapie: wiedergewonnene Vitalität, gesteigertes sexuelles Interesse und Leistungsfähigkeit, weniger Bauchfett, vor allem aber ein insgesamt erheblich verbessertes Wohlbefinden.

In unserem Gedankenbeispiel ziehen Sie nun zehn Jahre später in eine andere Stadt. Dort suchen Sie sich einen neuen Hausarzt und lassen eine umfassende Untersuchung inklusive Hormontest durchführen. Von Ihren früheren Diagnosen und der seither erfolgreich durchgeführten Behandlung erwähnen Sie zunächst nichts. Die Hormontherapie haben Sie kurz vor der Untersuchung ausgesetzt. Als die Ergebnisse vorliegen, schüttelt ihnen der Arzt zu Ihrem großen Erstaunen die Hand und beglückwünscht Sie zu Ihrer herausragenden Gesundheit. Ungläubig fragen Sie nach Blutdruck und Hormonstatus. Aber man bestätigt Ihnen, auch da sei alles in Ordnung. Was ist passiert? Eine Wunderheilung?

Weit entfernt. Beim Blick auf den Untersuchungsbogen entdecken Sie praktisch die gleichen Messwerte für Blutdruck und Testosteron, die zehn Jahre zuvor zur Diagnose Bluthochdruck und Hodenunterfunktion geführt haben. Aber: Damals lagen Ihre Ergebnisse knapp außerhalb der Normwerte für 40-Jährige. Jetzt liegen exakt dieselben Werte innerhalb des Normbereichs für 50-Jährige. Dank des Normalwertsystems sind Sie jetzt im Sollbereich.

Natürlich würden Sie in unserem, zugegeben etwas konstruierten, Beispiel spätestens jetzt auf Ihre bisherige erfolgreiche Hormontherapie hinweisen, und in diesem Fall würden die meisten Ärzte die Behandlung auch weiterführen. Allerdings müssten sämtliche Behandlungskosten jetzt von Ihnen getragen werden, denn schließlich weisen Ihre Normalwerte Sie „untrüglich" als absolut gesunden Menschen aus. Und was nicht anormal und somit krankhaft ist, ist im Gesundheitssystem kein Behandlungsfall.

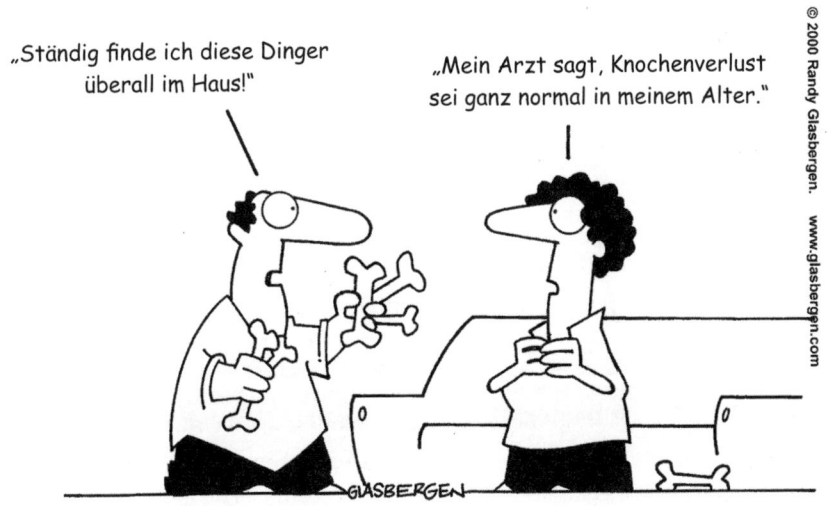

Normal ist gleich gesund? Das Kreuz mit den „Normalwerten"

Wir haben uns schon im ersten Teil des Buches mit dem Problem beschäftigt, wann etwas in der Medizin als krank und somit behandlungswürdig gilt und wann nicht. Die Frage ist keineswegs so einfach zu beantworten, wie es auf den ersten Blick scheint.

Für den medizinischen Alltag mussten spätestens mit Entstehen der sozialen Gesundheitssysteme im vorigen Jahrhundert Richtlinien aufgestellt werden. Denn jetzt war zu entscheiden, welche medizinische Behandlung von der Solidargemeinschaft bezahlt wird und welche nicht. Man kam überein, dass eine Krankheit in jedem Fall eine Abweichung vom normalen körperlichen und geistigen Zustand darstelle. Als Krankheit oder krankhafte Veränderung galt fortan das, was von einem Normwert in einem genau festgelegtes Maß abwich. Umgekehrt konnte fortan alles, was bei der Mehrheit der Menschen normal war, nicht krankhaft und somit auch nicht behandlungswürdig sein.

Mit der Zeit jedoch erhielten die primär nur als Orientierungshilfe gedachten Normwerte eine völlig andere Bedeutung. Das Durchschnittliche wurde quasi automatisch zur wünschenswerten Norm erhoben. Und folgenreicher noch: Der jeweils ermittelte Normalwert wurde stillschweigend zum Maßstab für optimale Gesundheit. Doch das entspricht nur in den wenigsten Bereichen der Realität. Kritiker weisen seit langem auf diese Fehlentwicklung in der medizinischen Dateninterpretation hin (s. Zitat von S. Koller, S. 190).

Beim Thema Alterung wird die Fragwürdigkeit dieses Beurteilungssystems noch eklatanter. Weil typische Alterungsprozesse bei der Mehrzahl eines bestimmten Jahrgangs häufig sind, gelten diese Alterserscheinungen per Definition als normal. Das heißt aber auch, Altersveränderungen an Gefäßen und Organen, egal wie ausgeprägt sie bei einer Person auftreten, gelten so lange nicht als krankhaft und behandlungswürdig, solange eine Mehrheit Gleichaltriger ebenfalls von ihnen betroffen ist. Man kann sich leicht vorstellen, dass dieses starre Dogma den Erkenntnissen und Möglichkeiten der modernen Medizin grundlegend entgegensteht.

II Der Hormonverlust beginnt früh

Anders als bei Frauen mit ihrem heftigen Eintritt in die Menopause scheinen Männer in dieser Hinsicht von der Natur bevorteilt zu sein. Bei ihnen fehlen entsprechend deutliche Anzeichen einer sinkenden Hormonproduktion. Zumindest nehmen sie diese nicht als solche wahr. Männer in den Vierzigern – nicht selten auch schon früher – schreiben reduzierte Leistungsfähigkeit, Bauchansatz, Muskelverlust und Abflachen der sexuellen Potenz meist dem Stress zu. Ihre Frauen und die Medizin ergänzen die Verursacherliste mit den „üblichen Verdächtigen" Fehlernährung und Bewegungsmangel. In der Tat hat jeder dieser Faktoren seine Berechtigung. Doch es gibt noch einen weiteren Verantwortlichen, der zunächst vorsichtig und leise, mit zunehmendem Lebensalter aber immer unverhohlener die Geschwindigkeit der körperlichen und psychischen Abwärtsspirale bestimmt: der Verlust von Testosteron.

Das meiste Testosteron – mit einer optimal rhythmisierten Ausschüttung – steht Männern nur in ihren frühen Zwanzigern zur Verfügung. Entsprechend feiern in diesem Lebensabschnitt Vitalität, Leistung, Körperbau und Potenz fröhliche Höhepunkte. Doch schon kurz danach sinkt der Hormonspiegel, besonders etwa ab dem 30. Lebensjahr und oft noch einmal verstärkt ab einem Alter von 50 bis 60 Jahren. Im Normalfall machen sich spürbare Anzeichen mit 40 bis 45 Jahren bemerkbar. Aber was heißt schon Normalfall?

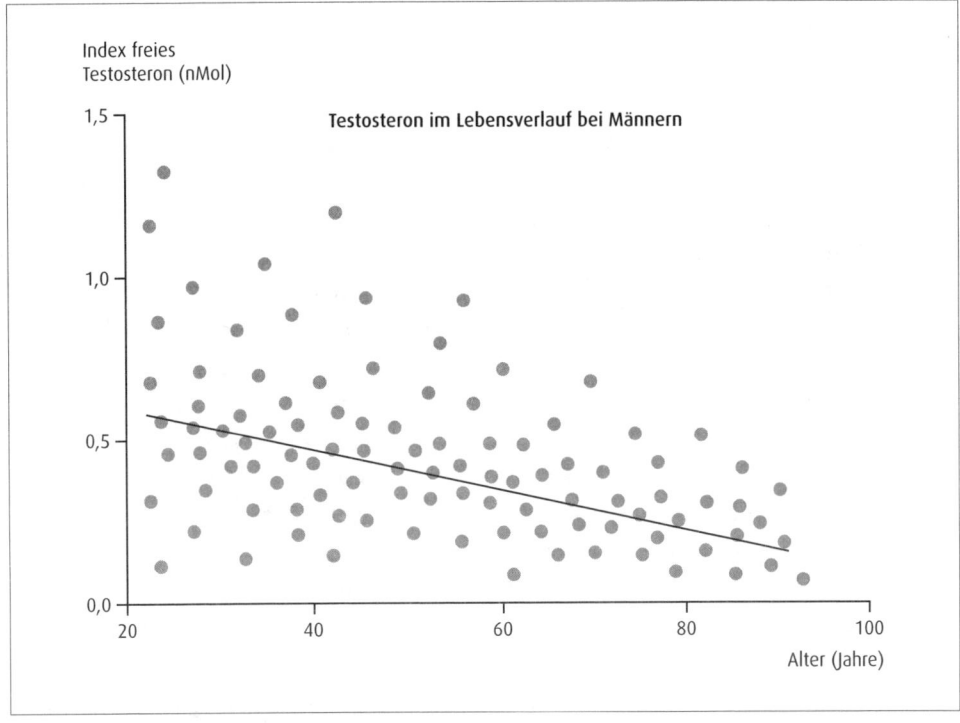

Verfügbarkeit von freiem Testosteron im Lebensverlauf bei Männern. Die durchgezogene Linie gibt den durchschnittlichen Hormonverlauf wieder. Man beachte die erheblichen individuellen Abweichungen (Punkte) vom durchschnittlichen Verlauf (mod. nach Harmann et al., 2001).

II Die meisten Männer sind betroffen

„Men at forty
Learn to close softly
The doors to rooms they will not be
Coming back to."
DONALD JUSTICE [amerikanischer Dichter, 1925-2004]

Die Folgen abnehmender Verfügbarkeit androgener Hormone betreffen weit mehr Menschen als von der bisherigen krankheitsorientierten Definition des Androgenmangels abzuleiten ist. Noch bis vor wenigen Jahren ging die Medizin davon aus, dass nur bei extremer beziehungsweise krankhafter Hodenunterfunktion (Hypogonadismus) eine Hormontherapie angezeigt sei (s. Kasten).

Eine der größten Studien dazu war die Massachusetts Male Aging Study, deren Ergebnisse Mitte der 90er-Jahre veröffentlich wurden. Erforscht wurde darin der Zusammenhang zwischen Alterung, Hormonspiegel und Sexualität. Fünf Jahre lang wurden 1.709 Männer im Alter von 40 bis 70 Jahren untersucht und befragt. Testosteron fiel innerhalb der untersuchten Altersspanne im Schnitt um etwa 30 Prozent. Bei der Mehrheit waren bereits typische Testosteronmangelsymptome festzustellen. Mehr als jeder zweite ansonsten gesunde Mann in dieser Altersgruppe litt bereits unter einem gewissen Grad an Impotenz. Allerdings dürfte der Hormonverlust nicht allein für die Sexualveränderungen verantwortlich sein. Bei drei Viertel der betroffenen Männer, so die Untersucher, könnten zusätzliche Co-Faktoren wie Rauchen, Alkohol sowie leichter Diabetes eine verstärkende Rolle spielen.

In Wales untersuchte man schon Ende der 80er-Jahre den Zusammenhang zwischen Testosteron und Gesundheit. Mehr als 2.500 Probanden waren an dieser Studie beteiligt. Männer mit höherem Testosteronspiegel hatten signifikant weniger Herzkrankheiten, selbst wenn ihr HDL-Cholesterin relativ niedrig war.

Ende 2006 zeigte eine Forschergruppe am biologischen Institut der Universität Sao Paulo in einer Experimentalstudie, dass im Zusammenhang mit Testosteron einer der Hauptmechanismen für den Gefäßschutz die Aromatisierung (Umwandlung) von Testosteron in Östradiol darstellt. Bei nachlassendem Testosteron fehlt entsprechend auch die Verfügbarkeit von Östradiol und steigt das Atherosklerose-Risiko im männlichen Organismus.

Vergleichsstudien zu Männern mit unterschiedlich hohem beziehungsweise im Lebenslauf unterschiedlich schnell abfallendem Testosteronspiegel ergaben in den vergangenen Jahren folgende Zusammenhänge: Ein hoher Anteil an verfügbarem Testosteron ist bei Männern verbunden mit

|| selteneren Verschlüssen der Herzarterien

|| weniger Fettgewebe

|| reduziertem Thromboserisiko

|| günstigem Cholesterinstoffwechsel

|| niedrigerem Blutdruck

Hypogonadismus

Bezeichnet wird damit die genetisch, krankheits- oder operationsbedingte Unterfunktion der Keimdrüsen bis hin zum völligem Ausbleiben einer Testosteronproduktion (Testosteron unter 300 ng/dl bzw. 12 nmol/l). Die Folgen sind Sexualstörungen und Veränderungen der sekundären Geschlechtscharakteristika wie Muskelverlust, Stimmveränderungen und Reduktion der Körperbehaarung.

Unter klassischem Hypogonadismus leidet nur ungefähr jeder 200. Mann. Doch Andrologen beklagen, dass selbst bei extremer Hodenunterfunktion die Erscheinung viel zu selten diagnostiziert wird. Das gilt besonders für ältere Männer, da bei ihnen die typischen Testosteronmangelerscheinungen als „normale" Alterserscheinungen interpretiert werden. Bei genauer Untersuchung findet sich tatsächlich bei etwa 20 Prozent der über 50-jährigen Männer eine deutliche Unterfunktion der Keimdrüsen. Selbst die eindeutigsten Formen von Hypogonadismus werden nicht immer erkannt und behandelt. Nach Schätzungen amerikanischer Andrologen erhalten nur fünf Prozent der betroffenen Männer eine Hormonsubstitution; und das, obwohl die Wirksamkeit einer Testosteronbehandlung bei Hypogonadismus gut belegt und in der Medizin auch anerkannt ist.

|| Ursache des zunehmenden Testosteronmangels

Der Hormonverlust beim Mann ist so verbreitet und scheinbar unausweichlich, dass man einmal mehr geneigt ist, dahinter eine gezielte Steuerung der Natur zu vermuten. Die vermeintlich gesetzmäßig abfallenden Hormonverlaufskurven bestärken diesen Eindruck. Doch auch dort gelang es der Gerontologie inzwischen, hinter die Fassade „normaler" und scheinbar unausweichlicher Alternsprozesse zu blicken.

Verantwortlich für die Steuerung des Testosteronspiegels ist der Hypothalamus im Gehirn. Und diese Steuerzentrale ist weder so programmiert, noch hat sie die finstere Absicht, uns das wichtige Leistungshormon Testosteron vorzuenthalten, nur weil wir älter werden, oder es gar zu reduzieren, damit wir erst richtig zu altern beginnen. Im Gegenteil.

Die genetisch verankerte Steuerung im Gehirn versucht, den Testosteronspiegel unabhängig von unserem Alter auf einem optimalen Niveau zu halten. Und für den Organismus heißt optimal in der Tat: auf dem Niveau des frühen Erwachsenenalters. Wie wir später noch sehen werden, gelingt das der Natur bei einem bestimmten Prozentsatz von Männern tatsächlich.

Auch wenn der inneren Steuerung die Erhaltung jugendlicher Hormonspiegel bis ins hohe Alter nur bei relativ wenigen Menschen gelingt, war diese Entdeckung erneut ein Niederschlag für diejenigen, die Altern und damit auch den „normalen" Testosteronverlust für einen unausweichlichen und von der Natur geplanten Vorgang halten. Was aber läuft bei der Mehrheit der Männer schief, die ab 30 oder 40 spüren, wie ihr Testosteron schwindet?

‖ **Sinkende Produktion.** Das erste Hauptproblem sind „Verschleißerscheinungen" direkt am Produktionsort, in den Hoden. Durch oxidative Prozesse und Radikale geschädigt, arbeiten die hormonproduzierenden Zellen immer weniger effizient. Die Gefäßalterung verstärkt den Trend.

Der Hypothalamus versucht jetzt, diese „Arbeitsverweigerung" mit einer verstärkten Stimulation über die Signalhormone LH und FSH auszugleichen. Und tatsächlich wirkt diese Nothilfe bei vielen Männern gut genug, um mit annähernd optimalem jugendlichen Testosteronspiegel über die 30 zu kommen. Noch glücklichere schaffen es sogar über die 40.

Doch auch das Gehirn bleibt von Lipidperoxidationen und freien Radikalen nicht verschont. Als Folge davon gehen bei der Mehrheit der Männer zunächst die exakte hormonelle Rückkopplung und zwischen dem 50. und 60. Geburtstag die aktive Steuerung im Hypothalamus in die Knie. Die Ausschüttungen besonders der starken morgendlichen Testosteronschübe flachen zusätzlich ab.

‖ **Reduzierte Verfügbarkeit.** Nicht nur die Produktion des Hormons verändert sich im Altersverlauf. Mit zunehmendem Alter wird Testosteron stärker an bestimmte Serumproteine gebunden und ist dadurch nicht mehr für die Zielorgane verfügbar. Ausschlaggebend für die Wirksamkeit ist aber nur der Anteil an sogenanntem freien Testosteron.

‖ **Schnellere Umwandlung.** Im Alter beschleunigt sich die Umwandlung von Testosteron in Östrogen. Bei vielen Männern ist das sogar eine der entscheidenden Ursachen für einen Mangel an freiem Testosteron. Auch vermehrtes Bauchfett ist einer der Abbaubeschleuniger. Denn Fettzellen haben die unangenehme Eigenart, Testosteron in Östrogene umzuwandeln.

Fazit. Der Testosteronhaushalt beim Mann wird von degenerativen Alterungsprozessen negativ beeinflusst. Das bedeutet aber auch, Maßnahmen gegen das allgemeine Altern helfen, Testosteron länger auf einem optimalen Niveau zu halten. Besonders gilt das für unterstützende Wechselwirkungen mit weiteren Hormonen wie Thyroxin, DHEA oder Wachstumshormon. Wir kommen in den folgenden Kapiteln auf diese Wechselwirkungen zurück.

Die entscheidende „take home" Botschaft zum Testosteron ist deshalb: Es ist nicht nur möglich, sondern auch physiologisch günstig und sinnvoll, den Testosteronspiegel auf einem jugendlichen Niveau zu halten. Bei einigen Männern gelingt das der körpereigenen Steuerung durchgehend aus eigener Kraft bis ins höchste Alter. Sie benötigen keine Substitution, um praktisch lebenslang optimal mit Testosteron ausgestattet zu sein. Doch auch die weniger begünstigte Mehrheit der Männer kann dem hormonellen Abbau durch allgemeine Maßnahmen gegen das Altern entgegenwirken oder im Bedarfsfall über eine individuell angepasste Hormonergänzungstherapie Defizite gezielt ausgleichen.

Hormonersatztherapie in der Praxis

„Jugend ist eine wunderbare Sache. Wie schade, dass sie an die Kinder verschwendet wird."
GEORGE BERNHARD SHAW [irischer Dramatiker, 1856-1950]

II   Jugendlichkeit wiedergewinnen

Die Testosterontherapie bei krankheitsbedingtem Hypogonadismus gilt schon lange als effektiv und sicher. Seit etwa einem Jahrzehnt bestätigen nun auch immer mehr wissenschaftliche Studien und die Erfahrungen von Andrologen aus Kliniken und Praxen, dass sich auch die Vermeidung des altersbedingten Hormonverlusts beim Mann gesundheitlich positiv auswirkt. Teilweise lassen sich Alterserscheinungen verhindern, die bisher als unausweichlich eingestuft wurden.

Die unmittelbare Wirkung einer Hormontherapie ist oft sogar so deutlich, dass Testpersonen auch bei sogenannten Doppelblindstudien – das sind Studien, bei denen weder Arzt noch Patienten wissen, wer das Hormon und wer ein wirkungsloses Scheinmedikament erhält – sehr schnell wissen, ob sich ihre Hormonsituation tatsächlich verbessert hat. Von Männern, die an einer solchen Doppelblindstudie teilnahmen und, ohne es sicher zu wissen, Testosteron erhielten, konnten 92 Prozent schon nach kurzer Zeit ihren verbesserten Hormonstatus bereits vor der Messung zielsicher vorhersagen. Sie fühlten sich eindeutig energiereicher und hatten mehr Handlungsaggressivität. Libido und Erektionsfähigkeit waren ebenfalls spürbar verändert.

II „Natürlich" altern oder Testosteron ergänzen?

Spätestens wenn es um konkrete Maßnahmen gegen das Altern geht, wird immer wieder die Frage nach der Natürlichkeit aufgeworfen. Die Vorstellung, einen 50-Jährigen hormonell um 30 Jahre zu verjüngen und ihm wieder das Niveau eines 20-Jährigen zu geben, stößt auf Skepsis – obwohl oder gerade weil die Auswirkungen so verlockend sind. In den zurückliegenden Kapiteln sind wir schon mehrfach auf diese durchaus verständliche Unsicherheit gestoßen. Allerdings hat sich gezeigt, dass die meisten degenerativen Altersveränderungen zwar natürlich im Sinne von häufig, nicht aber biologisch sinnvoll und schon gar nicht unausweichlich sind.

Dort liegt der Fall noch einmal anders. Eine Testosteronsubstitution stellt absolut keinen Eingriff dar, der einem physiologischen Hormonhaushalt widerspricht. Auch dann nicht, wenn Sie als 50-Jähriger Ihren Hormonspiegel auf das Niveau anheben, das sie mit 20 hatten. Denn in diesem Fall geht die Natur mit gutem Beispiel voran. Selbst unter den 70-Jährigen gibt es einen Anteil von bis zu 20 Prozent, deren Organismus noch aus eigener Kraft im Stande ist, so viel Testosteron zu produzieren wie ein durchschnittlicher 20- bis 30-Jähriger – mit entsprechend positiven Auswirkungen auf Körperbau, Psyche und Libido.

Eine Testosteronergänzung beim Mann ist also letztlich nichts anderes als der Ausgleich eines bereits eingetretenen Hormonmangels auf das Niveau von Gleichaltrigen, deren Testosteronhaushalt noch optimal funktioniert. Warum die hormonelle Regulation dieser Personen besser und ihre körperliche und geistige Altersuhr in diesem Bereich langsamer abläuft als bei der Mehrheit der Männer, ist noch nicht geklärt. Eines Tages werden wir die Antwort kennen. Bis es soweit ist, ermöglicht die moderne Hormonersatztherapie es auch denen, die „normal" altern, ihre jugendliche Leistungsfähigkeit auf vielen Gebieten zu bewahren oder zurückzugewinnen.

Verkehrte Welt. Eine im Jahr 2002 am Institut für Reproduktionsmedizin in Münster durchgeführte Querschnittsstudie verglich Männer, die aufgrund krankhafter Hodenunterfunktion seit vielen Jahren mit Testosteron behandelt worden waren, mit gleichaltrigen Gesunden ohne Hormonergänzung. Während bei den „Gesunden" Testosteron mit zunehmendem Alter abfiel, blieben die Hormonwerte bei den hypogonaden Männern aufgrund ihrer optimalen Ergänzung konstant. Paradoxe Folge: Die eigentlich „Kranken" waren weniger fettleibig und hatten mehr und leistungsfähigere Muskulatur als ihre „gesunden" Altersgenossen, und ihre Statur und Körpermasse war vergleichbar der von jungen Männern.

„Die Unmöglichkeit von gestern ist der Luxus von heute und die Notwendigkeit von morgen."
SIR HAROLD WILSON [englischer Premierminister, 1916-1995]

Testosteronmangelsymptome

- II vermindertes allgemeines Wohlbefinden
- II Motivationsverlust
- II Konzentrationsschwierigkeiten
- II Muskelschwäche und Muskelabbau (enger Zusammenhang; im Schnitt zwölf Kilogramm Muskelverlust zwischen dem 20. und 70. Lebensjahr)
- II Knochensubstanzverlust (enger Zusammenhang, besonders im Alter)
- II Bauchfettzunahme (enger Zusammenhang mit der Abnahme an freiem Testosteron unabhängig vom Alter)
- II Libidoverlust (verminderte Motivation, Erregbarkeit und Aktivität)
- II Potenzabnahme (verzögerte Erektionen, längere Refraktärphase, geringerer Ejakulationsdruck)
- II Erektionsprobleme (jedoch erst bei deutlichem Hormonabfall)
- II Depression (besonders ab mittlerem Alter hängen Häufigkeit und Stärke von Depressionen eng mit dem verfügbaren Testosteron zusammen)
- II Gedächtnisprobleme (v.a. ab mittlerem bis höherem Alter)

Weitere mögliche Symptome
- II Nervosität
- II leichte Ermüdbarkeit
- II Schlafprobleme
- II Schweißausbrüche
- II Knochenschmerzen
- II Blutarmut
- II trockene Haut

II Hormonmangel rechtzeitig erkennen

Den Verlust von Testosteron früh zu erkennen, ist nicht immer einfach. Sind sie ein Mann über 40 oder gar über 50, besteht zumindest eine hohe Wahrscheinlichkeit für einen reduzierten Hormonspiegel. Wann sich bei jedem Einzelnen spürbare Symptome einstellen, ist jedoch recht unterschiedlich.

Figurveränderung. Die deutlichsten Anzeichen für einen beginnenden Testosteronmangel sind Muskelabbau und nachlassende Kraftfähigkeiten sowie eine Fettzunahme im Bauchbereich – insgesamt also eine Figurveränderung. Weniger eindeutig aber gleichwohl häufig sind nachlassende Konzentration und andere kognitive Veränderungen. Ein sinkendes Lebens- und Wohlgefühl wird von den Betroffenen oft erst relativ spät bewusst wahrgenommen.

Depressionen. Eine dramatische, aber ebenfalls nicht seltene Folge von Testosteronmangel sind Depressionen. Leider wird in der medizinischen Praxis noch viel zu selten nach einer möglichen hormonellen Ursache gesucht. Anders als die Standardbehandlung mit Antidepressiva kann eine Testosteronsubstitution bei Männern über 30 in vielen Fällen den eigentlichen Grund für die Depression beseitigen.

Potenzschwierigkeiten. Sie gehören zwar zu den typischen Testosteronmangelsymptomen, treten aber entgegen der weit verbreiteten Meinung in der Regel erst bei bereits deutlichem Hormonmangel auf (s. S.199).

Blutwerte sind nicht immer aussagekräftig

Ihren Testosteronspiegel können Sie mit Hilfe einer einfachen Blutentnahme bereits beim Hausarzt bestimmen lassen. Das optimale Hormonniveau liegt bei durchschnittlich etwa 650 bis 750 ng/dl morgendlichem Gesamttestosteron (entspricht etwa 22 bis 26 nmol/l), wobei der Wert für freies Testosteron mehr als 14 ng/dl bzw. 0,5 nmol/l betragen sollte. Einige Andrologen halten sogar etwas höhere Zielwerte von bis zu 1.000 ng/dl Gesamttestosteron für optimal.

Leider ist der Wert des Gesamttestosterons nur eingeschränkt aussagekräftig, denn die Messwerte erfassen auch den Teil des Hormons, der gebunden und deshalb physiologisch unwirksam ist. (Anm.: Etwa 40 Prozent sind fest an Globulin, der Rest schwach an Albumin gebunden, das bei Bedarf schnell aktiviert werden kann. Nur etwa 2 Prozent ist freies Testosteron.) Nur der relativ kleine Anteil an freiem Testosteron ist physiologisch wirksam. Die Interpretation der Werte wird nun erschwert von der Tatsache, dass das Verhältnis von gebundenem zu freiem Testosteron von Mann zu Mann unterschiedlich sein kann und sich der Anteil mit zunehmendem Alter verschiebt.

Im Alter steigt der Anteil an Hormon, das mehr oder weniger fest an Trägersubstanzen gebunden und damit ohne Wirkung ist. Folgendes Beispiel macht die Problematik deutlich: 80-jährige Männer, bei denen das Gesamttestosteron nur um 20 Prozent reduziert war, die also scheinbar nur einen sehr geringen Hormonmangel aufwiesen, wurden einem genaueren Screening unterzogen. Das Ergebnis war selbst für Andrologen überraschend. Der Anteil an freiem und damit wirksamem Testosteron betrug bei den hormonell scheinbar gut ausgestatteten Männern nur noch 40 Prozent des optimalen Wertes und war damit doppelt so stark abgefallen, als die erste Standardmessung vermuten ließ.

Eine absolut exakte und aussagekräftige Bestimmung des Testosteronstatus ist noch aufwendiger. Denn neben der Auswertung der unterschiedlich stark gebundenen Anteile des Hormons muss auch noch die schubweise Tagesausschüttung durch wiederholte Messungen erfasst werden. Für den Normalpatienten ein zu teures Verfahren. Und noch etwas kommt dazu:

Biochemische Individualität. Menschen funktionieren bezüglich ihres Hormonstoffwechsels höchst individuell. Das gilt nicht nur für die absoluten Hormonwerte, sondern auch für die Wirkung einer bestimmten Hormonmenge auf den Organismus. Im Klartext: Der eine benötigt zur Sicherstellung optimaler Funktionen einen anderen Hormonspiegel als eine Vergleichsperson gleichen Alters. Folgende Situation kann nun eintreten: Sinkt der Testosteronwert von jemandem, der in der Jugend besonders hohe Werte hatte, altersbedingt über ein Maß hinaus ab, entstehen Funktionseinbußen. Das kann auch dann der Fall sein, wenn das noch vorhandene Testosteron gegenüber Vergleichspersonen noch relativ hoch ist und eine Blutuntersuchung ihm „gute" Hormonwerte bescheinigt. Was also tun?

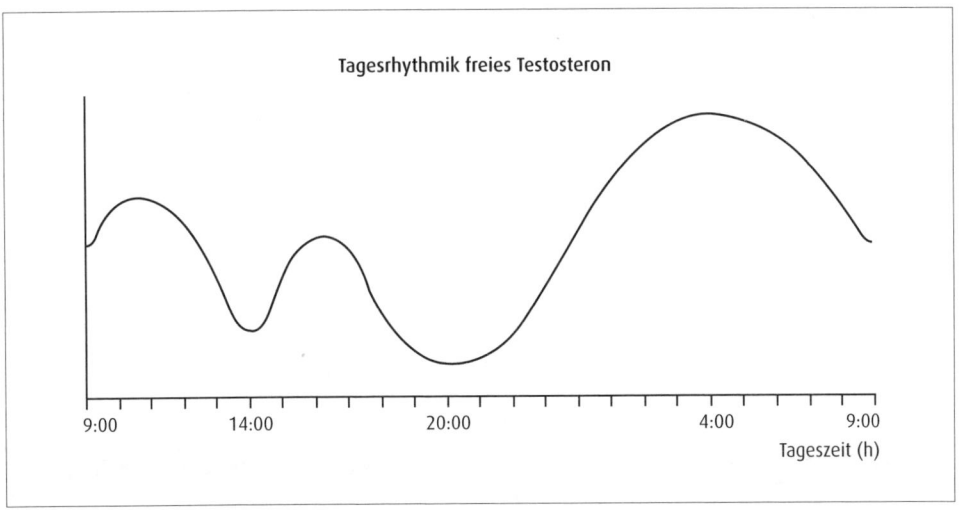

Natürliche Tagesrhythmik der Testosteronausschüttung beim Mann (mod. nach Cooke et al., 1993)

In der Praxis gehen erfahrene Andrologen so vor: Ist das einfach zu bestimmende Gesamttestosteron im Vergleich zum jugendlichen Optimalwert bereits deutlich reduziert (unterhalb 400 bis 450 ng/dl), ist eine Substitution in den meisten Fällen sinnvoll und führt fast immer zu positiven Veränderungen beim Patienten. Bei nicht oder nur leicht verringertem Gesamt- und vor allem freiem Testosteron orientiert man sich mehr und mehr an der Befindlichkeit. Verspüren Patienten Symptome, die auf einen funktionellen Testosteronmangel hindeuten, wird man zunächst eine mehrmonatige Substitution versuchen. Zeigt die Therapie positive Wirkungen, kann sie in Form einer Dauertherapie fortgeführt werden.

Mit zunehmendem Alter können Testosteronmangelsymptome ein aussagekräftigerer Marker für die biologische Hormonaktivität sein als die gemessenen Blutspiegel.

II Welches ist das optimale Alter für eine Testosteronsubstitution?

Das ist nicht einfach zu beantworten. Zwar steht Testosteron bei der Mehrzahl der Männer bereits in den Dreißigern nur noch reduziert zur Verfügung, und beim Erreichen des 40. Lebensjahres bleiben dem Mann durchschnittlich noch 73 Prozent seiner ursprünglichen optimalen Hormonmenge. Aber – auch wenn wir uns immer wieder wiederholen – den „durchschnittlichen" Menschen gibt es eben nicht, schon gar nicht, wenn es um Testosteron geht. Die hormonelle Alterung läuft von Mann zu Mann unterschiedlich schnell, bleibt manchmal ein Jahrzehnt fast stehen und macht dafür innerhalb kurzer Zeit Sprünge hinunter in eine Abwärtsspirale. Und so ist die Entscheidung für Hormonersatz – ob in jungen Jahren oder erst mit 50 oder noch später – immer nur für jeden Mann einzeln zu beantworten. Im Zweifel geben vorliegende Symptome eine gute Orientierung.

Eine Substitution sollte möglichst rechtzeitig erfolgen. Erfahrungen haben gezeigt: Je jünger die Personen waren, die eine Testosterontherapie erhielten, desto eindrucksvoller waren die Wirkungen. Das hat zwei Gründe: Erstens wird die Wirksamkeit des Hormons durch die allgemeine Alterung und Begleiterkrankungen verwässert. Zweitens verstärkt fortdauernder Testosteronmangel Alternsprozesse an speziellen Zielorganen und Geweben. Eine der Folgen ist dann zum Beispiel eine verminderte Ansprechbarkeit der über Testosteron gesteuerten NO-Rezeptoren im Penis (s. u.).

Dennoch ist es nie zu spät für eine hormonelle Verjüngungskur. Ein 80-Jähriger, der an einer wissenschaftlichen Studie zur Erforschung von Wirkungen und Risiken der Testosterontherapie bei Älteren teilnahm, drückte seine subjektive Erfahrung so aus: „Ich habe das Gefühl, ein neues Leben gefunden zu haben."

„I feel like I found a new life."

ANONYMUS [80-jähriger Teilnehmer einer Testosteronstudie]

II Sexualität und Potenz

Wie wirkt eigentlich das wichtigste männliche Sexualhormon Testosteron auf die sexuelle Leistung und die Potenz? Sicher hat der eine oder andere Leser bereits auf die Beantwortung gerade dieser Frage gewartet.

Testosteron setzt an zwei Stellen im sexuellen Ablauf an. Direkt im Gehirn fördert es das sexuelle Interesse und das Lustempfinden. Auch die Weiterleitung der sexuellen Erregung funktioniert nicht ohne das Hormon. Und schließlich wird Stickstoffoxid (NO), das als Signalstoff für die Erektion unmittelbar am Penis fungiert, testosteronabhängig ausgeschüttet. Nebenbei: Das erst vor wenigen Jahren entdeckte NO ist übrigens auch für die potenzunterstützende Wirkung von Ginseng verantwortlich (s. S. 204).

Doch um es gleich vorwegzunehmen: Testosteron ist kein universelles Potenzmittel, wie es sich die Konsumenten getrockneter Tiergenitalien oder, in modernerer Form, manche Nutzer der Testosterontherapie vielleicht erhoffen. Die bisherige konservative Auffassung, bei der Mehrheit selbst älterer Männer sei ein Hormonersatz deshalb unnötig, hat gleichfalls eine ansehnliche Schieflage. Zu jeder dieser Extremmeinungen gibt es „eindeutige" Studiendaten, je nachdem wie sie interpretiert und gelegentlich auch zurechtgebogen werden.

Sieht man sich einmal die wissenschaftlichen Untersuchungen der vergangenen Jahre über den Zusammenhang zwischen Impotenz und Testosteronmangel an, findet man Ergebnisse zwischen 2 und 23 Prozent; das heißt nur jeder 50. oder aber schon jeder 4. impotente Mann weist einen ausgeprägten Hormonmangel auf. Welche Zahl ist nun richtig? Auf welches Alter beziehen sich die Daten? Betrifft es nur absolute Impotenz oder auch erste sexuelle Defizite? Und ab wann spricht man von Hormonmangel?

Beginnen wir mit der letzten Frage. Bei krankhafter Hodenunterfunktion (Hypogonadismus) liegt der Testosteronspiegel häufig nur bei 70 bis 80 ng/dl. Zum Vergleich: Der durchschnittliche Wert beim Mann beträgt etwa 635 ng/dl. Männer mit klassischem und meist in jungem Erwachsenenalter diagnostizierten Hypogonadismus erleben durch eine entsprechende Hormonsubstitution praktisch immer auch eine erhebliche Verbesserung ihrer Sexualität.

Eine Hormonsubstitution wirkt sich jedoch auch bei weniger schwerwiegenden Formen von Testosteronmangel beziehungsweise beim normalen altersbedingten Hormonverlust auf das sexuelle Empfinden und die sexuelle Leistungsfähigkeit aus. In einer aktuellen Untersuchung an 120 finnischen Männern im Alter von 50 bis 70 Jahren (T-Spiegel unter

400 ng/dl) steigerte eine Hormongabe über sechs Monate die Häufigkeit nächtlicher Erektionen und die Erektionsdauer beim Verkehr. Das Ergebnis deckte sich gut mit ähnlichen Studien, bei denen Männer mit altersbedingt reduziertem Testosteronstatus eine Hormontherapie erhalten hatten.

Ginseng zur Potenzsteigerung?

Die Ginsengwurzel (Panax ginseng) wird in Asien unter anderem traditionell auch zur Potenzförderung verwendet. Dass die Wirkung tatsächlich nicht nur Wunschdenken entspringt, zeigen Tierstudien. Männliche Ratten, die wohl unverdächtig sind, sich Wirkungen einzubilden, reagierten auf den Konsum der getrockneten Wurzel eindeutig: Sowohl das sexuelle Interesse stieg an (schnelle Kopulationen beim Kontakt mit einem Sexualpartner) als auch die sexuelle Leistungsfähigkeit (geringere Pausen zwischen mehreren Kopulationen bzw. Ejakulationen). Verschiedene Studien bei Männern zeigen, dass die Einnahme einer hochdosierten Ginsengzubereitung bei etwa 60 Prozent Potenzprobleme signifikant verbessert.

Lange Zeit war der Wirkmechanismus unklar und umstritten. Einzelne Untersuchungen hatten eine Erhöhung von Testosteron und Prolaktin nach Ginsengkonsum gefunden. Andere konnten die Testosteronveränderung trotz vergleichbarer sexueller Wirkung nicht bestätigen. Erst in jüngster Zeit ist man sich über den Hauptmechanismus einig. Asiatischer Ginseng (Panax ginseng), aber auch amerikanischer Ginseng (Panax quinquefolium) erhöhen die Ausschüttung des Signalstoffs NO im Gehirn und direkt am Penis. Die Wirkung hat damit zumindest indirekt mit Testosteron zu tun, denn das Hormon ist für die NO-Abgabe aus den entsprechenden Nervenzellen notwendig. (Anm.: Erektionshilfen vom Typ Viagra wirken ebenfalls über eine vermehrte Bereitstellung von NO. Und auch deren Hauptwirkungsansatz – eine Phosophodiesterase-Hemmung – ist Teil des Ginsengeffekts, wenn auch weniger spezifisch.)

Allerdings: Die NO-vermittelnde Wirkung von Ginseng ist, wie die von Testosteron, auf ein noch gut funktionierendes Gefäßsystem im Penis angewiesen. Außerdem darf der Testosteronabfall nicht zu weit fortgeschritten sein, weil dadurch die lokale Ansprechbarkeit auf den Signalstoff NO ebenfalls zurückgeht. Ohne Testosteron können also auch die Ginsengwirkstoffe wenig ausrichten. Ein Heilmittel für völlige Impotenz ist Ginseng deshalb nicht.

Dosis: Wirksame Dosierungen der Tierstudien begannen bei 10 mg/kg. Das deckt sich mit den traditionellen Dosierungen beim Menschen von etwa einem Gramm getrockneter Wurzel täglich. Die Einnahmedauer sollte mindestens eine Woche und länger betragen.

Wirkung im Alter verzögert

Je länger ein altersbedingter Hormonverlust bereits bestanden hat, desto länger dauert es, bis sich die Wirkungen einer Testosteronsubstitution im Bereich der Sexualität voll entfalten können. Der Grund: Durch den fortdauernden Testosteronmangel fehlt die Stimulation der Nervenendungen im Penis mit der Folge, dass die Penismuskulatur verkümmert. Bis die Schäden durch die Hormonersatztherapie ausgeglichen sind, können mehrere Wochen Geduld gefragt sein.

„Alter schützt vor Liebe nicht, doch die Liebe schützt einen bis zu einem gewissen Grad vor dem Altern."
JEANNE MOREAU [französische Schauspielerin, *1928]

Männer haben eine hormonelle Fortpflanzungsreserve

Vom Standpunkt der Evolution ist nichts so wichtig wie die Fähigkeit eines Lebewesens zur Fortpflanzung. Wir erinnern uns, die Alterungsprozesse vor allem der zweiten Lebenshälfte konnten sich im Lauf der menschlichen Evolution deshalb einschleichen, weil dadurch der Fortpflanzungserfolg nicht wesentlich beeinträchtigt wird. Doch wie gerade festgestellt, leidet der Testosteronstoffwechsel schon relativ früh unter der allgemeinen Alterung des Organismus. Ein rechtes Dilemma, denn das Hormon ist ja gerade für die Fortpflanzungsfähigkeit des Mannes unerlässlich.

Den Androgenstoffwechsel vor Alterserscheinungen abzuschotten, wäre biologisch für die Natur ohne weiteres möglich, allerdings unverhältnismäßig aufwendig. Die Evolution hat deshalb eine andere Sicherung eingebaut. Von allen Körperfunktionen, die auf Testosteron angewiesen sind, fällt die Fortpflanzungsfähigkeit bei sinkendem Testosteronspiegel als letzte aus. Das heißt, bevor völlige Impotenz aufgrund von Hormonmangel eintritt, haben Lebensgefühl, Muskulatur, Regenerationsfähigkeit, Knochendichte und so weiter längst erheblich gelitten. Das ist auch der Grund, warum eine vollständige Impotenz im frühen bis mittleren Erwachsenenalter nur selten allein auf einem Hormonmangel beruht. Mit fortschreitendem Alter ist der Verlust an Testosteron dann immer häufiger ein Mitverursacher von Impotenz.

Zur Verdeutlichung: Ein 20-Jähriger hat fortpflanzungstechnisch in etwa eine Testosteronreserve von 50 Prozent. Solange er nicht mehr als die Hälfte seines Testosterons verliert, muss keine Impotenz entstehen – zumindest keine völlige. Mit 35 Jahren ist bei den meisten Männern etwa die Hälfte dieser Reserve aufgebraucht. Spätestens zwischen dem 60. und dem 70. Lebensjahr wird das Niveau auch im Hinblick auf die Fruchtbarkeit kritisch. Die Unterschiede von Mann zu Mann sind jedoch erheblich. Bei jedem zweiten 80-Jährigen besteht zumindest noch eine theoretische Fortpflanzungsfähigkeit.

Aber: Alle diese Angaben beziehen sich nur auf die prinzipielle Fortpflanzungsfähigkeit. Lange bevor Spermienbildung und Beischlafvermögen völlig zum Erliegen kommen, sinkt mit dem verfügbaren Testosteron die sexuelle Leistungsfähigkeit. Der Zeitraum zwischen möglichen Erektionen wird erheblich länger, Orgasmusfähigkeit, Ejakulationsdruck und die Fähigkeit, eine Erektion aufrechtzuerhalten, nehmen ab. Hinzu kommen Veränderungen der Libido und des Empfindens. Und so nehmen testosteronmangelbedingte Potenzprobleme bereits ab einem Alter von 40 Jahren kontinuierlich zu. Wenn psychische Hintergründe und Krankheiten als Ursache einer Potenzstörung auszuschließen sind, kann schon im mittleren Erwachsenenalter eine Substitution sinnvoll sein. Das gilt besonders dann, wenn bereits andere typische Testosteronmangelsymptome erkennbar sind (s. S. 199).

Testosteron kompensiert nicht die Gefäßalterung

Gefäßalterung ist eine der häufigsten Ursachen für Erektionsprobleme und Impotenz im mittleren und höheren Alter. Sind die Gefäßschäden schon weit fortgeschritten, hilft auch Testosteron nicht weiter. Denn was die Penismechanik betrifft, ist die Hormonwirkung gänzlich von einem funktionierenden Gefäßsystem abhängig, das unter anderem ausreichend auf den Botenstoff NO reagiert.

Nothelfer bei Erektionsproblemen. Reagieren die Gefäße nur noch sehr eingeschränkt auf die NO-Signale, kommen Medikamenten wie Sildenafil (Viagra®), Tadalafil (Cialis®) oder Vardenafil (Levitra®) zum Zug. Sie blockieren den Blutabfluss aus dem Penis, sodass auch dann noch eine Erektion möglich ist, wenn die vom Gehirn ausgehende und von Testosteron vermittelte Stimulation keine ausreichende Füllung mehr erzielt.

Testosteron oder Viagra?

Medikamente wie Viagra, Levitra und Cialis können Erektionsschwierigkeiten fast immer effektiv überwinden helfen. Aber über eines sollte man sich im Klaren sein: Sie sind nur eine künstliche Stütze am letzten Teil der körperlichen sexuellen Reaktionskette. Anders Testosteron. Bei sexuellen Problemen, die ganz oder teilweise aufgrund des altersbedingten Hormonrückgangs entstehen, setzt eine individuelle Hormonergänzung direkt an der Ursache an, vom Gehirn bis zu den Geschlechtsorganen. In der Praxis bedeutet das eine wirkliche Verjüngung.

Und wir sprechen nicht von Peanuts. Wie die bisherigen Praxisstudien zeigen, lässt sich das körperliche Hormonniveau effektiv und dauerhaft auf ein bis zu 30 Jahre jüngeres Niveau einstellen. Und: Durch die Wiederherstellung optimaler Testosteronspiegel werden schädliche Auswirkungen, die der normale Hormonverlust in anderen Körperbereichen nach sich zieht, zusätzlich vermieden.

Testosteronsubstitution beim Mann

A. Positive Wirkungen

II Verbesserung der subjektiv empfundenen Lebensqualität

II niedrigerer Insulinspiegel

II seltener koronare Herzkrankheit

II verbesserte allgemeine Stimmung (auch bei zuvor nur leichtem T-Mangel)

II Beseitigung von Depressionen (v. a. bei Älteren oder Jüngeren mit deutlichem T-Mangel)

II Steigerung der kognitiven Leistung, z. B. räumliche Fähigkeiten und Wortflüssigkeit (bei zuvor deutlichem T-Mangel)

II nachhaltiger Fettabbau besonders von Bauchfett (durchschnittlich 2 bis 3,5 kg im Verlauf von zwei Jahren)

II (Wieder-)Aufbau von effektiv arbeitender Muskulatur (bei über 65-Jährigen etwa 2 kg nach 6-12 Monaten)

II erhöhte Knochendichte (v. a. bei Älteren ein Plus von 3,5 bis 5 Prozent)

II Flexibilisierung der Gefäße (gerade im Herz)

II Verbesserung der Wachstumshormon-Produktion (nur bei Älteren)

B. Nicht eindeutige Wirkungen

II HDL-Cholesterin: Querschnittsstudien zeigen ein positives Verhältnis. Dagegen findet sich bei weiblichem Hirsutismus (verstärkter Behaarung), Testosteronanstieg in der Pubertät und bei einigen Dopingfällen ein negativer Zusammenhang. Wahrscheinlich wirkt Testosteron nur in physiologischen Dosierungen günstig. Generell stimuliert Testosteron ein HDL-abbauendes Leberenzym, Östrogene hemmen es. In Praxisstudien zur Testosteron-Therapie zeigten sich bisher keine oder nur geringe Änderungen im Fettstoffwechsel.

II Herz-Kreislauf: Die Mehrheit der Studien ergab eine leichte Reduktion von Herz-Kreislauf-Krankheiten. Eine eindeutige Verringerung der kardiovaskulären Sterblichkeit wurde bisher jedoch nicht bestätigt.

II LDL: Verringerung des LDL-Cholesterins (jedoch nicht immer)

II Blutdruck: Tendenz zur Blutdrucksenkung

II Erythrozyten: Förderung der Bildung roter Blutkörperchen. Während dieser Effekt bei vielen Älteren positiv ist, kann bei manchen der Hämatokrit zu stark ansteigen.

C. Negative Wirkungen

II Bereits existierender Prostatakrebs wird durch körpereigenes oder zugeführtes Testosteron stimuliert. Deshalb: KONTRAINDIKATION (in bestimmten Phasen kann die Tumorzellvermehrung durch Testosteron auch gehemmt werden, was therapeutisch nutzbar ist).

II Gutartiges Prostatawachstum kann verstärkt werden.

II Erhöhte Blutfettwerte durch verstärkten Fettabbau möglich.

II Vergrößerung der Brustdrüsen bei fettleibigen Älteren (vermehrte Umwandlung von Testosteron in Östrogen durch das im Fettgewebe aktive Enzym Aromatase).

II Mögliche Verstärkung von Schlafapnoe.

II Extremdosierungen unterdrücken die Spermienbildung (vorübergehend).

II Auswirkungen auf die Lebensspanne

Dem im Lebenslauf zunehmenden Testosteronverlust entgegenzuwirken, heißt auch, eine Reihe von Alterungsvorgängen zu verhindern. Diese Aussage können wir schon heute mit großer Sicherheit als richtig einstufen. Schwieriger ist die Festlegung, welchen Einfluss ein optimierter Testosteronhaushalt auf die Lebensspanne haben kann.

II **Maximale Lebensspanne.** Die maximale Lebensspanne des Menschen beträgt etwa 120 Jahre. Ein Mechanismus, der das Maximalalter von Lebewesen hinausschieben kann, muss an allen wichtigen Altersuhren gleichzeitig und gleichermaßen wirksam sein. Also: hormonell, genetisch, oxidativ. Bisher wurden nur wenige solcher Mechanismen gefunden. Wir werden in späteren Kapiteln noch einige kennenlernen. Obwohl die Sexualhormone die Geschwindigkeit wichtiger Teilbereiche des Alterns bestimmen, sind sie allein nicht in der Lage, alle anderen Altersuhren zu beeinflussen. Dementsprechend gibt es bisher keine wissenschaftlich relevanten Hinweise darauf, dass Testosteron Einfluss auf das menschliche Maximalalter hat.

II **Durchschnittliche Lebensspanne.** Die durchschnittliche Lebenserwartung wird heute kaum noch von Unfällen, Unterernährung oder Infektionskrankheiten bestimmt, sondern von den typischen Alterskrankheiten. Die wichtigsten sind Gefäßerkrankungen, Krebs, Alzheimer und COPD (Chronisch Obstruktive Lungenerkrankung). Ob und wann wir daran erkranken und sterben, bestimmt sich aus der Addition einer genetischen Veranlagung mit vielen äußeren Faktoren. Gerontologie und Medizin beschäftigen sich erst seit einigen Jahren intensiv mit Testosteron. Über den Einfluss einer Testosterontherapie auf die durchschnittliche Lebenserwartung ist deshalb noch nicht viel bekannt.

Alzheimer. Unter Laborbedingungen reduzierte Testosteron die Bildung von Beta-Amyloid, der Alzheimer-Ablagerung an Nervenzellen. Die Bedeutung dieses Effekts im Hinblick auf die Erkrankung ist noch nicht endgültig geklärt. Allerdings weisen

Alzheimerpatienten die doppelte Menge an LH und FSH auf – beides Hormone, deren Spiegel als Folge sinkender Testosteronverfügbarkeit ansteigt (s. o.). LH ist außerdem genau in den Hirnregionen konzentriert, die von Alzheimer besonders betroffen sind. Auf einen tatsächlich kausalen Zusammenhang weist eine 2004 von Scott Moffat und Kollegen veröffentlichte Studie hin: Männer mit höherem Spiegel an freiem Testosteron wiesen ebenso wie hormonsubstituierte Männer ein erheblich verringertes Alzheimerrisiko auf. Für jeden Anstieg des freien Testosterons um 10 nmol reduzierte sich das Risiko um 26 Prozent.

Gesundheit/Vitalität. Die Erfahrungen zum dauerhaften Testosteronersatz bei Männern bestätigen in den vergangenen Jahren günstige Effekte im Bereich Insulin, Herz und Bewegungsapparat. Sie machen einen positiven Einfluss auf die Lebenserwartung wahrscheinlich. Wie groß dieser Effekt sein kann, lässt sich noch nicht sagen. Umgerechnet auf die Anzahl zusätzlicher Lebensjahre mögen die Auswirkungen auch wenig spektakulär erscheinen. Dennoch ist dieser Zusammenhang selbst schon eine kleine Revolution. Denn lange Zeit wurde Testosteron eher mit einem verkürztem Leben verbunden. Die Vorstellung resultierte aus der Beobachtung des Tierreichs. In der Natur haben Individuen mit hohem Testosteronspiegel tatsächlich eine verkürzte Lebenserwartung. Der Grund liegt aber wohl in der Hormonwirkung auf das Verhalten. Testosteron fördert Aktivität, Risikobereitschaft, den aggressiven Kampf um Geschlechtspartner und ähnliche Verhaltensweisen. Das zieht ein erhöhtes Unfall- und damit auch Sterberisiko nach sich.

II Funktionelle Lebensspanne. Testosteron ist einer der wichtigsten Faktoren für Vitalität und Leistungsfähigkeit und kann dazu beitragen, die gesunde, aktive Lebensspanne substanziell zu verlängern und bis ins hohe Alter vital zu bleiben. Praxisstudien der vergangenen zehn Jahre bestätigen das meist eindrucksvoll. Männer, die im Alter eine Testosterontherapie erhalten, fühlen sich nicht nur subjektiv besser, sie sind auch aktiver und können länger ein selbstständiges Leben führen. Mit seiner ausgeprägten Wirkung auf Kraft, Muskelmasse, Stimmung, kognitive Leistung und Potenz wirkt Testosteron einer Vielzahl typischer degenerativer Abbauprozesse entgegen. Und es sind die Altersveränderungen, vor denen sich viele Männer im Hinblick auf ihr eigenes Älterwerden am meisten fürchten. Testosteron allein kann die Gesamtlebenszeit wahrscheinlich nur unwesentlich verlängern, aber es kann zweifellos zu einer wesentlich verlängerten Jugendlichkeit und besserer Lebensqualität beitragen.

II   Risiken der Testosterontherapie

Vor einigen Jahrzehnten kam es zu der Fehleinschätzung, androgene Hormone wie Testosteron erhöhten grundsätzlich das Risiko für (Alters-)Krankheiten. Ausgangspunkt war die im Sport verbreitete Verwendung synthetischer, nicht-aromatisierbarer Androgene. (Anm.: Androgene, die nicht auf natürliche Weise über das Enzym Aromatase abgebaut werden können und deshalb unphysiologische Effekte wie Bluthochdruck, Leberschäden und anderes nach sich ziehen.) In das Negativbild schien zu passen, dass Männer häufiger an Herz-Kreislauf-Krankheiten leiden als Frauen. Inzwischen ist aber klar: Nicht hohe, sondern gerade niedrige Testosteronspiegel erhöhen das Risiko kardiovaskulärer Krankheiten. Bei Männern mit akutem Herzinfarkt wurden in Vergleichsstudien sogar die geringsten Hormonmengen gefunden.

Der Zusammenhang zwischen Testosteron und dem Fettstoffwechsel ist dagegen weniger eindeutig. Negative Wirkungen wurden bei unphysiologischen Dosierungen gefunden. Umgekehrt haben sich in einer Reihe von Untersuchungen physiologisch optimale Testosteronmengen positiv auf den Fettstoffwechsel und das Herz-Kreislauf-Risiko ausgewirkt.

Prostata. Die Prostatadrüse muss als erstes genannt werden, wenn es um mögliche Risiken der Testosteronsubstitution beim Mann geht. Prostatakarzinome sind androgensensitiv, das heißt sie werden in ihrem Wachstum durch Androgene gefördert. (Anm.: Neueste Daten zeigen, dass das nicht für jedes Stadium zutrifft. In bestimmten Phasen werden die Tumorzellen von Testosteron sogar zerstört. Dieser Effekt lässt sich in Form einer gezielten abwechselnden Gabe und Entzug von Testosteron bei der Krebsbehandlung nutzen.) Grundsätzlich gilt jedoch: **Eine bereits vorliegende Krebserkrankung ist zunächst eine absolute Kontraindikation für eine Androgentherapie!**

Umgekehrt gibt es jedoch bisher keine Evidenz, dass Prostatakrebs von Testosteron verursacht wird. Das jedenfalls ergaben bisher durchgeführte Langzeitstudien sowie Vergleiche verschiedener Bevölkerungsgruppen mit unterschiedlichem Testosteronspiegel. Letzteres ist insofern wichtig, als etwa jeder zweite Mann über 70 Jahre ein sogenanntes vorklinisches Prostatakarzinom aufweist. Ein Indikator ist der sogenannte PSA-Wert im Blut; weitaus aussagekräftiger ist allerdings der PSA-Verlauf über die Zeit. Bei Männern über 40 Jahren muss vor jeder Testosterontherapie ein entsprechendes ausführliches Blutbild erstellt werden. Bei Grenzwerten beziehungsweise im Zweifelsfall kann nur eine Biopsie die Diagnose sichern. Es wurde spekuliert, ob Testosteron die Weiterentwicklung dieser Vorstufen zum eigentlichen Prostatakarzinom begünstigen könnte. Bisher gibt es jedoch keine klaren Befunde, dass ein solches Risiko durch eine Hormontherapie entsteht.

Bei der gutartigen Prostatavergrößerung – betroffen sind davon jeder zweite über 50 und vier von fünf 80-Jährigen – gehen Wissenschaftler inzwischen sogar davon aus, dass sie die Folge eines erniedrigten Testosteronspiegels in Verbindung mit einem relativ erhöhten Spiegel an Dihydrotestosteron (DHT) und vor allem Östrogen ist. Eine japanische Studie ergab kürzlich, dass Prostatavergrößerungen bei Männern direkt mit der Höhe ihres Östrogenspiegels korrelieren. Und es zeigte sich eine negative Korrelation zwischen der Größe der Prostata und Testosteron; das heißt, je höher der Testosteronspiegel, desto geringer die Gefahr einer Prostatavergrößerung. Ähnliche Zusammenhänge wurden auch in den USA bestätigt. Während Testosteron und der absolute Gesamtwert von DHT bei Männern im Altersverlauf abfällt, entwickelt sich parallel dazu ein Ansteigen – absolut oder relativ – anderer Hormone wie Östrogen, Prolaktin, LH und FSH. Diese Anstiege hängen mit dem Testosteronverlust unmittelbar zusammen und führen ihrerseits zu ungünstigen Entwicklungen.

Seit einigen Jahren gibt es ein Medikament, das die (zu starke) Umwandlung von Testosteron in DHT hemmt. Durch den Wirkstoff Finasterid (Proscar®, Finasterid-Sandoz®, Finasterid-Stada®) kann eine Prostatavergrößerung erfolgreich verhindert beziehungsweise umgekehrt werden. Nebenbei: Da ein hoher DHT-Spiegel auch die Ursache von männlichem Haarausfall ist, wird Finasterid oft erfolgreich als Mittel gegen Haarausfall eingesetzt, allerdings in weit geringerer Dosierung von 1 mg Propecia® statt 5 mg.

Prostatakrebs-Vorbeugung

Ernährung und Lebensstil beeinflussen die Entstehung von Prostatakrebs. Als Risikofaktoren wurden bisher – neben einer genetischen Komponente – eine vitalstoffarme, fett- und zuckerreiche Ernährung sowie übermäßiger Konsum von Alkohol und Koffein ausgemacht. Die wichtigsten Schutzfaktoren sind:

Bewegung. Eine bewegungsarme Lebensweise scheint das Krebsrisiko zu verstärken. Männer, die eine Stunde Sport am Tag betreiben, haben jedenfalls ein geringeres Risiko, an Prostatakrebs zu erkranken, als nicht sporttreibende Männer.

Selen. Das Spurenelement Selen kann die Entwicklung von Prostatakrebs mit hoher Wahrscheinlichkeit extrem beeinflussen. Bei einer täglichen Aufnahme von mindestens 100 bis 200 Mikrogramm Selen fanden gut kontrollierte Studien gleich ein mehrfach verringertes Krebsrisiko bei Männern. Beachte: Aufgrund der Selenarmut unserer Ackerböden wird in Deutschland nicht einmal die Minimalzufuhr von 50 Mikrogramm erreicht! Die Kombination mit Vitamin E verstärkte in Vergleichsstudien den Prostataschutz.

Vitamin E. Hochinteressante aktuelle Zellstudien zeigen einen unmittelbar hemmenden Einfluss auf menschliche Prostata- und Lungenkrebszellen. Eine Unterform von Vitamin E, das gamma-Tocopherol (nicht aber das besser untersuchte alpha-Tocopherol), stoppte im Labor das Wachstum der Krebszellen oder zerstörte sie. Gesunde Zellen wurden nicht beeinflusst. Ob dieser Effekt auch im lebenden Organismus ähnlich wirksam ist, müssen allerdings weitergehende Untersuchungen klären. Gamma-Tocopherole sind besonders in Walnüssen, Erdnüssen, Sonnenblumenkernen, Palmöl und Aprikosenkernöl enthalten. Vitamin-E-Präparate mit einem Anteil an gamma-Tocopherol sind teilweise bereits erhältlich (nicht in Deutschland).

Lycopin gehört zur Familie der Karotine. In jüngster Zeit wurde dem Vitalstoff viel Aufmerksamkeit entgegengebracht (s. S. 213). Beispielsweise zeigte sich in einer neueren Untersuchung bei 26 Patienten mit bereits bestehendem Prostatakrebs eine tumorhemmende Wirkung bei einer täglichen Zufuhr von 30 mg Lycopin.

Grüner Tee. Bestimmte Inhaltsstoffe des Grünen Tees, sogenannte Catechine, haben offensichtlich eine starke Hemmwirkung auf die Entwicklung von Prostata-Tumorzellen. In einer ersten kleinen Studie mit hochdosiertem Tee-Extrakt (entsprechend 20 Tassen grünem Tee) war 2006 eine 90-prozentige Schutzwirkung bei Risikopatienten beobachtet worden. Weitere Forschungen zur weiteren Abklärung dieses extremen Effekts laufen bereits.

Brokkoli. Ein Gemüse, das inzwischen schon viele an einer Prostatakrebs-Vorbeugung interessierte Männer gleich drei- bis viermal pro Woche auf dem Teller haben, ist Brokkoli. Die darin enthaltenen Sulfuraphane sind bereits seit einiger Zeit als wirksamer Schutzfaktor gegenüber der Entstehung von Prostatatumoren bekannt.

Vitamin D3. Die Rolle des „Sonnenvitamins" bei verschiedenen Krebsarten ist ein brandaktuelles Thema, zumal die Mehrzahl der Deutschen geringe bis sehr geringe Spiegel dieses Vitalstoffes aufweist und ein Mangel unter anderem mit einem erhöhten Prostatakrebs-Risiko verbunden zu sein scheint. In Mitteleuropa ist zur Erzielung optimaler D3-Spiegel bei den meisten Menschen eine tägliche Zufuhr von 1.000 bis 2.000 IE und mehr notwendig. Die tägliche Aufnahme über die Nahrung beträgt im Schnitt nur ein Zehntel dieser Menge.

Aspirin. Bei Männern, die zur Vorbeugung von Koronarerkrankungen jahrelang niedrig dosierte Acetylsalicylsäure (ASS) einnahmen, stellte man 2006 fest, dass die Häufigkeit von Prostatakrebs bei Risikopatienten um mehr als 40 Prozent verringert war. Bei Patienten, die dennoch erkrankten, waren die Tumore weniger aggressiv. Typische Dosierungen von ASS in der prophylaktischen Anwendung sind 80 bis 125 mg pro Tag.

Lycopin

Das Karotin Lycopin kommt im Körper in größerer Menge vor als das altbekannte Beta-Karotin. Besonders die Keimdrüsen beim Mann sind bei ihrer Radikalabwehr – und somit beim Schutz vor Alterung und Krebs – auf den Spezialisten Lycopin angewiesen.

Lycopin ist beispielsweise in Tomaten enthalten und trägt zu deren Rotfärbung bei. Der Schutzeffekt dieses Antioxidans steigt mit zunehmender Dosierung. Gekochte Zubereitungen scheinen sogar besonders wirksam zu sein (z. B. Tomatensoße). Für Männer könnte deshalb ab einem Alter von 60 oder 70 Jahren neben einer an Tomaten reichen Kost die gezielte Einnahme eines Lycopinpräparats höchstwahrscheinlich eine sinnvolle, weil effektive Prophylaxe gegen Prostatakrebs sein.

Biochemischer Hintergrund. Für Biochemiker, Ärzte oder allgemein Interessierte an dieser Stelle noch einige Fachinformationen:

Das bekannte Beta-Karotin ist ein hocheffektiver Blocker von Peroxyl-Radikalen (s. Kap. II.2). Bei der Abwehr von singulären Sauerstoffradikalen ($1O_2$) hat es jedoch eine Achillesferse. Während es bei geringem Sauerstoffdruck effektiv und sogar mit besonders hoher Umsatzrate arbeitet, ist dieses Karotin bei steigendem Sauerstoffdruck in den Zellen schnell überfordert. Dort kommt Lycopin ins Spiel. Es ist ein Spezialist gegen aggressiven singulären Sauerstoff und kann das Gewebe selbst bei höchster Sauerstoffbelastung effektiv schützen. Gerade Zellen wie die der Keimdrüsen sind auf einen beständig hohen Lycopinspiegel angewiesen, um irreversible Schädigungen und daraus resultierend genetische Veränderungen und Krebserkrankungen zu verhindern. Auch da wird die Komplexität unserer Radikalabwehr deutlich. Unterschiedliche Antioxidantien lassen sich deshalb nicht – wie das leider noch immer gemacht wird – auf einer generellen Ebene miteinander vergleichen.

II Testosteron als Lifestyle-Droge?

Sich wohl fühlen, geistig und körperlich leistungsfähig sein, sexuell aktiv und potent – das Wirkungsspektrum von Testosteron erfüllt alle Kriterien einer Lifestyle-Droge. Damit sind dem Hormon ein großes Interesse potenzieller Nutzer und genauso automatisch die kategorische Ablehnung seitens konservativ denkender Mediziner sicher. Doch ausnahmsweise ist die in solchen Fällen gebetsmühlenartig einsetzende Warnung „eine Behandlung ist nur bei vorliegendem Defizit nötig und sinnvoll" nicht ganz falsch. Denn praktisch alle beschriebenen Wirkungen einer Substitution von Testosteron treten nur auf, wenn ein suboptimaler Körperspiegel auf ein optimales Niveau gehoben wird. Ist Testosteron bereits in physiologisch optimaler Menge vorhanden (durchschnittlicher oberer Bereich des frühen

Erwachsenenalters), bringt eine weitere Anhebung des Spiegels kaum eine Wirkungssteigerung. Ein 20-jähriger Mann mit optimal funktionierender Hormonproduktion wird also in aller Regel weder seine Stimmung noch die Potenz durch eine zusätzliche Testosteronsubstitution verbessern können.

Optimierung der körpereigenen Produktion

Über die gezielte und individuell angepasste Hormonersatztherapie lässt sich Testosteronmangel heute sicher und effektiv vermeiden. Wer aber den Weg der Hormonsubstitution (noch) nicht gehen möchte, kann seinen körpereigenen Hormonhaushalt verbessern und auch so einem altersbedingten Mangel vorbeugen.

II **Stress.** Psychischer Stress kann Testosteron drastisch senken – bis hin zur völligen Impotenz! Die Vermeidung beziehungsweise schnelle Bewältigung von negativ empfundenem Stress ist deshalb eine unabdingbare Voraussetzungen für einen optimal funktionierenden Hormonstoffwechsel (mehr dazu s. Kap. II.6).

II **Alkohol.** Alkohol kann Testosteron kurzfristig aktivieren (besonders bei Frauen). Nach nur wenigen Stunden drücken aber vor allem höhere Alkoholmengen den Testosteronspiegel weit nach unten. Männer erleben diesen Effekt meist schmerzlich in der schnell nachlassenden Potenz.

II **Sport.** Androgene Hormone verhelfen zu mehr Kraft und mehr Muskulatur; der Körper wird geformter und auch magerer. Was nur wenige wissen: Intensives Widerstandraining führt unmittelbar zu einer deutlich erhöhten Ausschüttung an Testosteron – mit allen entsprechenden Hormonwirkungen. Allerdings ist nicht jede Form von Training in dieser Hinsicht effektiv (mehr in Kap. II.10). Sport kann die Testosteronausschüttung aber auch hemmen, zum Beispiel auszehrende Ausdauerbelastungen von mehreren Stunden (zum Beispiel Marathonlauf). Leichter Freizeitsport ist davon nicht betroffen – allerdings im Hinblick auf den Testosteronstatus auch nicht hilfreich.

II **Sexualleben.** Tierstudien zeigen einen hochinteressanten Zusammenhang zwischen der Anzahl an (neuen) Sexualpartnern im Alter, dem Testosteronspiegel und Alterungsprozessen: Tiere, denen in einem Alter, in dem sie normalerweise kaum noch sexuell aktiv waren, neue Sexualpartner angeboten wurden, reagierten mit einer erheblichen Belebung ihrer sexuellen Aktivität. Soweit mag das nicht sonderlich verwundern und man ist geneigt, die gesteigerte Vitalität in diesem Fall psychischen

Faktoren zuzuschreiben. Genaue Analysen aber zeigten Erstaunliches: Die Aktivierung ging mit einem verjüngten Hormonstoffwechsel einher, und das wiederum führte zu einer günstigen Beeinflussung verschiedener Alterungsprozesse im Organbereich. Dort scheint sich in der Tat die alte Weisheit zu bestätigen, dass Liebe beziehungsweise sexuelle Aktivität im Alter jung erhält.

Und gerade erst analysierten Thomas Travison und seine Kollegen vom New England Research Institut in Massachusetts anhand umfangreicher prospektiver Daten den Einfluss von Umweltfaktoren auf den individuellen Testosteronverlauf beim Menschen. In ihren 2007 veröffentlichten Ergebnissen kamen sie zu dem Schluss, dass Faktoren wie eine Fettmassenzunahme (s. u.), Sexualleben oder Stress (zum Beispiel Verlust des Partners) so starke Veränderungen im Testosteronstatus nach sich ziehen können, dass sie zehn Lebensjahren entsprechen.

II **Fettleibigkeit.** Vermehrtes Bauchfett ist eine typische Folge von sinkendem Testosteron. Schlimmer noch: Fettgewebe trägt seinerseits zu Testosteronmangel bei. Fettzellen bauen Testosteron mit Hilfe des Enzyms Aromatase zu Östrogen ab. Zum Glück kann der Organismus diesen Effekt teilweise ausgleichen und das Hormon aus seinem Pool an gebundenem (inaktivem) Testosteron ersetzen. Solange ausreichend freies Testosteron gebildet werden kann, ist alles im grünen Bereich.

Leider ist jedoch die Umwandlung von Testosteron in Östrogen direkt mit der Körperfettmenge korreliert. Das heißt, je mehr Fett, desto höher die Östrogenbildung auf Kosten von Testosteron. Ab einer gewissen Körperfettmenge kann nicht mehr ausreichend freies Testosteron nachgebildet werden, und es kommt zum Abfall von gebundenem und freiem Testosteron mit allen typischen Folgen eines Testosteronmangels (s. o.). Bei welcher Fettmenge diese kritische Grenze erreicht wird, ist von Person zu Person unterschiedlich. Bei Fettleibigen mit mehr als dem Doppelten des Idealgewichts ist der Testosteronstatus nur noch selten optimal.

Wie eng die Östrogenbildung mit der Fettzellenaktivität verbunden ist, zeigt die Tatsache, dass sich die negativen Hormonveränderungen bei einem Abbau von Körperfett wieder normalisieren. Ein Schlüssel zur Verbesserung der Testosteronsituation liegt deshalb in der Vermeidung von Überernährung, insbesondere von zu viel Fett und Kohlehydraten.

II **Selegilin.** Der Wirkstoff Selegilin ist in Deutschland als Medikament gegen Parkinson zugelassen (zum Beispiel Deprenyl®). In sehr viel geringerer Dosierung zur allgemeinen Alterungsprophylaxe eingenommen, verlängerte Selegilin in verschiedenen Tierstudien die funktionelle und die maximale Lebensspanne. Eine der auffallendsten Wirkungen prophylaktischer Anwendung von Selegilin ist die Erhaltung der sexuellen Aktivität bis ins hohe Alter. Als Ursache wird eine Stabilisation von aktivem Testoste-

ron diskutiert. Leider wurden unseres Wissens bisher keine entsprechenden Langzeitstudien unternommen. In Ungarn etwa oder den USA ist die Verwendung von
Selegilin als vorbeugendes Mittel gegen allgemeine Alterungsprozesse bereits verbreitet
(auch über den Einsatz bei Hunden gibt es positive Erfahrungen).

II **Melatonin.** Das Zirbeldrüsenhormon Melatonin fungiert unter anderem als
Steuersignal für verschiedene Sexualhormone. Produktion und Ausschüttung sinken
im Lebensverlauf (s. Kap. II.8). Tierstudien zeigen, dass eine regelmäßige Melatoninsubstitution den altersbedingten Verlust von Testosteron signifikant reduziert und die
sexuell aktive Lebensphase verlängert. Ob dieser Effekt beim Menschen in gleicher
Weise erzielbar ist, muss vorläufig offen bleiben. Sicher ist allerdings, dass eine einmalige Melatonineinnahme beim Menschen zu keinem direkten Testosteronanstieg führt.

II **Enzymhemmer.** Für die Verfügbarkeit von Testosteron ist bei Männern und
Frauen nicht nur die Produktion, sondern auch wesentlich die Geschwindigkeit des
Abbaus verantwortlich. Wesentliche Player sind dabei das Enzym 5alpha-Reduktase,
das Testosteron in DHT und die Aromatase, die Testosteron in Östradiol umwandelt
(s. o.). Eine teilweise Hemmung der 5alpha-Reduktase durch den Wirkstoff Finasterid
(Propecia®) verhindert zum Beispiel den altersbedingten Haarausfall beim Mann. In
höherer Dosierung (5 mg/Tag) wird der Wirkstoff gegen die gutartige Prostatavergrößerung angewandt (Proscar®).

Auch ein natürlicher Wirkstoff aus der Sägepalme (botanischer Name Serenoa repens)
hemmt die 5alpha-Reduktase. Aus Tierversuchen ist die hormonartige Wirkung des
Fruchtextraktes der Sägepalme schon länger bekannt. Zubereitungen aus Serenoa
repens werden bei Prostatavergrößerung eingesetzt (Steiprostat®, Prosta-Urgenin®). In
der Zukunft könnten neue und potentere Zubereitungsformen von Sägepalmen-
extrakt sogar effektiver gegen Alterserscheinungen wie Prostatahyperplasie eingesetzt
werden als synthetische Enzyminhibitoren. Möglicherweise ist der Fruchtextrakt aus
Serenoa repens nicht nur ein milder Hemmstoff der 5alpha-Reduktase, sondern auch
der Aromatase.

Ein effektiver Hemmstoff der Aromatase ist das unter anderem in der Passionsblume
vorkommende Chrysin. Zurzeit wird dieser Pflanzenwirkstoff intensiv wissenschaftlich untersucht. Extraktzubereitungen sind international bereits erhältlich, meist aber
nicht ausreichend standardisiert.

II **Testosteronvorstufen.** Sie können Testosteron erhöhen, ohne das natürliche,
schubweise Ausschüttungsschema zu beeinflussen.

DHEA. Dehydroepiandrosteron ist eine natürliche Vorstufe, die der menschliche
Organismus zur Bildung von Testosteron, Östrogenen und anderen Hormone nutzen
kann. DHEA ist in den USA und verschiedenen anderen Ländern als Nahrungser-

gänzung frei erhältlich. Manche Anwender erhoffen sich von einer DHEA-Einnahme eine Verbesserung ihres Hormonstatus auch im Hinblick auf Testosteron. Zumindest bei Frauen scheint eine Erhöhung von Testosteron auf diesem Weg möglich. Dies wurde inzwischen durch einige Studien bestätigt. Bei Männern in höherem Alter dürfte dagegen der typischerweise verstärkte Weiterabbau von Testosteron in Östradiol einer dauerhaften Verbesserung des Testosteronstatus entgegenstehen (s. o.). Praxisstudien bei Älteren ergaben nach DHEA-Therapie aber eine Erhöhung der Knochendichte und günstige Auswirkungen auf das Muskel/Fett-Verhältnis (s. Kap. II.6).

Androstendion. Das Androgen wird in den Nebennieren gebildet und ist ebenfalls eine natürliche Vorstufe von Testosteron. In einige Ländern ist es rezeptfrei als Tabletten, Kapseln oder als Mundspray erhältlich. Androstendion ist gut verträglich und entwickelt kaum Nebenwirkungen, weshalb es als Alternative zur direkten Testosterontherapie vermarktet wird. Die bisher durchgeführten wissenschaftlichen Studien konnten die Erwartungen jedoch nur sehr eingeschränkt bestätigen.

In geringer Dosierung (100 mg/Tag) sind kaum Wirkungen zu erwarten. Bei höherer Dosierung (300 mg/Tag) kann es kurzfristig zu einem Ansteigen von Testosteron kommen. Beginn: etwa 15 Minuten nach der oralen Aufnahme. Wirkung: etwa drei Stunden. Anwender nutzen den Effekt einer daraus resultierenden Erhöhung des Energiepotenzials oder des sexuellen Interesses. Auch von einer verbesserten Erholungsfähigkeit nach körperlicher Belastung wird berichtet. Bei einigen Personen bleibt bei Dauereinnahme ein leichter Testosteronanstieg für etwa vier Wochen nachweisbar, danach flacht der Effekt auf das Ausgangsniveau ab. Die Zufuhr von Androstendion führte in den wissenschaftlich kontrollierten Studien eher zu einem verstärkten und eigentlich unerwünschten Anstieg von Östrogenen (bis zu 128 Prozent) als von Testosteron. Grund: Das sehr aktive Enzym Aromatase wandelt Androstendion unter Umgehung von Testosteron direkt in Östron und Testosteron in Östradiol um. Die individuellen Unterschiede im Steroidstoffwechsel erwiesen sich auch im Fall Androstendion als sehr groß. Verallgemeinernde Aussagen von Befürwortern wie Gegnern der Androstendionergänzung sind deshalb wenig hilfreich.

Gegenwärtig sucht man intensiv nach Möglichkeiten, die Effektivität und damit die Anwendbarkeit der verschiedenen Testosteronvorstufen zu verbessern. Eine Variante ist die Kombination mit einem Hemmstoff für das Enzym Aromatase, um dadurch stärker und gezielter die Bildung von Testosteron zu fördern und die Umwandlung in Östrogene zu reduzieren. Bis dabei jedoch klare Ergebnisse vorliegen, bleibt die direkte Testosteronergänzung die effektivste und sicherste Möglichkeit, die androgene Altersuhr zu stoppen.

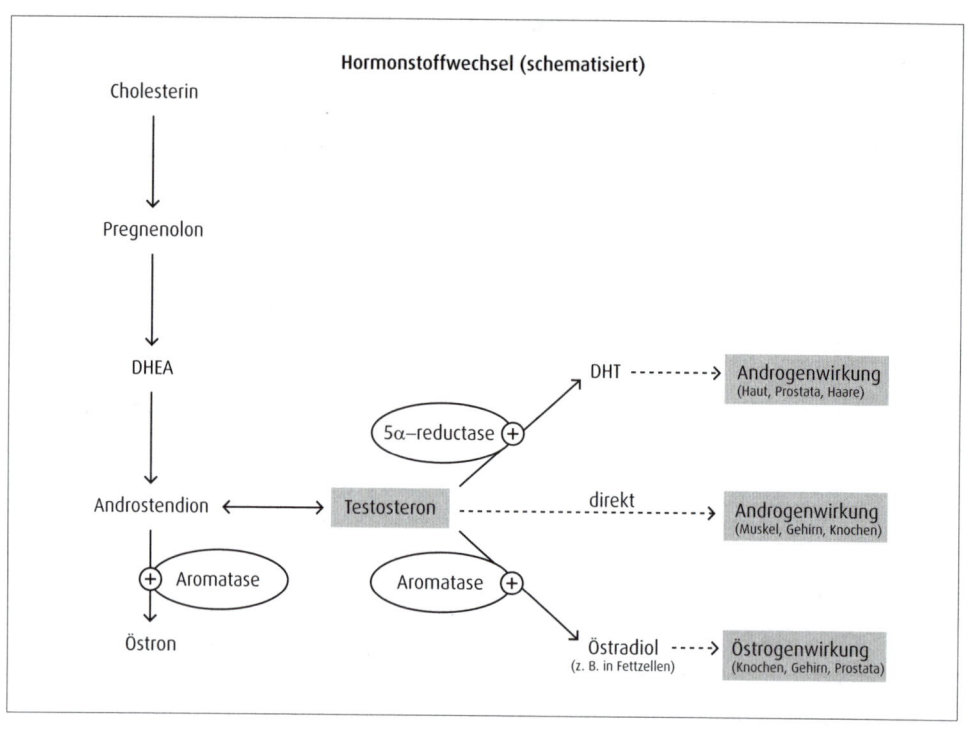

Hormonstoffwechsel (schematisiert)

„Das Leben kann nur im Rückblick verstanden werden, aber gelebt werden muss es nach vorne."

SIREN AABYE KIERKEGAARD [dänischer Philosoph, 1813-1855]

Vor- und Nachteile verschiedener Testosteron-Applikationen

Darreichungsform	Vorteile	Nachteile
Tablette*	bequeme Einnahme; Rhytmik möglich	Absorption kann variieren; Einnahme mind. 3 x tägl.
Injektion (intramuskulär)	Anwendung je nach Präparat nur alle 2-8 Wochen; preisgünstig und sicher	T-Spiegel ist zunächst zu hoch, später relativ niedrig; Praxisbesuch notwendig; u. U. schmerzhaft, keine Rhythmik
Depotkapseln (unter der Haut implantiert)	Erneuerung nur halbjährlich	mögliche Unverträglichkeit; spontanes Absetzen nicht möglich; keine Rhythmik
Hodenpflaster	durch tägliche Anwendung gewisse Hormonrhythmik möglich	erfordert konsequente Anwendung (u. a. Rasur); Umwandlung in DHT kann erhöht sein; Hautirritationen möglich
Hautpflaster	Vorteile wie bei Hodenpflaster	erfordert konsequente Anwendung; häufige Hautreizungen
Hautgel	Bequeme Anwendung, Anpassung an optimale physiologische Tagesrhythmik möglich	erfordert gewissenhafte Nutzung

* Reines Testosteron ist oral unwirksam bzw. muss in hoher und belastender Dosierung gegeben werden. Verwendet wird deshalb Testosteron-undecanoat. Weitere Anwendungsformen wie Lutschtabletten und sich selbst steuernde Depots befinden sich in Erprobung.

Literatur (Auswahl)

ANDERSON FH, FRANCIS RM, FAULKNER K (1996): „Androgen supplementation in eugonadal men with osteoporosis. Effects of 6 month of treatment on bone mineral density and cardiovascular risk factors." Bone, 18: 171-8.

ARVER S, DOBS AS, MEIKLE AW ET AL. (1996): „Improvement of sexual function in testosterone deficient men treated for one year with a permeation enhanced testosterone transdermal system." J. Urol., 155: 1604-8.

BABA K, YAJIMA M, CARRIER S ET AL. (2000): „Delayed testosterone replacement restorex nitric oxide synthase - containing nerve fibres and the erectile response in rat penis." BJU, 85(7): 953-8.

BAIN J (2001): „Andropause. Testosterone replacement therapy for aging men." Can. Fam. Physician, 47: 91-7.

BARRETT-CONNER E, VON MUHLEN DG, KRITZ-SILVERSTEIN D (1999): „Bioavailable testosterone and depressed mood in older men: the Rancho Bernardo-Study." J. Clin. Endocrinol. Metab., 84: 573-7.

BASARIA S, DOBS AS (2001): „Hypogonadism and Androgen Replacement Therapy in Elderly Men." Am. J. Med., 110: 563-72.

BEHRE HM, VON ECKARDSTEIN S, KLIESCH S, NIESCHLAG E (1999): „Long-term substitution therapy of hypogonadal men with transscrotal testosterone over 7-10 years." Clin. endocrinol., 50(5): 629-35.

BETTUZZI S, BRAUSI M ET AL. (2006): „Chemoprevention of Human Prostate Cancer by Oral Administration of Green Tea Catechins in Volunteers with High-Grade Prostate Intraepithelial Neoplasia: A Priliminary Report from a One-Year Proof-of-Principle Study." Cancer Res., 66: 1234-40.

BOWEN RL, SMITH MA, HARRIS PLR ET AL. (2002): „Elevated Luteinizing Hormone Expression Colocalizes With Neurons Vulnerable to Alzheimer's Disease Pathology." J. Neurol. Res., 70: 514-8.

BROWN GA, VUKOVICH MD, MARTINI ER ET AL. (2001): „Effects of androstenedione-herbal supplementation on serum sex hormone concentrations in 30- to 59-year-old men." Int. J. Vitam. Nutr. Res., 71(5): 293-301.

BROWN GA, VUKOVICH MD, MARTINI ER ET AL. (2000): „Endocrine responses to chronic androstenedione intake in 30- to 56-year-old men." J. Clin. Endocrinol. Mebabol., 85(11): 4074-80.

CARANI C, BANCROFT J, GRANATA A, DEL RIO G, MARRAMA P (1992): „Testosterone and erectile function, nocturnal penile tumescence and rigidity, and erectile response to visual erotic stimuli in hypogonadal and eugonadal men." Psychoneuroendocrinology, 17: 647-54.

CARTER HB, PEARSON JD, METTER EJ ET AL. (1995): „Longitudinal evaluation of serum androgen levels in men with and without prostate cancer." Prostate, 27: 25-31.

CASQUERO AC BERTI JA, SALERNO AG ET AL. (2006): „Atherosclerosis is enhanced by testosterone deficiency and attenuated by CETP expression in transgenic mice." J. Lipid Res., 47(7): 1526-34

CHERRIER MM, ASTHANA S, PLYMATE S, BAKER L ET AL. (2001): „Testosterone supplementation improves spatial and verbal memory in healthy older men." Neurology, 57(1): 80-8.

COHAN P, KORENMAN SG (2001): „Erectile Dysfunction." J. Clin. Endocrinol. Metabol., 86(6): 2391-4.

COHEN PG (2001): „Aromatase, adiposity, aging and disease. The hypogonadal-metabolic-atherogenic-disease and aging connection." Med. Hypotheses, 56(6): 702-6.

COOKE R, MCINTOSH J, MCINTOSH R (1993): „Circian variation in serum free and non-SHBG-bound testosterone in normal men: measurements, and simulation using a mass action model." Clin. Endocrinol., 39: 163-71.

FERRANDO A, SHEFFIELD A, MOORE M, YECKEL CW ET AL. (2002): „Testosterone administration to older men improves muscle function: molecular and physiological mechanism." Am. J. Physiol. Endocrinol. Mebatol., 282(3): E601-7.

GENTILI A, MULLIGAN T, GODSCHALK M, CLORE J ET AL. (2002): „Unequal impact of short-term testosterone repletion on the somatotropic axis of young and older men." J. Clin. Endocrinol. Metabol., 87(2): 825-34.

GOURAS GK, XU H, GROSS RH ET AL. (2000): „Testosterone reduces neuronal secretion of Alzheimer's beta-amyloid peptides." Proc. Nat. Acad. Sci., 97: 1202-5.

HAJJAR RR, KAISER FE, MORLEY JE (1997): „Outcomes of long-term testosterone replacement in older hypogonadal males: a retrospective analysis." J. Clin. Endocrinol. Metabol., 82: 3793-6.

HARMANN SM, METTER EJ ET AL. (2001): „Longitudinal Effects of Aging on Serum Total and Free Testosterone Levels in Healthy Men." J. Clin. Endocrinol. Metabol., 86(2): 724-31.

JIANG Q, WONG J, SARMIENTO S (2006): „Gamma-tocotrienol apoptosis and necrosis in human prostate cancer cell lines." Proc. Amer. Assoc. Cancer Res., Vol. 47: AACR Abstr. 4803.

KENNY AM, PRESTWOOD KM, GRUMAN CA ET AL. (2002): „Effects of transdermal testosterone on lipids and vascular reactivity in older men with low bioavailable testosterone levels." J. Gerontol. A. Biol. Sci. Med. Sci., 57(7): M460-5.

KENYON AT, KNOWLTON K, SANDIFORD I ET AL. (1940): „A comparative study of the metabolic effects of testosteron propionate in normal men and women and in eunuchoidism." Endocrinology, 26: 26-45.

KLEE GG, HESER DW (2000): „Techniques to measure testosterone in the elderly." Mayo Clin. Proc., 75 Suppl: S19-25.

KUNELIUS P, LUKKARINEN O, HANNUKSELA ML ET AL. (2002): „The effects of transdermal dihydrotestosterone in the aging male: a prospective, randomized, double blind study." J. Clin. Endocrinol. Metabol., 87(4): 1467-72.

LAUGHLIN G, CAPPOLA AR, BRAUNSTEIN G (2007): „Low Testosterone Levels Linked to Increased Mortality." June 5, 2007, presentation, Endocrine Society annual meeting, Toronto.

LEDER BZ, LONGCOPE C, CATLIN DH ET AL. (2000): „Oral androstenedione administration and serum testosterone concentration in young men." JAMA, 283(6): 779-82.

LI JY, ZHU JC, DOU JT ET AL. (2002): „Effects of androgen supplementation therapy on partial androgen deficiency in the aging male: a preliminary study." Aging-Male., 5(1): 47-51.

LY LP, JIMENEZ M, ZHUANG TN, CELERMAJER DS ET AL. (2001): „A double-blind, placebo-controlled, randomized clinical trial of transdermal dihydrotestosterone gel on muscular strength, mobility, and quality of life in older men with partial androgen deficiency." J. Clin. Endocrinol. Metabol., 86(9): 4078-88.

MAHMUD SM, TANGUAY S ET AL. (2006): „Non-steroidal anti-inflammatory drug use and prostate cancer in a high-risk population." Eur. J. Cancer Prev., 15(2): 158-64.

MARIN P, HOLMÄNG S, GUSTAFSON C ET AL. (1993): „Androgen treatment of abdominally obese men." Obesity Res., 1: 245-8.

MATSUMOTO AM (2002): „Andropause: clinical implications of the decline in serum testosteron levels with aging in men." J. Gerontol. Biol. Sci. Med. Sci., 57(2): M76-99.

MOFFAT SD, ZONDERMAN AB, METTER, EJ ET AL. (2004): „Free testosterone and risk for Alzheimer disease in older men." Neurology, 62: 188-93.

MORALES A (2000): „Testosterone replacement: when is there a role?" Int. J. Impot. Res., 12 Suppl. 4: S112-8.

MUNIYAPPA R, WONG KA, BALDWIN HL (2006): „Dehydroepiandrosterone Secretion in Healthy Older Men and Women: Effects of Testosterone and Growth Hormone Administration in Older Men." J. Clin. Endocrin. Metabol., 91(11): 4445-52.

MURPHY LL, LEE J-F (2002): „Ginseng, Sex Behavior, and Nitric Oxide." Annals of the New York Academy of Science, 962: 372-7.

NATHAN L, SHI W, DINH H ET AL. (2001): „Testosterone inhibits early atherogenesis by conversion to estradiol: critical role of aromatase." Proc. Natl. Acad. Sci., 98(6): 3589-93.

ORWOLL E, LAMBERT LC, MARSHALL LM ET AL. (2006): „Testosteron and Estradiol among Older Men." J. Clin. Endocrinol. Metabol., 91(4): 1336-44.

RIES W (1994): „Altern des Organismus." In: Olbrich/Sames/Schramm: Kompendium der Gerontologie. Landsberg: Ecomed, IV (6): 1-12.

ROLF C, VON ECKARDSTEIN S, KOKEN U, NIESCHLAG E (2002): „Testosterone substitution of hypogonadal men prevents the age-dependent increases in body mass index, body fat and leptin levels senn in healthy ageing men: results of a cross-sectional study." Eur. J. Endocrinol., 146(4): 505-11.

SIH R, MORLEY JE, KAISER FE ET AL. (1997): „Testosterone replacement in older hypogonadal men: a 12-month randomized controlled trial." J. Clin. Endocrinol. Metabol., 82: 1661-7.

SNYDER PJ (2001): „Effects of Age on Testicular Function and Consequences of Testosterone Treatment" J. Clin. Endocrinol. Metabol., 86(6): 2369-72.

SNYDER PJ, PEACHEY H, HANNOUSH P ET AL. (1999): „Effect of testosterone treatment on body composition and muscle strength in men over 65 years of age." J. Clin. Endocrinol. Metabol., 84: 2647-53.

SCHIAVI RC, WHITE D, MANDELI J ET AL. (1997): „Effect of testosterone administration on sexual behavior and mood in men with erectile dysfunction." Arch. Sex. Behav., 26: 231-41.

SUZUKI K ET AL. (1995): „Endocrine enviroment of benign prostatic hyperplasia: prostate size and volume are correlated with serum estrogen concentration." Scand. J. Urol. Nephrol., 29: 65-8.

SWERDLOFF RS, WANG C, CUNNINGHAM G ET AL. (2000): „Long-term pharmacokinetics of transdermal testosterone gel in hypogonadal men." J. Clin. Endocrinol. Mebabol., 85(12): 4500-10.

TENOVER JS (1992): „Effects of testosterone supplementation in the aging male." J. Clin. Endocrinol. Metabol., 75: 1092-8.

TRAVISON TG, ARAUJO AB, KUPELIAN V ET AL. (2007): „The Relative Contributions of Aging, Health, and Lifestyle Factors to Serum Testosterone Decline in Men." J. Clin. Endocrin. Metabol., Vol. 92(2) 549-55.

URBAN RJ, BODENBURG YH, GILKISON C ET AL. (1995): „Testosterone administration to elderly men increases skeletal muscle strength and protein synthesis." Am. J. Physiol., 269: E820-6.

VERMEULEN A (2001): „Androgen Replacement Therapie in the Aging Male - A Critical Evalutation." J. Clin. Endocrin. Metabol., 86(6): 2380-90.

WANG C, EYRE DR, CLARK R ET AL. (1996): „Sublingual testosterone replacement improves muscle mass and strength, decreases bone resorption, and increases bone formation markers in hypogonadal men: a clinical research center study." J. Clin. Endocrinol. Metabol., 81: 3654-62.

WANG C, SWERDLOFF R, IRANMANESH A ET AL. (2000): „Transdermal testosterone gel improves sexual function, mood, muscle strength, and body composition parameters in hypogonadal men. Testosterone Gel Study Group." J. Clin. Endocrinol. Metabol., 85: 2839-53.

YATES WR, PERRY PJ, MACINDOE J ET AL. (1999): „Psychosexual effects of three doses of testosterone cycling in normal men." Biol. Psychiatry, 45(3): 254-60.

ZGLICZYNSKI S, OSSOWSKI M, SLOWINSKA J ET AL. (1996): „Effect of testosterone replacement therapy on lipids and lipoproteins in hypogonadal and elderly men." Atherosclerosis, 121: 35-43.

ZMUNDA JM, CAULY JA, KRISKA A, GLYNN NW, GUTAI JP KULLER LH (1997): „Longitudinal relation between endogenous testosterone and cardiovascular disease risk factors in middle age men: a 13 year follow-up of former Multiple Risk Factors Intervention Trial paricipants." Am. J. Epidemiol., 46: 609-17.b

II.6

Altersuhr Adrenopause und DHEA

Zwischen echtem Jungbrunnen und allzu phantastischer Vision

„Man kann fast die Marktschreier rufen hören: Kommen Sie und besorgen Sie sich Ihr DHEA, holen Sie sich den Jungbrunnen. Heilt alles, was Sie plagt. Hilft Ihnen ewig zu leben."
JOHN E. NESTLER [Chairman des 1. Internationalen DHEA-Kongresses in Washington DC, 1995]

‖ Ein brisantes Thema

Wissenschaftler, die sich mit DHEA und seiner Rolle bei der Alterung beschäftigen, haben es nicht leicht. Auf der einen Seite müssen sie vollmundigen Werbeaussagen entgegentreten und manche Illusion zurechtrücken. Gleichzeitig werden sie von Behörden und Teilen der Ärzteschaft kritisiert und als unseriös bezeichnet, sobald sie konkrete Effekte im Zusammenhang mit dem menschlichen Alterungsprozess diskutieren.

Biologisches Altern und DHEA – spätestens seit Mitte der 90er-Jahre des 20. Jahrhunderts kann sich die Wissenschaft dem Geheimnis dieser Verflechtung nicht mehr entziehen.

‖ DHEA im Fokus der Wissenschaft

Auf der Stromboli-Konferenz über Alterung und Krebs 1993 tauchte in vielen Vorträgen immer wieder ein Name auf, den viele der renommierten Gerontologen, Mediziner und Biologen bis dahin nicht einmal kannten: DHEA. In der Folgezeit häuften sich Veröffentlichungen in Fachzeitschriften. Zur Verdeutlichung der Dimensionen: Zu Beginn der 90er-Jahre erschienen jährlich etwa 20 bis 40 wissenschaftliche Veröffentlichungen zu DHEA. Allein im zweiten Halbjahr 1993 wurden plötzlich über 120 Wissenschaftsarbeiten veröffentlicht. Sechs Monate später erschienen mehr als 180 neue Studien, und im letzten Halbjahr 1994 kamen mehr als 240 neue Veröffentlichungen dazu. Die wissenschaftlichen

Daten über DHEA explodierten förmlich. Spätestens als die ersten Sensationsberichte auch durch die amerikanische Presse gingen, wurde es Zeit, die wirkliche Bedeutung von DHEA im Alterungsprozess unter die Lupe zu nehmen. Die ehrwürdige New Yorker Academy of Sciences unterstützte einen entsprechenden wissenschaftlichen Kongress.

Im Juni 1995 trafen sich internationale Experten in Washington zu einer Konferenz, die sich erstmals ausschließlich mit DHEA und seiner Rolle für den Alterungsprozess befasste. Der Konferenzleiter, Professor John E. Nestler von der Virginia Commonwealth University in Richmond, stöhnte in der Einleitung des Kongressberichts über die Art und Weise, wie DHEA in die Ecke eines unseriösen Wundermittels gestellt werde: „Man kann fast die Marktschreier rufen hören: Kommen Sie und besorgen Sie sich Ihr DHEA, holen Sie sich den Jungbrunnen. Heilt alles, was Sie plagt. Hilft Ihnen ewig zu leben."

Wer die Protokolle und Berichte der Konferenz liest, spürt überall das Bemühen der Wissenschaftler, den kursierenden Sensationsberichten eine nüchterne wissenschaftliche Analyse entgegenzustellen. Ein Teilnehmer bemerkte später: „Im Unterschied zu vielen anderen Konferenzen, die ich besucht habe, mühte sich jeder, seine oder ihre bemerkenswerten Befunde herunterzuspielen." Neben neuen biochemischen Erkenntnissen sollte auf der Konferenz auch eine ganze Reihe seriöser und gut kontrollierter Praxisstudien präsentiert werden. Man war entsprechend gespannt.

Das Ergebnis der Tagung entbehrte nicht einer gewissen Ironie. Zwar wurde manchen vollmundigen Werbeaussagen widersprochen und einige hochfliegende Vorstellungen wurden zurechtgerückt. Letztlich aber bestätigten sich enge Zusammenhänge zwischen DHEA und einer Vielzahl von Alterungsprozessen. Die neuen Daten widerlegten nicht etwa die zuvor als „verfrüht" kritisierten Mutmaßungen über die Bedeutung von DHEA für das Altern, sie untermauerten eher die bisherigen Thesen. Und wie man sich unschwer vorstellen kann, ging die Aufregung in der Presse jetzt erst richtig los.

„Die reine Wahrheit wird häufiger als alles andere der Übertreibung beschuldigt."
JOSEPH CONRAD [polnisch-britischer Schriftsteller,1857-1924]

II USA im DHEA-Fieber

Während sich die Deutschen Mitte der 90er-Jahre in der Gesundheitspolitik mit so packenden Fragen wie der Höhe der Zuzahlung für Rezepte beschäftigten, standen in den USA zwei Fragen im Mittelpunkt der Gesundheitsdiskussion:

Ist DHEA ein wirksames Mittel gegen das Altern? Und: Dürfen Behörden den Bürgern diese körpereigene Substanz vorenthalten beziehungsweise deren Nutzung zur Alternsprophylaxe radikal reglementieren?

Eine große Bürgerbewegung kämpfte mit dem Slogan: „Freedom of Informed Choice". Damit war gemeint, auch wenn DHEA aus formalen Gründen keinen Status als reguläres Medikament gegen das Altern erhalten kann, sollten Bürger die Substanz zumindest eigenverantwortlich in Absprache mit einem Arzt entsprechend den vorliegenden wissenschaftlichen Ergebnissen für sich nutzen können.

Man fragt sich unwillkürlich, worin sich die Menschen hierzulande so sehr von amerikanischen Bürgern unterscheiden, dass bei uns kaum jemand über ein Thema spricht, dem andere geradezu lebenswichtige Bedeutung beimessen – auch wenn man berücksichtigt, dass für die US-Amerikaner Jugendlichkeit generell einen höheren Stellenwert besitzt als für Europäer. Die Antwort ist: Nicht die Menschen unterscheiden sich, sondern die äußeren Umstände.

Auch viele Deutsche sind an der Frage, ob eine natürliche Substanz wie DHEA eventuell Alterserscheinungen verhindern kann, brennend interessiert. Das Problem ist nur: In Deutschland ist eine Diskussion dazu eine Art virtuelle Veranstaltung. Das heißt, sie kann allenfalls theoretisch stattfinden. Praktische Möglichkeiten, ein Mittel wie DHEA überhaupt zu nutzen, gibt – oder gab – es für den einzelnen Bürger aufgrund einer veralteten Medizinbürokratie hierzulande kaum (darüber mehr am Ende des Kapitels). In Deutschland stehen Behörden auf dem Standpunkt, jede Wirksubstanz zur Gesundheitsförderung, auch jede natürliche Nahrungsergänzung dürfe erst dann zum Verkauf in Apotheken freigegeben werden, wenn ein klassisches pharmakologisches Zulassungsverfahren durchlaufen wurde. Diese alte Richtlinie ist im Fall von DHEA aus zwei Gründen wenig sinnvoll:

Zum einen gehört DHEA zu der steigenden Zahl natürlicher Wirkstoffe, die aufgrund ausreichender wissenschaftlicher Daten zur Zulassung eingereicht werden könnten. Doch ein solches Verfahren dauert 10 bis 15 Jahre und verschlingt etwa 500 Millionen Euro – ein Aufwand, den keine Firma für einen nicht-patentierbaren Naturstoff treiben kann. Das zweite Problem ist das Anwendungsgebiet. Altern ist für die Medizin eben keine Krankheit. Ein Medikament gegen „normale" Alterserscheinungen ist deshalb schon rein theoretisch gar nicht denkbar, eine Zulassung folglich gar nicht möglich. Die Zulassungsbehörden argumentieren außerdem: Zum Schutz der Bürger müsse erst zweifelsfrei sichergestellt sein, dass selbst eine lebenslange Einnahme zur Alternsprophylaxe absolut unbedenklich sei.

In anderen Ländern hat man erkannt, dass die für die klassischen Medikamente geltende Arzneiverordnung bei der Alternsprophylaxe nicht praktikabel ist – zumal bei natürlichen, nicht patentierbaren Substanzen. Aufwand und Kosten wären einfach zu hoch. Ohne entsprechende Studien aber keine Zulassung. Die Katze beißt sich in den Schwanz. In den USA wurde deshalb 1994 die Beweislast bei Nahrungsergänzungsprodukten umgekehrt. Die Gesundheitsbehörden müssen Bürgern den Zugang zu entsprechenden

Produkten ermöglichen, solange die Behörden ihrerseits keine eindeutigen Beweise für gesundheitliche Risiken vorlegen können.

Obwohl DHEA zunächst nicht als Nahrungsergänzungsmittel eingestuft war, erhielt es auf Druck der Bevölkerung diesen Status, da sich ein pharmakologisches Zulassungsverfahren für die natürliche Substanz auf absehbare Zeit als faktisch unmöglich darstellte. Nachdem ernsthafte Gefährdungen der Gesundheit durch die individuelle prophylaktische Verwendung von DHEA nicht nachgewiesen werden konnten, wurde in den USA der freie Verkauf 1996 gesetzlich festgeschrieben.

Damit aber jetzt genug von Behörden und veralteten Bestimmungen und zurück zu DHEA.

„Manche Politiker pflegen es als selbstverständlich hinzustellen, dass kein Volk frei sein darf, bis es im Stande ist, seine Freiheit auszunutzen. Dieser Grundsatz erinnert an die Fabel vom Tor, der nicht eher ins Wasser gehen wollte, als bis er schwimmen gelernt hatte."
THOMAS LORD MACAULAY [schottischer Politiker und Historiker, 1800-1859]

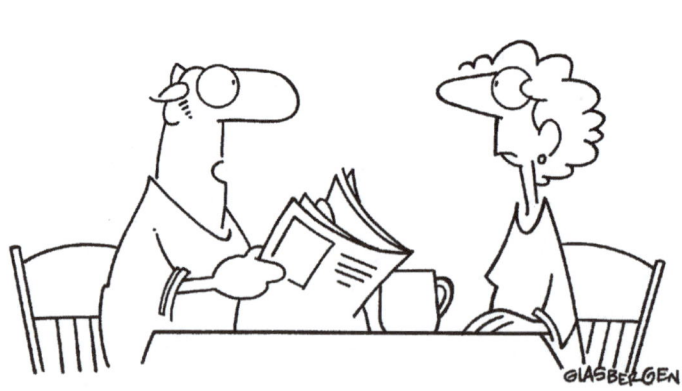

„Weil viele Leute der Ansicht sind, Lachen sei die beste Medizin, hat die Regulationsbehörde jegliches Lachen verboten, bis weitere Studien durchgeführt werden können."

Warum DHEA vielen als Wundermittel erscheint

Normalerweise klingeln bei jedem Wissenschaftler die Alarmglocken, wenn für eine Substanz viele Wirkungen und Anwendungsgebiete propagiert werden, und wir tun gut daran, uns grundsätzlich genauso kritisch zu verhalten. Nur selten haben Allheilmittel gehalten, was sie versprochen haben. Und ohne Zweifel kursieren auch zu DHEA unlautere Werbeaussagen. Dass es allerdings so viele Bereiche gibt, auf die DHEA einen Einfluss haben kann, liegt in diesem Fall sozusagen in der Natur der Sache und hat nichts mit Unseriosität zu tun. Als „Muttersteroid", wie DHEA auch genannt wird, ist es eben nicht nur selbst ein Wirkstoff, sondern Ausgangssubstanz für weitere Steroidhormone, die ja ihrerseits wieder eine Vielzahl von Effekten auslösen.

Diese metabolische Besonderheit erleichtert nicht gerade eine nüchterne und sachliche Diskussion. Die Gefahr von Fehlinformation über DHEA besteht aber nicht nur von Seiten vorschneller Propheten. Allein schon die Menge an vielversprechenden Befunden ruft Kritiker auf den Plan, deren Stellungnahmen zu DHEA keineswegs immer objektiv ausfallen. Wer sich jenseits beider Extremstandpunkte die Mühe macht, die Forschungsberichte über DHEA wirklich durchzuarbeiten, findet bei den echten Experten durchaus keine vorschnellen Behauptungen. Ganz im Gegenteil.

Wie sehr selbst den DHEA-Forschern diese Wirkungsvielfalt Kopfzerbrechen bereitet, zeigt sich sehr anschaulich im vielsagenden Ausspruch einer Forschergruppe beim ersten Kongress „DHEA and Aging". Angesichts ihrer eigenen und der von anderen präsentierten positiven Befunde bei Tieren und Menschen meinten die Wissenschaftler selbstkritisch und auch ein wenig süffisant: „Wir müssen skeptisch sein gegenüber einem einzelnen Steroid, das Gewichtsverlust bei Tieren bewirken kann, die Blutzuckerkonzentration bei diabetischen Tieren korrigiert, das Blutcholesterin reduziert, Atherosklerose verhindert und auch noch das Gedächtnis von alten Mäusen verbessert."

Was genau ist DHEA?

DHEA ist zunächst einmal die zungenfreundliche Abkürzung von Dehydroepiandrosteron. Und dieser Wirkstoff ist alles andere als eine brandneue Erfindung moderner Chemielabors. Das heutige „Wunderhormon" war schon in der Zeit unserer Großväter bekannt. Und entdeckt wurde es auch nicht in Amerika, sondern – man mag es kaum glauben – im deutschsprachigen Raum. Und das ging so:

Zu Beginn der 30er-Jahre des vorigen Jahrhunderts waren zwei Wissenschaftler damit beschäftigt, zu untersuchen, was sich so alles im menschlichen Urin befindet. Neben vielen anderen Verbindungen entdeckten die beiden eines Tages auch eine scheinbar unauffällige neue Substanz. In den folgenden Jahren wurde sie mit allen möglichen Namen belegt, bis sich in den 50er-Jahren die Bezeichnung Dehydroepiandrosteron (DHEA) durchsetzte.

Um nun zu verstehen, warum es 60 Jahre gedauert hat, bis man überhaupt richtig begonnen hat, den Nutzen von DHEA zu erforschen, muss man sich vor Augen halten, wie ein solcher Erkenntnisprozess normalerweise abläuft (s. u.).

Produktion und Stoffwechsel

Chemisch ist DHEA ein sogenanntes C-19-Steroid. Die Ausgangssubstanz für die Bildung von DHEA ist, wie bei vielen anderen natürlichen Steroidverbindungen, Cholesterin. Hauptproduktionsstätte sind die Nebennieren. Das meiste in unserem Körper zirkulierende DHEA stammt allerdings aus der Umwandlung von Androsteronsulfat (DHEAS), die in vielen Körpergeweben bedarfsorientiert abläuft. DHEA selbst wiederum bildet die wichtigste Vorstufe für weitere Hormone. Etwa 50 Prozent der Androgene des Mannes und 70 Prozent der Östrogene der Frau – nach der Menopause sogar 100 Prozent – entstehen ganz unmittelbar aus DHEA.

Nebenbei: Das in der Forschung als auch für therapeutische Zwecke verwendete DHEA wird aus Pflanzenextrakten gewonnen.

DHEA ist kein klassisches Sexualhormon. Treffender ist die von einer Wissenschaftlergruppe geprägte Bezeichnung „Mutterhormon" des menschlichen Lebens.

Warum bei Vitalstoffen noch heute fast 100 Jahre alte Vorstellungen gelten

Eine biologische Substanz chemisch zu identifizieren, ist nur der erste Schritt im Forschungsprozess. Welche Rolle ihr im Organismus zukommt, lässt sich weitaus schwieriger herausfinden. Anfang bis Mitte des 20. Jahrhunderts, als viele lebenswichtige Vitamine und andere körpereigene Substanzen entdeckt und erstmals erforscht wurden, gab es selbst für das modernste Labor nur eine Vorgehensweise: Man ließ Versuchstiere ausschließlich Futter fressen, dem die betreffende Substanz gänzlich fehlte, und wartete ab, was passiert. Entwickelte sich nach einiger Zeit eine Krankheit, wurde die Substanz als Vitamin klassifiziert. Je dramatischer eine solche Mangelkrankheit ausfiel, desto größere Bedeutung wurde dem Vitamin beigemessen. So stellte sich zum Beispiel heraus, dass Vitamin C das alte Krankheitsbild Skorbut verhindern kann und Niacin die Krankheit Pellagra.

Für die Entdeckungen solcher Zusammenhänge wurden Nobelpreise verliehen, und in den Köpfen der Menschen zementierte sich die Vorstellung, Vitamine müssten lediglich Mangelkrankheiten verhindern und hätten im Körper nur in der Menge einen Sinn, in der eben diese Mangelkrankheiten verhindert werden.

Bei Substanzen, die unser Körper selbst herstellen kann wie DHEA, war das Vorgehen ähnlich. Allerdings kam man mit der Entzugsmethode nur dann zu einem Ergebnis, wenn es gelang, die körpereigene Herstellung gezielt zu unterbinden – z. B. beim Schilddrüsenhormon durch Entfernen der Schilddrüse. War das nicht isoliert möglich, blieb nur die gegenteilige Strategie, nämlich die zu untersuchende Substanz dem Organismus in immer größerer Menge zuzuführen, Veränderungen zu beobachten und daraus Rückschlüsse zu ziehen.

„Auf eingefahrenen Gleisen kommt man an kein neues Ziel."
PAUL MOMMERTZ [deutscher Schriftsteller, *1930]

‖ Die Wirkung war lange Zeit unklar

Ähnlich wie bei Vitamin E ließ sich für DHEA keine typische Mangelkrankheit finden, die sich mit der neuen Substanz ausgleichen ließ. Ein gesundheitlicher Nutzen war nach diesem Denkmodell schon fast vom Tisch. Als auch noch verschiedene Labortiere, denen man DHEA in unterschiedlichen Mengen verabreicht hatte, gänzlich unbeeindruckt blieben und keine Anstalten machten, irgendwelche auffällige Veränderungen zu zeigen, schien die Unwirksamkeit erwiesen. Die beiden DHEA-Entdecker Butenandt und Dannenbaum schrieben 1934 deshalb etwas ernüchtert in ihrer Abhandlung: „Isolierung eines neuen, physiologisch unwirksamen Sterinderivates aus Männerharn, seine Verknüpfung mit Dehydro-androsteron und Androsteron."

DHEA, ein ebenso unwichtiges wie wirkungsloses Stoffwechselprodukt im Harn – diese lapidare Einschätzung war fortan in allen medizinischen Lehrbüchern zu lesen, und weil Lehrbücher immer Recht haben, stellte jahrzehntelang kaum jemand diese Einstufung in Frage. Selbst immer wieder auftauchende Berichte über den erfolgreichen Einsatz von DHEA zum Beispiel bei Frauen nach der Menopause – unter anderem weniger Depressionen und bessere Stimmungslage – änderten an der vorgefassten Meinung nichts.

Dann, 1986, erschien im renommierten „New England Journal of Medicine" ein Bericht über den Zusammenhang zwischen DHEA-Spiegel beim Menschen, Häufigkeit von Herz-Kreislauf-Erkrankungen und Sterblichkeit. Jetzt ging es nicht nur um Befinden, sondern um die Frage: Leben oder Tod. Spätestens jetzt wurden Wissenschaftler, Ärzte und nicht zuletzt gesundheitlich interessierte Bürger hellhörig. Was ging da vor? Und warum sollte die Verfügbarkeit von DHEA im Körper die Sterblichkeit beeinflussen, wenn in den meisten bisherigen Experimenten kaum Wirkungen zu beobachten waren?

Hauptaufgaben von DHEA

II **Hormonhaushalt.** Vorstufe und Mutterhormon für die Androgen- und Östrogen-bildung bei Männern und Frauen (bedarfsorientierte Umwandlung direkt im Zielgewebe); Antagonisierung und Balancieren von Stresshormonen; Erhaltung der Insulinsensitivität im Alter und Reduktion der Glucose-Toxizität.

II **Gehirn.** Wichtigstes Neurosteroid im Gehirn; antioxidative und trophische Wirkung auf Neuronen (u.a. NO-Produktion und cholinerges System).

II **Immunsystem.** Stabilisierung wesentlicher Immunfunktionen besonders in Belastungssituationen wie Stress, Trauma und Infektionen.

II **Antioxidans.** Antioxidative Schutzwirkung durch DHEA selbst und in Wechselwirkung mit anderen Antioxidantien wie Vitamin E (u.a. bei der Reaktion von H_2O_2 mit Eisen, aus der hoch reaktive Hydroxyl-Radikale entstehen; s. Kap. II.2).

II **Krebs.** Hemmung der Aktivierung verschiedener Tumoren (bisher wurden protektive Wirkungen bei Brust, Haut, Darm und Leber dokumentiert).

II **Osteoporose.** Knochenzellen beziehen ihr Östron direkt aus DHEA. Knochendichte und DHEA stehen bei Frauen in engem Zusammenhang (weitaus enger als beim klas-sischen „Osteoporosehormon" Östradiol).

II **Psyche.** Stress-Antagonisierung und Erhaltung psychischer Gesundheit (u.a. über Unterstützung der Transmitterbildung im Gehirn).

II Kein anderes Hormon funktioniert wie DHEA

Weder besonders hohe noch niedrige Spiegel von DHEA verursachen akute Symptome. Auch fehlt jegliche Art von Entzugserscheinungen bei plötzlich sinkender Verfügbarkeit. Kaum eine andere Körpersubstanz mit Hormonwirkung zeigt ein solches Verhalten. Die vermeintliche Wirkungslosigkeit war der Grund dafür, dass DHEA lange Zeit ein Schat-tendasein führte. Es erklärt auch, warum viele Ärzte noch heute die Nase rümpfen über das „wirkungslose" Hormon.

Wie erklärt sich das merkwürdige Verhalten von DHEA? Fachsprachlich ausgedrückt: DHEA ist kein klassisches zielorientiertes Hormon. Seine Rolle ist vielmehr überwiegend paraendokrin, und die stark variable Aktivität resultiert aus der „Zustandsabhängigkeit" von DHEA. Aha, werden Sie sagen, und was bedeutet das?

Ein Beispiel: Wie beim Menschen sind auch bei Tieren die DHEA-Spiegel selbst innerhalb derselben Gattung verschieden. Vergleicht man nun Mäuse mittleren Alters miteinander, wirken Tiere mit relativ hohem DHEA-Spiegel zunächst nicht gesünder oder sonst irgendwie anders als Artgenossen, denen weniger DHEA zur Verfügung steht. DHEA scheint also keine große Rolle zu spielen. Das ändert sich aber drastisch, wenn die Mäuse großem Stress ausgesetzt werden. Eine beliebte Forschungsmethode ist, die Tiere in einer Schüssel mit eisig kaltem Wasser schwimmen zu lassen, ohne ihnen die Chance zu geben, heraussteigen zu können. Bei den Tieren ist diese Methode, wie man sich denken kann, weniger beliebt. Die Folge ist eine erhebliche psychische und körperliche Stressreaktion. Unter anderem steigt der Spiegel an Stresshormonen (Kortikoide) bei diesen Mäusen stark an.

Welches Gesundheitsrisiko Stress darstellt, wird deutlich, wenn der gestresste Organismus nun Krankheitserregern ausgesetzt wird, die eine optimal funktionierende Immunabwehr erfordern. Im Fall der Mäuse aus dem Experiment sind die Folgen dramatisch: Einer Infektion mit Grippeviren sind die gestressten Tiere nicht mehr gewachsen. Sie überleben das Experiment zum größten Teil nicht.

Erst jetzt kommt DHEA ins Spiel. Unter den wenigen überlebenden Mäusen sind fast ausschließlich Tiere, bei denen man zuvor einen hohen Spiegel an DHEA gemessen hat. Das zunächst scheinbar wirkungslose Hormon macht jetzt einen Unterschied: den Unterschied zwischen Leben und Sterben.

Eine andere Untersuchung testete die Wirkung einer gezielten Substitution. Mäuse wurden verletzt und die Wunden mit Keimen infiziert. Etwa 90 Prozent der Tiere starben an der folgenden Blutvergiftung. Eine Vergleichsgruppe erhielt vor dem künstlichen Unfall DHEA (30 mg/kg). Von diesen Tieren überlebte jedes zweite die normalerweise tödliche Infektion. Eine 2003 durchgeführte Studie bestätigte diese Zusammenhänge auch beim Menschen. Überlebende einer lebensbedrohlichen Blutvergiftung hatten zu Beginn der Infektion fast vierfach höhere DHEA(S)-Spiegel als diejenigen, welche die Vergiftung anschließend nicht überlebten.

DHEA wirkt als „Regulator und Stabilisator", das heißt es reduziert in Extremsituationen das Überschießen anderer Hormone und stabilisiert bei extremen Stoffwechselreaktionen immunologische und andere zellerhaltende Prozesse. Doch DHEA kann noch wesentlich mehr. Die intensive Beschäftigung mit dem Hormon und moderne Untersuchungsmethoden haben in den vergangenen zehn Jahren Aufregendes zu Tage gefördert.

Die Aufgaben sind komplex

DHEA und sein Verwandter DHEAS – beide können jeweils in die andere Form umgewandelt werden – zeigen ein bemerkenswert komplexes Wirkungsprofil. Sie wirken indirekt, indem sie als Vorstufen die Bildung anderer Steroide beeinflussen und steuern. Welche anderen Hormone aus dem jeweils vorhandenen DHEA gebildet werden, hängt vom Gewebe, dem Geschlecht, Alter und medizinischen Zustand jeder Person ab.

Das heißt, jeder Mensch reagiert immer entsprechend seiner biochemischen Individualität. Ein wichtiger Grund dafür, dass allgemeine Aussagen so schwierig sind und Untersuchungen oft kein klares Bild ergeben. Für oberflächliche Kritiker ein gefundenes Fressen, für Enthusiasten der Anlass zu unreflektierten Sensationsberichten über Wunderwirkungen.

Erst vor wenigen Jahren wurden die spezifischen Andockstellen an Zellen entdeckt, die nur zu DHEA selbst passen. DHEA(S) kann also auch ganz unmittelbar spezielle Signalwirkungen in verschiedenen Zielgeweben vermitteln. Oder, wie ein Wissenschaftler es einmal plastisch ausdrückte: „DHEA sitzt nicht einfach so herum und wartet, bis es in andere Hormone umgewandelt wird."

DHEA und Doping

Interessante Ironie: Während Medizinbehörden DHEA noch immer jegliche Wirkungen absprechen, hat man im Sport längst reagiert. Aufgrund der positiven Effekte von DHEA auf die körperliche Leistungs- und Erholungsfähigkeit gilt das Hormon inzwischen offiziell als Dopingmittel. Und nicht nur Sportler sind betroffen. In jüngster Zeit müssen sich Tiermediziner mit dem Problem befassen, wie eine DHEA-Zufuhr bei Pferden sicher nachzuweisen ist. Bei Pferderennen hat die Substitution mit DHEA nämlich längst Einzug gehalten.

VORSICHT! Sportler seien gewarnt: Bereits die Einnahme von 250 mg DHEA kann den sogenannten Testosteron/Epitestosteron-Koeffizienten verändern, was bei Männern zu einem positiven Dopingergebnis auf Testosteron führen kann. Durchschnittliche Substitutionsmengen zur Alternsprophylaxe im Bereich von 25 bis 100 mg bergen dagegen nicht das Risiko eines unphysiologischen Testosteronanstiegs. Bei Frauen jedoch kann ein positiver Dopingbefund auf Testosteron bereits bei weitaus geringerer Dosierung als 250 mg auftreten. Sichere Daten liegen noch nicht vor.

DHEA und Altern

„Die Fähigkeit, heute auch einmal anders zu denken als gestern, unterscheidet den Klugen vom Starrsinnigen."
GUILLAUME PIGAULT-LEBRUN [französischer Novellist, 1753-1835]

II Gehirnalterung

In der Gehirnforschung gab es erst vor wenigen Jahren eine wichtige neue Entdeckung. Im menschlichen Gehirn existieren nicht nur große Mengen an Steroidhormonen, sie werden auch an Ort und Stelle gezielt produziert. Tatsächlich erfüllen Steroide wesentliche Aufgaben für den Funktionserhalt des Gehirns. Neurobiologen sprechen deshalb heute von Neurosteroiden oder Neuromodulatoren. Höchste Zeit also, sich von der Vorstellung zu lösen, Steroide hätten in erster Linie etwas mit Muskeln und Doping zu tun.

Den Einfluss von Steroidhormonen auf das Gehirn belegt auch eine andere Erfahrung: Personen, die DHEA einnehmen, erleben häufig Veränderungen im psychischen Empfinden. Bei vielen ist die Stimmungslage sowohl subjektiv als auch messbar gesteigert, auch eine Verbesserung der Gedächtnisfunktionen ist möglich.

Die Wissenschaft verspricht sich von der Wirkungsweise der Neurosteroide ein völlig neues Therapiekonzept. Der bisherige Ansatz, Fehlfunktionen gealterter Gehirnzellen zu therapieren, besteht meist nur in einer Unterstützung der reduzierten oder ineffektiv gewordenen Signalstoffe. Steroide wie DHEA aber können entsprechend ihrer natürlichen Aufgabe direkt schützend in die sogenannte Genexpression der Neuronen eingreifen und so eine Verschlechterung beziehungsweise Alterung der Signalübertragung gewissermaßen von einer übergeordneten Instanz aus verhindern.

Tierstudien zu den Wirkungen von DHEA im Gehirn wurden bisher vor allem bei Mäusen und Ratten durchgeführt. Alte Mäuse, denen DHEA(S) verabreicht worden war, entwickelten wieder jugendliche Gedächtnisfunktionen und erwachsene Ratten bei hochdosierter Gabe sogar neue Zellen. In jedem Fall blockierte DHEA den negativen Einfluss von Kortikoiden auf das Überleben und die Alterung von Hirnzellen.

Erfolge im Kampf gegen die Gehirnalterung gibt es aber inzwischen auch bei Säugern. Hunde, die im Alter mit DHEA substituiert worden waren, zeigten in ihren Gehirnzellen deutlich weniger alterstypische DNA-Schäden als ihre Altersgenossen. Und menschliche Gehirnzellen entwickelten bereits bei einer DHEA-Substitution, die einem natürlichen jugendlichen Niveau entspricht, eine verbesserte Widerstandsfähigkeit gegenüber neurotoxischen beziehungsweise die Gehirnalterung fördernden Aminosäuren.

Hochentwickelte Gehirne

Lebewesen mit großen hochentwickelten Gehirnen produzieren erheblich mehr DHEA als andere Arten. Die geradezu riesigen Mengen dieses Steroids im Blut und vor allem im Gehirn des Menschen stellen eine biologische Besonderheit dar. Nur noch unsere nächsten Verwandten, Gorilla, Schimpanse und Orang Utan, haben fast ebenso viel DHEA zur Verfügung.

Sehr wahrscheinlich handelt es sich dabei um eine gezielte Anpassung in der Evolution. Der Mensch lebt relativ zu seiner Stoffwechselgeschwindigkeit ungewöhnlich lange. Bei keiner anderen Art ist das Gehirn, das ja seine Zellen nicht erneuern kann, so stark und so dauerhaft belastet wie bei uns. Eine hohe Verfügbarkeit von DHEA dürfte wesentlich zu einer möglichst langen und optimalen Funktionsfähigkeit des Gehirns beitragen. Umgekehrt sind die im Altersverlauf sinkenden DHEA-Spiegel wahrscheinlich ein Grund für die größere Anfälligkeit der Nervenzellen und für die Funktionseinbußen im Alter.

Inwieweit auch Gehirnkrankheiten mit DHEA zusammen hängen, lässt sich allerdings noch nicht sagen. Bei Alzheimer-Patienten und Personen mit anderen Demenzformen wurden jedenfalls besonders geringe Werte von DHEA gefunden. Auch andere neurologische Erkrankungen gehen mit erniedrigtem DHEA-Spiegel einher.

Bei schweren Depressionen besteht ein Zusammenhang zwischen dem Kortisol/DHEA-Verhältnis und der Krankheitsdauer. Auch ein anderer Befund ist interessant: Personen, bei denen im Rahmen einer DHEA-Studie eine hohe abendliche Kortisol/DHEA-Ratio gemessen worden war, also relativ wenig DHEA im Verhältnis zu Kortisol, reagierten auf negative Lebensereignisse mit größerer Frustration und hatten ein höheres Depressionsrisiko.

Einmal mehr zeigt sich die Komplexität der DHEA-Wirkung. Für sich allein haben weder leicht erhöhte noch verringerte Spiegel des Hormons oberflächlich sichtbare Effekte, zumal Blutwerte ohnehin nur eingeschränkt aussagekräftig sind. (Anm.: Das meiste DHEA wird direkt innerhalb der Zielorgane produziert und gelangt nicht ins Blut!) Das bestätigte auch eine andere große Untersuchung bei 400 gesunden älteren Frauen. Ein direkter Zusammenhang mit Depression und Gedächtnisproblemen fand sich nur bei extrem erniedrigtem Hormonwert. In Zeiten erhöhter Beanspruchung ist das anders. Bei Schwangeren etwa sind überhöhte Progesteronwerte mit Stimmungsproblemen, hohe DHEA-Spiegel dagegen mit positiver Stimmung verbunden.

Über alle mittlerweile entdeckten Zusammenhänge zwischen Gehirn und Neurosteroiden ließe sich bereits ein eigenes Buch schreiben; und es wäre ein Buch, das uns in die Vorgänge der Gehirnalterung blicken ließe. Einer der Hauptdarsteller darin: DHEA.

„Kummer macht alt vor der Zeit."
BEN SIRA 30.24 [jüdischer Prophet, etwa 180 v. Chr.]

II Stress

Heute stellt niemand mehr die törichte Frage: „Hängen biochemische Prozesse und die menschliche Psyche zusammen?" Längst ist allenfalls interessant, wie das Wechselspiel im Einzelnen abläuft und welche biologischen Akteure jeweils die Hauptrolle übernehmen. DHEA ist einer der Beteiligten.

Der unmittelbare Ausgangsstoff, aus dem in unserem Körper DHEA hergestellt wird, ist Pregnenolon, das auch zur Synthese von Kortikosteroiden gebraucht wird (s. Abb.).

In Stresssituationen passiert nun eine unheilvolle Stoffwechselverschiebung. Der Organismus produziert aus Pregnenolon nicht mehr in erster Linie DHEA, sondern große Mengen Kortikosteroide. Dieser Mechanismus hatte über Jahrtausende seinen Sinn. Stresshormone sind Notfallhormone. Sie erhöhen sofort den Blutzucker (Arbeitsenergie für Flucht- oder Kampfreaktionen), verstärken die Blutgerinnung (schnelle Blutstillung bei Kampfverletzungen) und dämpfen jegliche Entzündungsreaktionen des Körpers.

Allerdings hat dieser Notfallmechanismus seinen Preis. Die Immunabwehr sinkt dramatisch und bei Dauerstress nehmen Muskulatur und Knochendichte ab. Das klebrigere Blut begünstigt Verstopfungen der Gefäße und ein erhöhter Blutzucker beschleunigt eine Reihe von degenerativen Veränderungen an Gefäßwänden und Nervenzellen.

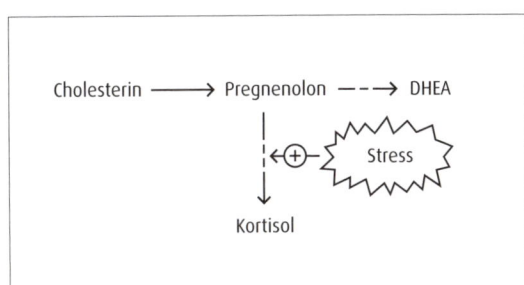

Stress führt zu einer Verschiebung des DHEA/Kortisol-Verhältnisses (schematisiert)

Dass häufiger oder dauerhafter Stress und damit ein Übermaß an Stresshormonen Menschen schneller altern lassen, war den Menschen schon im Altertum bewusst. Und die Evolution nutzt Stresshormone sogar gezielt als Killerhormone. Vielleicht erinnern Sie sich an die Lachse im ersten Kapitel: Wenn ihr biologisches Programm es befiehlt, schüttet ihr

Körper große Mengen Kortisol aus, mit dramatischen Folgen: Die Tiere altern im Zeitraffer, entwickeln rasend schnell typische Alterskrankheiten und sterben. Sie haben keine Chance, dieses Hormonungleichgewicht längere Zeit zu überleben.

In Urzeiten half die Stressreaktion dem Menschen, das Leben in Krisen zu sichern – im Zweifelsfall eben auch auf Kosten eines langen Lebens. Denn: In vielerlei Hinsicht wirkt ein hoher Pegel an Stresshormonen wie ein Anschieben der Altersuhr. Was früher das Überleben der menschlichen Art begünstigte, hat heute seinen Sinn fast vollständig verloren. Dennoch funktionieren die genetischen Mechanismen immer noch wie zu Urzeiten.

DHEA ist gewissermaßen der natürliche Gegenspieler der Kortikoide. Ein ausreichend hoher DHEA-Spiegel kann die negativen Auswirkungen überschießender Stresshormone verhindern oder mildern. Vergleiche zeigen: Je weiter in einer Stresssituation die Schere zwischen DHEA und den Kortikosteroiden auseinandergeht, desto dramatischer die Immunschwächung und die Gefahr von Krankheiten. Und im Fall einer Erkrankung entwickeln sich Auswirkungen der Krankheit unter anderem in Abhängigkeit vom aktuell verfügbaren DHEA. Wird dem Körper auf der anderen Seite DHEA von außen zugeführt, ändert sich nicht nur das Mengenverhältnis von DHEA zu den Stresshormonen. Diese werden durch das zugeführte DHEA sogar aktiv zurückgedrängt. Ihr Spiegel im Körper sinkt.

Auswirkungen einer Überproduktion von Kortikoidhormonen beim Menschen

- II   Müdigkeit
- II   Muskelabbau
- II   Knochenschwund
- II   Diabetes
- II   Ausdünnen der Haut
- II   Neuverteilung von Körperfett
- II   Bluthochdruck
- II   Wassereinlagerungen
- II   Verschlechterung mentaler Funktionen

II Altersuhr Adrenopause

Hormone spielen nicht nur eine wichtige Rolle im Alterungsprozess, sie bestimmen dessen Geschwindigkeit mit. Einige der für das Altern wichtigsten Botenstoffe haben wir bereits in den vorhergehenden Kapiteln vorgestellt. Vielleicht sollten wir sagen, die mutmaßlich wichtigsten. Denn das Puzzle von Hormonen und Alterung ist noch nicht vollständig.

Angesichts der Tatsache, dass über 150 Steroidhormone in unserem Körper vorkommen, könnte man sich folgende Frage stellen: Warum konzentriert sich die Altersforschung ausgerechnet auf die scheinbar exotische Verbindung Dehydroepiandrosteron? Die Antwort mag so manchen überraschen: DHEA ist nicht irgendeine Körpersubstanz, sondern das in der höchsten Konzentration vorkommende Hormon beim Menschen überhaupt. Und: Bei keinem anderen Hormon findet sich ein so enger Zusammenhang zwischen dem Vorkommen im Körper und dem Alter des Menschen. Nicht etwa erst, wenn wir bereits alt sind und viele Körperfunktionen ohnehin nicht beeinträchtigt sind, sondern gleich nach unserer Jugend sinkt die Verfügbarkeit von DHEA kontinuierlich ab.

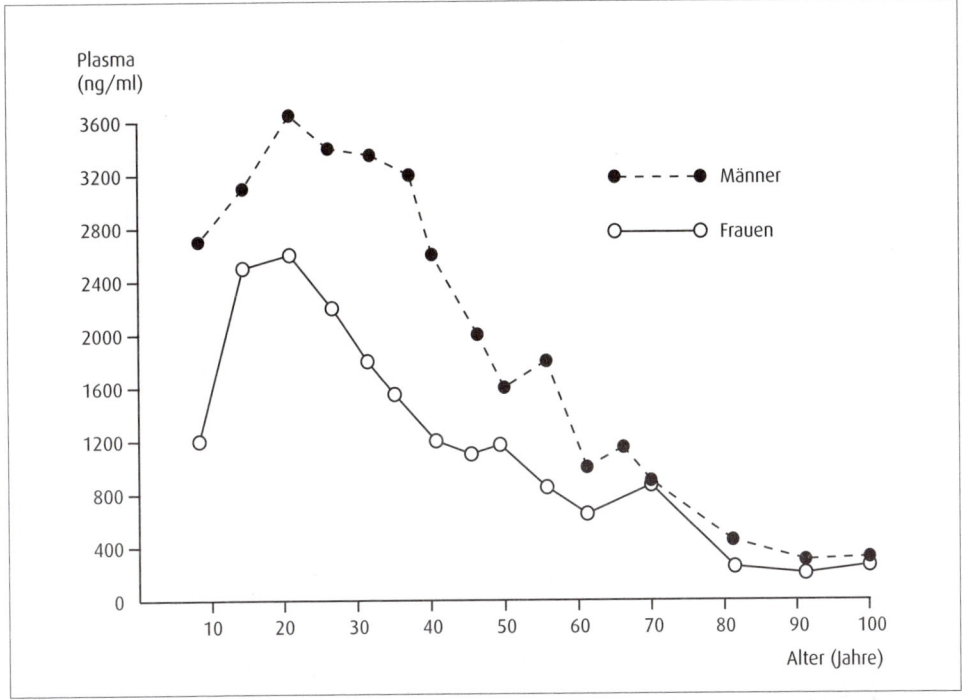

Durchschnittlicher Verlauf des DHEA(S)-Spiegels während des Lebens (mod. nach Birkenhäger-Gillesse et al., 1994; Orentreich et al., 1984; Migeon et al., 1957).

Optimal mit DHEA versorgt sind wir nur bis zum Alter von etwa 20 bis 25 Jahren. Danach stehen dem Organismus Jahr für Jahr etwa zwei bis sechs Prozent weniger des Hormons zur Verfügung. Im Alter von 80 bis 90 Jahren werden die meisten von uns über 95 Prozent ihrer optimalen Hormonmenge verloren haben. Weil DHEA vor allem in den Nebennieren – also adrenal – produziert wird, dazu aber auch im Gehirn, den Fettzellen und den Hoden, spricht man bei diesem altersbedingten Hormonverlust von Adrenopause. DHEA-Mangel ist also keineswegs ein Phänomen, das uns erst im Greisenalter zu interessieren braucht. Beim Mann erfolgt der schnellste Abfall sogar schon zwischen dem 20. und 49. Lebensjahr!

Individuelle Unterschiede

Bemerkenswert sind die erheblichen Unterschiede von Person zu Person. Schon 30-Jährige können je nach Veranlagung und persönlicher Situation geringere DHEA-Werte aufweisen als andere, die bereits 60 oder mehr Jahre alt sind.

Für Gerontologen gibt es also in der Tat gute Gründe, genau zu erforschen, was das elementare Hormon mit unserer Alterung zu tun hat. Allerdings: So aufregend der Zusammenhang mit dem Altern in der Tat ist, völlig neu ist die Erkenntnis nicht. Schon 1965 wurde der alterskorrelierte Rückgang von DHEA entdeckt. Seither haben Untersuchungen diesen Befund immer wieder bestätigt.

Wie Skeptiker an dieser Stelle zu Recht einwenden, sagt ein rein statistischer Zusammenhang noch nichts über die Frage von Ursache und Wirkung aus. Der Rückgang von DHEA könnte nur die Folge verschiedener anderer Altersuhren sein. Interessant wurde es allerdings, als sich abzuzeichnen begann, dass der sinkende DHEA-Spiegel tatsächlich bestimmte Alterungsprozesse mitbeeinflusst, also zumindest eine der Ursachen für degeneratives Altern ist.

▌ Wechselwirkungen mit anderen Hormonen

▌ **Wachstumshormon.** Eine Reihe von Alterserscheinungen hängt unmittelbar mit einem zunehmendem Mangel an Wachstumshormon (STH) zusammen, wie wir im nächsten Kapitel noch ausführlich sehen werden. Kaum verwunderlich, dass die Substitution von STH heute eine der häufigsten Aging-Intervention-Therapien ist. Doch man kann den Körper auch in die Lage versetzen, aus eigener Kraft Wachstumshormonwirkungen länger zu erhalten. Wieder einmal ist eine der Möglichkeiten das Mutterhormon DHEA. Ältere Personen, die täglich 100 mg DHEA einnahmen, wiesen nach einem Monat signifikant höhere Werte des sogenannten Wachstumsfaktors IGF-1 auf, einem der wichtigsten Wirkungsvermittler von STH (s. Kap. II.7).

II **Testosteron.** Wie viel Testosteron dem Körper zur Verfügung steht, hängt signifikant von der Verfügbarkeit von DHEA ab, ganz besonders im Alter. Der dramatische Abfall von peripher in den verschiedenen Geweben beziehungsweise Organen gebildeten Androgenen (aufgrund von DHEA-Mangel) muss heute als Mitverursacher für Alterserscheinungen wie Insulinresistenz, Fetteinlagerung, Osteoporose, Herz-Kreislauf-Krankheiten, Muskelverlust und Krebs eingestuft werden.

II **Östrogene.** Bei Frauen nach der Menopause besteht eine enge Beziehung zwischen DHEA und ihrer Knochendichte, nicht jedoch zwischen dem eigentlich als „Knochenhormon" geltenden Östradiol und der Knochendichte. DHEA ist also auch dort ein elementarer Helfer. In den Knochen wird DHEA in Östron umgewandelt. Eine jüngst in Tschechien durchgeführte Studie mit 500 Frauen bestätigte das. Ein erniedrigter DHEA-Spiegel erwies sich als deutlicher Marker für ein erhöhtes Osteoporoserisiko.

II **Melatonin.** Im Zusammenspiel mit Melatonin stabilisiert DHEA verschiedene Immunfunktionen bei viraler oder bakterieller Infektion, reduziert die Lipidperoxidation und verhindert den Verlust von Antioxidantien wie zum Beispiel Vitamin E.

Herz-Kreislauf-Krankheiten und DHEA

Im Jahr 1986 sorgte eine Untersuchung für Aufsehen, die einen Zusammenhang zwischen DHEA(S)-Spiegel und der Sterblichkeit herstellte. In einem Beobachtungszeitraum von zwölf Jahren erkrankten Männer mit vergleichsweise hohen Blutspiegeln an DHEA(S) seltener an Herz-Kreislauf-Krankheiten. Männern mit niedrigeren Werten waren im Beobachtungszeitraum im Gefäßbereich nicht nur stärker gealtert, es waren auch signifikant mehr gestorben. Beeinflusst DHEA noch immer ganz unmittelbar unsere Lebensspanne? In der frühen Menschheitsgeschichte war das aufgrund der viel höheren Verletzungsrisiken und ausgeprägten akuten Stresssituationen höchstwahrscheinlich der Fall.

In den 90er-Jahren wurden weitere Untersuchungen durchgeführt, und es zeigte sich, dass der Zusammenhang schwierig aufzuschlüsseln ist. Während manche Studien ebenfalls eine Beziehung zwischen DHEA-Spiegel und der Sterblichkeit fanden, konnten andere das Ergebnis nicht bestätigen, vor allem wenn der Beobachtungszeitraum kurz war. Bei Frauen lässt sich ohnehin kein einfacher Zusammenhang zwischen dem Blutspiegel und Langlebigkeit finden. Zusätzlich erschweren Störfaktoren das Bild. So kann Rauchen zu einer zeitweiligen Erhöhung der DHEA-Werte im Blut führen.

DHEA ist sicher nicht der allein entscheidende, aber wahrscheinlich ein wichtiger Faktor für die Gesundheit und damit auch für die Langlebigkeit des Menschen.

II **Insulin.** Ein typisches Zeichen des alternden Stoffwechsels ist seine reduzierte Insulinempfindlichkeit. Zwischen Insulin und DHEA besteht ein Zusammenhang.

Ein hoher Insulinspiegel im Blut beschleunigt den Abbau von DHEA. Umgekehrt haben Studien ergeben, dass sich die Zufuhr von DHEA bei älteren Personen günstig auf den Insulin- und Zuckerspiegel auswirkt.

Ratten, die eine genetische Veranlagung zu Diabetes haben, entwickeln diese Krankheit nicht, wenn sie DHEA erhalten. Beim Menschen hängt die im Alter sinkende Insulinsensitivität ebenfalls mit dem DHEA-Verlust zusammen. Einige klinische Ergebnisse bestätigen auch eine Verringerung des Insulinbedarf durch Substitution von DHEA (vor allem bei Älteren). Wirksame Dosierungen waren dabei bereits 50 mg/Tag.

II Immunseneszenz. Nachlassende Immunfunktionen sind bei Tier und Mensch nicht nur ein Begleitmerkmal oder eine Folge des Alterns. Vielmehr schieben Störungen im Immunbereich das Altern selbst an. Gerontologen entwickelten deshalb schon früh eine eigene Immuntheorie des Alterns. Beim Menschen existiert eine direkte Beziehung zwischen altersbedingter Immunschwäche und DHEA. Das gibt es bei keinem anderen Hormon.

Immunprobleme hängen übrigens keineswegs nur mit Unter-, sondern auch mit Überfunktionen zusammen. Ein Immunsystem, das aufgrund von Fehlinterpretationen teilweise eigenes Körpergewebe attackiert, ist die Ursache für verschiedene Autoimmunkrankheiten wie Lupus Erythematodes und andere Rheumaerkrankungen. Bei Patienten mit Immunstörungen finden sich besonders niedrige DHEA-Spiegel. Und auch chronisch entzündliche Alterskrankheiten kommen bei älteren Menschen mit stark reduzierten DHEA-Werten häufiger vor.

DHEA wirkt in vielerlei Hinsicht immunaktivierend und kann zum Beispiel die verringerte Antikörperbildung bei Impfungen im Alter wieder auf ein jugendliches Niveau heben. Wie bei einer Reihe weiterer chronischer Krankheiten ist DHEA im Blut von Aids-Patienten stark reduziert. Interessant dabei ist, dass sich die Stärke der Immunsuppression bei den Betroffenen unmittelbar am DHEA(S)-Spiegel orientiert.

II Thymusdrüse. Die für die Immunabwehr wichtige Thymusdrüse schrumpft im Verlauf des Lebens, bis sie im Alter schließlich völlig verkümmert ist. DHEA wirkt diesem Abbau entgegen. (Anm.: Und zwar gleich doppelt: Der Wachstumsfaktor IGF-1 stimuliert das Thymuswachstum. Gleichzeitig hemmt DHEA Stresshormone, welche die Thymusfunktion schwächen.)

Fazit: Bestimmt DHEA darüber mit, wie wir altern? Ein klares Ja. Doch es agiert anders als die aus DHEA gebildeten Hormone Testosteron und die Östrogene. Diese drängen sich mit ihren starken Direktwirkungen in den Vordergrund. DHEA dagegen zieht sozusagen still im Hintergrund seine Fäden bei der menschlichen Alterung.

DHEA-Substitution in der Praxis

II Mäuse würden DHEA kaufen

Wären wir Mäuse, könnten wir bei der Alternsprophylaxe ohne zu zögern auf DHEA als Hauptsäule setzen. Inzwischen existiert eine große Zahl gut kontrollierter Tierstudien, die den Einfluss von DHEA auf Herz-Kreislauf-Krankheiten, Krebs oder Diabetes und vor allem auch auf die Langlebigkeit klar bestätigen.

Mehr als bei anderen Altersfaktoren ist aber bei der Bewertung der DHEA-Wirkungen in Tierstudien Umsichtigkeit angebracht. Obwohl wir schon gesehen haben, dass Alterungsprozesse biologisch absolut vergleichbar ablaufen, gibt es in diesem Fall eine Besonderheit: Die in der Forschung untersuchten Mäuse und Ratten produzieren relativ wenig eigenes DHEA. Beim Menschen und hochentwickelten Primaten hingegen findet sich eine ganz ungewöhnlich hohe Konzentration des Steroids im Körper.

Deshalb, auch wenn es verlockend ist: Dosierungen, aber auch bestimmte Effekte von DHEA bei Kleintieren sind keinesfalls in einfacher Weise auf den Menschen übertragbar. Wirkungen, die bisher ausschließlich bei Nagern und Kleinsäugern nachweisbar waren, haben wir deshalb entsprechend ausgewiesen.

II Hormonelle Altersuhr

Forschungseinrichtungen wie die an der Universität von San Diego in Kalifornien arbeiten seit über einem Jahrzehnt sehr intensiv an der Erforschung von DHEA als Hormonergänzung. Dabei geht es nicht nur um die Therapie von Krankheiten, sondern zunehmend auch um die prophylaktische Substitution bei Gesunden. Nach streng wissenschaftlichen Richtlinien begleitet und dokumentiert wurden im vergangenen Jahrzehnt weltweit allerdings erst einige Tausend Menschen.

Hormonelle Veränderungen sind bei der DHEA-Substitution natürlich von besonderem Interesse. In einer der ersten gut dokumentierten Studien wurde Personen im Alter zwischen 40 und 70 Jahren gerade so viel DHEA gegeben, um ihren altersbedingten Rückgang auszugleichen. Nach zwei Wochen waren annähernd jugendliche Blutwerte erreicht. Die Wiederherstellung des DHEA-Spiegels veränderte auch andere Körperfunktionen im Sinne einer funktionellen Verjüngung. Der für jugendliche Leistungsfunktionen wichtige Wachstumsfaktor IGF-1 erhöhte sich signifikant (s. Kap. II.7). Androgene erreichten bei Frauen, nicht jedoch bei Männern, wieder das Niveau des frühen Erwachsenenalters. Die biochemischen Veränderungen schlugen sich auch in der Befindlichkeit nieder. Fast drei Viertel der Männer und über vier Fünftel der Frauen fühlten sich durch die DHEA-Substitution körperlich und psychisch deutlich besser.

In einer anderen Untersuchung nahmen Menschen im Alter von 50 bis 65 Jahren 100 mg DHEA ein Jahr lang als tägliche Nahrungsergänzung zu sich. Der DHEA-Spiegel der Testpersonen pendelte sich bei dieser Dosierung im oberen Durchschnittsniveau jüngerer Vergleichspersonen ein.

Die Substitution hob die altersbedingt reduzierten Testosteronwerte auch der Männer signifikant an. Allerdings: Ein jugendliches Testosteronniveau wurde trotz einer Verdopplung der Ausgangswerte nicht erreicht. Frauen profitierten in hormoneller Hinsicht stärker. Bei ihnen regenerierten sich sämtliche androgene Hormone auf ein hohes Jugendniveau. Offensichtlich benötigen die meisten Frauen weit weniger als die dort gewählte Dosierung zur Wiederherstellung jugendlicher Androgenwerte. Im Unterschied zu den Vergleichspersonen, die nur ein Placebo erhalten hatten, wiesen die mit DHEA Substituierten schon nach sechs Monaten eine größere Magermasse auf. Die Männer entwickelten mehr Muskelkraft und eine Reduktion der Fettspeicher.

Bei Männern führten Ergänzungen in diesem Dosierungsbereich je nach Studie zu keinem oder nur geringem Anstieg des Gesamttestosterons. Das Niveau des wirksamen freien Testosterons dagegen erhöhte sich meist signifikant. Darüber hinaus deuteten spezielle Abbauprodukte auf eine Verbesserung des Androgenangebots in den Körpergeweben hin – ein wesentlicher Effekt, der in den meisten Standardmessungen gar nicht erfasst wird.

Was also die Wiederherstellung eines jugendlich optimalen Androgenniveaus betrifft, kann DHEA bei Frauen diese Aufgabe sehr effektiv schon bei relativ geringer Dosierung erfüllen. Bei Männern wirkt DHEA unterstützend. Jugendliche Androgenwerte sind beim Mann jedoch nur durch gezielte Ergänzung mit Testosteron selbst zu erreichen (s. Kap. II.5). Biologisch besteht auch eine wichtige Wechselwirkung zwischen DHEA und dem Wachstumshormon STH (s. Kap. II.7).

II Krankheitsprophylaxe

Die meisten Untersuchungen befassten sich bisher mit den Auswirkungen der DHEA-Ergänzung im Hinblick auf unmittelbare gesundheitsrelevante Veränderungen.

II Gefäße. Im Jahr 1986 brachte eine Untersuchung, die ein erhöhtes Herz-Kreislauf-Risiko bei erniedrigtem DHEA-Spiegel ergeben hatte, den Stein für eine intensive DHEA-Forschung ins Rollen. Folgeuntersuchungen fanden aber immer wieder uneinheitliche Zusammenhänge, vor allem wenn versucht wurde, allgemeingültige Zahlen für das Sterberisiko zu berechnen. Eine Reihe von Ergebnissen stützen immerhin die bei Tierstudien gemachten Erfahrungen, nach denen DHEA ein Schutzfaktor gegen die Gefäßalterung darstellt. So erhöhte sich bei Frauen nach der Menopause die Insulinsensitivität nach einer einjährigen Substitution mit täglich 25 mg DHEA um

30 Prozent. Ihr Gesamtcholesterin sank, das gefäßschützende HDL erhöhte sich. Eine nur fünftägige Einnahme von 25 mg DHEA verbesserte bei gesunden Männern den sogenannten atherogenen Index (Marker für die Gefäßalterung) signifikant.

Die Mehrheit der einschlägig durchgeführten Untersuchungen bestätigt bisher günstige Gefäßwirkungen, jedoch nicht alle. In vielen Untersuchungen finden sich wiederum sehr deutliche Wirkungen bei einem Teil der Patienten, nicht jedoch bei der Gesamtheit. Wie DHEA die Gefäßalterung beim Menschen beeinflusst, ist also längst nicht entschlüsselt.

II Immunfunktion. Die bei Tieren eindeutige Immunaktivierung durch DHEA wird zurzeit ausgiebig am Menschen untersucht. Erste Studien bestätigten zumindest den aktivierenden Effekt auf eine Reihe von Immunparametern. Bei einer Substitutionsmenge von 50 mg/Tag scheint nach drei bis sechs Monaten eine nachhaltige Aktivierung typisch.

Eine Einzeldosis von 50 mg DHEA vor und nach einer Schutzimpfung gegeben verbesserte in einer Studie die Antikörperbildung bei älteren Personen. Die Wirkung war so frappierend, dass die Forscher im Untersuchungsbericht schrieben:

„Die Effektivität einer DHEA-Erhöhung in der Reduzierung einiger grundlegender Veränderungen der Immunfunktion im Alter hat uns zu dem Schluss geführt, dass einige der bisher als altersbezogen eingestuften Störungen der Immunität möglicherweise vollständig umkehrbar sind" (Araneo et al. 1995).

II Osteoporose. DHEA kann dem altersbedingten Verlust an Knochenmasse gleich auf zwei Arten entgegenwirken. Zum einen begünstigt DHEA die Knochenneubildung (Erhöhung von Osteokalzin), zum anderen wird der Knochenabbauprozess gehemmt (ablesbar an einer Reduktion der Hydroxyprolin-Ausscheidung).

Zur Osteoporosevorbeugung muss DHEA nicht notwendigerweise in Pillen- oder Pulverform eingenommen werden. Frauen, die ein Jahr lang eine spezielle DHEA-Salbe benutzten, hatten 20 bis 30 Prozent weniger Knochenabbau. Der Aufbaustoff Osteokalzin erhöhte sich sogar um 200 Prozent. Bei Männern sind die bisherigen Praxisstudien weniger einheitlich. Teilweise konnten überhaupt keine Verbesserungen im Knochenstoffwechsel bestätigt werden.

II Psyche. Eine sehr typische Auswirkung einer DHEA-Substitution bei Gesunden war bereits in ersten klinischen Studien die Beeinflussung psychischer Befindlichkeit. Die Personen erleben eine positivere Stimmung und ein gesteigertes Wohlbefinden. Allerdings wird dieser Effekt von individuellen Faktoren beeinflusst wie Alter, Geschlecht und dem Ausgangswert von DHEA und anderen Hormonen.

An Depression oder Schizophrenie leidende Patienten zeigen in jüngsten Untersuchungen nach DHEA-Behandlung verbesserte Stimmung und weniger Ängstlichkeit.

II Gesamtalterung

Um mögliche Wirkungen von DHEA auf die Geschwindigkeit der gesamten menschlichen Alterung exakt bestimmen zu können, wäre die Untersuchung Tausender von Testpersonen über viele Jahrzehnte notwendig.

Kritiker, die darauf hinweisen, dass es in dieser Hinsicht bisher keine sicheren Ergebnisse gibt, haben deshalb Recht. Doch der Behördenstandpunkt, DHEA zur Alternsprophylaxe nicht verfügbar zu machen, bis absolut lückenlose Erkenntnisse vorliegen, ist fragwürdig. Denn eine endgültige Sicherheit wird es auf diesem Gebiet auch in den kommenden Jahrzehnten nicht geben. Die dafür notwendigen extremen Langzeitstudien sind nicht finanzierbar und finden daher nicht statt. Ironie: Die Wissenschaft erhält heute ihre wichtigsten Langzeitergebnisse aus der begleitenden Beobachtung und Untersuchung genau der Personen, die gegen den Behördenrat bereits heute das Hormon eigenverantwortlich regelmäßig einnehmen. In den USA sind das bereits viele Hunderttausende.

„Der Ungehorsam ist für jeden, der die Geschichte gelesen hat, die ursprüngliche Tugend des Menschen. Durch den Ungehorsam ist man zum Fortschritt gelangt, durch den Ungehorsam und durch die Empörung."
OSCAR WILDE [irischer Schriftsteller, 1854-1900]

Doch ganz ohne aussagekräftige Daten stehen die Gerontologen unter den DHEA-Experten nicht da. So ist ein Standardmarker für das Voranschreiten der menschlichen Alterung die reduzierte Fähigkeit unserer Hirnanhangsdrüse, bei Bedarf bestimmte körpereigene Morphine auszuschütten. Diese sogenannten Endorphine beeinflussen unter anderem das Schmerzempfinden, die Stressreaktion und andere Hirnsteuerungen. Eine Forschergruppe der Universität Pisa konnte vor kurzem erstmals nachweisen, dass die Substitution von täglich 50 mg DHEA bei Frauen nach der Menopause die normale Altersstörung der Endorphinausschüttung wieder komplett aufhob. Ein weiterer bisher als unausweichlich geltender Alterungsprozess musste aus der Liste gestrichen werden.

Wenn Gerontologen das Ausmaß der biologischen Alterung bei einem Menschen exakt definieren möchten, orientieren sie sich an Markern wie dem der gerade genannten Hypophysenempfindlichkeit. Weitere Messpunkte sind Verschiebungen im Stoffwechsel von Kortisol oder bestimmten Wachstumsfaktoren, vor allem Wachstumsfaktor IGF-1. DHEA ist an jeder dieser Altersuhren beteiligt. Und: Die gezielte Substitution mit DHEA wirkt diesen Alterungsprozessen nachweislich entgegen.

Bei Ratten geht der Effekt von DHEA noch viel weiter. Im Tierversuch gelang nicht nur ein Alterungsstopp, sondern sogar eine tatsächliche Verjüngung der Genexpression im Fortpflanzungssystem.

Von einer Verjüngung wie bei den Ratten sollten wir nicht träumen. Einen Einfluss auf die Sexualität kann DHEA allerdings auch beim Menschen ausüben. Und damit sind wir bei einem im Kampf gegen das Altern ebenso beliebten wie unausweichlichen Thema.

II Sexualität

„Seitdem ich begonnen habe, täglich 50 mg DHEA einzunehmen, habe ich einen deutlichen Anstieg meiner Libido bemerkt. Ich bin ein 43 Jahre alter Mann und stelle fest, dass ich so spitz wie mit 17 bin, zwei bis drei Mal am Tag Sex habe und es genieße, wie seit Jahren nicht mehr."

Solche und ähnliche Erfahrungsberichte kann man in Büchern oder, wie in diesem Fall, im Internet lesen. Unschwer sich auszumalen, wie schnell solche begeisterten Schilderungen zu gewaltigen Erwartungen geführt haben. Überzogene Erwartungen. Wundereffekte hinsichtlich der Potenz sollte man sich von DHEA nicht erhoffen. Mehr als bei allem anderen müssen wir beim Thema Sex die Fakten nüchtern betrachten. Hier sind sie:

II **Männer.** Um mit der Aussage des oben zitierten Nutzers zu beginnen: Eine (Wieder-)Belebung des sexuellen Interesses ist tatsächlich eine nicht seltene Reaktion, wenn Personen eine Substitution mit DHEA beginnen. Und es gibt zumindest einen Zusammenhang zwischen Potenzschwierigkeiten (erektiler Dysfunktion) und DHEA. Bereits 1994 war in der großen Massachusetts Male Aging Study aufgefallen, dass Männer mit Erektionsschwierigkeiten häufig geringe DHEA-Spiegel hatten. Inzwischen haben kleinere Studien bestätigt, dass eine Substitution mit DHEA (50 mg/Tag) bei Betroffenen die Häufigkeit des Geschlechtsverkehrs erhöhte und die Erektionsfähigkeit verbesserte. Wirkungslos war DHEA jedoch grundsätzlich bei allen Personen, die Diabetes oder neurologische Begleiterscheinungen hatten.

Die Frage nach einer Veränderung des Sexlebens durfte natürlich von da an in keiner Untersuchung fehlen. Beantwortet wurde sie bis heute von den Untersuchten jedoch unterschiedlich. Insgesamt wurde schnell klar, dass DHEA nur dann das Sexleben beeinflusste, wenn Männer vor einer Substitution geringe DHEA-Werte hatten. Und auch dann kam es nur in Einzelfällen zu einer so drastischen Wirkung, wie eingangs beschrieben. Wer als Gesunder mit guten DHEA-Werten nach einem Potenzmittel sucht, wird von DHEA also höchstwahrscheinlich enttäuscht werden.

II **Frauen.** Bei Frauen liegt der Fall etwas anders, da die androgene Stimulation durch DHEA bei ihnen generell ausgeprägter ist (s. o.). Frauen mit Androgenmangel erhielten in einer Studie entweder 20 oder 30 Milligramm DHEA täglich. Bei keiner Teilnehmerin der 20-mg-Gruppe ließen sich Veränderungen feststellen. Anders die Gruppe mit der höheren Dosis. Von ihnen berichtete immerhin jede zweite von ge-

245

steigertem sexuellen Interesse, besserem sexuellen Erleben und mehr Vitalität.

Das Ergebnis deckt sich mit einer vergleichbaren Untersuchung von Frauen mit besonders niedrigen Testosteronwerten. Statt Testosteron selbst erhielten die Frauen täglich 50 mg DHEA. Ergebnis: Erhöhung von DHEA und Normalisierung des Testosteronspiegels. Diese Hormonoptimierung führte zu spürbaren Folgen: höhere Zufriedenheit, mehr sexuelle Wünsche sowie verbesserte vaginale Feuchtigkeit und Orgasmusfähigkeit.

Eine vergleichbare Substitution führte in einer weiteren Untersuchung ebenfalls zu intensiveren sexuellen Gedanken und einer erhöhten sexuellen Zufriedenheit. Verallgemeinern dürfen wir die Ergebnisse aber nicht. Auch dabei handelte es sich um eine Personengruppe mit besonders niedrigen Hormonwerten. Durch die Substitution wurde DHEA auf ein jugendlich hohes Niveau angehoben.

Wie steht es bei Frauen mit „normalem" beziehungsweise durchschnittlichem Hormonniveau? Können sie ähnliche Wirkungen erwarten? Die Antwort ist nein, zumindest ist das nach den vorliegenden Daten sehr unwahrscheinlich.

Eine Forschergruppe wollte das genau wissen und verabreichte gesunden jungen Frauen einmalig die hohe Dosis von 300 mg. In sexueller Hinsicht war die Wirkung jedoch gleich null. Auch ein vorgeführter Erotikfilm bewirkte wenig.

Die Universität von Seattle führte den gleichen Versuch durch, diesmal bei gesunden Frauen nach der Menopause. Die Hälfte erhielt ein Scheinmedikament (Placebo). Auf einen Erotikfilm reagierten die Frauen, die DHEA erhalten hatten, mit eindeutig stärkerer psychischer und körperlicher Erregung als die Placebogruppe. Vorsicht vor Verallgemeinerungen: Es handelt sich um einen Laborversuch mit wenigen Testpersonen und unter einmaliger Extremdosierung. Das Ergebnis sollte lediglich den grundsätzlichen Wirkmechanismus von DHEA auf die weibliche Sexualität aufklären helfen.

Fazit: DHEA ist weder ein Aphrodisiakum noch ein effektives Mittel, um bei jungen Menschen Sexualität und Potenz anzuregen. Über einen spürbaren Einfluss auf die Libido berichten in erster Linie Frauen mittleren und höheren Alters vor allem dann, wenn sie geringe Ausgangswerte an Testosteron und DHEA hatten. Bei Männern war ein klarer Einfluss auf die Libido oder die Potenz in den bisherigen Studien und klinischen Erfahrungsberichten nicht zu beobachten. Das gilt übrigens auch für höhere Dosierungen.

DHEA-Substitution

A. Positive Wirkungen

II   **Antioxidativer Schutz.** Verschiedene antioxidative Wirkungsmechanismen reduzieren Radikalschäden unter anderem an Mitochondrienmembranen von Neuronen; effektive Reduktion der Lipidperoxidation in Akutsituationen z. B. bei Sauerstoffmangel sowie bei hoher Zuckerbelastung (v. a. in Gehirn, Leber und Nieren).

II   **Immunsystem.** Effektivierte T-Zellen-Funktion bei Infektion; Wiederherstellung optimaler Makrophagenfunktion im Alter; Erhöhung der Monozyten-Produktion; Aktivierung von B-Zellen; Reduktion von Kortisol.

II   **Diabetes.** Erhöhung der Insulinsensitivität bzw. Reduktion altersbedingter Insulinresistenz (Frauen nach der Menopause). Bei hohem Blutzuckerspiegel reduziert DHEA die Radikalbelastung und effektiviert die körpereigenen Radikalfänger Glutathion, Katalase, Superoxid-dismutase und Glutathion-peroxidase (s. Kap. II.2); Schutz vor Altersblindheit (diabetischer Retinopathie).

II   **Gefäße.** Hemmung von oxidativen Prozessen und der Plaquebildung in der Gefäßwand; positive Wirkung auf Insulinsensitivität; Aktivierung von Stickstoffoxid (NO) in menschlichen Endothelzellen.

II   **Osteoporose.** Knochenaufbauender Effekt (Erhöhung von Osteokalzin); Reduktion des Knochenabbaus (Hydroxyprolin-Ausscheidung reduziert).

II   **Gehirn.** Antioxidative Eigenschaften von DHEA wirken in erster Linie dem altersbedingten Funktionsverlust von Neuronen entgegen (Synergismus mit Östrogen).

II   **Depression.** Enger Zusammenhang zwischen dauerhafter Depression und erniedrigtem DHEA.

II   **Lupus Erythematodes.** In der Behandlung der Autoimmunkrankheit hat sich DHEA inzwischen zu einem anerkannten Medikament entwickelt. Die Verwendung von Kortison kann durch eine DHEA-Zufuhr erheblich reduziert, ein Knochenabbau verhindert werden.

B. Bisher unklare Wirkungen

II   **Herz-Kreislauf.** Kein klarer Zusammenhang zwischen DHEA-Spiegel und Risiko für Herz-Kreislauf-Krankheiten. Epidemiologische Studien bestätigten eine Schutzwirkung hoher DHEA-Werte. Andere Untersuchungen (z. B. Rancho Bernardo Study) ergaben jedenfalls für Frauen keinen klaren Zusammenhang zwischen DHEA und kardiovaskulärer Sterblichkeit. Teilweise Reduktion von LDL-Cholesterin. In Tierstudien atherosklerosehemmende Wirkung.

II   **Krebs.** Im Tierversuch reduzierte DHEA Auftreten und Ausbreitung unter anderem von Brustkrebs erheblich (trotz Erhöhung von Östradiol); Wirksamkeit sowohl bei chemisch, durch Strahlung oder Keime verursachter Krebsbildung. Präventive Wirkung gegen Darm- und Leberkrebs bisher nur in Tierversuchen bestätigt. Bei Prostatakrebs wurden bisher sowohl vorbeugende Wirkungen dokumentiert als auch tumorhemmende Effekte im Anfangsstadium der Krebsentstehung. Mögliche Schutzwirkung bei Tumoren der Haut und der Lungen.

II **Immunsystem.** Extreme Schutzwirkung bei Bakterien- und Virusinfektionen (u. a. Herpesvirus) bisher nur im Tierversuch klar erwiesen. Keine erhöhte Immunisierung im Zusammenhang mit Grippe-Impfung Älterer.

II **Fettabbau.** Signifikante Reduktion der Körperfettmasse beim Menschen nur in Einzelfällen.

II **Gehirn.** Möglicherweise positive Beeinflussung von Gedächtnisfunktion und Prävention neurologischer Erkrankungen. Schutz vor Ischämie nur in hoher Dosierung.

II **Depression.** Starke Depressionen gehen eindeutig mit erniedrigten DHEA-Werten einher. Die Zufuhr von DHEA als alleinige Therapie bessert allerdings nur in etwa 50 Prozent der Fälle die Stimmung beziehungsweise depressive Symptome.

C. Negative Wirkungen

II **Krebs.** Extremdosierungen führten bei Ratten zu häufigerem Auftreten von Leberkrebs (pro-oxidative Wirkung!). Sowohl bei Tieren als auch in menschlichen Leberzellen entsteht dieser schädliche, oxidative Effekt ausschließlich bei extremer Zufuhr (mehrere Gramm täglich über einen langen Zeitraum). In physiologischen Dosierungen wirkt DHEA ganz im Gegenteil stark antioxidativ und antikarzinogen.

II **Androgenisierung.** Bei Frauen können mit steigender Dosierung (200 mg) androgene Nebenwirkungen auftreten wie Akne oder verstärkte Behaarung. Die Erscheinungen verschwinden nach Reduzierung der Dosis wieder.

Seltene Nebenwirkungen sind Gesichtsrötung, Brustspannung und Haarverlust.

II   Ein Schlankheitsmittel?

Die ersten Mäuse, die im Dienst der Wissenschaft regelmäßig DHEA einnahmen, zeigten eine Veränderung, die Wissenschaftler und Beobachter große Augen machen ließen. Die Tiere waren nicht nur besonders gesund und weniger gealtert, sie nahmen auch ab. DHEA, ein Mittel gegen das Altern, das degenerative Krankheiten verhindert und nebenbei schlank macht – zu schön, um wahr zu sein.

Bei allen in der Tat erstaunlichen Wirkungen des Hormons – in diesem Fall ist besondere Zurückhaltung angebracht. Die verwendeten Dosierungen waren meist unphysiologisch hoch (0,45 Prozent des Nahrungsgewichts und mehr). Ein Teil der Wirkung bestand außerdem in einer Stimulation des hoch energieverbrauchenden braunen Fettgewebes. Beim Menschen hat dieses Gewebe kaum Bedeutung für die Fettverbrennung. Auf der anderen Seite wird die Fettneubildung auch beim Menschen von DHEA beeinflusst. Das Hormon kann deshalb zu einem geringen Maß die „normale" altersbedingte Fettzunahme des Organismus verhindern. Das gilt für die natürliche Alterung ebenso wie für die beschleunigte Fettzunahme in jüngeren Jahren zum Beispiel aufgrund einer Entfernung der Eierstöcke. Auf die Fettbildung bei ernährungsbedingter Fettleibigkeit hat DHEA keinen Einfluss.

Die Wissenschaftler wollten es dennoch genau wissen. Ähnlich wie in den Tierstudien verabreichte man Männern eine Extremdosierung von 1.200 mg/Tag. Nach einigen Wochen wurde tatsächlich etwas weniger Fettgewebe gemessen. Allerdings führte die Überdosierung auch zu einem starken Anstieg weiblicher Steroidhormone. Ein hoher Preis für die geringe Fettabnahme. Wir meinen, ein zu hoher.

Die Ergebnisse länger dauernder Ergänzungsstudien mit normalen Dosierungen sind nicht einheitlich. Ältere Männer wiesen nach der Einnahme von täglich 100 mg DHEA nach einem halben Jahr weniger Körperfett auf. Dieselbe Dosierung erhöhte bei älteren Frauen die Magermasse bei weitgehend gleichbleibendem Fettanteil. Die regelmäßige Verwendung einer DHEA-Salbe führte bei 60- bis 70-jährigen Frauen dazu, dass sie an den Oberschenkeln 10 Prozent Fett verloren und 3,5 Prozent Muskulatur dazu gewannen. In dem für die Gesundheit wichtigen Bauchbereich veränderte sich der Fettanteil allerdings nicht.

Inzwischen können wir sagen: DHEA ist kein Schlankheitsmittel. Aber: Das Hormon wirkt spezifischen Alterungseffekten im Stoffwechsel entgegen. Die Zunahme von Fettgewebe bei gleichzeitigem Verlust von Muskelmasse ist eine dieser typischen Altersveränderungen. Und der DHEA-Verlust im Lebensverlauf ist für diese Verschiebung zumindest mitverantwortlich. Umgekehrt kann eine entsprechende Substitution die ungünstige Fett-Muskel-Verschiebung verhindern helfen.

Männer scheinen von DHEA eher in Form einer geringfügigen Fettabnahme zu profitieren. Bei Frauen stabilisiert DHEA den Muskel- und Knochenverlust, in Einzelfällen auch in Verbindung mit einer reduzierten Fettmenge. Wie bei der Testosteron- oder Östrogenergänzung können bei Frauen sogar zusätzliche Kilos auf der Waage erscheinen, was in diesem Fall natürlich ein positives Zeichen ist, denn der Abbau der figurgebenden und fettverbrauchenden Muskulatur sowie der Knochensubstanz ist ja das eigentliche Alterungsproblem.

DHEA wird aus Pflanzen gewonnen

Herstellungsprobleme wie beim Wachstumshormon, das lange Zeit mühsam aus Leichengewebe gewonnen werden musste, gab und gibt es bei DHEA nicht. Auch aufwendige und teure gentechnische Verfahren sind zur industriellen Produktion nicht notwendig. DHEA kann aus sogenannten pflanzlichen Phytosterolen, vor allem Diosgenin, zum Beispiel der mexikanischen Yams-Wurzel aufbereitet werden. Erfreulicherweise wirkt sich dieser Umstand auf die allgemeine Verfügbarkeit und damit auf den Preis von DHEA-Präparaten aus.

Wie so oft im heutigen Gesundheitswesen liegen in diesen Vorteilen gleichzeitig die größten Nachteile. Weil weder das im Körper produzierte noch das aus Pflanzen gewonnene DHEA patentierbar ist, können Vermarktungsmechanismen nicht greifen. Die Folgen sind extrem limitierte Forschungsbudgets und geringe Chancen für ein medizinisches Zulassungsverfahren. Schlimmer noch, praktizierende Ärzte werden über die Anwendungsmöglichkeiten dieses extrem preisgünstigen Hormons wenig bis überhaupt nicht informiert.

Dosierung

Die richtige Dosierung hängt wesentlich von der Zielsetzung ab. Um lediglich den altersbedingten DHEA-Verlust beim Menschen auszugleichen, bedarf es weitaus geringerer Mengen als zur Behandlung von Krankheiten.

Alterssubstitution.

Die Erhaltung optimaler DHEA-Mengen im Organismus ist für die Gesundheit und die Vermeidung frühzeitiger Alterungsprozesse ein wesentlicher Faktor. DHEA-Experten sind sich in dieser Hinsicht sehr sicher. Dr. Etienne-Emile Baulieu etwa, Direktor des Institut National de la Sante et de la Recherche Medicale in Paris, schrieb dazu in einem Forschungsbericht:

„Das ist meine bevorzugte Theorie. Wir untersuchen die möglichen positiven Effekte einer Wiederherstellung von jugendlichen DHEAS-Spiegeln bei Personen über 60 Jahre. Zurzeit führen wir Studien zur Rolle von DHEA bei den Zerebralfunktionen, dem kardiovaskulären System, Knochen, Muskeln, Haut, Stoffwechsel- und Hormonparametern durch. Wir erwarten wichtige Einflüsse von DHEA auf die meisten dieser Funktionen."

Um den DHEA-Spiegel im Körper auf ein jugendliches Niveau zu bringen beziehungsweise zu stabilisieren, genügen bei den meisten Menschen Dosierungen von täglich 10 bis 50 mg bei Frauen und 25 bis 100 mg bei Männern. Eine Substitution vor dem 35. Lebensjahr ist bei der Mehrheit nicht notwendig. Manche Kliniker empfehlen, die genannten Dosierungen sogar noch einmal zu halbieren und anschließend zu steigern, bis sich die gewünschten Blutspiegel beziehungsweise die gewünschten Effekte einstellen.

II Krankheiten. Seit einigen Jahren wird DHEA als therapeutisches Mittel bei verschiedenen Krankheiten mit gutem Erfolg untersucht und eingesetzt, so etwa bei der Autoimmunkrankheit Lupus Erythematodes. Bei der Krankheitstherapie liegen die Dosierungen deutlich höher als die, die zur Alternsprophylaxe notwendig sind. Ärztliche Überwachung sollte dabei selbstverständlich sein.

Dosierungen zur Alterungsprophylaxe

Beachte: Die hier genannten Dosierungen sind lediglich Richtwerte, die sich in Praxis-studien bei gesunden Erwachsenen als effektiv und weitgehend sicher erwiesen haben. Eine Substitution sollte idealerweise in Absprache mit einem entsprechend erfahrenen Arzt durchgeführt werden, der die Behandlung bei Bedarf auch über Blut- oder Speicheltests zusätzlich kontrollieren kann. Für Kranke oder Personen, die Medikamente einnehmen, sollte ärztliche Überwachung selbstverständlich sein.

Frauen:

II 35-40 Jahre: 10-25 mg. Eine sinnvolle Einstiegsdosierung kann schon bei 5 mg beginnen (beobachten Sie in jedem Fall einige Tage oder Wochen, wie Sie sich fühlen bzw. ob Nebenwirkungen auftreten).

II 40-50 Jahre: 10-35 mg

II 50-60 Jahre: 20-50 mg

II über 60 Jahre: 25-50 mg

Männer:

II 35-40 Jahre: Starten mit 10 mg (einige Tage bis Wochen beobachten). Bei Bedarf auf 20 mg erhöhen.

II 40-50 Jahre: 25-50 mg

II 50-60 Jahre: 30-75 mg

II über 60 Jahre: 50-100 mg

Labortests

Einige Wissenschaftler empfehlen, vor und während einer Substitution den individuellen DHEA-Status mit Hilfe von Blut- oder Speicheltests bestimmen zu lassen. Andere sehen zumindest bei geringer Dosierung zur Alternsprophylaxe keine Notwendigkeit für regelmäßige Tests. Für die zuletzt genannte Haltung gibt es verschiedene Gründe. Zum einen sind die Testverfahren nicht immer exakt. Zum anderen muss der gemessene Blutspiegel nicht mit der persönlichen Befindlichkeit eines Menschen übereinstimmen. Anders ausgedrückt: Während Person A schon bei einem vergleichsweise niedrigen Blutwert reagiert, muss bei einer anderen Person der Blutspiegel weit mehr angehoben werden, bis sich die gewünschten Erfolge einstellen.

Beide Positionen lassen sich also mit guten Gründen vertreten. Wir meinen, die Zukunft der Alternsprophylaxe wird ganz allgemein zunehmend der umfassenden Befundanalyse möglichst vieler Körperfunktionen gehören. DHEA-Tests werden ohne Zweifel dazugehören.

Dass allerdings deutsche Medizinbehörden die Nutzung von DHEA „ohne ausführliche Anamnese und Blutdiagnostik" grundsätzlich ablehnen und sogar als unseriös bezeichnen, ist ein weiteres Beispiel für das Messen mit zweierlei Maß beim Thema Anti-Aging. Seit Jahrzehnten werden deutschen Frauen Hormone zur Empfängnisverhütung oder auch bei Menopausebeschwerden verabreicht, ohne dass die individuellen Blutspiegel dieser mit ungleich mehr Risiken behafteten Hormone routinemäßig kontrolliert werden.

II Risiken

II Alternsprophylaxe. Ernsthafte gesundheitliche Schädigungen in Zusammenhang mit einer physiologischen DHEA-Substitution zur Erhaltung jugendlicher Hormonwerte sind bisher nicht aufgetreten. Unerwünschte Nebenwirkungen bei höherer Dosierung sind jedoch nicht selten.

II Extremdosierungen. Im Tierversuch führten exzessive Mengen DHEA zu Leberschäden und Krebs. Während dieser Befund von einigen als Argument gegen die Verwendung von DHEA angeführt wird, sehen die meisten Experten keinen Anlass zur Besorgnis. Zum einen sind die Mengen, die zur Alternsprophylaxe eingesetzt werden, um ein Vielfaches (teilweise Hundertfaches) geringer und entsprechen den Mengen, die natürlicherweise im Organismus selbst produziert werden. Zum anderen produzieren Nagetiere relativ zum Körpergewicht weitaus weniger DHEA als der Mensch, sodass eine unphysiologische Überdosierung schneller erreicht wird.

DHEA zeigt einen sogenannten dualen Effekt. In physiologischer Konzentration hemmt das Hormon die Krebsbildung und das Tumorwachstum. Selbst in pharmakologisch hoher Dosierung von 10 mg/kg bewirkte DHEA bei Katzen und Hunden eine Rückbildung von Tumoren. Vor allem in der Leber wirkt DHEA aufgrund seiner antioxidativen Eigenschaften signifikant krebshemmend. Dieser Effekt kehrt sich bei

Extremdosierung um. Es kommt dann zum Anstieg von H_2O_2 bei gleichzeitigem Abfall von Glutathion (s. Kap. II.2).

Beim Menschen haben bisher selbst sehr hohe Dosierungen zu keinen ernsthaften Nebenwirkungen geführt. An der Universität in Richmond, Virginia (USA), testete man zu Versuchszwecken bereits 1988 bei jungen Männern die Extremdosis von täglich 1.600 mg DHEA. Neben den erwarteten DHEA-typischen Wirkungen ließen sich an den Testpersonen nach einem Monat keine gesundheitsgefährdenden Veränderungen feststellen. Wie sich Extremdosierungen über einen längeren Zeitraum auswirken, ist allerdings unklar.

II Einfluss auf die körpereigene Produktion. Ob die Zufuhr eines Hormons die körpereigene Produktion negativ beeinflussen kann, ist eine wichtige Frage jeglicher Substitution. Im Unterschied zu Hormonen wie Testosteron, Östrogenen oder Cortisol existiert bei DHEA keine sogenannte Feedback-Schleife. Mit anderen Worten, eine DHEA-Ergänzung stört die körpereigene Produktion nicht. Ob das auch für die dauerhaft Einnahme von Dosierungen gilt, die über die zur Erhaltung jugendlicher Spiegel notwendigen hinausgehen, muss allerdings noch geklärt werden. Es sind sogar Fälle beschrieben, bei denen die körpereigene Bildung von DHEA durch eine ein- bis zweijährige Substitution anstieg. Diese Personen konnten ihre tägliche Einnahmedosis reduzieren. Als Erklärung für dieses Phänomen wird eine Wiederherstellung der altersbedingt reduzierten Nebennierenfunktion durch DHEA diskutiert.

II Prostata. Befürchtungen, DHEA könnte über androgene Wirkungen eine Prostatavergrößerung oder Tumore begünstigen, haben sich nicht bestätigt. Im Gegenteil. Bei Männern reduziert DHEA die altersbedingte Prostatahyperplasie. Dieser Befund entspricht der Erfahrung, dass DHEA beim Mann teilweise als Anti-Androgen wirkt.

II Testosteron. Gelegentlich taucht die Behauptung auf, Frauen sollten kein DHEA einnehmen, weil es das „männliche" Hormon Testosteron erhöhe. Richtig ist, dass die Normalisierung eines im Alter reduzierten DHEA-Spiegels bei Frauen in der Tat eine Erhöhung von Testosteron nach sich zieht. Dieser Vorgang entspricht allerdings nichts anderem als der normalen physiologischen Rolle von DHEA als Regulator unter anderem für den Testosteronhaushalt – auch bei Frauen. Dazu ein Beispiel: Eine 40-jährige Frau hat im Vergleich zu ihrem frühen Erwachsenenalter bereits die Hälfte ihrer Kapazität zur Testosteronproduktion verloren. Dieser Rückgang des fälschlicherweise als „männliches Hormon" bezeichneten Testosterons ist für Frauen mit einer Reihe negativer Folgen verbunden. Umgekehrt hat sich inzwischen die individuell angepasste Testosteronsubstitution bei Frauen mittleren und höheren Alters bewährt (s. Kap. II.4).

Die Wiederherstellung jugendlicher DHEA-Spiegel normalisiert also lediglich ein durch den Alterungsprozess verursachtes Testosterondefizit. Bisher gibt es keinerlei Anzeichen dafür, dass eine physiologische DHEA-Substitution zur Erhaltung jugendlicher DHEA-Werte das Risiko einer Überproduktion von Testosteron birgt. Ein Ansteigen von Testosteron über ein normales jugendliches Maß hinaus kann sich bei Frauen allerdings bei hoher Dosierung (> 300 mg) einstellen.

Beachte: Die Umwandlung von DHEA in körpereigene Androgene erfolgt bei Frauen fast ausschließlich bedarfsorientiert unmittelbar im Zielgewebe. Anders als bei der Zufuhr von Testosteron oder synthetischen Androgenen ist deshalb das Risiko unerwünschter Nebenwirkungen weitaus geringer. Weibliche DHEA-Anwender sollten allerdings auch bei relativ gering dosierter Substitution auf Anzeichen unerwünschter androgener Effekte achten, zum Beispiel Akne, da die individuelle Ansprechbarkeit verschieden ist. Gegebenenfalls muss die Dosierung reduziert werden.

II Östrogen. Da Östrogene natürlicherweise aus DHEA entstehen, gab es die Sorge, eine DHEA-Substitution könnte zu einem unphysiologischen Anstieg von Östrogenen und damit eventuell zu einem erhöhten Brustkrebsrisiko bei manchen Frauen führen. Diese Sorge hat sich nicht bestätigt. Selbst die Extremdosis von 1.600 mg DHEA pro Tag führte bei Frauen lediglich zu einer kurzfristigen Verdopplung von Östron und Östradiol. Eine normale DHEA-Substitution für Frauen mittleren Alters wird in der klinischen Praxis nur in Dosierungen von täglich 10 bis 25 mg begonnen. Sie überschreitet in der Regel nicht einen Höchstwert von täglich 50 mg. In diesen physiologischen Dosierungen kommt es bei Frauen zu keiner gesundheitlich unerwünschten Beeinflussung des Östrogenstoffwechsels.

DHEA-Experten wie Dr. Joseph Mortola von der Harvard Medical School in Boston halten es sogar für möglich, dass richtig eingesetztes DHEA die übliche Einnahmemenge von Östrogenen nach der Menopause um die Hälfte reduzieren und unter anderem das Brustkrebsrisiko verringern könnte.

Anzeichen einer zu hohen Dosierung von DHEA

II Akne

II unerwünschtes Haarwachstum (v. a. bei Frauen)

II Stimmungsschwankungen

II Schlafstörungen

II unangenehme Steigerung der Libido (v. a. bei Frauen)

II Beeinflussung der Lebensspanne

II Maximale Lebensspanne. Die maximale Lebensspanne des Menschen beträgt etwa 120 Jahre. Jede mögliche Strategie, die das Maximalalter von höher entwickelten Lebewesen steigern will, muss an allen wichtigen Altersuhren gleichzeitig und gleichermaßen wirksam sein (hormonell, genetisch, oxidativ).

Obwohl DHEA wichtige Teile der hormonellen und oxidativen Altersuhr beeinflusst, gibt es zurzeit keine aussagekräftigen Hinweise auf eine mögliche Erhöhung des Maximalalters beim Menschen allein durch die Erhaltung optimaler DHEA-Spiegel. An Nagetieren durchgeführte Langlebigkeitsstudien sind im Ergebnis nicht ohne weiteres auf den Menschen übertragbar; bei Nagern entfaltet zugeführtes DHEA aufgrund ihrer geringen Körperspiegel besonders weitreichende Wirkungen.

II Durchschnittliche Lebensspanne. Die durchschnittliche Lebenszeit in Deutschland liegt heute bei etwas über 80 Jahren für Frauen und ungefähr 74 Jahren bei Männern. Als einer der Taktgeber für die hormonelle Altersuhr beim Menschen spielt DHEA dabei sehr wahrscheinlich eine nicht unwesentliche Rolle.

In Urzeiten dürfte der ganz unmittelbare Einfluss von DHEA auf die Lebensspanne noch weitaus größer gewesen sein. Denn während die Lebenserwartung heute nur selten von Unfallfolgen oder Infektionskrankheiten beeinflusst wird, wurde die Lebensspanne unserer Vorfahren sehr stark von diesen Faktoren bestimmt.

Wie lange wir leben, bestimmen heute in erster Linie Alterungsprozesse beziehungsweise Alterskrankheiten; die wichtigsten sind Gefäßerkrankungen, Krebs und Alzheimer. Wann wir unter diesen Veränderungen leiden und letztlich sterben, bestimmt sich aus einer Kombination innerer und äußeren Faktoren. Ohne Zweifel gehört DHEA zu diesen Faktoren.

Im Tierversuch bewirkt DHEA ein Ansteigen der durchschnittlichen Überlebensrate, wenn es dauerhaft oder auch nur gezielt in Krisensituationen zugeführt wird. Wie sehr eine optimale Substitution mit DHEA auch beim Menschen die Lebensspanne beeinflussen kann, lässt sich nicht seriös vorhersagen. Biochemische Daten und Beobachtungen lassen aber schon heute einen positiven Einfluss vermuten.

Länger leben durch DHEA? Die Antwort ist: mit großer Wahrscheinlichkeit ja.

II Funktionelle Lebensspanne. Die gesunde, aktive Lebensspanne steht im Mittelpunkt der heutigen Gerontologie. Zu Recht, denn zunehmend mehr Menschen müssen ihr Alter in degenerativem Zustand bis hin zu langjähriger Pflegebedürftigkeit verbringen – eine Situation, die reine Langlebigkeit wenig erstrebenswert macht.

Dass DHEA Gesundheit und Lebensqualität verbessern kann, hat sich inzwischen in vielen Studien bestätigt. Das Tempo der Alterung vor allem bei Nervenzellen, Gefäßwänden und Knochen wird von DHEA gleich in mehrfacher Weise mitbestimmt. Eine nicht zu unterschätzende Bedeutung für Lebensqualität im Alter hat die günstige Wirkung von DHEA auf psychische Faktoren wie Depressionen, Stress und das allgemeine Wohlbefinden. Mehr Fitness im Alter und damit Verlängerung der funktionellen Lebensspanne durch Erhaltung optimaler DHEA-Spiegel? Ein klares Ja.

Hier droht ein DHEA-Mangel

Stresssituationen, bei denen ein Verlust von DHEA nachgewiesen wurde:

- II Tod oder Krankheit nahestehender Menschen
- II Scheidungen, Arbeitslosigkeit und ähnliche Lebenskrisen
- II Prüfungssituationen
- II Operationen (auch anstehende)

Optimierung der körpereigenen Produktion

Das Ziel optimaler DHEA-Spiegel bis ins Alter lässt sich bis zu einem gewissen Grad auch ohne direkte Substitution erreichen. Denn eine ganze Reihe innerer und äußerer Faktoren beeinflusst die Verfügbarkeit des Hormons erheblich. Wer diese Faktoren kennt, kann seinen körpereigenen DHEA-Spiegel ganz gezielt verbessern.

Stress. Gerontologen stufen heute negativen Stress als einen der schlimmsten Beschleuniger der Alterung ein. Dass Stress Menschen schneller altern lässt, ist nicht neu. Lange Zeit aber blieben die Mechanismen unklar. Heute wissen wir: Eine entscheidende Rolle spielt DHEA. Zwischen verfügbarem DHEA sowie körperlichem und geistigem Stress besteht beim Menschen ein äußerst enger Zusammenhang. Und es ist keineswegs übertrieben zu sagen, Stress zehrt DHEA regelrecht auf.

Stressabbau. Bei den meisten Menschen steigt DHEA an, sobald Stressfaktoren wegfallen. Mit Hilfe von Entspannungstechniken wie Meditation und Yoga können negative Stresswirkungen tatsächlich ganz gezielt reduziert werden: In einer Stressklinik trainierte man Patienten so, dass sie lernten, ihren Blutspiegel an DHEA über verschiedene psychische Techniken anzuheben. Alle Testpersonen wurden danach einem psychischen Belastungstest unterzogen, und das Ergebnis überraschte sogar die Untersucher. Diejenigen, die ihr DHEA am effektivsten anheben konnten, waren größeren Belastungen gewachsen

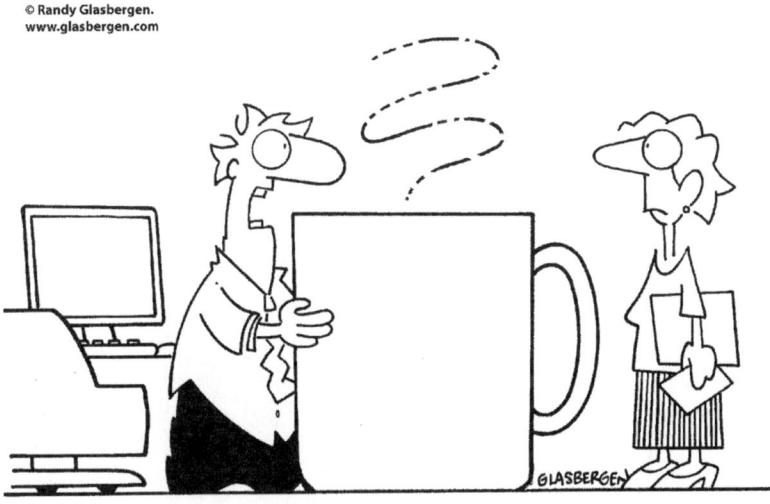

„Stressmanagement ist was für Weicheier."

beziehungsweise zeigten geringere Ausfallerscheinungen. Die umgekehrte Reaktion zeigten Teilnehmer eines Kurses für erfolgreiches Stressmanagement. Nach einem Monat hatten sie sich nicht nur in ihrer psychischen Stressreaktion verbessert. Die Veränderungen zeigten sich auch hormonell. Im Blut der Teilnehmer waren im Durchschnitt 23 Prozent weniger Kortisol und unglaubliche 100 Prozent mehr DHEA als zu Beginn des Kurses.

Coping. Menschen, die grundsätzlich gut mit Stress umgehen können, die also erfolgreiche und effektive Coping-Strategien besitzen, haben durchweg höhere DHEA-Werte.

Adaptogene. Bestimmte pflanzliche Inhaltsstoffe haben die Eigenschaft, die Widerstandskraft des Organismus gegen Stress zu verstärken. Eindeutig nachgewiesen wurde diese Wirkung im Tierversuch wie auch beim Menschen für Ginseng (Panax ginseng) und Eleutherococcus.

Alkohol. Frauen, die regelmäßig größere Mengen Alkohol zu sich nehmen, hatten in einer Hormonstudie einen um durchschnittlich 39 Prozent verringerten DHEA-Spiegel. Der genaue Zusammenhang ist allerdings noch unklar.

Rauchen. Bei Rauchern wurden sowohl niedrige als auch hohe DHEA-Spiegel gemessen. Auch dort sind die biochemischen Zusammenhänge noch nicht ausreichend geklärt.

Ernährung. Eine konsequente Reduktion der Energiezufuhr (kalorische Restriktion; Kap. II.11) führt zu einer Stabilisierung jugendlicher DHEA-Spiegel (s. Abb.).

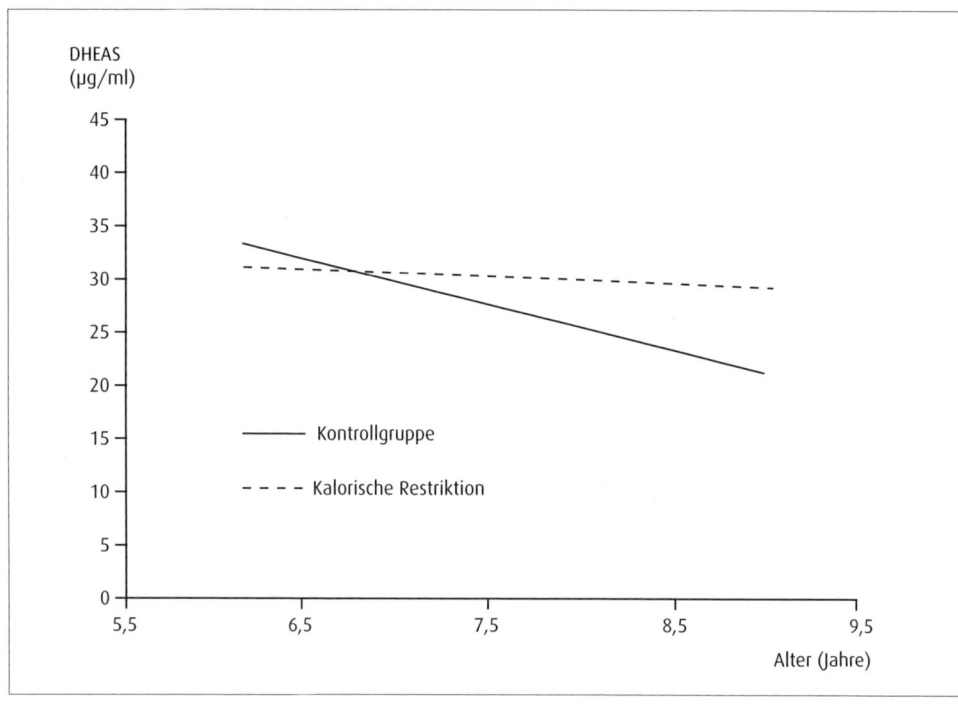

DHEAS
(µg/ml)

45 —
40 —
35 —
30 —
25 —
20 —
15 —   —————— Kontrollgruppe
10 —   – – – – Kalorische Restriktion
5 —
0 —

5,5   6,5   7,5   8,5   9,5

Alter (Jahre)

Bei Langzeitstudien mit Affen verhinderte eine dauerhafte Reduktion der Nahrungsenergiezufuhr den typischen Altersabfall von DHEA (mod. nach Lane et al., 1997).

II   Hürden bei der praktischen Nutzung

In vielen Ländern wäre das Kapitel hier zu Ende. In Deutschland verhindern gesetzliche Bestimmungen, dass die Menschen von Helfern gegen Alterungsprozesse wie DHEA auf einfachem Weg profitieren können. Die Ablehnung einer Zulassung erfolgt mit der Begründung, es gäbe keine ausreichenden Daten zur Wirkung und Sicherheit. Tatsächlich aber stehen einer allgemeinen Verfügbarkeit nicht fehlende Wirkungsnachweise entgegen, sondern antiquierte Bestimmungen im Gesundheitsbereich.

Viele mit der Erforschung von DHEA beschäftigte Wissenschaftler äußern sich inzwischen frustriert. Grund: Die staatlich bereitgestellten Mittel ermöglichen keine Großstudien, sondern allenfalls Untersuchungen mit wenigen Personen oder eben Tierstudien im Labor und auch das nur eingeschränkt. Weitergehende finanzielle Mittel werden nicht genehmigt. Wenn gleichzeitig nun staatliche Gesundheitsbehörden die Nutzung von DHEA mit dem Hinweis blockieren, es müssten zunächst ausreichend große Humanstudien durchgeführt werden, entsteht eine in der Tat groteske Situation.

„Religiöser Glaube"

Wie sehr das moderne Medizinsystem pharma- und krankheitsorientiert ist, zeigt sich auch daran, dass für nicht patentierbare Substanzen dringend benötigte Forschungsgelder fast völlig fehlen und – fast genauso schlimm – der Informationsfluss in den einschlägigen medizinischen Fachzeitschriften an diesen Themen vorbeigeht. Ein amerikanischer Arzt brachte das Problem Mitte der 90er-Jahre auf den Punkt (zu diesem Zeitpunkt existierten bereits 4.000 wissenschaftliche Arbeiten zu DHEA):

„Ich praktiziere herkömmliche Medizin in einem herkömmlichen Krankenhaus und ich kenne DHEA, aber nur in Zusammenhang mit der Überprüfung der Blutspiegel bei Frauen, die wegen Hirsutismus oder unkontrollierter Akne in die Praxis kommen. Der Grund, den DHEA-Status zu überprüfen, ist normalerweise die Frage, ob ein Nebennierentumor die Ursache für die Extremwerte ist. Ich wusste nicht, ... dass der DHEA-Spiegel mit dem Alter abfällt. Ich habe in geradezu religiösem Glauben all die medizinischen Zeitschriften gelesen, die an Ärzte verschickt werden, und ich kann mich nicht erinnern, irgendwelche Artikel über DHEA gesehen zu haben. Es würde mich nicht wundern, wenn es der Mehrheit der Ärzte hierzulande ebenso wenig bewusst wäre, dass DHEA-Spiegel im Altersverlauf abfallen. Ich habe an dieses Steroid niemals im Hinblick auf ein Defizit gedacht, sondern immer nur im Sinne von Extremwerten. Das Konzept, dass DHEA allein oder zusammen mit Östrogen oder anderen Hormonen als ein Ergänzungshormon genutzt werden kann, ist faszinierend." In Deutschland sind wir heute noch nicht einmal auf dem Stand der USA von vor zehn Jahren.

In den USA hat man die Widersprüchlichkeit erkannt und 1994 einige grundlegende Anpassungen vorgenommen. Sie haben dazu geführt, dass die Menschen von DHEA, Melatonin, Vitaminen und anderen Nahrungsergänzungen zur Alternsprophylaxe profitieren können. Und nicht zuletzt ist die Wissenschaft erst aufgrund der erweiterten Beobachtungsmöglichkeiten zu Erkenntnissen gelangt, die bei der alten Gesetzeslage nicht möglich waren. Der Anstoß für die überfällige Modernisierung kam indessen auch in Amerika nicht von den Behörden, sondern von Wissenschaftlern und vor allem von informierten Bürgern, die immer wieder gegen die Missstände demonstrierten.

Der Gerontologe und Medizinprofessor Marc E. Weksler, selbst alles andere als unkritisch gegenüber der Substitution von DHEA, wies auf diese eklatanten Widersprüche schon 1995 im renommierten „British Medical Journal" hin. Zum immer wieder zu hörenden Argument, man müsse abwarten, bis ausreichend viele Langzeitstudien mit DHEA vorlägen, stellt er fest:

„Diese Empfehlung mag wissenschaftlich klingen, aber sie wird schwer umzusetzen sein. Die pharmazeutische Industrie dürfte davor zurückschrecken, Studien mit DHEA zu unterstützen, einem Molekül, das nicht patentierbar ist. Ebenso schwer dürfte es sein, Forschungsgelder von Regierungsstellen oder privaten Menschenfreunden zu erhalten in einer Zeit, in der die Zuschüsse weg von klinischen Studien und hin zur Grundlagenforschung gehen. Weitergehende Forschungsstudien, die die berichteten Ergebnisse zur DHEA-Substitution bestätigen oder widerlegen, sind in der näheren Zukunft unwahrscheinlich."

Wie kann ich DHEA erwerben?

Während DHEA in einigen Ländern wie den USA frei erworben werden kann, ist es in Deutschland weder als Medikament noch als Nahrungsergänzung zugelassen. Möglichkeiten für eine praktische Therapie beziehungsweise Ergänzung gibt es aber dennoch.

Anti-Aging-Kliniken. Inzwischen führen eine ganze Reihe von Hormon- und Anti-Aging-Kliniken DHEA-Ergänzungen durch. DHEA-Screenings und entsprechende Beratungen sind dort Standard.

Hausarzt. Was selbst viele Ärzte nicht wissen: Auch wenn DHEA in Deutschland nicht als Medikament auf dem Markt ist, kann jeder Arzt ein entsprechendes Rezept ausstellen. DHEA-Präparate können über internationale Apotheken bezogen werden. Aber auch jede normale Apotheke kann DHEA – in Deutschland oft als Prasteron bezeichnet – in Pulverform von deutschen Rohstoffanbietern beziehen und zum Beispiel in der gewünschten Dosierung in Kapseln abfüllen.

Postweg. Heute kann sich jeder interessierte Bürger sein DHEA von internationalen Anbietern über das Internet bestellen und auf dem Postweg beziehen. Es besteht allerdings die Gefahr, dass nationale Zollbehörden die Fracht blockieren – in Deutschland sehr häufig! Der Bezug über EU-Länder, in denen liberalere Regelungen gelten, beispielsweise über die Niederlande, ist möglich. Auf der sicheren Seite ist man mit einem Arztrezept, das allerdings bereits im Einfuhrpaket vorhanden sein muss, also mit der Bestellung zum Versender geschickt werden sollte.

„Government exists to protect us from each other. Where government has gone beyond its limits is in deciding to protect us from ourselves."
RONALD REAGAN [40. Präsident der USA, 1911-2004]

II DHEA als Teil eines umfassenden Gesundheitsplans

Bei der Suche nach dem Jungbrunnen hoffen viele Menschen auf Lösungen, die sofort wirken, über die man nicht nachdenken muss und die keinen Aufwand voraussetzen. Doch auf dem Sofa zu sitzen, DHEA einzunehmen und ewig zu leben, wird nicht funktionieren. Zumindest soweit haben die Kritiker recht. Als Teil eines umfassenden Ernährungs-, Verhaltens- und Medizinprogramms aber kann DHEA ohne Zweifel viele negative Erscheinungen des Alterns verhindern, Alterungsprozesse aufschieben und jugendliche Fähigkeiten länger erhalten.

Einige Wissenschaftler wie Ronald Watson vom Immunosenescence Laboratory der Universität Arizona in Tucson sind schon einen Schritt weiter. In einer einjährigen Untersuchung mit älteren Personen fanden sie heraus, dass eine Kombination von DHEA mit Melatonin zu synergetischen Effekten führt. Die Kombination beider Stellschrauben gegen das Altern wirkt also stärker als die einfache Summe der Einzelwirkungen.

Die Zukunft der Gesundheitsfürsorge und Alternsprophylaxe, davon ist nicht nur Ronald Watson überzeugt, liegt in der Kombination verschiedener Strategien. Eine weitere wichtige Strategie im Kampf gegen degeneratives Altern und Seneszenz werden wir deshalb im nächsten Kapitel vorstellen.

„Es gibt für mich drei Kriterien, um sicher zu sein, dass eine wissenschaftliche Entdeckung gültig ist: Erstens, sie ist gültig, wenn es Wissenschaftler gibt, die sagen, sie sei falsch; zweitens, ich weiß, dass ich auf dem richtigen Weg bin, wenn Andere anfangen, mich auszulachen; und die letzte Bestätigung für die Gültigkeit meiner Entdeckungen kommt, wenn ich feststelle, dass meine Fördermittel gestrichen worden sind."
ALBERT SZENT-GYÖRGYI [ungarischer Medizinnobelpreisträger unter anderem für seine Forschungen über Vitamin C, 1893-1986]

Literatur (Auswahl)

ARAGHINIKNAM M, CHUNG S, NELSON-WHITE T ET AL. (1996): „Antioxidant activity of dioscorea and dehydroepiandrosterone (DHEA) in older humans." Life Sciences, 59(11): 147-57.

ARANEO B, DOWELL T, WOODS ML ET AL. (1995): „DHEAS as an Effective Vaccine Adjuvant in Elderly Humans. Proof of Principle Studies." Annals of the New York Academy of Sciences, 774: 232-48.

ARLT W, CALLIES F, KOEHLER I, VAN-VLIJMEN JC ET AL. (2001): „Dehydroepiandrosterone supplementation in healthy men with an age-related decline of dehydroepiandrosterone secretion." J. Clin. Endocrinol. Metab., 86(10): 4686-92.

ARLT W, CALLIES F, VAN-VLIJMEN JC ET AL. (1999): „Dehydroepiandrosterone replacement in woman with adrenal insufficiency." N. Engl. J. Med., 341(14): 1013-20.

BARRETT-CONNER E, KHAW KT, YEN SSC (1986): „A prospective study of dehydroepiandrosteronesulfate with cardiovascular mortality and cardiovascular disease." New Engl. J. Med., 315: 519-24.

BAULIEU EE, THOMAS G, LEGRAIN S (2000): „Dehydroepiandrosterone (DHEA), DHEA sulfate, and aging: Contribution of the DHEAge Study to a sociobiomedical issue." Proc. Nat. Acad. Sci., 97(8): 4279-84.

BELLINO FL, DAYNES RA, HORNSBY PJ, LAVRIN DH, NESTLER JE (EDS.) (1995): Dehydroepiandrosterone (DHEA) and Aging. Annals of the New York Academy of Sciences, Vol. 774.

BIRKENHÄGER-GILLESSE EG, DERKSEN J, LAGAAY AM (1994): „Dehydroepiandrosterone Sulfate (DHEAS) in the Oldest Old, Aged 85 and Over." Annals NY Acad. Sci., 719: 543-52.

BOUDARENE M, LEGROS JJ, TIMSIT-BERTHIER M (2002): „Etude de la reponse de stress: role de l'anxiete, du cortisol et du DHEAs." Encephale, 28(2): 139-46.

CASSON PR, SANTORO N, ELKIND-HIRSCH K ET AL. (1998): „Postmenopausal dehydroepiandrosterone administration increases free insulin-like growth factor-1 and decreases high-density lipoprotein: a six-month trial." Fertil. Steril., 70(1): 107-10.

CAPPOLA A, XUE Q-L, WALSTON JD ET AL. (2006): „DHEAS Levels and Mortality in Disabled Older Women: The Women's Health and Aging Study I." J. Gerontol.: Biol. Sci. Med. Sci. 61:957-62.

DIAMOND P, CUSAN L, GOMEZ JL ET AL. (1996): „Metabolic effects of 12-month percutaneous dehydroepiandrosterone replacement therapy in postmenopausal women." J. Endocrinol., Suppl: S43-50.

FELDMAN HA, JOHANNES CB, MCKINLAY JB, LONGCOPE C (1998): „Low dehydroepiandrosterone sulfate and heart disease in middle-aged men: cross-sectional results from the Massachusetts Male Aging Study." Annals of Epidemiology, 8(4): 217-28.

FLYNN MA, WEAVER-OSTERHOLTZ D, SHARPE-TIMMS KL ET AL. (1999): „Dehydroepiandrosterone replacement in aging humans." J. Clin. Endocrinol. Metab., 84(5): 1527-33.

GALLO M, ARAGNO M, GATTO V ET AL. (1999): „Protective effect of dehydroepiandrosterone against lipid peroxidation in a human liver cell line." Eur. J. Endocrinol., 141(1): 35-9.

GENAZZANI AD, STOMATI M, STRUCCHI C ET AL. (2001): „Oral dehydroepiandrosterone supplementation modulates spontaneous and growth hormone-releasing hormone-induced growth hormone and insulin-like growth factor-1 secretion in early and late postmenopausal women." Fertility and Sterility, 76(2): 241-8.

HACKBERT L, HEIMAN JR (2002): „Acute dehydroepiandrosterone (DHEA) effects on sexual arousal in postmenopausal women." J. Womans Health Gend. Based Med., 11(2): 155-62.

HUANG Y-J, CHEN M-T, FANG CH-L ET AL. (2006): „A possible link between exercise-training adaptation and dehydroepiandrosterone sulfate- an oldest-old female study." Int. J. Med. Sci., 3(4): 141-7.

JOHANNSSON G, BURMAN P, WIREN L ET AL. (2002): „Low dose dehydroepiandrosterone affects behavior in hypopituitary androgen-deficient woman: a placebo-controlled trial." J. Clin. Endocrinol. Metab., 87(5): 2046-52.

KAHN AJ, HALLORAN B (2002): „Dehydroepiandrosterone supplementation and bone turnover in middle-aged to elderly men." J. Clin. Endocrinol. Metab., 87(4): 1544-9.

KARISHMA KK, HERBERT J (2002): „Dehydroepiandrosterone (DHEA) stimulates neurogenesis in the hippocampus of the rat, promotes survival of newly formed neurons and prevents corticosterone-induced suppression." Eur. J. Neuroscience, 16(3): 445-53.

KAWANO H, YASUE H, KITAGAWA A ET AL. (2003): „Dehydroepiandrosterone supplementation improves endothelial function and insulin sensitivy in men." J. Clin. Endocrinol. Metabol., 88(7): 3190-5.

KHALIL A, LEHOUX JG, WAGNER RJ LESUR O ET AL. (1998): „Dehydroepiandrosterone protects low density lipoproteins against peroxidation by free radicals produced gamma-radiolysis of ethanol-water mixtures." Atherosclerosis, 136(1): 99-107.

KIMONIDES VG, KHATIBI NH, SVENDSEN CN ET AL. (1998): „Dehydroepiandrosterone (DHEA) and DHEA-sulfate (DHEAS) protect hippocampal neurons against excitatory amino acid-induced neurotoxicity." Proc. Natl. Acad. Sci., 95(4): 1852-7.

KUEBLER JF, JARRAR D, WANG P ET AL. (2001): „Dehydroepiandrosterone restores hepatocellular function and prevents liver damage in estrogen-deficient femals following trauma and hemorrhage." Journal of Surgical Res., 97(2): 196-201.

LABRIE F, BELANGER A, VAN LT, LABRIE C ET AL. (1998): „DHEA and intracrine formation of androgens and estrogens in peripheral target tissue: its role during aging." Steroids, 63(5-6): 322-8.

LABRIE F, DIAMOND P, CUSAN L ET AL. (1997): „Effect of 12-month dehydroepiandrosterone replacement therapy on bone, vagina, and endometrium in postmenopausal women." J. Clin. Endocrinol. Metab., 82(10): 3498-505.

LANE MA, INGRAM DK ET AL. (1997): „Dehydroepiandrosterone Sulfate: A Biomarker of Primate Aging Slowed by Caloric Restriction." J. Clin. Endocrinol. Metabol., 82(7): 2093-6.

LASCO A, FRISINA N, MORABITO N, GAUDIO A ET AL. (2001): „Metabolic effects of dehydroepiandrosterone replacement therapy in postmenopausal women." Eur. J. Endocrinol., 145(4): 457-61.

LEMIEUX C, PICARD F, LABRIE F ET AL. (2003): „The estrogen antagonist EM-652 and dehydroepiandrosterone prevent diet- and ovariectomy-induced obesity." Obesity-Res., 11(3): 477-90.

LUBET RA, GORDON GB, PROUGH RA ET AL. (1998): „Modulation of methylnitrosourea-induced breast cancer in Sprague Dawley rats by dehydroepiandrosterone: dose-dependent inhibition, effects of limited exposure, effects on peroxisomal enzymes, and lack of effects on levels of Ha-Ras mutations." Cancer Res., 58(8): 921-6.

MARTINEZ-TABOADA V, BARTOLOME MJ, AMADO JA ET AL. (2002): „Changes in peripheral blood lymphocyte subsets in elderly subjects are associated with an impaired function of the hypothalamic-pituitary-adrenal axis." Mech-Ageing-Dev., 123(11): 1477-86.

MARX C, PETROS S, BORNSTEIN SR ET AL. (2003): „Adrenocortical hormones in survivors and nonsurvivors of severe sepsis: diverse time course of dehydroepiandrosterone, dehydroepiandrosterone-sulfate, and cortisol." Critical care Med., 31(5): 1382-8.

MESTON CM, HEIMAN JR (2002): „Acute dehydroepiandrosterone effects on sexual arousal in premenopausal women." J. Sex Marital Ther., 28(1): 53-60.

MIGEON CJ, KELLER AR, LAWRENCE B, SHEPARD TH (1957): „Dehydroepiandrosterone and androsterone levels in human plasma: Effect of age and sex, day-to-day and diurnal variations." J. Clin. Endocrinol. Metabol., 17: 1051-62.

MORALES AJ, HAUBRICH RH, HWANG JY, ASAKURA H, YEN SS (1998): „The effect of six months treatment with a 100 mg daily dose of dehydroepiandrosterone (DHEA) on circulating sex steroids, body composition and muscle strength in age-advanced men and women." Clin. Endocrinol., 49(4): 421-32.

MORIN C, ZINI R, SIMON N, TILLEMENT JP (2002): „Dehydroepiandrosterone and alpha-estradiol limit the functional alterations of rat brain mitochondria submitted to different experimental stresses." Neuroscience, 115(2): 415-24.

MUNARRIZ R, TALAKOUB L, FLAHERTY E ET AL. (2002): „Androgen replacement therapy with dehydroepiandrosterone for androgen insufficiency and female sexual dysfunction: androgen and questionaire results." J. Sex Marital Ther., 28 Suppl. 1: 165-73.

MUNIYAPPA R, WONG KA, BALDWIN HL (2006): „Dehydroepiandrosterone Secretion in Healthy Older Men and Women: Effects of Testosterone and Growth Hormone Administration in Older Men." J. Clin. Endocrin. Metabol., 91(11): 4445-52.

NAFZIGER AN, BOWLIN SJ, JENKINS PL, PEARSON TA (1998): „Longitudinal changes in dehydroepiandrosterone concentrations in men and women." J. Lab. Clin. Med., 131: 316-23.

NESTLER JE (1995): „DHEA: A Coming of Age." Vorwort zum Kongress „Dehydroepiandrosterone (DHEA) and Aging." 17-19 Juni 1995 in Washington DC.

ORENTREICH N, BRIND JL, RIZER RL, VOGELMAN JH (1984): „Age changes and sex differences in serum dehydroepiandrosterone sul fate concentrations throughout adulthood." J. Clin. Endocrinol. Metabol., 81: 1173-7.

OSAWA E, NAKAJIMA A, YOSHIDA S, OMURA M ET AL. (2002): „Chemoprevention of precursors to colon cancer by dehydroepiandrosterone (DHEA)." Life Sciences, 70(22): 2623-30.

PETRI MA, LAHITA RG, VAN VOLLENHOVEN RF, MERRILL JT ET AL. (2002): „Effects of prasterone on corticosteroid requirements of woman with systemic lupus erythematosus: a double-blind, randomized, placebo-controlled trial." Arthritis and Rheumatism, 46(7): 1820-9.

RACCHI M, BALDUZZI C, CORSINI E (2003): „Dehydroepiandrosterone (DHEA) and the aging brain: flipping a coin in the „fountain of youth." CNS-Drug-Rev., 9(1): 21-40.

RAO KV, JOHNSON WD, BOSLAND MC ET AL. (1999): „Chemoprevention of rat prostate carcinogenesis by early and delayed administration of dehydroepiandrosterone." Cancer Res., 59(13): 3084-9.

REITER WJ, SCHATZL G, MARK I, ZEINER A ET AL. (2001): „Dehydroepiandrosterone in the treatment of erectile dysfunction in patients with different organic etiologies." Urological Research, 29(4): 278-81.

RUBINO S, STOMATI M, BERSI C ET AL. (1998): „Neuroendocrine effect of a short-term treatment with DHEA in postmenopausal women." Maturitas, 28(3): 251-7.

SCHWARZ AG, PASHO LL (2004): „Dehydroepiandrosterone, glucose-6-phosphate dehydrogenase, and longevity." Ageing Res. Rev., 3(2): 171-87.

SHEN S, COOLEY DM, GLICKMAN LT, GLICKMAN N, WATERS DJ (2001): „Reduction in DNA damage in brain and peripheral blood lymphocytes of elderly dogs after treatment with dehydroepiandrosterone (DHEA)." Mutation Research, 480-481: 153-62.

STRAUB RH, KONECNA L, HRACH S ET AL. (1998): „Serum dehydroepiandrosterone (DHEA) and DHEA sulfate are negatively correlated with serum interleukin-6 (IL-6), and DHEA inhibits IL-6 secretion from mononuclear cells in man in vitro: possible link between endocrinosenescence and immunosenescence." J. Endocrinol. Metabol., 83(6): 2012-7.

STROUS RD, MAAYAN R, LAPIDUS R ET AL. (2003): „Dehydroepiandrosterone augmentation in the management of negative, depressive, and anxiety symptoms in schizophrenia." Arch. Gen. Psychiatry, 60(2): 133-41.

STOMATI M, RUBINO S, SPINETTI A ET AL. (1999): „Endocrine, neuroendocrine and behavioral effects of oral dehydroepiandrosterone sulfate supplementation in postmenopausal women." Gynecol. Endocrinol., 13(1): 15-25.

SULCOVA J, HILL M, MASEK Z ET AL. (2001): „Effects of transdermal application of 7-oxo-DHEA on the levels of steroid hormones, gonadotropins and lipids in healthy men." Physiol. Res., 50(1): 9-18.

TAMAGNO E, ARAGNO M, BOCCUZZI C ET AL. (1998): „Oxygen free radical scavenger properties of dehydroepiandrosterone." Cell Biochem. and Function, 16(1): 57-63.

TILVIS RS, KÄHÖNEN M, HÄRKÖNEN M (1999): „Dehydroepiandrosterone sulfate, diseases and mortality in a general aged population." Aging Clin. Exp. Res., 11: 30-4.

VALENTI G, DENTI L, MAGGIO M ET AL. (2004): „Effects of DHEAS on skeletal muscle over the life span: the InCHIANTI study." J. Gerontol. Biol. Sci. Med. Sci., 59(5): 466-72.

VERMEULEN A (1995): „Dehydroepiandrosterone Sulfate and Aging." Annals NY Acad. Sci.,774: 121-7.

WILLIAMS MR, LING S, DAWOOD T, HASHIMURA K ET AL. (2002): „Dehydroepiandrosterone inhibits human vascular smooth muscle cell proliferation independent of Ars and Ers." J. Endocrinol. Metabol., 87(1): 176-81.

WOLF OT, KOSTER B, KIRSCHBAUM C, PIETROWSKY R ET AL. (1997): „A single administration of dehydroepiandrosterone does not enhance memory performance in young healthy adults, but immediately reduces cortisol levels." Biol. Psychiatry, 42(9): 845-8.

WOLF OT, NAUMANN E, HELLHAMMER DH, KIRSCHBAUM C (1998): „Effects of dehydroepiandrosterone replacement in elderly men on event-related potentials, memory, and well-being." J. Gerontol. A. Biol. Sci. Med. Sci., 53(5): M385-90.

WOLKOWITZ OM, REUS VL, KEEBLER A, NELSON N ET AL. (1999): „Double-blind treatment of major depression with dehydroepiandrosterone." Am. J. Psychiatry, 156(4): 646-9.

YAFFE K, ETTINGER B, PRESSMAN A ET AL. (1998): „Neuropsychiatric function and dehydroepiandrosterone sulfate in elderly women: a prospective study." Biol. Psychiatry, 43(9): 694-700.

YANG S, FU Z, WANG F ET AL. (2002): „Anti-mutagenity activity of dehydroepiandrosterone." [Chinese Journal of Oncology], 24(2): 137-40, (Abstr.).

YOUNG AH, GALLAGHER P, PORTER RJ (2002): „Elevation of the cortisol-dehydroepiandrosterone ratio in drug-free depressed patients." Am. J. Psychiatry, 159(7): 1237-9.

ZWAIN IH, YEN SS (1999): „Dehydroepiandrosterone biosynthesis and metabolism in the brain." Endocrinology, 140(2): 880-7.

II.7

Altersuhr Somatopause und Wachstumshormon

„Das hohe Alter ist voll von Leiden und Schmerz, und ich betrachte das als einen Parasiten des Lebens, der allmählich immer gewaltigere Ausmaße annimmt. Ich habe dem Altern deshalb den Krieg erklärt."
ANA ASLAN [rumänische Geriatrieprofessorin und Pionierin der Aging-Intervention-Forschung, 1897-1988]

Hormon der Lebenskraft

„In der Zukunft, wenn Gerontologen einmal den ultimativen Anti-Aging-Cocktail kreieren, wird Wachstumshormon wahrscheinlich einer seiner wichtigsten Ingredienzien sein." Diese Aussage stammt immerhin von Russel Reiter, Professor für Endokrinologie am Health Science Center im texanischen San Antonio und einer der weltweit bekanntesten Experten für experimentelle Alternsforschung.

Und es scheint nicht wenige zu geben, für die diese Zukunft schon begonnen hat und die nicht warten wollen, bis Medizinbehörden sie für angebrochen erklären. Seit Jahren fliegen Menschen auf der Suche nach Gesundheit und Jugendlichkeit beispielsweise nach Mexiko und begeben sich direkt ins Gesundheitszentrum von Cancun, um sich dort nach einer kurzen Untersuchung mit ihrer vierteljährigen Ration Wachstumshormon zu versorgen – für einige tausend Dollar pro Behandlung, versteht sich. Offensichtlich gibt die Hormonsubstitution diesen Menschen etwas, das den Aufwand und die erheblichen Kosten rechtfertigt.

Oder ist alles nur eine vage Hoffnung? Die Bewertung unserer Gesundheitsbehörden ist so knapp wie eindeutig: „Fanatiker, die auf Werbesprüche hereinfallen und sich in ihrem Jugendwahn an Strohhalme klammern." Nichtsdestotrotz lassen sich auch in Deutschland immer mehr Menschen mit dem Hormon behandeln.

Schlüssel zu ewiger Jugend oder Strohhalm? In den bisherigen Kapiteln haben wir gesehen, dass richtige Antworten beim Thema Altern meist eine differenziertere Betrachtung voraussetzen. Wachstumshormon, so gewagt und vielversprechend seine Verheißungen klingen mögen, macht da keine Ausnahme.

II Für den Menschen wichtiger als lange angenommen

Wachstumshormon steuert das (Größen-)Wachstum des sich entwickelnden Organismus. Aufgrund von Hormonmangel kleinwüchsigen Kindern kann durch die rechtzeitige Verabreichung von Wachstumshormon zu normaler körperlicher Entwicklung verholfen werden. Umgekehrt kann eine krankhafte Überproduktion des Hormons zu Riesenwuchs führen. Alles keine besonders verwunderlichen Wirkungen für ein Hormon, das diesen Namen trägt.

In jüngerer Zeit aber wird ihm erhöhte Aufmerksamkeit zuteil, und zwar von Leistungssportlern, von Fettleibigen, Chirurgen und nicht zuletzt von Seiten der Alternsforschung. Was ist der Grund für diese erstaunliche Karriere?

Die Bezeichnung Wachstumshormon ist im Grunde veraltet und stammt aus der ersten Hälfte des 20. Jahrhunderts. Zwei Wissenschaftlern, Herbert Evans und Joseph Long, war es in Berkeley 1921 gelungen, aus dem Extrakt der Hirnanhangsdrüse von Rindern übergroße Ratten zu züchten. Erst Jahrzehnte später kristallisierten sich im Zuge verbesserter Forschungsmethoden viele weitere Aufgaben heraus. Heute wird das Hormon treffender mit Somatotropin oder Somatotropes Hormon (griechisch: „den Körper ernährend") bezeichnet, abgekürzt STH.

Tatsächlich unterstützt Wachstumshormon fast überall im Organismus aufbauende Vorgänge. Ein Beispiel: Ratten, die während ihrer Schwangerschaft zusätzliches Wachstumshormon erhielten, brachten Junge mit überdurchschnittlich vernetzten und leistungsfähigen Gehirnen zur Welt; es ist deshalb ratsam, während der Schwangerschaft zumindest nichts zu tun, das einer optimalen Hormonausschüttung im Weg steht (s. u.). Auch über die gesamte Lebensspanne wirkt STH aufbauend auf innere Organe, Knochen und die Muskulatur. Es verhindert übermäßige Fettanlagerungen und stimuliert das Immunsystem. Die anabole Wirkung auf Knorpel und Gewebe macht sich auch in einer beschleunigten Wundheilung bemerkbar, ein Effekt, der in der Chirurgie derzeit intensiv erforscht wird.

Führen wir uns die typischen Körperveränderungen im Alter vor Augen, dann scheint es, als würde genau dieser positiv regulierende und unterstützende Faktor im Lebensverlauf verloren gehen. Muskeln und Knochen schwinden, Fett lagert sich vermehrt an, Immunfunktionen und die Erholungsfähigkeit gehen zurück. Was lag für die Alternswissenschaft näher, als nachzuforschen, ob das Hormon im Alter nicht mehr wirksam ist oder vom alternden Organismus nicht mehr ausreichend produziert wird.

Als Spender kamen nur Leichen in Frage

Nachdem es Evans und Long gelungen war, Nagetieren durch die Verabreichung eines Hypophysenextrakts zu größerem Wachstum zu verhelfen, erwartete man auch eine entsprechende Wirkung beim Menschen. Seltsamerweise aber blieb der Erfolg aus. Reagieren, so die damaligen Überlegungen, Menschen vielleicht doch anders als die Labortiere? Alle Tests schienen das zu bestätigen.

Es brauchte 30 Jahre und einen Zufall, um diese Vorstellung zu widerlegen. Mehr als ein Vierteljahrhundert nach den ersten Wachstumsversuchen machten 1954 zwei andere Wissenschaftler eine bahnbrechende Entdeckung: Wachstumshormon, das von Fischen stammte, rief bei den üblichen Labortieren keinerlei Effekte hervor, wohl aber bei anderen Fischen. Die Lösung war, dass STH weitgehend artspezifisch ist, viel mehr als andere Hormone. Das bedeutete aber auch, dass nur der Mensch als Hormonspender in Frage kommt. Um nun menschliches Wachstumshormon zu erhalten, war man gezwungen, Hirnanhangsdrüsen von Leichen zu sammeln und daraus das STH zu isolieren. Wie man sich vorstellen kann, eine mühsame und vor allem teure Angelegenheit. Das Hormon war bis vor kurzer Zeit um ein Vielfaches kostbarer als Gold.

Das macht auch verständlich, warum der praktische Einsatz von STH jahrzehntelang äußerst eingeschränkt war. Erst die Gentechnik machte es vor einigen Jahren möglich, das Hormon industriell in ausreichenden Mengen herzustellen. Die größere Verfügbarkeit forcierte die Grundlagenforschung und vor allem den praktischen Einsatz beim Menschen erheblich. Obwohl STH bereits gut 75 Jahre bekannt ist, hat für viele Wachstumshormonforscher die aufregendste Zeit gerade erst begonnen.

II Somatopause – Viele sind betroffen

Zunächst die gute Nachricht: Bis ins hohe Alter verliert der menschliche Organismus nicht seine Fähigkeit, die von Wachstumshormon vermittelten Botschaften in aufbauende und regenerative Prozesse umzusetzen.

Wer die vorhergehenden Kapitel gelesen hat, den wird die schlechte Nachricht kaum überraschen: Mit zunehmender Alterung steht immer weniger Hormon zur Verfügung, um diese Aufgaben zu erfüllen. Und zumindest bei ausgeprägtem Mangel hat das weitreichende Auswirkungen auf den Organismus. Da ein bestimmter Prozentsatz von Personen schon in jungen Jahren an krankhaftem STH-Mangel leidet, sind die gesundheitlichen Konsequenzen dieses Phänomens inzwischen gut untersucht und dokumentiert (s. S. 270).

Wie schnell der „normale" STH-Verlust im Lebensverlauf voranschreitet, ist allerdings keine Frage des chronologischen Alters in Jahren, sondern von Alterungsprozessen in ganz bestimmten Körperfunktionen. Im Durchschnitt verlieren Menschen zwischen 30 und 70 Jahren die Hälfte ihrer Fähigkeit, das Hormon auf bestimmte Stimuli hin auszuschütten. Frauen erleiden zum Zeitpunkt ihrer Menopause einen besonders starken Abfall – ein weiteres Beispiel für die Wechselwirkung verschiedener Hormone auf das Fortschreiten der Alterung. (Anm.: Wachstumshormon ist bei Frauen und Männern eng mit dem Östrogenstoffwechsel verknüpft. Entsprechend sind Wirkungen einer Hormonergänzung mit Östrogenen auch auf Veränderungen im Bereich STH zurückzuführen.)

Doch wie so häufig vermitteln Kurven, die Durchschnittswerte anzeigen, ein unvollständiges und leider oft trügerisches Bild der Wirklichkeit. Zwei 40-Jährige müssen keineswegs den gleichen Verlust an Wachstumshormon aufweisen. Einige haben in diesem Alter noch jugendliche Werte, während anderen nur noch minimale Mengen zur Verfügung stehen. Mit 70 Jahren ist STH bei jedem Zweiten schon extrem reduziert, teilweise kaum

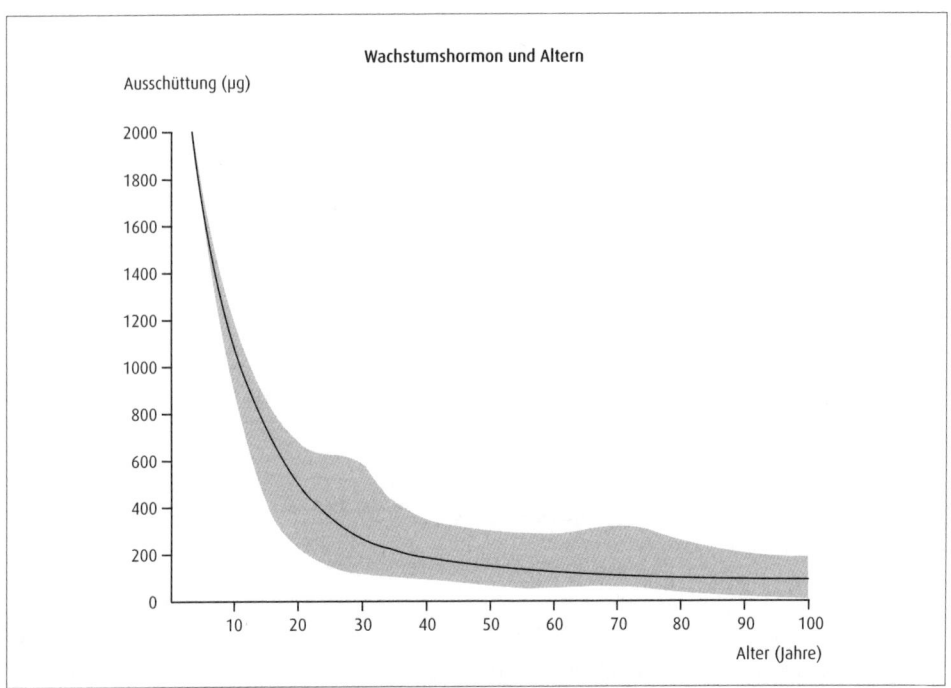

Durchschnittliche Entwicklung der Wachstumshormonproduktion beim Menschen im Lebensverlauf (durchgezogene Linie). Das Ausmaß individueller Abweichungen von dieser Norm ist beträchtlich (grauer Bereich) (mod. nach Ho/Hoffman, 1993).

noch vorhanden. Einzelne zeigen auch in diesem Alter noch Hormonwerte wie 30 Jahre jüngere Vergleichspersonen. Ein von der Natur gezielt und exakt gesteuerter Hormonrückgang existiert also nicht. Für das Verständnis der Altersuhr Wachstumshormon ist das ein entscheidender Punkt.

Folgen von Wachstumshormonmangel

- II Fettleibigkeit (v. a. im Innenbauch)
- II Herzschwäche
- II Hirngefäßerkrankungen
- II Lungen- und Gefäßembolie
- II Cholesterinanstieg
- II Muskelschwund
- II Knochenschwund
- II Fibrinolytische Aktivität reduziert
- II Diabetes
- II Infarkt
- II Risiko, an Gefäßerkrankungen zu sterben, erhöht (etwa doppelt so hoch)
- II verringerte Lebenserwartung
- II allgemeine Gebrechlichkeit erhöht
- II subjektive Lebensqualität vermindert
- II Krebsrisiko reduziert (tendenziös)

Wachstumshormon und Altern

II Altersuhr Wachstumshormon?

Ein Mangel an Wachstumshormon zieht typische Alterserscheinungen und Krankheiten nach sich (s. o.). Schon früh wurde vermutet, dass sich durch eine gezielte Substitution entsprechend Alterserscheinungen verhindern ließen.

Die ersten Labortiere, bei denen der altersbedingte Abfall des Wachstumshormons durch einen Hormonersatz ausgeglichen wurde, zeigten tatsächlich unter anderem ein jugendlich aktives Immunsystem. Ihre durchschnittliche Lebenserwartung stieg an. Umgekehrt fand man bald heraus, dass Menschen mit krankhaftem STH-Mangel bereits im

Kindesalter Zeichen vorzeitiger Alterung entwickeln. Im Erwachsenenalter haben solche Patienten mehr Fett vor allem im Bauchbereich, sind Atherosklerose gefährdet und zeigen ganz allgemein Symptome, wie sie für eine fortgeschrittene Alterung typisch sind. Ihre Lebenserwartung ist reduziert.

Nachdem man begonnen hatte, unter STH-Mangel leidende Patienten routinemäßig mit dem Hormon zu substituieren, gingen die Krankheitsrisiken und die degenerativen Alterserscheinungen zurück. Der Aufstieg von Wachstumshormon zum Jugendhormon hatte begonnen. Anhänger der Hormontherapie feiern STH seither als effektivstes Anti-Aging-Hormon, das nicht nur dem alterstypischen Muskel- und Knochenabbau entgegenwirkt, Fett abbaut und Gefäßveränderungen vorbeugt, sondern auch die generelle Lebensqualität erhöht – kurz: einen Teil der Jugend zurückholt. Kritiker lehnen den Hormonersatz mit den Argumenten ab, dass zum Einsatz bei Gesunden zu wenig Erfahrungen vorliegen und ein Übermaß des Hormons die Gefäße schädigen, das Krebsrisiko erhöhen und damit die Lebenserwartung sogar senken kann.

Jede dieser Aussagen ist prinzipiell nicht falsch. An oberflächlichen Auseinandersetzungen dieser Art ist aktuell in den Medien kein Mangel. Zum Verständnis jedoch, was Wachstumshormon wirklich mit unserer Alterung zu tun hat, helfen uns beide vereinfachenden Sichtweisen kaum weiter. Ein tieferer Einblick in die biologische Alternsforschung fördert dagegen eher unerwartete Zusammenhänge zu Tage.

„Irrtümer schwimmen wie Stroh auf der Oberfläche. Wer nach Perlen sucht, muss tief tauchen." JOHN DRYDEN [englischer Dramatiker, 1631-1700]

II   Würden wir als Zwerge länger leben?

Jugendlichkeit bis ins Alter oder gar doppelt so lange leben? In den Labors der experimentellen Gerontologie hat die Zukunft längst begonnen. Wie wir inzwischen wissen, lässt sich mit Hilfe genetischer Eingriffe, kalorischer Restriktion oder anderen Interventionen das Altern tatsächlich aufhalten.

Dabei schien es zunächst, als würden nicht nur verschiedene Strategien zum angestrebten Ziel einer Verlangsamung der Alterung führen, sondern auch viele unterschiedliche biologische Mechanismen dafür verantwortlich sein. Wie sich jedoch inzwischen herauskristallisiert, existieren einige zentrale Grundmechanismen, die bei den meisten Lebewesen die Geschwindigkeit der Alterung bestimmen. In dieser Hinsicht unterscheiden wir Menschen uns nicht wesentlich von den meisten Tierarten. Und einer dieser Grundmechanismen hat etwas mit dem Wachstumshormon zu tun – nur nicht so, wie man es eigentlich vermuten würde.

In Richtung Langlebigkeit genetisch veränderte Hefepilze haben eine um 300 Prozent verlängerte Lebensspanne. Für sich allein ist das noch nicht sehr aufregend. Mehr Interesse verursachte die Entdeckung, dass eine verlangsamte Alterung typischerweise mit einem Rückgang eines Stoffwechselwegs einhergeht, der mit der Wachstumshormonwirkung verwandt ist. Neue Daten von verlangsamt alternden Fruchtfliegen zeigen das gleiche Bild. Bei den „Methusalem-Tieren" sind ebenfalls vom Wachstumshormon ausgehende Stoffwechselvorgänge reduziert. Entsprechend bleiben diese speziellen Fliegen zeitlebens viel kleiner, doch sie leben um 50 Prozent länger.

Nun sind Hefen und Fruchtfliegen nicht unbedingt Vertreter, die man spontan mit dem Menschen in Verbindung bringen würde. Doch auch hormonell mit uns vergleichbar ausgestattete Säugetiere bestätigen dieses Grundschema. Besonders langlebige Mäusezüchtungen produzieren nicht etwa mehr, sondern tatsächlich weniger Wachstumshormon und die von STH ausgehenden Wachstumsfaktoren (s.u.) sind bei ihnen reduziert. Dabei spielt es keine Rolle, ob die Tiere aufgrund von genetischen Veränderungen zu langlebigen Vertretern wurden oder durch einfache Interventionen wie kalorische Restriktion. In jedem Fall ist das Ergebnis eine geringere Körpergröße und eine bis zu 65 Prozent längere Lebensspanne.

Muss die Geschichte des Wachstumshormons neu geschrieben werden? Sollten wir gar, um länger zu leben, Wachstumshormon bei uns eher reduzieren, statt es auch noch zusätzlich zuzuführen? Und ist der Preis für eine durchschnittliche Lebensspanne jenseits von 110 Jahren ein Leben als Zwerg?

„In der Wissenschaft gibt es keinen Platz für Dogmen. Der Forscher ist frei, jede Frage zu stellen, jede Annahme anzuzweifeln, nach jedem Indiz zu suchen und jeden Irrtum zu korrigieren. Wo immer Wissenschaft dazu benutzt wurde, um einen neuen Dogmatismus zu errichten, hat sich dieser Dogmatismus als unvereinbar mit dem wissenschaftlichen Fortschritt erwiesen; und am Ende wurde das Dogma aufgegeben, oder Wissenschaft und Freiheit sind beide untergegangen."
J. ROBERT OPPENHEIMER [amerikanischer Physiker, 1904-1967]

Die Natur hält ein Anti-Aging-Programm bereit

Keine Sorge. Man muss nicht gleich zum Zwerg werden, um Alterungsprozesse aufzuhalten und länger zu leben. Hinter den scheinbaren Widersprüchlichkeiten rund um das Wachstumshormon steckt ein biologischer Mechanismus, den die Evolution schon vor Jahrmillionen entwickelt hat, die Gerontologie aber erst jetzt zu verstehen beginnt.

Wie wir im ersten Teil des Buchs gesehen haben, kann eine biologische Gattung im Kampf ums Dasein nur überleben, wenn sie ihre Ressourcen streng ökonomisch einsetzt. Damit gemeint sind nicht nur äußere Ressourcen wie Nahrung, sondern auch innere Energieaufwendungen wie die Reparaturmechanismen an Zellen, die Radikalabwehr und anderes mehr. Hier entsteht allerdings ein Interessenkonflikt. Ein Konflikt zwischen dem optimalen (Über-)Leben des Individuums und dem Überleben der Nachkommen und damit der Art. Ist diese Balance nicht optimal gehalten, gerät eine Gattung schnell ins Hintertreffen und stirbt aus.

Bei guten Umweltbedingungen und reichlichem Nahrungsangebot ist die erfolgreichste Strategie, viel biologischen Aufwand in die Jugend und eine verstärkte Fortpflanzung zu stecken und so über die Vielzahl der Nachkommen das Überleben zu sichern. Biologische Prozesse für eine längere Gesunderhaltung des Einzelnen können dafür eingespart werden. Doch was, wenn sich die Umweltbedingungen ändern? Der Vorteil würde bei Nahrungsknappheit schnell zum tödlichen Nachteil.

Praktisch alle Arten bis hin zum Menschen haben zur Lösung dieser variierenden Herausforderungen ein dynamisches System entwickelt. Das erste Stellglied ist die Zahl der Nachkommen, die je nach Umwelt beziehungsweise Nahrungsangebot bis zu einem gewissen Grad angepasst werden kann. Doch bei genauer Betrachtung reicht diese Flexibilität nicht aus. Denn bei gleichbleibendem Krankheits- und Sterberisiko der Eltern droht bei einseitiger Verringerung der Nachkommen ebenfalls das Aussterben der Art.

In den Genen der meisten Tierarten und höchstwahrscheinlich auch beim Menschen existiert deshalb eine erst jetzt entdeckte zweite Stellschraube: Unter bestimmten Umweltbedingungen, zu denen ein knappes Nahrungsangebot gehört, verändern sich bestimmte Genexpressionen. Vereinfacht ausgedrückt: Es wird eine Programmierung forciert, die den biologischen Aufwand für das Individuum zeitlich verschiebt. Statt der Maximierung aller Funktionen auf das frühe Fortpflanzungsalter wird mehr Energie für eine längere Gesunderhaltung des Einzelnen verwendet. Die Folge ist eine langsamere Alterung und eine Verlängerung der Lebensspanne. Mit anderen Worten: Die Natur hält eine Art biologisches Anti-Aging-Programm bereit.

Warum weniger Hormon die Langlebigkeit unterstützen kann

An dieser Stelle kommt nun Wachstumshormon (STH) ins Spiel. Das Hormon stimuliert nicht nur Wachstumsprozesse, sondern beeinflusst auch den Energiehaushalt unter anderem über in der Leber gebildete Wachstumsfaktoren (s.u.). STH fördert die Verbrennung von Kohlenhydraten sowie Fett und ermöglicht einen hohen Proteinumsatz. Gleichzeitig reduziert es die Fettspeicherung. Damit unterstützt das Hormon eine auf frühe und optimale Höchstleistungen ausgelegte Lebensform. Die Gefahr, dass ein auf verschwenderischer Stufe laufender Organismus langfristig einem höheren Schadenrisiko unterliegt, wird dabei in Kauf genommen.

Erfordern umgekehrt Umweltbedingungen einen anderen Umgang mit den Ressourcen, zum Beispiel aufgrund von Nahrungsknappheit, wird weniger Wachstumshormon benötigt. Ein sinkender STH-Spiegel fördert dann auch noch die für Notzeiten wichtige Fettspeicherung und reduziert verschwenderische Aufbauprozesse. Außerdem nehmen jetzt die für kurzfristige Höchstleistungen notwendigen Blutzuckerspitzen und der für maximalen Muskelaufbau notwendige Insulinausstoß ab. Langfristig sinkt dadurch die Gefahr von Alterungsprozessen an Gefäßen und Nervenzellen. Die maximale Lebenserwartung steigt.

II Be Smart! Der richtige Umgang mit Wachstumshormon

Fast scheint es, als wäre STH kein Helfer gegen das Altern, sondern ein Botenstoff, der die Alterung sogar beschleunigt. Haben die absoluten Skeptiker recht?

Nein. Der Zusammenhang zwischen Wachstumshormon und der menschlichen Alterung ist nur weitaus komplexer, als uns das heute gerne suggeriert wird. Die von STH ausgehenden Wirkungen hängen entscheidend von der Nahrungsmenge, dem Blutzuckerspiegel und einigen weiteren Faktoren ab. Und: Das Hormon erfüllt seine Aufgaben immer innerhalb eines abgestimmten hormonellen und genetischen Programms. Ein Beispiel: Eingeschränkte Energieaufnahme (kalorische Restriktion) ist die effektivste derzeit bekannte Methode zur Verlangsamung der Alterung und Verlängerung der Lebensspanne (s. Kap. II.11). STH ist unter diesen Bedingungen leicht reduziert, entsprechend auch die Körpermasse. Die erheblich verringerte Blutzucker- und Insulinbelastung und die stark eingeschränkte Radikalbildung hemmen Alterungsprozesse um bis zu 50 Prozent. Ein nach unten angepasster Wachstumshormonspiegel unterstützt diese Schutzwirkung.

Aber: Bei kalorischer Restriktion kommt es dafür nicht zum typischen Verlust an STH im Lebensverlauf, also zu keiner ausgeprägten Somatopause. Und gerade das bis ins Alter ausreichend vorhandene Wachstumshormon ermöglicht erst die bei kalorischer Restriktion zu beobachtende körperliche und geistige Leistungsfähigkeit bis ins höchste Lebensalter. Mehr noch: Flexibilität der Gefäße und andere für die Jungerhaltung wichtigen Stoffwechselreaktionen bleiben nur dann möglichst lange auf optimalem Niveau, wenn es zu keinem drastischen Altersverlust von Wachstumshormon kommt.

Die Botschaft lautet also: Wachstumshormon ist nicht die Wunderdroge, von der jeder um so jünger wird, je mehr er zuführt. Und es ist kein Hormon, das im Alleingang das Altern aufhält. Diese Hoffnung so mancher Hormonpilger ist trügerisch, der Effekt kann sogar ins Gegenteil umschlagen.

Auf der anderen Seite können wir heute mit großer Sicherheit sagen: Der drastische Hormonverlust, von dem die meisten von uns ab dem mittleren Erwachsenenalter betroffen sind, erhöht das Krankheitsrisiko, verstärkt die Gebrechlichkeit und steigert die Mortalität. Die Folge ist eine Verkürzung der durchschnittlichen, ganz besonders aber der funktionellen Lebensspanne.

Fazit: Sowohl ein Übermaß als auch ein Mangel an STH führt zu einem Anschieben der Altersuhr. Die optimale Wachstumshormontherapie der Zukunft wird deshalb keine maximierte, sondern eine individuell abgestimmte und nur den allzu starken Altersverlust vermeidende Hormontherapie sein: Intelligent Aging! Verbesserte Messmethoden, genauere Dosierbarkeit und nicht zuletzt ganz einfache Verhaltensregeln machen es inzwischen möglich, Wachstumshormon bei jedem einzelnen zu optimieren. Weitere praktische Erfahrungen werden dazu beitragen, degenerativen Abbau in vielen Bereichen in der Tat zu verhindern und die individuelle Altersuhr auch mit Hilfe von STH zu verlangsamen.

„Immer wenn du dich auf der Seite der Mehrheit wiederfindest, ist es an der Zeit innezuhalten und nachzudenken."
MARK TWAIN [amerikanischer Schriftsteller, 1835-1910]

Anzeichen für beginnenden Wachstumshormonmangel

Typisch:
- Fettleibigkeit (v. a. Oberkörper bzw. inneres Bauchfett)
- LDL-Cholesterin erhöht
- HDL-Cholesterin erniedrigt
- vermehrte Blutfette (große individuelle Variation)
- zurückgehende Muskelmasse
- verminderte Insulinempfindlichkeit
- reduzierte körperliche Leistungsfähigkeit

Weitere mögliche Symptome:
- dünne trockene Haut
- kalte Extremitäten
- verminderte Lebensfreude
- Müdigkeit, Energiemangel
- soziale Ängstlichkeit

‖ Hormonverlust rechtzeitig erkennen

Die Bestimmung des individuellen Wachstumshormonstatus ist kein Bestandteil routinemäßiger Gesundheitsuntersuchungen. Da die wenigsten Ärzte Erfahrung mit dem Hormon haben, sollte die Diagnostik einem Endokrinologen überlassen werden. Es gibt mehrere, unterschiedlich aussagekräftige Testverfahren. Weil STH in Schüben ausgeschüttet wird, vor allem in der Nacht, sagt eine einfache Blutbestimmung irgendwann am Tag leider sehr wenig aus.

Standardmessverfahren sind sogenannte provozierte Ausschüttungen, bei denen dem Patienten Insulin (aufgrund des Blutzuckerabfalls unangenehm) oder andere STH stimulierende Substanzen intravenös verabreicht werden, wie etwa die natürliche Aminosäure Arginin. Erfahrene Hormonexperten können einen Mangel aber auch anhand bestimmter Symptome recht sicher diagnostizieren. Wer typische Mangelsymptome bei sich bemerkt (s. o.), sollte über eine genauere medizinische Diagnostik nachdenken. Auch ohne zusätzliche Hormonergänzung kann jeder Einzelne durch die Beachtung bestimmter Regeln seine körpereigene Hormonausschüttung sehr effektiv optimieren (s. S. 288).

Hormontherapie in der Praxis

Seitdem Wachstumshormon in reinster Form und ausreichender Menge verfügbar ist, haben das theoretische und besonders das praktische Wissen seit zehn Jahren extrem zugenommen. Allein in der größten wissenschaftlichen Datensammlung, der international bekannten KIMS Datenbank, sind 8.000 Fälle von ausgeprägtem STH-Mangel bei Erwachsenen, die konsequent mit Wachstumshormon substituiert wurden, wissenschaftlich untersucht und dokumentiert. Die Altersspanne der Patienten reicht dabei von 18 bis 82 Jahren. Insgesamt liegen weltweit Erfahrungen über 100.000 Personen vor, die Wachstumshormon vor allem aufgrund medizinischer Indikation erhielten oder noch erhalten.

‖ Neu: Vorbeugung und Behandlung von Alterungsprozessen mit STH

Die Behandlung von „normal" alternden Personen mit Wachstumshormon ist ein neuer Therapiebereich. Die überwiegenden Daten zur STH-Ergänzung stammen bisher von Personen mit krankhaftem Mangel. Da bei krankheitsbedingtem Verlust von STH jedoch dieselben Alterserscheinungen auftreten wie beim „normalen" Hormonabfall im Altersverlauf, ging man schon früh davon aus, dass in beiden Fällen vergleichbare Mechanismen ablaufen.

In einer der ersten wissenschaftlichen Untersuchungen bei gesunden Älteren wurden 1990 am Medical College of Wisconsin männliche Testpersonen sechs Monate lang mit STH substituiert. Tatsächlich beeinflusste die Therapie eine Reihe von Alterserscheinungen. Im Schnitt nahm die altersbedingt zurückgegangene Muskulatur um 9 Prozent zu, im gleichen Zeitraum nahm das Fettgewebe der Männer um etwa 15 Prozent ab. Die Knochendichte nahm in bestimmten Bereichen leicht zu. Eine Kontrollgruppe, die ein Scheinmedikament erhielt, zeigte erwartungsgemäß keine Effekte.

Während sich die Testpersonen besonders über die optisch auffällige Fettreduktion freuten, waren für Gerontologen die grundlegenden biologischen Veränderungen bedeutend. So ist etwa der Schwund an Magermasse im Lebensverlauf ein typisches Alterungsmerkmal (neben der Muskulatur gehören dazu die inneren Organe und die Haut). Der negative Trend bleibt beim Menschen auch unter Einbeziehung der körperlichen Aktivität als unabwendbare Alterserscheinung erhalten. Bisher unabwendbar, denn die Verbesserung der Magermasse durch den Wegfall der Somatopause bedeutete für die Untersuchten eine De-facto-Verjüngung der Statur um 15 Jahre. Und dabei ist noch nicht berücksichtigt, dass sich aus der Kombination von hormoneller Verjüngung und einem zusätzlichen Training synergetisch verstärkende Effekte ergeben. Wie sich in späteren Studien zeigen sollte, fördert die (wieder-)gewonnene Leistungsfähigkeit darüber hinaus die Lust an körperlicher Aktivität und damit weitere Wechselwirkungen.

Die ersten erfolgversprechenden Ergebnisse ließen in den vergangenen Jahren eine Reihe ähnlicher Untersuchungen folgen. Anders als von Hormongegnern gerne suggeriert, ging es in keiner dieser wissenschaftlichen Studien um das Propagieren eines wie immer gearteten Jugendkults. Hintergrund waren und sind vielmehr konkrete medizinisch relevante Beeinflussungen von Krankheitsanfälligkeit, Gebrechlichkeit und Sterblichkeit. Eine daraus resultierende Verjüngung einzelner oder mehrerer Körperfunktionen ist dabei eher ein Nebeneffekt, der allerdings wesentliche Teile der bisherigen hormonellen Alternstheorie bestätigt.

Ein Trend ist in jedem Fall eindeutig. Im Vergleich zur traditionellen Behandlung des krankheitsbedingten STH-Mangels besteht der moderne Einsatz von Wachstumshormon zur Therapie oder Prophylaxe von Alterserscheinungen in rechtzeitiger, niedrig dosierter und individuell angepasster Substitution. Das ist nicht nur vom gerontologischen Standpunkt aus absolut sinnvoll. Auch das Risiko von Nebenwirkungen wird so erheblich minimiert (s. u.).

„Die Zeit, das Dach zu reparieren, ist dann, wenn die Sonne scheint."
JOHN F. KENNEDY [35. Präsident der USA, 1917-1963]

Hochleistungssportler könnten sich im Hinblick auf ein Hilfsmittel zur Leistungssteigerung an die gute Fee erinnert fühlen, bei der man drei Wünsche frei hat. Erstens: Das Mittel sollte aufbauend wirken, ohne die hohen Risiken und Nebenwirkungen anaboler Steroide aufzuweisen. Zweitens: Ganz im Gegenteil sollten die Gesundheit und Erholungsfähigkeit unterstützt und Heilungsabläufe beschleunigt werden, zum Beispiel bei Wunden oder anderen Verletzungskrankheiten. Und schließlich sollte drittens die Verwendung dieses Mittels durch keinen Dopingtest nachweisbar sein.

Sie ahnen schon, dass diese Wunschvorstellung keine Träumerei ist. Somatotropin dürfte alle diese Punkte in der Tat erfüllen. Ein kleiner Haken besteht lediglich in den hohen Kosten. Aber ebenso wie bei unseren erwähnten Hormonpilgern scheint STH für viele Sportler diesen Preis wert zu sein.

In vielen Sportarten ist nach Aussagen von Insidern Wachstumshormon noch immer eines der häufig eingesetzten Hilfsmittel. Genaue Zahlen sind aufgrund der schwierigen Nachweisbarkeit nicht verfügbar; erste Testverfahren existieren allerdings inzwischen.

II   Mit Wachstumshormon zur Traumfigur?

STH beeinflusst die gesamte Körperstatur. Kein anderes Hormon kann diese Wirkung vorweisen. Als anaboler Signalgeber fördert es den Aufbau von Magermasse: Haut, innere Organe, Muskulatur, Knochen. Gleichzeitig aber, und jetzt kommt die Besonderheit, wirkt es auf die Fettmasse abbauend. Fettanlagerungen werden durch die STH-Wirkung gehemmt, der Fettabbau gefördert.

Dieser Effekt verschaffte dem Hormon natürlich schnell beträchtliche Aufmerksamkeit. Seit Mitte der 80er-Jahre häufen sich wissenschaftliche Untersuchungen über Wachstumshormon und Fettleibigkeit. Eine ganze Reihe gut kontrollierter Studien hat tatsächlich ergeben, dass die Erhöhung eines reduzierten Wachstumshormonspiegels das (Wieder-)Erlangen einer mageren Statur begünstigt.

Allerdings: Gerade bei Dickleibigen ist der STH-Stoffwechsel häufig gestört. Sie reagieren schlechter auf Stimuli, welche die körpereigene Produktion von Wachstumshormon anregen. Natürliche Reize für eine Hormonausschüttung sind extreme Temperaturen, körperliche Belastung, Schlaf, Hypoglykämie, Nahrungskarenz und bestimmte Aminosäuren (zusätzlich findet sich bei Fettleibigen eine erhöhte Aktivität von Somatostatin, einem Hormon, das als natürlicher Gegenspieler zum Wachstumshormon fungiert und dessen Wirkungen blockiert). Auch die fettabbauende Wirkung von zugeführtem STH ist bei Dickleibigen eingeschränkt, und das Hormon wird schneller abgebaut. Zur Erzielung einer ausreichend fettabbauenden Wirkung müssen deshalb höhere Dosierungen eingesetzt werden, was entsprechend auch das Risiko von Nebenwirkungen erhöht.

Ein universelles Schlankheitshormon ist STH also nicht – jedenfalls nicht für sich allein. Ein äußerst positiver Effekt entsteht jedoch auch bei den meisten Dickleibigen, wenn das Hormon im Zusammenhang mit einer geeigneten Diät und Sport eingesetzt wird.

Warum STH den Fettabbau fördert

1. Direkt: Auf die Fettzellen selbst wirkt STH nachhaltig lipolytisch, das heißt, es löst Fett aus den Speichern. (Anm.: u.a. über eine Aktivierung des Enzyms adipolytische Lipase innerhalb der Fettzellen; die Fettabbau blockierende Wirkung von Insulin wird von STH ebenfalls aufgehoben, v.a. im Bauchbereich.) Gleichzeitig verhindert das Hormon, dass Fettzellen neue Lipide einschleusen können. Die Neubildung von Fett wird bereits bei einmaliger Hormonwirkung auf Tage hinaus um bis zu 70 Prozent gehemmt.

2. Indirekt: Wachstumshormon unterstützt den Aufbau der Muskulatur. Weil die Muskelmasse einen entscheidenden Faktor bei der Fettverbrennung darstellt, erleichtert eine vergrößerte Magermasse den Abbau von Fettgewebe erheblich.

Muskulatur – der unterschätzte Helfer beim Abnehmen

Wenn von Wachstumshormon und Fettleibigkeit die Rede ist, steht fast immer der unmittelbar fettabbauende Effekt von STH im Vordergrund. Zu Unrecht, denn diese Wirkung ist für sich allein wenig effektiv und, wie wir ja festgestellt haben, gerade bei Fettleibigen häufig gestört. Obwohl Dicke auf den ersten Blick alles andere als anabole, also den Körper aufbauende Wirkungen gebrauchen können, liegt gerade dort der größte Nutzen von Wachstumshormon beim Abnehmen.

Während einer wie auch immer gearteten Reduktionsdiät verliert der Körper keineswegs nur unerwünschtes Fett, sondern im Gegenteil fast immer überproportional Magermasse (in erster Linie Muskulatur). Diese Verringerung der Magermasse wirkt sich aber nicht nur ästhetisch negativ aus. Das Potenzial zur Fettverbrennung wird mit jedem Gramm Muskelverlust weiter erschwert. Im Resultat erhöht sich deshalb nach der Diät auch das Risiko des gefürchteten „Jo-Jo-Effekts".

Eine Vergleichsuntersuchung verdeutlichte den Unterschied: Frauen, die mit Hilfe einer klassischen Reduktionsdiät abnahmen, verloren zwar Fett, ihre fettfreie Magermasse aber nahm dabei typischerweise dramatisch ab. Eine Vergleichsgruppe von Frauen, welche die gleiche Diät machte, erhielt zusätzlich eine geringe Menge Wachstumshormon. Die Hormonergänzung verstärkte bei den Fettleibigen zwar nicht den Fettabbau, verhinderte aber den Verlust an formgebender Magermasse komplett. Beide Gruppen hatten also in etwa gleich viel Fett abgenommen. Aber nur die substituierten Frauen waren am Ende auch wirklich magerer.

Beachte: Einer der stärksten Stimulatoren für die Ausschüttung von körpereigenem Wachstumshormon ist intensives Krafttraining (s. u.). Dadurch wird auch verständlich, warum viele dickleibige Personen effektiver abnehmen, wenn sie zur Diätunterstützung nicht, wie meist propagiert, Ausdauersport betreiben, sondern intensives klassisches Muskelaufbautraining (s. Kap. II.10).

Altern macht dick

Dass Fettleibigkeit das Krankheitsrisiko erhöht, dürfte heute für die meisten keine große Neuigkeit sein. Doch die Zunahme an Körperfett ist keineswegs ausschließlich die Folge von falscher Ernährung. Nur wenige sind sich bewusst, dass die vom mittleren Lebensalter an typischen Fettpolster am und im Bauch (vom Dickbauch bis zu den „Schwimmringen") tatsächlich die nach außen sichtbaren Zeichen innerer Alterungsprozesse sind. Und auch dort spielt das Wachstumshormon eine entscheidende Rolle.

Um Missverständnissen vorzubeugen: Wir können nicht jedes ungebeten dazu kommende Pfund der Alterung in die Schuhe schieben. Es gibt keinen Zusammenhang zwischen Lebensalter und allgemeiner Fettleibigkeit. Was es jedoch gibt, ist ein eindeutiger fast linearer Zusammenhang zwischen Alterung und der Zunahme von Fett im Bauchbereich. Und das ist doppelt problematisch. Neben den gefürchteten Folgen für das Aussehen ist diese – und nur diese – Form der Fettzunahme mit gesundheitlichen Risiken verbunden. Inzwischen wissen wir, dass Personen, bei denen die Fettpolster vor allem an Po oder Oberschenkel angesiedelt sind, keinen erhöhten Gesundheitsrisiken ausgesetzt sind. Fett ist also nicht gleich Fett.

Hauptursache für die Zunahme am Oberkörper beziehungsweise Bauch im Altersverlauf ist der Verlust von Wachstumshormon. Typischerweise geschieht das besonders stark ab dem mittleren Lebensalter, in der Regel zwischen 40 und 50 Jahren. (Anm.: Eine andere beliebte Gewohnheit kann das Phänomen allerdings extrem verstärken. Ein erhöhter Bierkonsum führt vor allem über eine Verschiebung der Testosteron/Östrogen-Achse zum allseits bekannten „Bierbauch".) Doch das muss nicht genauso ablaufen. Menschen, bei denen das Hormon schon früher deutlich absinkt, kämpfen mit dem Problem einer „alternden Statur" schon in jüngeren Jahren. Andere kennen das Phänomen bis ins hohe Alter nicht. Sie gehören zu den glücklichen, bei denen die Somatopause kaum ausgeprägt ist und denen deshalb ausreichend Wachstumshormon zur Verfügung steht. Der Zusammenhang ist übrigens besonders bei Männern so eng, dass erfahrene Kliniker allein schon nach der Bestimmung des relativen Gesamt- und des Bauchfetts den STH- und Testosteronstatus abschätzen können.

II Hormonergänzung im Altersverlauf

Gründe, warum das Leben der meisten von uns endet, bevor wir das menschliche Maximalalter von 120 Jahren erreichen, sind vor allem Atherosklerose, Krebs und Gehirnerkrankungen. Entsprechend standen diese Alterskrankheiten von Anfang an im Fadenkreuz der Medizin. In jüngster Zeit rückt jedoch auch eine andere Lebensgrenze in den Mittelpunkt: die funktionelle Lebensspanne. Das ist die Anzahl von Jahren, die ein Mensch ein unabhängiges und selbstständiges Leben führen kann. Nun schiebt die klassische Medizin den Tod immer weiter nach hinten, kaum jedoch die funktionelle Lebenszeit. Die dramatische Folge dieser Entwicklung: Immer mehr der heute noch Jüngeren droht das Schicksal, am Ende des Lebens viele Jahre bis Jahrzehnte in Pflegebedürftigkeit zubringen zu müssen.

Analysiert man nun, welche körperlichen Fähigkeiten die aktive und selbstständige Lebenszeit limitieren, sind das neben den geistigen Fähigkeiten die Funktion und Stärke der Muskulatur und des Halteapparats. Genau diese Faktoren wiederum werden wesentlich von der hormonellen Alterung bestimmt, nicht zuletzt von der Verfügbarkeit von Wachstumshormon. Kann eine Hormontherapie dort die Altersuhren zurückdrehen?

Eine holländische Forschergruppe untersuchte 1997 den Einsatz einer STH-Substitution bei älteren Personen, die sich einer Hüftoperation unterziehen mussten. Normalerweise gestaltet sich die Genesung nach einem solchen Eingriff äußerst langwierig. Viele Patienten haben Schwierigkeiten, überhaupt wieder so mobil zu werden wie zuvor. Die Forscher der Erasmus-Universität in Rotterdam gaben nun Patienten jenseits des 75. Lebensjahres Wachstumshormon. Das Ergebnis war beeindruckend: Durch die Hormongabe erholten sich die Substituierten deutlich besser und konnten überraschend schnell wieder ein völlig unabhängiges Leben führen.

Der Einsatz von Wachstumshormon bei Operationen wird derzeit auch bei jüngeren Patienten untersucht. Eine kürzlich in England durchgeführte Untersuchung ergab, dass ein Anheben des Wachstumshormonspiegels die typische Müdigkeit und Schwäche operierter Patienten verhindert.

Der Ausgleich allein des altersbedingten Verlusts von Wachstumshormon und Testosteron verändert das Muskel-Fett-Verhältnis bei gesunden 65- bis 88-jährigen Männern weitaus stärker als ein wöchentlich durchgeführtes Trainingsprogramm. Optimal ist die Kombination von beidem. Die Beseitigung eines Hormonmangels verbessert dabei nicht nur die Effektivität von Sport, sondern auch die Bereitschaft zur Bewegung. Menschen

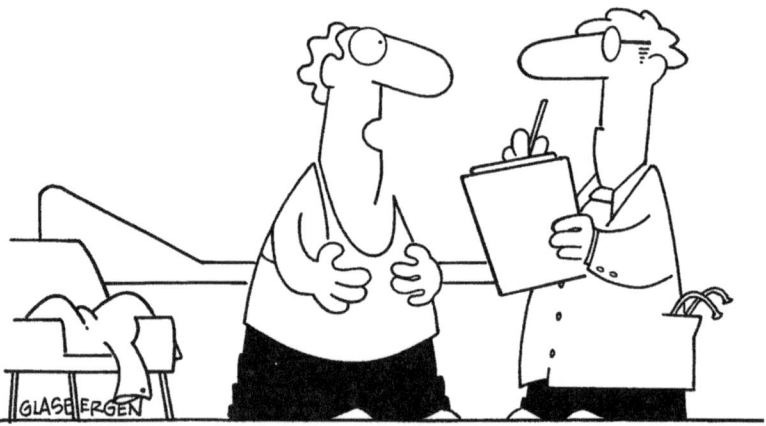

„Als Teenager habe ich alles Mögliche gegessen und war schlank
wie eine Gerte. Ich habe nicht zugenommen, bis ich erwachsen wurde und
begonnen habe, mich vernünftig zu ernähren."

mit verbessertem STH-Status fühlen sich leistungsfähiger und entwickeln erst dadurch beispielsweise mehr Freizeitaktivitäten.

Ein Effekt, der bisher in erster Linie bei Älteren gefunden wurde, ist die Steigerung von Immunfunktionen: Im Tierversuch konnte durch STH-Gabe die geschrumpfte Thymusdrüse alter Ratten in Größe und Struktur wiederhergestellt, die Produktion von Immunzellen angeregt und das Gewicht der Milz erhöht werden. Die T-Zellen-Bildungsaktivität stieg ebenso wie das für die Tumorbekämpfung wichtige Interleukin-2 signifikant an. Ob diese Wirkungen in vollem Umfang auch für den Menschen gelten, ist noch nicht klar. Teilnehmer an einer Studie über die Auswirkungen einer Langzeitergänzung mit Wachstumshormon mussten zumindest seltener zum Arzt als Altersgenossen ohne Substitution. Die Arbeitsausfälle aufgrund von Krankheitstagen halbierten sich im Vergleich zur Kontrollgruppe.

Inzwischen liegen weitere Untersuchungen zum Einsatz von Wachstumshormon bei älteren Menschen vor. Die Ergebnisse sind überwiegend positiv, doch sie zeigen auch einen anderen Trend. Wird der Hormonersatz erst in sehr hohem Alter bei bereits fortgeschrittener Gebrechlichkeit begonnen, sinkt die Effektivität dramatisch. Hormonelle Altersuhren lassen sich also recht erfolgreich aufhalten, jedoch bei fortgeschrittenen Degenerationsprozessen kaum noch zurückdrehen. Damit bestätigt sich die Erfahrung aus anderen Bereichen der Alternsforschung. Der degenerative Altersabbau ist zu einem großen Teil vermeidbar, vorausgesetzt, die Intervention gegen Alternsprozesse erfolgt früh und damit rechtzeitig.

„Zu dem, der immer wartet, kommt gewöhnlich alles zu spät."
EMIL OESCH [schweizerischer Schriftsteller und Verleger, 1894-1974]

Osteoporose

Bei Männern mit bereits bestehender Osteoporose führte eine zweijährige STH-Substitution zu signifikant erhöhter Knochendichte und verbessertem Mineralgehalt. Eine bei älteren Frauen durchgeführte Studie zeigte, dass bereits eine niedrigdosierte und bei allen Testpersonen nebenwirkungsfreie STH-Ergänzung nach zehn Monaten in einer erhöhten Knochenneubildung, Stabilisierung der Knochenmasse und Kräftigung der Handmuskulatur resultiert.

Allgemein scheint Wachstumshormon bei Männern Abbauprozesse in den Knochen nicht nur aufzuhalten, sondern auch wieder umzukehren (Wiedererhöhung der Mineraldichte). Bei Frauen bestätigen die bisherigen Ergebnisse lediglich eine stabilisierende Wirkung und damit einen Stopp des fortschreitenden Altersabbaus.

Atherosklerose

Wachstumshormon und der Gefäßstoffwechsel sind eng miteinander verknüpft. Stickstoffoxid (NO), ein für die Flexibilität der Gefäße wichtiger Botenstoff, wird durch STH vermehrt produziert. (Ein anderes für den NO-Stoffwechsel wichtiges Hormon ist Testosteron, s. Kap. II.5.) Ein Mangel an STH hat dementsprechend eine beschleunigte Gefäßalterung zur Folge. Patienten mit STH-Mangel haben ein doppelt so hohes Sterberisiko im Hinblick auf Herz-Kreislauf-Krankheiten.

Auch die im Alter zunehmende Insulinresistenz, der Hauptgrund für Altersdiabetes, wird von Wachstumshormon beeinflusst. Bei Patienten, die sieben Jahre lang STH erhalten hatten, verhinderte die Substitution die altersbedingte Verschlechterung der Insulinresistenz.

Risiken

Ein überhöhter Wachstumshormon-Spiegel verursacht einen Verlust der wichtigen natürlichen Radikalfänger Superoxid-Dismutase (SOD) und Glutathion-Peroxidase in Nieren und Leber.

Ein dauerhaft extremes Überangebot von STH führt zur Krankheit der Akromegalie (vergrößertes Wachstum von Händen, Füßen, Ohren, Nase und Kinn). Nach therapeutischen Hormonergänzungen ist dieses Krankheitsbild bisher nicht aufgetreten. Selbst im Sport, wo das Hormon oft in überhöher Dosierung zur Leistungssteigerung eingesetzt wird, ist in der Literatur kein Fall von Akromegalie dokumentiert.

In Studien zur Langzeitsubstitution bei Patienten mit krankheits- oder altersbedingtem STH-Mangel sind folgende Nebenwirkungen aufgetreten: Blutzuckeranstieg beziehungsweise verschlechterte Glucosetoleranz (häufig bei Männern mit diabetischer Veranlagung), Karpaltunnelsyndrom, Ödeme (bei Frauen häufig), Infektionen der Atemwege, Kopfschmerzen, Durchfall, Hypertonie.

Für Patienten mit krankhafter Überproduktion von Wachstumshormon (Akromegalie) wurde in Quervergleichen ein erhöhtes Darmkrebsrisiko gefunden. Die Ergebnisse sind jedoch nicht eindeutig. Große Datensammlungen, wie die Shanghai Study 2001, konnten ein erhöhtes Risiko nicht bestätigen.

Eine 2002 erschienene statistische Übersichtsarbeit zu den Auswirkungen langjähriger STH-Substitution hat die Diskussion über ein möglicherweise erhöhtes Krebsrisiko neu entfacht. Bei der Nachbetrachtung von 1.848 Patienten mit krankhaftem STH-Mangel, die zwischen 1959 und 1985 Wachstumshormon erhalten hatten, wurden erhöhte Risikowerte für Darmkrebs und Hodgkin errechnet.

Auch dort ist die Interpretation schwierig, da sich der Befund und damit die Diskussion auf gerade zwei Darmkrebs- und Hodgkinfälle gründet – statistisch hätten nur knapp ein Hodgkin und 0,25 Fälle von Darmkrebs bei 1.848 Patienten auftreten dürfen. Das Auftreten von Brustkrebs, Leukämie und Prostatakrebs lag sogar leicht unterhalb statistischer Vergleichswerte, was einem (nichtsignifikanten) Schutzeffekt entspräche. Ob und unter welchen Bedingungen sich die Substitution von Wachstumshormon tatsächlich ungünstig auf das Krebsrisiko auswirken kann, lässt sich auch für Experten aus den vorliegenden Daten nicht sicher ableiten. Weltweit werden über 100.000 Personen wegen krankhaften STH-Mangels dauerhaft hormonell behandelt. Ihre Gesamtmortalität liegt nicht höher als die der restlichen Bevölkerung. Auf der anderen Seite ist die Sterblichkeit unbehandelter Patienten eindeutig und signifikant erhöht. Dennoch ist es richtig, vor allem Krebsrisiken weiterhin wissenschaftlich zu überprüfen. Denn zumindest für den aus Wachstumshormon entstehenden Wachstumsfaktor IGF-1 ist in hoher Konzentration eine krebsfördernde Wirkung auf die Epithelzellen des Darms belegt. IGF-1 wird in Reaktion auf einen Wachstumshormonanstieg von der Leber gebildet und ist für viele der anabolen Wirkungen von STH verantwortlich.

Inzwischen geht man davon aus, dass speziell unphysiologisch hohe Anstiege von IGF-1 für die Mehrzahl aller bisher bei der STH-Substitution aufgetretenen Nebenwirkungen verantwortlich sind. Verursacht wurden die zu hohen Spitzenwerte von IGF-1 durch die alte Praxis, die wöchentliche Dosis Wachstumshormon auf nur drei Termine verteilt zu verabreichen. Dadurch stieg der IGF-1 Spiegel jeweils kurz nach der Verabreichung auf unphysiologisch hohe Werte. Der Durchbruch mit der synthetischen Herstellung des Hormons erleichtert seit 1985 auch die Dosierbarkeit. Heute wird das Hormon mindestens täglich verabreicht und zusätzlich entsprechend dem IGF-1 Anstieg individuell angepasst. Unphysiologische Hormonanstiege lassen sich so vermeiden.

Beeinflussung der Lebensspanne

Maximale Lebensspanne

Seit wenigstens 2.000 Jahren – wahrscheinlich sogar deutlich länger – ist die Alterung des Menschen auf eine maximale Lebensspanne von 120 Jahre angelegt. Egal welche Einflüsse beim Einzelnen einen früheren Tod verursachen oder was immer die Medizin zur Vermeidung krankheitsbedingten Ablebens beiträgt, das grundlegende Alternsprogramm ist davon nicht betroffen und hat sich nicht geändert. Bisher. Denn inzwischen kennt die Alternswissenschaft zumindest einige Schalthebel, die diese Grenze beeinflussen. Im Kapitel Radikale haben wir eine dieser zentralen Altersuhren bereits kennengelernt. Möglicherweise gehören dazu auch das Hormon Melatonin (s. Kap. II.8) und mit ziemlicher Sicherheit die kalorische Restriktion (s. Kap. II.11). Wachstumshormon ist definitiv kein Mitglied dieses elitären Kreises. Und das ist kein Zufall. Sein Grundauftrag ist in allen mit dem Menschen biologisch verwandten Arten gleich. Es soll nicht ein unter allen Umständen möglichst langes Leben, sondern ein möglichst erfolgreiches Leben garantieren. Zielwirkungen sind Leistungsfähigkeit, Aufbau, Stärke und Regenerationsfähigkeit – im Zweifelsfall auch auf Kosten der maximalen Lebensspanne.

Wer darauf achtet, im mittleren und höheren Lebensalter keinen STH-Mangel zu erleiden, erhöht seine Chancen, auch als 90-Jähriger selbstbestimmt leben und arbeiten zu können. Beim Versuch, einen neuen absoluten Altersrekord aufzustellen, ist das Hormon dagegen nicht hilfreich. Ein Übermaß kann die Wahrscheinlichkeit, ein extremes Alter zu erreichen, sogar reduzieren.

Wie der optimale Hormonspiegel über den gesamten Lebensverlauf aussehen muss, lässt sich nach heutigem Wissen nicht allgemeingültig festlegen. Die Aufrechterhaltung eines mittleren Erwachsenenniveaus, das heißt die Vermeidung eines ausgeprägten Hormonverlusts im Alter, dürfte aber bei den meisten Menschen frühzeitige Alternsprozesse verhindern helfen – ohne negative Auswirkungen auf das Maximalalter.

II Durchschnittliche Lebensspanne

Im Durchschnitt leben Frauen in Deutschland derzeit etwas mehr als 80 und Männer 74 Jahre. Darüber, was jeder Einzelne von uns als Lebensspanne erwarten kann, sagt dieser rein statistische Wert allerdings nichts aus. Viele sterben ja bereits mit 60 oder früher, andere leben wesentlich länger als der Durchschnitt. Auch wenn man Unfälle und nicht mit der Alterung zusammenhängende Krankheiten herausrechnet, bleibt das Phänomen bestehen, dass Menschen unterschiedlich schnell altern. Viele der Faktoren, welche die individuelle Lebensspanne bestimmen, sind heute bekannt und beeinflussbar. Die Verfügbarkeit von Wachstumshormon ist einer von ihnen.

Nicht neu ist die Erkenntnis, dass extreme Hormonwerte die Lebensspanne negativ beeinflussen. Menschen, die an krankhafter Überproduktion von STH leiden, an sogenannter Akromegalie, leben kürzer. Das Gleiche gilt aber auch für Personen, die schon früh im Leben an STH-Mangel leiden. Beide Extreme lassen sich therapieren, wonach die Lebenserwartung mit zunehmender Optimierung von Wachstumshormon ansteigt.

Inwieweit die Therapie des altersbedingten Hormonverlusts einen Einfluss auf die Lebenserwartung hat, wird derzeit untersucht. Nach den Erfahrungen aus Tierstudien dürfte sich die Gesamtlebensdauer durch eine Substitution mit Wachstumshormon aber allenfalls bei den Personen erhöhen, die im Altersverlauf einen ausgeprägten Hormonmangel erleiden.

II Funktionelle Lebensspanne

Die funktionelle Lebensspanne ist die Lebenszeit, die wir in aktiver und selbstständiger Weise ohne Gebrechlichkeit oder Pflegebedürftigkeit leben können. Sie ist leider meist kürzer als die durchschnittliche Lebenszeit. Zunehmend sogar erheblich. Nicht nur für die moderne Gerontologie ist die funktionelle Spanne ein herausragendes Kriterium.

Ursachen für Gebrechlichkeit und Altersschwäche sind Muskelschwund, Osteoporose, fehlende Kraft, sinkende Stressresistenz und Erholungsfähigkeit. Alle diese Faktoren werden vom Wachstumshormon wesentlich beeinflusst. Eine auch im Alter noch ausreichende Verfügbarkeit von Wachstumshormon kann typische Alterserscheinungen verhindern helfen, die Lebensqualität signifikant verbessern und die aktive Lebensspanne mit hoher Wahrscheinlichkeit verlängern.

„Wir sind alle Amateure; wir leben nicht lange genug, um irgendetwas anderes zu werden."
CHARLIE CHAPLIN [englischer Komiker, 1889-1977]

Wachstumshormon-Substitution

A. Positive Wirkungen

II atherosklerotische Entzündungsreaktionen reduziert (u. a. weniger Interleukin-6)

II Reduktion von LDL-Cholesterin (schnell)

II Erhöhung von HDL-Cholesterin

II Verbesserung der Gefäßflexibilität (u. a. erhöhte Produktion von Stickstoffoxid NO)

II verbesserte Mikrozirkulation in der Haut

II Reduktion der Fettmasse

II (Wieder-)Erhöhung der Magermasse

II Knochenmineraldichte bei Männern erhöht, bei Frauen stabilisiert

II schnellere Regeneration und Vermeidung des Erschöpfungssyndroms nach Operationen

II Selbstständigkeit im Alter länger erhalten

II Schlafqualität verbessert

B. Bisher nicht eindeutige Wirkungen

II Insulin- und Zuckerstoffwechsel verbessert (allerdings: in den ersten Behandlungswochen weitere Verstärkung einer Insulinresistenz möglich)

II verbesserte Blutzuckerwerte (nur bei Jüngeren häufiger beobachtbare Wirkung)

II Knochenneubildung (häufig nur in den ersten Behandlungsjahren signifikant verstärkt)

II Reduzierung der Fettmasse bei stark Fettleibigen nicht immer eindeutig (STH-Stoffwechsel ist bei Dicken gestört)

II Kraftzunahme von ausreichender Alltagsaktivität abhängig. Im hohen Alter deshalb häufig keine Erhöhung der Kraftfähigkeiten

II verbessertes Energieniveau (wahrscheinlich nur bei deutlich erniedrigtem STH-Ausgangsniveau)

II erhöhtes psychologisches Wohlgefühl (v. a. wenn ausgeprägter Hormonmangel vorlag)

Weitere in Einzelfällen beschriebene Wirkungen, für die aber bisher keine hinreichenden wissenschaftlichen Daten vorliegen:

II Reduktion von Cellulite

II Verbesserung altersbedingter Sehschwäche

II Peniswachstum und erhöhte sexuelle Leistung

II Reduktion von Falten

II verbesserte Gedächtnisfähigkeiten

II weniger Rückenschmerzen

II Atemwegsinfektionen

II Karpaltunnelsyndrom

II periphere Ödeme

II verminderte Glucosetoleranz möglich (deutlich bei Männern mit diabetischer Veranlagung)

II Kopfschmerzen

II Durchfall

II Blutdruckanstieg

II Krebsrisiko möglicherweise erhöht (bei unphysiologisch erhöhtem Spiegel an IGF-1)
Allgemein: Das Risiko von Nebenwirkungen ist stark von der Substitutionsform und der Dosierung abhängig.

Stimulation der körpereigenen Produktion

Damit unsere Hirnanhangsdrüse Wachstumshormon ins Blut abgibt, müssen im übergeordneten Gehirnbereich, dem Hypothalamus, spezifische Reize ankommen. (Anm.: Die dafür notwendigen chemischen Botenwege werden über dopaminerge, adrenerge, cholinerge und serotonerge Neuronen gesteuert. Gerade dopaminerge und cholinerge Signalbahnen funktionieren aber im Alter oft ungenügend, serotonerge zum Beispiel bei Fettleibigen häufig nicht optimal.) Mangel bei anderen Hormonen, vor allem aber Alternsprozesse innerhalb des komplexen Reizsystems, schwächen die natürlichen Signale für die Ausschüttung. Die Folge ist ein mit zunehmendem Lebensalter mehr oder weniger stark ausgeprägtes Abflachen der STH-Ausschüttung. Über die negativen Folgen dieses Hormonverlusts haben wir gesprochen.

Wie viel Wachstumshormon letztlich ins Blut abgegeben wird, ist also zu keinem Lebenszeitpunkt starr festgelegt. Die Hormonausschüttung erfolgt dynamisch auf innere und äußere Reize hin – nur die Effektivität nimmt ab. Und hier kommt nun die Besonderheit auch für die Alternsprophylaxe: Weil das körpereigene Regulationssystem bis ins höchste Alter variabel bleibt, lässt sich der Hormonstatus auch ohne zusätzliche Substitution verbessern. In jedem Alter. Die Altersuhr Wachstumshormon kann also jeder Einzelne aufhalten, zum Teil auf einfache Weise und ohne die hohen Kosten einer Hormonsubstitution.

II Schlaf

Der wichtigste Stimulus für die Wachstumshormonausschüttung ist der normale Nachtschlaf. Etwa 60 bis 90 Minuten nachdem der Mensch in die erste Tiefschlafphase gefallen ist, schüttet die Hirnanhangsdrüse den Löwenanteil der täglichen Sekretion aus. Zumindest sollte das so sein. Im Alter ist gerade die Schlafausschüttung zunehmend gestört, sie nimmt im Schnitt um etwa 60 Prozent ab. Bei Fettleibigen und Diabetikern ist die Schlafausschüttung schon in jüngeren Jahren reduziert, in Einzelfällen fehlt sie völlig.

Betthupferl. Erhöhter Blutzucker hemmt die natürliche STH-Sekretion sehr deutlich. Süßigkeiten oder andere Kohlenhydrate, die vor dem Schlafen gegessen werden, reduzieren deshalb die wichtige nächtliche Hormonabgabe. Die Hemmwirkung ist sehr ausgeprägt. Leider. Schon relativ geringe Kohlenhydratmengen blockieren die Hormonausschüttung und können das STH-Niveau auf Werte senken, wie sie für 20 Jahre ältere Vergleichspersonen typisch sind. Ein hoher Spiegel an freien Fettsäuren kann ebenfalls die Ausschüttung unterdrücken.

Es gibt eine sehr alte Beobachtung, aus der eine bekannte Verhaltensregel entstand: Menschen, die früh am Tag reichhaltig, abends jedoch nur „wie ein Bettler" essen, bleiben länger gesund und leistungsfähig. Heute wissen wir, der Hintergrund für diesen Zusammenhang ist tatsächlich der STH-Stoffwechsel.

Praxistipp: Wer sicher gehen will, seine hormonelle Altersuhr nicht anzuschieben, sollte jegliche kohlenhydrat- und fetthaltigen Snacks allenfalls zwei bis drei Stunden vor dem Einschlafen zu sich nehmen und mittlere Mahlzeiten mindestens drei bis vier Stunden vor dem Zubettgehen.

„Die guten Ratschläge verdanken ihren ausgezeichneten Ruf dem Umstand, dass sie niemals befolgt werden."
DANIEL SPITZER [österreichischer Satiriker, 1835-1893]

II Körperliche Belastung

Eine der natürlichsten und – was selbst viele Endokrinologen nicht wissen – effektivsten Möglichkeiten, die STH-Ausschüttung zu stimulieren, ist körperliche Belastung. Allein über diesen Stimulationsweg ist für den Menschen eine hormonelle Verjüngung – entsprechend dem Ausstoß – um etwa 15 Jahre belegt.

Dass durch intensive Aktivität und Sport hormonelle Reaktionen ausgelöst werden, ist schon länger bekannt. Aber erst die Erkenntnisse der vergangenen Jahre machen es möglich, mit Hilfe einer optimierten Belastung die Hormonreaktion des Körpers ganz gezielt zu beeinflussen.

Allerdings: Vor den Erfolg haben die Götter den Schweiß gesetzt. Das gilt auch für die Ausschüttung von Wachstumshormon. In erster Linie intensive Belastungsformen führen zu einem deutlichen Hormonschub. In Kapitel II.10 können Sie nachsehen, mit welcher Art von sportlicher Betätigung die besten Resultate zu erzielen sind. Nur so viel: Der häufig als einzig wahrer Gesundheitssport propagierte leichte Ausdauersport gehört nicht dazu. Optimal sind dagegen Belastungsformen, wie sie im klassischen Bodybuilding eingesetzt werden. Und um ein Missverständnis ebenfalls gleich auszuräumen: Das Alter ist kein Hinderungsgrund, ein solches Training erfolgreich durchzuführen.

„Immer wenn man glaubt, mit der Schule des Lebens fertig zu sein, wird einem irgend ein Sonderkurs offeriert."
HEINZ RÜHMANN [deutscher Schauspieler, 1902-1994]

Kummerspeck

Eine der häufigsten Ursachen für ein Übergewicht des Stresshormons Kortisol sind Depressionen. Ein hoher Kortisol-Spiegel hemmt wiederum die Ausschüttung von Wachstumshormon. Personen, die sich in einer solchen Gemütslage befinden, leiden deshalb in der Regel an einem relativen Mangel an Wachstumshormon.
Unabhängig von den bei Depression häufigen Essstörungen fördert der STH-Mangel eine schnelle Fettzunahme. Langfristig führt eine Verschiebung des Kortisol-STH-Verhältnisses zu Muskelschwäche, Knochenschwund und Beschleunigung der Altersuhr in vielen Bereichen.

II   Psychischer Stress

Das Wort Stress hat heute fast ausschließlich negative Bedeutung. Eigentlich bezeichnet der Begriff lediglich jede Reizsituation auf Körper und Geist. Ohne ein Mindestmaß an Stressreizen geht alles Lebendige zugrunde, auch der Mensch. Man kann sogar sagen, Stress ist eine der Grundlagen von Leben.

Erst ausreichend starke Stressreize fördern die Entwicklung von Körper und Geist. Ein Vermittler dabei ist das Wachstumshormon. Positive Stresssituationen erhöhen die Ausschüttung von STH. Hormonstimulierende Stressreize sind intensive sportliche Aktivitäten, aber auch Reize, die wir in erster Linie psychisch erfahren. So hat man bei Fallschirmspringern während des freien Falls ein starkes Ansteigen des STH-Spiegels gemessen.

Wer nun zufällig keine Möglichkeit hat, regelmäßig aus einem Flugzeug zu springen, kann den positiven Stress des Fliegens auch an einem Bungee-Seil oder einer „Freefall-Anlage" in einem Vergnügungspark erleben. Achterbahnfahren gehört ebenfalls in diese Kategorie. Dass sich viele nach positiv aufwühlenden Erlebnissen geradezu verjüngt fühlen, hat also durchaus einen konkreten Hintergrund.

Übrigens: Das wichtigste Stresshormon Kortisol hat eine ebenso enge wie delikate Beziehung zum Wachstumshormon. Sowohl zu wenig als auch zu viel Stresshormon hemmen die Produktion von STH (s. o.).

„Eifersucht und Zorn mindern die Tage, Sorge bringt vorzeitiges Alter."
BEN SIRA [jüdischer Prophet, etwa 180 v. Chr.]

II Natürliche Aminosäuren und Vitalstoffe

Verschiedene im Nahrungsprotein vorkommende Aminosäuren und Peptide unterstützen die STH-Ausschüttung. Der Effekt kann so nachhaltig sein, dass ältere Personen wieder jugendliche Sekretionsmengen erreichen und jüngere eine weitere Potenzierung ihrer Ausschüttung.

Der einfache Verzehr proteinreicher Mahlzeiten genügt zur Erzielung einer deutlichen Stimulation jedoch nicht. Bei üblichen Verzehrmengen sind die wirksamen Aminosäuren nur unzureichend konzentriert. Bei Aufnahme großer Proteinmengen verhindern bestimmte Verdrängungsmechanismen eine ausreichende Wirkung (s. Kasten). Einzelne Aminosäuren werden deshalb am effektivsten kurz vor dem Schlafengehen oder einer sportlichen Belastung auf nüchternen Magen eingenommen.

In einigen europäischen Ländern, in Asien oder den USA sind die meisten Aminosäuren in Form von Nahrungsergänzungspräparaten frei erhältlich. In Deutschland kann man Aminosäuren lediglich als Rohsubstanz über Apotheken beziehen und dort auf Wunsch verkapseln lassen. Die essenzielle Aminosäure Tryptophan ist in Deutschland als Schlafmittel zugelassen, aber als Fertigarznei vergleichsweise teuer (Beispiele sind Ardeydorm®, Kalma®, Tryptophan-ratiopharm®).

Arginin und Ornithin

Beide verwandten Aminosäuren provozieren beim Menschen die Ausschüttung von Wachstumshormon. (Anm.: Vor allem über cholinerge und histaminerge Reizbahnen über eine Hemmung von Somatostatin, einem STH-blockierenden Hormon.) Ganz sicher gilt das aber nur für die hochdosierte intravenöse Verabreichung. Tatsächlich ist die Arginingabe das wichtigste Testverfahren, wenn bei einem Menschen die Funktionsfähigkeit des STH-

Mit dem Bus ins Gehirn

Um vom Blut ins Gehirn zu gelangen, benutzen die aus dem Nahrungseiweiß aufge-spalteten Aminosäuren eine Art Shuttle-Service. Das Problem dabei: Auch andere Amino-säuren benutzen diesen Shuttle. In Stoßzeiten gibt es deshalb ein ziemliches Gedränge um die Plätze. Eine Aminosäure kann somit nur dann uneingeschränkt ins Gehirn gelangen, wenn sie innerhalb der Blutbahn nur wenige potenzielle Mitfahrer hat, welche die Trans-portplätze belegen.

Um erwünschte Wirkungen gezielt zu erreichen, ist es deshalb notwendig, Aminosäuren als Einzelsubstanzen zuzuführen und nicht in Form allgemeiner proteinhaltiger Mahlzeiten, die meist eine undefinierte Vielzahl verschiedenster Aminosäuren enthalten. Behauptungen, die Einnahme einzelner Aminosäuren sei grundsätzlich unnötig, da eiweißreiche Nahrung „ausreichende" Mengen enthalten, sind deshalb irreführend beziehungsweise schlichtweg falsch.

Ausstoßes klinisch überprüft werden soll. Die typische Dosis bei einer solchen Infusion beträgt 30 g Arginin.

Die Wirksamkeit der oralen Aufnahme ist weniger gut gesichert. Eine italienische Stu-die testete 1981 die Wirkung von Arginin auf die STH-Sekretion bei Männern und fand eine signifikante Stimulation bei Aufnahme von je 1.200 mg Arginin (als Pyroglutamat-Salz!) und Lysin. Für sich allein blieben beide Aminosäuren ohne Wirkung – zumindest in der getesteten Dosierung. Die Untersuchung löste einen regelrechten Boom nach Amino-säurepräparaten aus, besonders bei Leistungssportlern.

Andere Untersuchungen brachten uneinheitliche Ergebnisse. In geringer Dosierung scheint Arginin bei den meisten Menschen kaum eine Wirkung auf die Ausschüttung von Wachstumshormon zu entwickeln. Möglicherweise effektiv sind höhere Dosierungen von bis zu 30 g oder 6 bis 10 g vor dem Schlafen. Klarere Daten aus größeren Studien gibt es dazu nicht (andere Wirkungen von oral zugeführtem Arginin auf die Wundhei-lung, den Gefäßstoffwechsel und das Immunsystem sind dagegen gut dokumentiert). Die orale Zufuhr von Ornithin in Dosierungen zwischen 3 und 15 g führte in einem Test bei Kraftsportlern zu einem STH-Anstieg, wobei auch dort die individuelle Variabilität groß war. Bei jedem Vierten genügte die geringste Dosierung, während etwa bei der Hälfte der Probanden erst bei der höchsten Dosis ein signifikanter Effekt auftrat.

Die Kombination mit anderen Aminosäuren kann aufgrund unterschiedlicher Stimulationswege zu synergetischen Effekten führen. Im Sport ist die Einnahme von Arginin/Lysin und Ornithin verbreitet. Die wissenschaftliche Datenlage ist dort allerdings nicht befriedigend, vor allem, da entsprechende Forschungen nicht gefördert werden.

Tryptophan

Die essenzielle Aminosäure Tryptophan wird in der Klinik ebenfalls als Stimulationssubstanz genutzt, um einen STH-Ausstoß zu provozieren. Mit der Nahrung aufgenommenes Tryptophan dient im Gehirn vor allem als Ausgangssubstanz für die Produktion des Neurotransmitters Serotonin und des Zirbeldrüsenhormons Melatonin (s. Kap. II.8).

Eine stimulierende Wirkung auf die Ausschüttung von Wachstumshormon ist nur für die intravenöse Zufuhr gesichert. Wie stark die orale Aufnahme von Tryptophan den Hormonausstoß beeinflusst, ist unklar. Eine Studie über die Wirkung einer Einnahme von 5 g Tryptophan ergab nur einen geringen Einfluss auf das Wachstumshormon. (Anm.: Im Gegensatz dazu erhöht sich die Bildung von Serotonin und Melatonin bereits bei oraler Aufnahme von wenigen hundert Milligramm signifikant. Tryptophan wird deshalb erfolgreich gegen Depressionen und Schlafprobleme eingesetzt.)

Glycin

Glycin ist die einfachste nichtessenzielle Aminosäure. Der Name rührt von seinem glucoseähnlichen süßen Geschmack her. Verwandt wird Glycin unter anderem als Geschmackskorrigens in Diätsalz oder als Magenschutz in Schmerzmitteln.

Im Gehirn erleichtert Glycin die Übertragung des Signalstoffs Acetylcholin zwischen den Nervenzellen. Intravenös aber auch oral verabreicht erhöht es in Dosierungen von 4 bis 12 g die Ausschüttung von Wachstumshormon bei nichtdickleibigen Gesunden (nicht bei Diabetikern). Besonders ausgeprägt scheint der Effekt in Kombination mit Krafttraining zu sein.

Glutamin

In zumindest einer kleinen Untersuchung, die das American Journal of Clinical Nutrition 1995 veröffentlichte, erhöhte die orale Aufnahme von Glutamin (2 g) den STH-Spiegel bei acht von neun Testpersonen in physiologisch relevantem Ausmaß.

L-Dopa

Einige Lebensmittel, besonders bestimmte Bohnenarten, enthalten L-Dopa, eine Substanz, die auch in unserem Stoffwechsel als Zwischenprodukt vorkommt. Weil L-Dopa als Baustein für die Produktion des wichtigen Überträgerstoffs Dopamin in den Nervenzellen des Gehirns dient, wird es in der Therapie von Parkinson als Medikament seit vielen Jahren eingesetzt.

In weitaus geringerer Dosis als für die Parkinson-Behandlung notwendig stimuliert L-Dopa im gesunden Organismus die Ausschüttung von Wachstumshormon. Bereits eine Dosis von 100 bis 500 mg genügt, um nach etwa 60 bis 120 Minuten den Hormonausstoß um das Drei- bis Fünffache zu steigern.

L-Dopa ist in Deutschland nur als rezeptpflichtiges Medikament erhältlich. Es hat in hoher Dosierung erhebliche Nebenwirkungen (zur Therapie von Parkinson wird L-Dopa in Dosierungen von 1.000 bis 8.000 mg eingesetzt. Nebenwirkungen können sein: Übelkeit, Herzrhythmusstörungen, Kopfschmerzen, Psychosen). In einigen Ländern sind Extrakte aus Favabohnen, die L-Dopa in geringer Dosis enthalten, als Nahrungsergänzung auf dem Markt.

In den USA setzen einige Ärzte niedrig dosiertes L-Dopa zur Alternsprophylaxe ein. Ward Dean, medizinischer Direktor des Zentrums für Biogerontologie in Pensacola/Florida, berichtet von positiven Erfahrungen mit einer Dosierung von 125 bis 250 mg L-Dopa täglich. Nebenwirkungen scheinen bei dieser prophylaktischen, niedrig dosierten Anwendung selten aufzutreten. Ward Dean resümiert seine langjährigen Erfahrungen so: „I have never noted any such effects in my patients on these low doses."

Wer die Einnahme von L-Dopa zur Optimierung des Wachstumshormon-Spiegels versuchen möchte, sollte sich in jedem Fall einen in diesem Bereich erfahrenen oder zumindest interessierten Arzt suchen, der die Therapie überwacht.

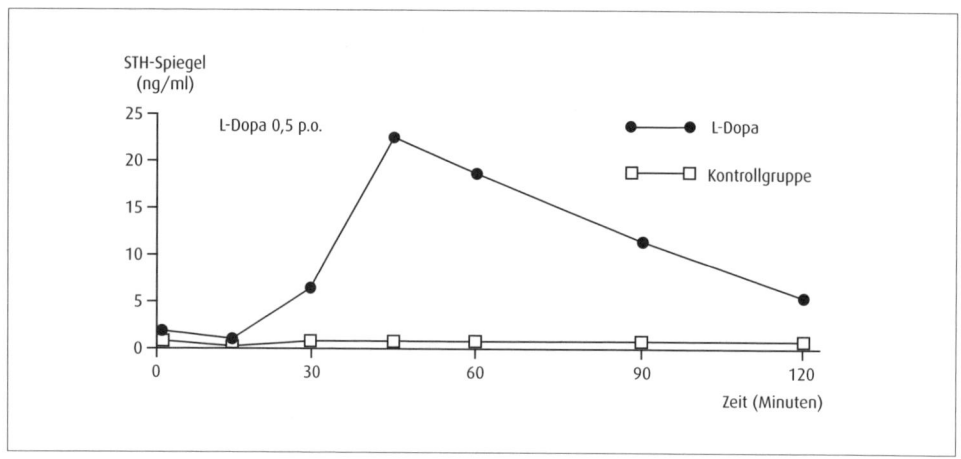

Stimulation von Wachstumshormon nach oraler Einnahme von L-Dopa (500 mg) (mod. nach Boyd et al, 1978).

Niacin

Niacin (die alte Bezeichnung ist Vitamin B3) ist in Größenordnungen von 10 bis 20 mg in unserer täglichen Nahrung enthalten. Es gehört nicht nur zu den wichtigsten Vitalstoffen beim Menschen, sondern ist auch eine der interessantesten Substanzen für die Alternsprophylaxe. Bereits seit einigen Jahrzehnten bekannt ist seine blutfettsenkende Eigenschaft, die vor allem bei höherer Dosierung von 100 mg bis zu mehreren Gramm zum Tragen kommt: Senkung von Triglyceriden und Lipoprotein-a bei gleichzeitig starker Erhöhung des günstigen HDL-Cholesterins. Viele der noch heute eingesetzten Lipidsenker sind unmittelbare Verwandte von Niacin. Mithilfe von ausreichend hochdosiertem natürlichen Niacin lässt sich – im Gegensatz zu anderen Lipidsenkern – auch das „gute" HDL-Cholesterin so effektiv erhöhen, dass selbst Risikopatienten weitere Medikamente meist nicht mehr benötigen.

Was weniger bekannt ist: Die unmittelbar fettsenkende Wirkung kann einen ausgeprägten Anstieg von Wachstumshormon verursachen – bei Direktinfusion ist der Effekt extrem, bei oraler Aufnahme lässt sich zum Beispiel die nächtliche Ausschüttung unterstützen. Leider ist die therapeutisch wirksame Einnahme von Niacin mit einer zwar harmlosen, aber in höherer Dosierung unangenehmen Hautrötung (flush) verbunden, die etwa 20 Minuten anhält. Bei einschleichender Dosierung lässt sich dieser Effekt gut kontrollieren. Eine andere Möglichkeit ist die Einnahme von Aspirin 30 Minuten vorher. Allerdings: Aspirin kann die stimulierte STH-Ausschüttung behindern. Die Effekte auf den Fettstoffwechsel sind dagegen nicht betroffen. Beim ebenfalls als Vitamin B3 bezeichnete Niacinamid fehlen die Nebenwirkung der Hautrötung, allerdings auch der fettsenkende Effekt und die Wirkung auf das Wachstumshormon. Neben der Nichtpatentierbarkeit des Vitamins war dieser Flush auch der Grund für die Entwicklung verschiedener Niacin-Abwandlungen, bei denen dieses Phänomen weniger ausgeprägt auftritt. Aktuell laufen sogar Tests, niacinverwandte Substanzen (zum Beispiel Acipimox®) bei kleinwüchsigen Kindern gezielt zur STH-Stimulation einzusetzen.

Natürliches reines Niacin kann in therapeutisch hoher Dauerdosierung von 1.500 bis 3.000 mg Leberenzyme und Blutzucker erhöhen. Eine entsprechende Kontrolle ist deshalb angezeigt. Sogenannte time-release-Zubereitungen des Vitamins – in verschiedenen Ländern inzwischen erhältlich – reduzieren diese möglichen Nebenwirkungen.

II Rauchen und Alkohol

Nikotin stimuliert die STH-Ausschüttung (wahrscheinlich über cholinerge Signalbahnen und Hemmung von Somatostatin). Bei Gelegenheitsrauchern erwies sich diese Wirkung als besonders ausgeprägt. Der maximale Effekt war nach zwei bis fünf Zigaretten erreicht.

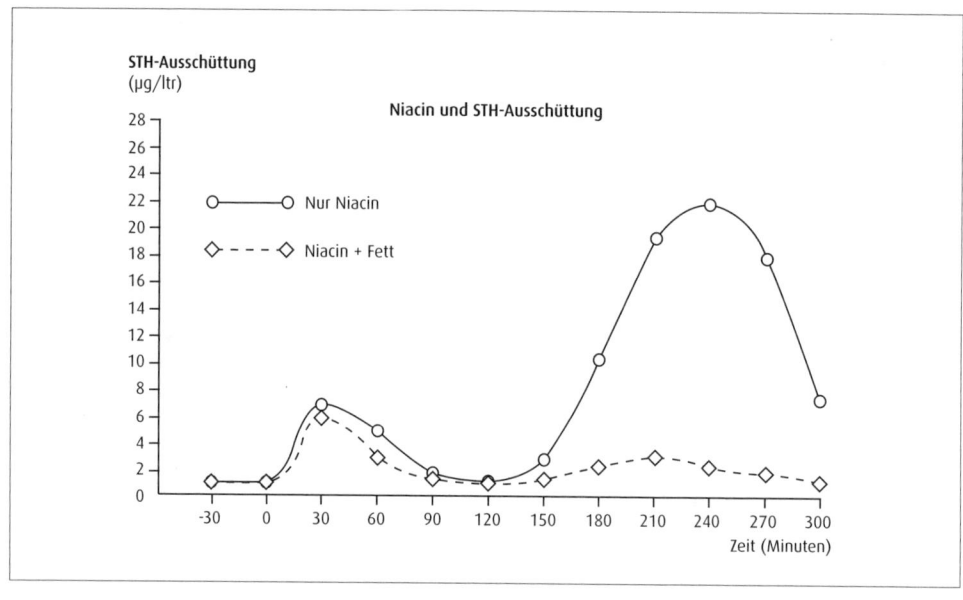

Wachstumshormonanstieg nach Infusion von 500 mg Niacin bei gesunden Erwachsenen. Beachte: Die gleichzeitige Verabreichung von Fett blockiert den STH-Anstieg fast vollständig (mod. nach Quabbe et al., 1983).

Die Stimulation von Wachstumshormon ist nicht der einzige, aber ein wichtiger Grund, warum Rauchen den Fettabbau unterstützt und viele nach einem Rauchstopp mit Fettzunahme zu kämpfen haben.

Weil nicht sein kann, was nicht sein darf, wird dieser Zusammenhang von Gesundheitsbehörden gerne totgeschwiegen oder schlichtweg geleugnet. Dass allerdings Rauchen aufgrund der unzähligen im Teer enthaltenen Schadstoffe nicht gerade ein taugliches Mittel zur Alternsprophylaxe ist, brauchen wir an dieser Stelle nicht zu betonen. Wie Sie ja jetzt wissen, gibt es bessere Wege, die körpereigene Ausschüttung von Wachstumshormon zu optimieren.

Alkohol wirkt negativ. Zumindest für Frauen konnte 2005 erstmals gezeigt werden, dass mäßig bis hoher Alkoholkonsum den Wachstumshormonstoffwechsel direkt negativ beeinflusst. In erster Linie kommt es zu einer Reduktion von IGF-1, dem wichtigsten Vermittler der STH-Wirkung. Der Bereich, in dem es mit hoher Wahrscheinlichkeit zu einem physiologisch relevanten Abfall kommt, dürfte bei 30 Gramm Alkohol liegen. Das entspricht etwa einem Viertel Wein oder etwas mehr als einer Flasche Bier.

II Sexualhormone

Sexualhormone beeinflussen über verschiedene Wechselwirkungen die Ausschüttung von Wachstumshormon positiv. Bei Frauen sind das in besonderem Maß Östrogene, bei Männern besteht eine enge Beziehung zu Testosteron. Vergleichsstudien zeigen, dass bei Frauen STH und der Anstieg der Östrogene in der Pubertät ebenso wie deren Abfall im mittleren Alter eng mit dem Wachstumshormonspiegel zusammenhängen.

Es ist deshalb anzunehmen, dass einige der positiven und verjüngenden Effekte einer Hormonsubstitution mit den in den vorigen Kapiteln besprochenen Sexualhormonen auch über eine Verbesserung des STH-Status zustande kommen.

II Wechselwirkungen und weitere Stimulatoren

Für alle Situationen, in denen der Körper Wachstumshormon ausschüttet, gilt, dass sich verschiedene Reizsituationen gegenseitig verstärken. Nachgewiesen wurde das unter anderem für die Kombination von Kraftsport und vorausgegangener Proteinaufnahme oder für die Einnahme bestimmter Aminosäuren und anschließendem Nachtschlaf. Hoher Blutzucker wirkt sich generell hemmend und Fasten (vor allem abends) positiv auf die ausgeschüttete Hormonmenge aus.

Weitere Substanzen, die für sich allein und in Wechselwirkung mit anderen Faktoren die Ausschüttung von STH stimulieren, sind das als Nahrungsergänzungsmittel erhältliche Ornithin-alpha-Ketoglutarat (5 bis 10 g pro Tag), Clonidin (ein Antihypertonikum, das STH über eine sogenannte alpha2-Aktivierung stimuliert) und besonders Sodiumoxybat (ein Alkoholismus-Therapeutikum und unter dem Handelsnamen Xyrem® gegen Narkolepsie und Schlafstörungen zugelassener körpereigener Wirkstoff). **Beachte:** Der Einsatz jeglicher Medikamente zur Wachstumshormonstimulation sollte nicht ohne ärztliche Überwachung erfolgen.

II Gezielte Unterstützung ab wann und wie oft?

Die meisten Menschen benötigen vor einem Alter von 30 Jahren weder eine Hormonergänzung noch eine gezielte Stimulation ihrer STH-Ausschüttung. Berücksichtigt man danach den relativ langen Wirkungszeitraum von Wachstumshormon sowie den sich im Lebenslauf verändernden Stoffwechsel, kann man sich an folgendem Schema orientieren: Ab 30 Jahren ist eine wöchentlich einmalige Stimulation (im Extremfall Substitution) in der Regel ausreichend. Wirksame Maßnahmen können sein: Intensivbelastungen, drastische Reduktion der Nahrungsmenge am Abend (vor allem Kohlenhydrate und Fette) oder die Zufuhr geeigneter Aminosäuren. Ab 40 kann das optimale Intervall für eine

Stimulation vier bis fünf Tage, ab 60 Jahren oft nur zwei Tage betragen.

Abschließend möchten wir noch einmal nachdrücklich betonen, dass intensives (!) Muskel- beziehungsweise Bodybuildingtraining auch und gerade im Alter zu den am stärksten STH-stimulierenden Interventionen gehört. Umgekehrt stellt die Behinderung der körpereigenen Ausschüttung – zum Beispiel durch große Nahrungsmengen oder kohlenhydratreiche Kost am Abend – eine lebenslange und täglich mitentscheidende Regulation dar, die unseren Hormon- und damit „normalen" Alterungsverlauf wesentlich mitbestimmt.

Literatur (Auswahl)

AHMAD AM, HOPKINS MT, THOMAS J ET AL. (2001): „Body composition and quality of life in adults with growth hormone deficiency: effects of low-dose growth hormone replacement." Clin. Endocrinol. (Oxf.), 54(6): 709-17.

ABS R (2003): „Update on the diagnosis of GH deficiency in adults." Eur. J. Endocrinol., 148: S3-S8.

BARTKE A (2003): „Can growth hormone (GH) accelerate aging? Evidence from GH-transgenic mice." Neuroendocrinology, 78(4): 210-6.

BLACKMAN MR, SORKIN JD, MÜNZER TH ET AL. (2002): „Growth Hormone and Sex Steroid Administration in Healthy Aged Women and Men." JAMA, 288(18): 2282-92.

BOYD AE, ANGOFF G, LONG A, MAGER M (1978): „L-dopa absorption and the pituitary-hypothalamic axis." J. Clin. Endocrin.. Metabol., 47: 1341-7.

BRILL KT, WELTMAN AL, GENTILI A ET AL. (2002): „Single and Combined Effects of Growth Hormone and Testosterone Administration on Measures of Body Composition, Physical Performance, Mood, Sexual Function, Bone Turnover, and Muscle Gene Expression in Healthy Older Men." J. Clin. Endocrinol. Metab., 87(12): 5649-57.

CASANUEVA FF, VILLAUEVA L, CABRANES JA ET AL. (1984): „Cholinergic mediation of growth hormone secretion elicited by arginine, clonidine, and physical exercise in man." J. Clin. Endocrin. Metab., 59(3): 526-30.

COLAO A, DI SOMMA C, CUOCOLO A ET AL. (2001): „Improved Cardiovascular Risk Factors and Cardiac Performance after 12 Month of Growth Hormone (GH) Replacement in Young Adult Patients with GH Deficiency." J. Clin. Endocrinol. Metab., 86(5): 1874-81.

COLAO A, DI SOMMA C, PIVONELLO R ET AL. (2002): „The Cardiovascular Risk of Adult GH Deficiency (GHD) Improved after GH Replacement and Worsened in Untreated GHD: A 12-Month Prospective Study." J. Endocrinol. Metab., 87(3): 1088-93.

CORPAS E, HARMAN SM, BLACKMAN MR (1993): „Human growth hormone and human aging." Endocrine Rev., 14: 20-39.

DEAN W, MORGENTHALER J, FOWKES S (1993): Smart Drugs II. Petaluma: Smart Publ.

GILCHRIST FJ, MURRAY RD, SHALET SM (2002): „The effect of long-term untreated growth hormone deficiency (GHD) and 9 years of GH replacement on the quality of life (QoL) of GH-deficient adults." Clin. Endocrinol. (Oxf.), 57(3): 363-70.

HANEW K, UTSUMI A (2002): „The role of endogenous GHRH in arginine-, insulin-, clonidine- and L-dopa-induced GH release in normal subjects." Eur. J. Endocrinol., 146: 197-202.

HO KK, HOFFMAN DM (1993): „Aging and growth hormone." Horm. Res., 40(1-3): 80-6.

HYMER WC, KRAEMER WJ, NINDL BC ET AL. (2001): „Characteristics of circulating growth hormone in women after acute heavy resistance exercise." Am. J. Physiol. Endocrinol. Metab., 281: E878-87.

ISIDORI A, LO-MONACO A CAPPA M (1981): „A study of growth hormone release in man after oral administration of amino acids." Curr. Med. Res. Opin., 7(7): 475-81.

KASAI K, KOBAYASHI M, SHIMODA SL (1978): „Stimulatory effect of glycine on human growth hormone secretion." Metabolism, 27(2): 201-8.

KATIC M, KAHN CR (2005): „The role of insulin and IGF-1 signaling in longevity." Cell. Mol. Life. Sci., 62(3): 320-43.

KHANSARI DN, GUSTAD T (1991): „Effects of long-term, low-dose growth hormone therapy on immune function and life expectancy." Mech. Ageing Develop., 57: 87-100.

LANES R, LUNAR L, CARRILLO E ET AL. (2000): „Acipimox, a nicotinic acid analog, stimulates growth hormone secretion in short healthy prepubertal children." J. Pedeatr. Endocrinol. Metab., 13(8): 1115-20.

LANGE KH, LORENTSEN J, ISAKSSON F ET AL. (2001): „Endurance training and GH administration in elderly women: effects on abdominal adipose tissue lipolysis." Am. J. Physiol. Endocrinol. Metab., 280(6): E886-97.

LAVIGNE JA, BAER DJ, WIMBROW HH ET AL. (2005): „Effects of alcohol on insulin-like growth factor I and insulin-like growth factor binding protein 3 in postmenopausal women." Am. J. Clin. Nutr., 81(2): 503-7.

LONGO VD, FINCH CE (2003): „Evolutionary Medicine: From Dwarf Model System to Healthy Centenarians?" Science, 299(28): 1342-6.

MCCARTY MF (2003): „A low-fat, whole-food vegan diet, as well as other strategies that down-regulate IGF-1 activity, may slow the human aging progress." Med. Hypotheses, 60(6): 784-92.

MARCUS R, BUTTERFIELD G, HOLLOWAY L ET AL. (1990): „Effects of short-term administration of recombinant human growth hormone to elderly people." J. Clin. Endocrinol. Metab., 70: 519-27.

MOBBS CV (1996): „Neuroendocrinology of Aging." In: Schneider EL, Rowe JW (eds.): The handbook of the biology of aging. San Diego: Academic Press Inc., 234-82.

MONSON JP (2003): „Long-term experience with GH replacement therapy: efficacy and safety." Eur. J. Endocrinol., 148: S9-S14.

MORETTI C, FABBRI A, GNESSI L ET AL. (1982): „Pyridoxine (B6) suppresses the rise in prolactin and increases the rise in growth hormone induced by exercise." New Engl. J. Med., 307(7): 444-5.

MULLER EE, RIGAMONTI AE, COLONNA VG ET AL. (2002): „GH-related and extra-endocrine actions of GH secretagogues in aging." Neurobiol-Aging, 23(5): 907-19.

MUNIYAPPA R, WONG KA, BALDWIN HL (2006): „Dehydroepiandrosterone Secretion in Healthy Older Men and Women: Effects of Testosterone and Growth Hormone Administration in Older Men." J. Clin. Endocrin. Metabol., 91(11): 4445-52.

MURRAY RD, WIERINGA GE, LISSET CA ET AL. (2002): „Low-dose GH replacement improves the adverse lipid profile associated with the adult GH deficiency syndrome." Clin. Endocrinol-(Oxf)., 56(4): 525-32.

NAPOLI R, GUARDASOLE V, MATARAZZO M ET AL. (2002): „Growth hormone corrects vascular dysfunction in patients with chronic heart failure." J. Am. Coll. Cardiol., 39(1): 90-5.

PAPADAKIS MA, GRADY D, BLACK D ET AL. (1996): „Growth hormone replacement in healthy older men improves body composition but not functional ability." Ann. Int. Med., 124: 708-16.

PIJL H, LANGENDONK JG, BURGGRAF J ET AL. (2001): „Altered neuroregulation of GH secretion in visceral obese premenopausal women." J. Clin. Endocrinol. Metab., 86(1): 5509-15.

QUABBE, HJ, RAMEK, W, LUYCKX, AS (1983): „Growth hormone, cortisol and glucagon concentration during plasma free fatty acid depression. Different effects of nicotinic acid and an adenosine derivative." J Clin Endocr Metab, 57: 410-14.

RINCON M, MUZUMDAR R, ATZMON G, BARZILAI N (2004): „The paradox of the insulin/IGF-1 signaling pathway in longevity." Mech. Ageing Dev., 125(6): 397-403.

RUDMAN D, FELLER AG NAGRAJ HS ET AL. (1990): „Effect of human growth hormone in men over 60 years old." New Engl. J. Med., 323(1), 1-6.

SHEPHARD RJ (1982): Physiology and biochemistry of exercise. New York: Praeger Publ.

SUGIMOTO T KAJI H, NAKAOKA D ET AL. (2002): „Effect of low-dose of recombinant human growth hormone on bone metabolism in elderly women with osteoporosis." Eur. J. Endocrinol., 147(3): 339-48.

SVENSSON J, FOWELIN J, LANDIN K ET AL. (2002): „Effects of Seven Years of GH-Replacement Therapy on Insulin Sensitivity in GH-Deficient Adults." J. Clin. Endocrinol. Metab., 87(5): 2121-7.

SVENSSON J, STIBRANT SUNNERHAGEN K, JOHANSSON G (2003): „Five Years of Growth Hormone Replacement Therapy in Adults: Age- and Gender-Related Changes in Isometric and Isokinetic Muscle Strength." J. Clin. Endocrinol. Mebab., 88(5): 2061-9.

SWERDLOW AJ, HIGGINS CD, ADLARD P, PREECE MA (2002): „Risk of cancer in patients treated with human pituitary growth hormone in the UK, 1959-85: a cohort study." Lancet, 360: 273-7.

TATAR M, BERTKE A, ANTEBI A (2003): „The Endocrine Regulation of Aging by Insulin-like Signals." Science, 299(28): 1346-51.

VALCAVI R, ZINI M, MAESTRONI G, CONTI A (1993): „Melatonin Stimulates Growth Hormone Secretion Through Pathways Other Than the Growth Hormone-Releasing Hormone" Clin. Endocrinol., 39: 193-9.

VAN CAUTER E, PLAT L, SCHARF MB ET AL. (1997): „Simultaneous Stimulation of Slow-wave Sleep and Growth Hormone Secretion by Gamma-hydroxybutyrate in Normal Young Men." J. Clin. Invest., 100(3): 745-53.

WELBOURNE TC (1995): „Increased Plasma Bicarbonate and Growth Hormone Ater and Oral Glutamine Load." Am J Clin Nutr., 61(5): 1058-61.

II.8

Altersuhr Zirbeldrüse und Melatonin

„Du weißt vielleicht nicht, welche Ergebnisse dein Handeln bringen wird, aber wenn du nichts tust, wird es keine Ergebnisse geben."
MAHATMA GANDHI [indischer Freiheitskämpfer, 1869-1948]

Ein langer Weg

Als der spanische Eroberer Ponce de Leon im Jahr des Herrn 1513 die nördliche Karibik nach dem sagenhaften Jungbrunnen absuchte, blieb seine Expedition erfolglos – sieht man einmal davon ab, dass dabei im Vorbeigehen Florida entdeckt wurde, was zumindest die Amerikaner heute als Teilerfolg verstanden wissen wollen.

Was der enttäuschte de Leon damals nicht ahnte: Fast 500 Jahre nach seiner Irrfahrt werden seriöse Wissenschaftler behaupten, dass er zumindest ein wichtiges Element des Jungbrunnens schon bei sich trug; nämlich genau zwischen seinen Ohren. Die Rede ist von der Zirbeldrüse im Gehirn und deren wichtigstem Botenstoff Melatonin.

In den vergangenen Jahren wurden viele Wirkungen der Zirbeldrüsenhormone geklärt und weitere Einsatzmöglichkeiten werden zurzeit überall auf der Welt untersucht. Heute erhalten Hunderttausende von Menschen Melatonin von ihrem Arzt oder sie nehmen es auf eigene Verantwortung ein. Angesichts dieser Entwicklung könnte man den Eindruck gewinnen, alles sei nur eine Frage von Wissen und der Umsetzung dieses Wissens. Weit entfernt. Wir haben schon mehrfach gesehen, dass auch in der Wissenschaft die Wahrheit im Auge des Betrachters liegt. Die Erforschung der Zirbeldrüse macht da keine Ausnahme, sie ist geradezu ein Paradebeispiel.

Wer verstehen will,

- warum heute so viele Menschen von den unmittelbaren Wirkungen von Melatonin begeistert und von der langfristigen Bedeutung für die Gesundheit überzeugt sind,
- warum weltweit Ärzte Melatonin empfehlen und verordnen, während andere die Einsatzmöglichkeiten von Melatonin nicht kennen oder vom Gebrauch abraten,
- warum Gesundheitsbehörden vieler Länder Melatonin als freiverkäufliche Nahrungsergänzung einstufen, während Behörden anderer Länder jeglichen Gebrauch dieses Naturstoffs unterbinden,

für den haben wir alles Wissenswerte möglichst verständlich aufbereitet. Und wir versprechen: Einiges unserer Reise durch die Welt der Melatoninforschung wird wirklich aufregend.

II Sitz der Seele und der Lebenskraft

Die Zirbeldrüse befindet sich genau im Zentrum des Gehirns. Nach überliefertem indischen Glauben liegt in ihr die Lebenskraft verborgen.

Rene Descartes sagte im 17. Jahrhundert über das Organ: „Da ist eine kleine Drüse im Gehirn, genannt Zirbeldrüse, in der die Seele ihre Funktion ausübt, mehr als in irgend einem anderen Teil des Körpers."

Hundert Jahre später bemerkten italienische Anatomen, dass die Zirbeldrüsen von geistig Verwirrten Kalkablagerungen aufwiesen. Ganz offenbar konnten die Drüsen nicht mehr richtig funktionieren. Im Unterschied zu Descartes fiel die Schlussfolgerung der Italiener nüchterner aus. Ihrer Meinung nach könnte die Drüse etwas mit der geistigen Gesundheit zu tun haben – wie auch immer. (Anm.: Interessanterweise wissen wir heute, dass einige psychische Krankheiten tatsächlich mit verändertem Melatoninspiegel einhergehen.)

Ein medizinischer Bericht erregte 1889 die Aufmerksamkeit der Fachwelt. Vorgestellt wurde ein Junge, der schon in die Pubertät gekommen war, obwohl er noch nicht einmal sein fünftes Lebensjahr vollendet hatte. Der Junge hatte einen Tumor in der Zirbeldrüse. Daraus leitete man die These ab, die Zirbeldrüse steuere den Zeitpunkt der Geschlechtsreife. Dieser Ansatz klang überzeugend. Doch schon bald wurden andere Patienten mit Zirbeldrüsentumoren gefunden, deren geschlechtliche Entwicklung nicht verändert war. Gelegentlich wurde die Pubertät durch Zirbeldrüsentumoren sogar verzögert.

Die ganze Angelegenheit war ziemlich verwirrend. Man verwarf alle Thesen. In den nachfolgenden Jahrzehnten konnten sich die Endokrinologen auf kein klares Konzept darüber einigen, wie die merkwürdigen Zirbeldrüsenphänomene zustande kommen. Der Streit wurde schließlich beigelegt. Man einigte sich kurzerhand auf die Einschätzung, die Zirbeldrüse besitze überhaupt keine Funktion – sicherlich eine seltsame Art, sich nicht weiter mit der Problematik herumschlagen zu müssen. Heute sind die scheinbar widersprüchlichen Daten erklärbar. Manche Tumoren schalten die Zirbeldrüse aus, andere stimulieren sie extrem. Zirbeldrüsenhormone haben allerdings eher indirekte Auswirkungen auf die Geschlechtsdrüsen.

„Living is easy with eyes closed, misunderstanding all you see."
JOHN LENNON [britischer Komponist und Autor, 1940-1980]

Nicht alle gaben sich mit dieser einfachen Lehrmeinung zufrieden. Selbst während der Wirren des Ersten Weltkriegs ließ das Geheimnis der Drüse einige Wissenschaftler nicht ruhen (s. u.).

Durchsichtige Kaulquappen

Im Frühsommer 1917 werden in einem Schlachthof im US Bundesstaat Maryland zwei Männer gesehen, die aus jedem Rinderkopf, dessen sie habhaft werden können, eilig die Zirbeldrüse herausschneiden. Die vermeintlichen Organdiebe sind Carey McCord und Floyd Allen, zwei Wissenschaftler der John Hopkins University in Baltimore.

In ihrem Labor zerstampfen sie das gesammelte Gewebe und kippen es danach in einen größeren Behälter, in dem sich einige Kaulquappen befinden. Und jetzt geschieht etwas absolut Unerwartetes. Die Kaulquappen werden völlig durchsichtig, als ob ihre Außenhaut aus Glas wäre. Sonst scheint den munteren Tierchen nichts zu fehlen.

Wir wissen bis heute nicht, ob die kleinen Amphibien ebenso verdutzt waren wie ihre Beobachter. Die beiden Forscher jedenfalls waren nachhaltig beeindruckt und veröffentlichten ihre Entdeckung in einem wissenschaftlichen Magazin. Aber niemand der etablierten Fachwelt dachte auch nur daran, die skurrile Geschichte von Hirndrüsenextrakten und durchsichtigen Kaulquappen weiter zu verfolgen. Die Forschungsarbeit geriet in Vergessenheit – fast 40 Jahre lang.

II Eine viertel Million Rinderhirne

Ausgerechnet ein Hautexperte sollte das Wissen über die Zirbeldrüse entscheidend voranbringen. In Yale suchte der Dermatologe Dr. Aaron Lerner 1953 nach den Ursachen von Pigmentstörungen der Haut. Lerner war sehr gewissenhaft, und so durchforstete er alle verfügbare wissenschaftliche Literatur. Irgendwann stieß er auf den fast 40 Jahre alten Artikel von McCord und Allen über die durchsichtigen Kaulquappen (s. o.). Wenn irgendein Stoff in der Zirbeldrüse die Haut bleichen konnte, so die Überlegung Lerners, könnte die Unterdrückung dieser Verbindung möglicherweise Pigmentstörungen verhindern. Er machte sich auf die Suche nach dieser geheimnisvollen Substanz.

Mit einem riesigen Arbeitsaufwand wurden zunächst mehr als 2.000 Rinderhirne gesammelt, die Zirbeldrüsen entfernt und nach und nach allen damals möglichen Isolationsverfahren unterzogen. Aber es reichte nicht, um das mutmaßliche Bleichhormon in ausreichender Menge zu isolieren. Mehr Schlachttiere mussten her. Vier Jahre lang sammelten und extrahierten Lerner und sein Assistent Case die gigantische Zahl von 250.000 Rinderhirnen – gerade genug, um am Schluss endlich winzige Mengen der gesuchten Substanz zu besitzen.

Es dauerte noch einige Zeit, bis Lerner die genaue Struktur identifiziert hatte. Er nannte die hormonähnliche Verbindung Melatonin, weil sie tatsächlich die Hautzellen seiner Laborfrösche (die das dunkle Hautpigment Melanin enthalten) hell färben konnte. (Anm.: Heute weiß man, Melatonin (N-acetyl-5-methoxytryptamine) ist nicht der einzige Wirkstoff, den die Zirbeldrüse produziert. Neben weiteren verwandten Indolaminen entstehen dort auch verschiedene wichtige Peptidverbindungen.)

Das neue Hormon war aber nicht, wie gehofft, bei krankhaften Pigmentstörungen wirksam, egal wie viel Lerner seinen Patienten davon verabreichte. Einzig auffallend war, dass fast alle Patienten angaben, auf eine Dosis Melatonin irgendwie ruhig und schläfrig zu werden. Leider war dieser Effekt nicht das, wonach Lerner gesucht hatte, und so gab er die Melatoninforschung auf.

Wer glaubt, die ersten Ergebnisse zum Einsatz von Melatonin beim Menschen hätten die medizinische Welt veranlasst, an dieser Stelle weiterzuarbeiten, irrt. Bei einer patentierbaren Substanz hätte sich spätestens jetzt die Pharmaindustrie auf die Forschung und Entwicklung gestürzt. Schlafmittel hatten sich Mitte des 20. Jahrhunderts zu einem gewaltigen Geschäft entwickelt. Mit der natürlichen Substanz Melatonin, das war schnell klar, würde sich kein Geld verdienen lassen. In den nächsten Jahren, ja sogar Jahrzehnten, blieb die Melatoninforschung deshalb Stückwerk.

So etwas wie eine sichtbare Melatoninmangelkrankheit schien beim Menschen nicht zu existieren. Auch Tiere, denen man Melatonin verabreichte oder komplett entzog, zeigten keine akuten Symptome. Noch immer war nicht bekannt, welche Aufgaben die Zirbeldrüse wirklich hat.

II   Winterschlaf

Ein US Medical Service Corps an der amerikanischen Ostküste. Mitte der 60er-Jahre – das Weltraumzeitalter hatte gerade begonnen – versuchten zwei Wissenschaftler im Auftrag der Army den Winterschlaf von Tieren zu verstehen. Vielleicht ließe sich ja das Wissen später für lange Weltraumflüge nutzen.

Die Militärforschung brachte ein wichtiges Ergebnis: Die als Versuchstiere in der Army „dienenden" Hamster benötigten für ihren Winterschlaf eine ganz bestimmte Substanz aus der Zirbeldrüse. Es war das von Lerner identifizierte Melatonin. Volltreffer! Zum ersten Mal überhaupt wurde eine Aufgabe der Zirbeldrüse und ihres Hauptwirkstoffs entschlüsselt.

Einer der beiden Wissenschaftler war der junge Dr. Russel Reiter, der seinen Militärdienst zu dieser Zeit ableistete. In den folgenden 35 Jahren sollte Reiter zur wahrscheinlich größten Kapazität auf dem Gebiet der Melatoninforschung aufsteigen. (Anm.: Reiter fasste 1995 die bisherigen Forschungsergebnisse über Melatonin in seinem sehr lesenswerten populärwissenschaftlichen Buch „Melatonin" zusammen. Mittlerweile existiert auch eine deutsche Übersetzung. Obwohl nicht mehr auf dem absolut neuesten Stand, ist das Buch als Standardwerk noch immer äußerst empfehlenswert.)

II Das dritte Auge

Nach und nach taten sich neue Aufgabenfelder der Zirbeldrüse auf: Bei fast allen untersuchten Tieren registriert die Drüse Informationen über Licht und Dunkel. Bei Eidechsen geschieht das gleichsam wie mit einem dritten Auge über ein Loch in der Schädeldecke. Manche Zugvögel besitzen zu diesem Zweck einen transparenten Bereich an der Oberseite ihres Kopfes. Bei den meisten Spezies werden Lichtinformationen zunächst über die Augen aufgenommen und von dort dann zur Zirbeldrüse weitergeleitet.

Bei einigen Tierarten beeinflusst die Zirbeldrüse mit Hilfe des Botenstoffs Melatonin das Sexual- und Brutverhalten. Das ist vor allem für Arten wichtig, deren Fortpflanzung nur zu ganz bestimmten Jahreszeiten erfolgen darf. Offensichtlich ist die Drüse in der Lage, nicht nur Tages-, sondern auch die jahreszeitlichen Schwankungen zu registrieren. Die eintreffenden Informationen können dann auch den Wechsel von Sommer- und Winterfell oder den Winterschlaf steuern.

In den 70er-Jahren kannte man bereits eine Vielzahl von Wirkungen, die von der Ausschüttung des Zirbeldrüsenhormons Melatonin ausgelöst werden. Das Problem war nur, bei einer Tierart bewirkte das Hormon ein bestimmtes Verhalten, bei einer anderen etwas ganz anderes. Das ergab keinen Sinn.

Und was war mit dem Menschen? Die Vorstellung, der Mensch könnte ebenfalls von den Schwankungen eines Hormons in seinem Verhalten gesteuert sein, widerstrebte den damaligen – und teilweise auch heutigen – Auffassungen. Gott behüte! Zunächst gab es auch noch keine Hinweise auf solche Effekte.

Trotz aller Tierergebnisse und der mittlerweile mehrfach wiederholten Erfahrung, dass sich Melatonin stark schlaffördernd beim Menschen auswirkt, hielt sich fast bis zum Ende des 20. Jahrhunderts unausrottbar das medizinische Dogma, die Zirbeldrüse habe keine physiologische Funktion – eine Art „Blinddarm" im Gehirn.

II Des Rätsels Lösung

Machen wir einen Sprung in die Gegenwart. Heute billigt man der Zirbeldrüse auch beim Menschen nicht nur eine wichtige Funktion zu, sie wird mehr und mehr als ein zentrales Steuerorgan im Organismus betrachtet. Ein weiteres Dogma der Medizin wurde hinweggefegt.

Was war passiert? Etwas vereinfacht ausgedrückt, es hatte sich herausgestellt, dass Melatonin viele seiner Wirkungen nicht nach einem starren Schema, sondern im Rahmen des jeweiligen genetischen Programms entfaltet. Ein Beispiel: Registriert die Zirbeldrüse veränderte Lichtverhältnisse, zum Beispiel im Herbst, wird vermehrt Melatonin ausgeschüttet. Tiere, die genetisch Winterschläfer sind, fallen durch das Melatoninsignal in Winterschlaf. Bei einer anderen Art ist die gleiche Melatoninerhöhung im Herbst das Signal zum Wuchs des Winterfells oder anderer artspezifischer Veränderungen.

Ein anderes Beispiel: Bei Menschen und Tieren veranlasst Dunkelheit die Zirbeldrüse, Melatonin auszuschütten. Die Wirkung von vermehrtem Melatonin äußert sich beim Menschen unmittelbar in Müdigkeit und Schlafbereitschaft – bei Dozenten ein gefürchteter Effekt, der bei Studenten einsetzt, sobald der Hörsaal für eine Diapräsentation verdunkelt wird. Bei Ratten reagiert die Zirbeldrüse auf einsetzende Dunkelheit in gleicher Weise mit der Ausschüttung von Melatonin. Ratten sind aber genetisch nachtaktive Tiere. Sie werden durch das Melatonin keineswegs müde. Für sie beginnt mit dem Hormon der Arbeitstag.

Trotz der scheinbaren Widersprüche bewirkt bei Menschen wie bei Ratten die Melatoninausschüttung genau dasselbe: Sie signalisiert dem Organismus, welche Tages- oder Jahreszeit gerade ist. Daraus ergeben sich dann eine Reihe weiterer körperlicher Reaktionen, die ebenfalls durch Melatonin angestoßen werden. Sie sind in Grundzügen bei allen Arten gleich, in bestimmten Ausprägungen aber artspezifisch.

Erhöht sich bei männlichen Hamstern der Melatoninspiegel, schrumpfen vorübergehend ihre Hoden. Grund: Hamster sind in ihrer Sexualität extrem saisonabhängig. In der nächsten Jahreszeit funktionieren die Hamsterhoden dann wieder wie vorgesehen. Bei anderen Tieren und beim Menschen tritt dieser Effekt nicht auf. Dennoch hat die Entdeckung unvermittelt schrumpfender Hamsterhoden in der Männerwelt damals kurzzeitig zu Besorgnissen hinsichtlich einer Melatonineinnahme geführt (Vertreter von Medizinbehörden scheuen sich nicht, diesen artspezifischen Effekt noch heute „im Bedarfsfall" als

Argument gegen den Einsatz von Melatonin beim Menschen und die Freigabe als Nahrungsergänzungsmittel anzuführen).

II Die Zirbeldrüse als Taktgeber

Verbesserte Messmethoden klärten weitere Ungereimtheiten. Vergleiche ergaben, dass Melatonin bei verschiedenen Säugetieren und auch beim Menschen mehr gemeinsame als unterschiedliche Wirkungen hat. Brunftzeiten, Haarkleid und Winterschlaf waren nur die unterschiedlich aussehenden Spitzen eines Eisbergs, der unter Wasser zum größten Teil gemeinsame Ursprünge hat.

Es zeigte sich, dass Melatonin neben dem Aktivitäts- und Schlafverhalten auch Immunfunktionen und die Genauigkeit genetischer Ablesevorgänge und damit die Tumorentstehung wesentlich mitbestimmt – ganz zentrale Bereiche des biologischen Lebens also.

Walter Pierpaoli, einer der Väter der Melatoninforschung, war der erste, der die Zirbeldrüse mit dem Dirigenten eines Orchesters verglich. Verliert der Körper seinen Dirigenten, sagt er, spielen die Orchestermitglieder immer weniger abgestimmt. Das Chaos wächst und irgendwann bricht alles zusammen. Um bei dem Bild zu bleiben: Der Dirigent eines Orchesters kann verschiedene Stücke spielen lassen, deshalb die zunächst widersprüchlichen Forschungsbefunde über die Zirbeldrüse, die grundsätzlichen Aufgaben des Dirigenten sind aber in allen Orchestern gleich. Wie also sehen die genauen Aufgaben der Zirbeldrüse und des Melatonins beim Menschen aus?

Melatoninwirkungen beim Menschen

„Mittlerweile kann aber wohl nur noch der hartnäckigste Skeptiker – einer von jenen, die sich an der Olive in ihrem Martini verschlucken, wenn sie das Wort ‚Zirbeldrüse' hören – glauben, dass sich diese Drüse beim Menschen als gänzlich funktionslos herausstellen wird."
LAWRENCE CRAPO [amerikanischer „Hormonpapst", 1985]

II Schlafrhythmus

Menschen, die völlig von der Außenwelt abgeschlossen werden, verlieren unter künstlicher Beleuchtung sehr schnell ihren 24-Stundenrhythmus. Schlaf- und Wachzeiten verlängern sich und schon nach wenigen Tagen haben die Betroffenen trotz künstlicher Lichtquellen jegliches Gefühl für die Tageszeit verloren. Heute wissen wir: Im normalen Leben sorgt die Zirbeldrüse dafür, dass dies nicht geschieht. Der Schlaf-Wach-Rhythmus wird auch beim Menschen über Signale der Zirbeldrüse gesteuert. Melatonin ist dabei der entscheidende Botenstoff.

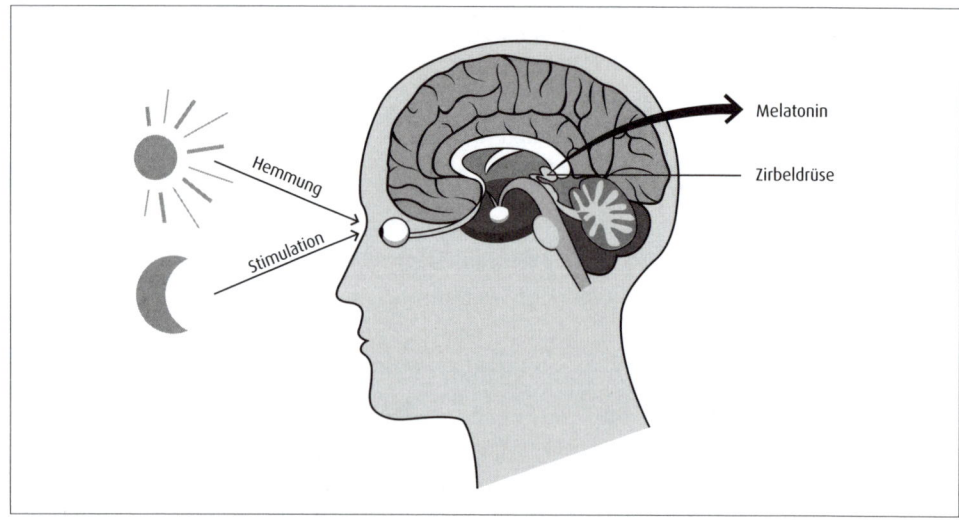

Die Melatoninausschüttung der Zirbeldrüse ist stark lichtabhängig. Dunkelheit stimuliert die Synthese und die Abgabe des Hormons in den Blutkreislauf. Unter Lichteinwirkung wird die Ausschüttung (nachhaltig) blockiert.

II Fortpflanzung

Menschen sind bei der Fortpflanzung nicht von der Jahreszeit abhängig. Oder doch? Bei genauerer Betrachtung häufen sich in verschiedenen Kulturen je nach Breitengrad tatsächlich die Geburten zu bestimmten Zeiten im Jahr. Diese Variationen waren vor Beginn des Industriezeitalters generell deutlicher.

In der Evolutionsgeschichte dürfte ein gewisser Rhythmus einen biologischen Sinn gehabt haben. Es gibt dazu interessante Forschungen. Wir wollen das Thema nicht weiter vertiefen, weil eine mögliche Beeinflussung der menschlichen Fortpflanzung durch die Jahreszeit in jedem Fall gering ist. Umgekehrt haben sich bisher beim Menschen keine Anzeichen für eine Beeinflussung der Fortpflanzungsfähigkeit durch Melatoninschwankungen ergeben.

II Stimmung und Psyche

Jahreszeitliche Abhängigkeiten gibt es in anderen Bereichen. Beispiele sind der Einfluss der Sonne und der Tageslänge auf die Stimmung. Viele Menschen leiden in der dunklen Jahreszeit unter Stimmungstiefs bis hin zu Depressionen. Melatonin ist dabei beteiligt.

Mangelndes Sonnenlicht verhindert, dass der Melatoninspiegel am Morgen ausreichend stark abfällt. Helles Licht blockiert die Melatoninausschüttung, gleichzeitig wird die Verfügbarkeit der Melatoninvorstufe Serotonin erhöht.

Viel Sonnenlicht am Tag führt zu einem verstärkten Melatoninausstoß in der Nacht. Die Erfahrung, dass man gerade im Winter nach einem im Freien verbrachten Tag abends gut einschlafen kann, hat seine Ursachen deshalb nicht nur in der vermehrten Bewegung oder der frischen Luft, sondern in einer Optimierung des Melatoninspiegels. Umgekehrt haben unzureichendes Licht und künstliche Raumbeleuchtung auf Dauer einen abgeflachten Ausschüttungszyklus zur Folge. Wie erst jüngst die Akita-Universität in Japan herausfand, ist vor allem bei Älteren die nächtliche Melatoninproduktion stark von der Tageslichtmenge abhängig.

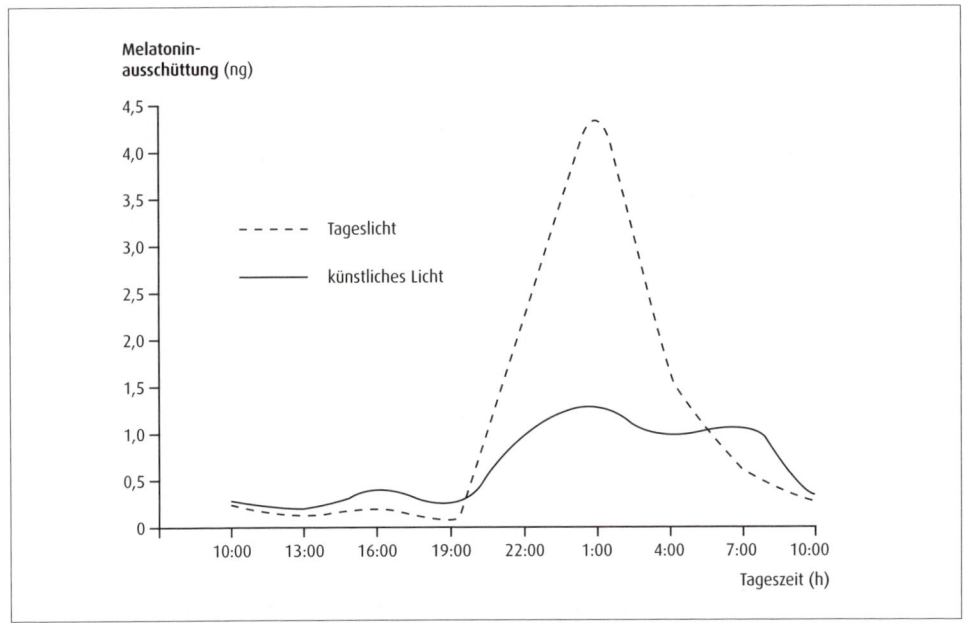

Ein ausgeprägter Hell-Dunkel-Rhythmus ist für eine physiologisch optimale Melatoninproduktion entscheidend. Intensive Lichteinwirkung am Tag verstärkt die nächtliche Ausschüttung (gestrichelte Linie). Überwiegender Aufenthalt unter Kunstlicht führt zur Abflachung des Melatoninspiegels (mod. nach Laakso et al., 1988).

Therapie mit Licht

Lichttherapie ist seit Jahren als effektives Mittel gegen jahreszeitbedingte Befindlichkeits-störungen und Depressionen anerkannt. Sonnenlicht blockiert kurzfristig Melatonin, ver-stärkt aber die Bildung seiner Vorstufe Serotonin, das für die Stimmungsverbesserung in erster Linie verantwortlich ist. In der Nacht entsteht aus Serotonin wieder verstärkt Me-latonin. Auch viele moderne Antidepressiva erhöhen die Verfügbarkeit von Serotonin im Gehirn und optimieren gleichzeitig die Melatoninausschüttung.

Depressionen

Depressive Menschen haben typischerweise erniedrigte Melatoninspiegel. Gleiches gilt für gestresste Personen. Die niedrigsten Spiegel fand man bisher bei Selbstmordkandidaten. Eine Besserung der Depression geht praktisch immer mit einer Verbesserung des Melato-ninstatus einher. Interessanterweise spielt es für den stimmungsaufhellenden Effekt keine Rolle, wodurch der Melatoninanstieg erzielt wird. Viele antidepressiv wirkende Mittel und verschiedene Therapien führen zu einer erhöhten nächtlichen Melatoninausschüttung. Das gilt für die meisten chemischen Antidepressiva ebenso wie für Johanniskraut, Lichttherapie oder die natürliche Aminosäure und Melatoninvorstufe L-Tryptophan (s. u.).

Zur Behandlung von Depressionen wirkt Melatonin selbst allerdings nur bei einer besonderen Depressionsform, beim sogenannten Delayed Sleep Phase Syndrome. Bei der „Major Depression" oder der „Seasonal Affective Disorder" („Winterblues") spielt die Melatoninvorstufe Serotonin die entscheidende Rolle – teilweise in Kombination mit einer verschobenen und nicht mehr optimal rhythmisierten Melatoninausschüttung. Möglicher-weise kann eine Melatoninergänzung auch verhindern, dass sich Depressionen als Folge von chronischem Stress entwickeln.

II Immunsystem

Italienische Wissenschaftler konnten 1995 erstmals nachweisen, dass T-Helferzellen eigene Melatoninrezeptoren besitzen, an die Melatonin direkt andocken kann – eine bahnbre-chende Entdeckung. (Anm.: Inzwischen wurden für Melatonin eine Vielzahl immuno-logischer Aktivierungen bestätigt. Dazu gehören Gamma-Interferon, IL-1, IL-2, IL-6 und IL-12.) Melatonin wirkt innerhalb des Immunsystems jedoch nicht einfach im Sinn einer allgemeinen unspezifischen Aktivierung. Vielmehr koordinieren die Zirbeldrüse und sein Hauptsignalstoff Melatonin wesentliche Bereiche der Immunabwehr. Wie wir im Praxisteil noch sehen werden, kann die Menge des im Blut verfügbaren Melatonins unter bestimmten lebensbedrohlichen Stresssituationen, zum Beispiel Infektionen, die Überle-bensfähigkeit beeinflussen.

Immunologen stufen Melatonin heute als einen „integralen Bestandteil des Immunsystems" ein. Die im Winter vermehrte Melatoninausschüttung ist wahrscheinlich eine biologische Anpassung an die erhöhten energetischen, thermoregulatorischen und immunologischen Anforderungen.

II Mutationen, Tumoren, Krebs

Lange Zeit wurde der Zirbeldrüse nicht zuletzt deshalb wenig Bedeutung zugemessen, weil die operative Entfernung der gesamten Drüse keine akuten Auswirkungen auf den Organismus zu haben schien; zumindest keine, welche die klassischen medizinischen Schablonen erfassten. Erst als ein Untersucherteam auf die Idee kam, so operierte Tiere bis zum natürlichen Lebensende zu beobachten und vor allem die genauen Todesursachen zu analysieren, fiel eine Besonderheit auf: Ohne eine funktionierende Zirbeldrüse entwickelte sich im Alter häufiger Krebs, die Tumoren hatten häufiger Metastasen, und die Tiere überlebten die Krebserkrankung insgesamt schlechter. Berei ṣ Mitte des 20. Jahrhunderts wurden deshalb Versuche unternommen, Krebskranke mit Zirbeldrüsenextrakten zu behandeln. Die Wirkungen waren ermutigend, ein allgemeines Krebsheilmittel waren die Drüsenextrakte jedoch nicht.

Bessere Analysemethoden und die Verfügbarkeit von reinem Melatonin führten vor einigen Jahren zu einer Neubelebung dieser Forschungsrichtung. Vergleiche zwischen Gesunden und Krebspatienten bestätigten jetzt enge Zusammenhänge zwischen Krebserkrankungen und Melatoninstoffwechsel. Ganz besonders betrifft das zwei der häufigsten Krebsarten, Brustkrebs und Prostatakrebs.

In einer Reihe von Untersuchungen hat sich sehr eindrucksvoll bestätigt, dass verschiedene Maßnahmen, die den Melatoninspiegel senken, schnell zu einem Anstieg von Krebserkrankungen führen. Einen Melatoninmangel kann man durch operative Eingriffe oder durch verschiedene Arzneimittel herbeiführen (s. u.). Am einfachsten gelingt das durch Störung des normalen Tag-Nacht-Rhythmus. Für den Alltag hat gerade das erhebliche Bedeutung.

Weil die Hauptausschüttung von Melatonin in der Nacht erfolgt, genügt es zum Beispiel, bei Labortieren abends die Käfigbeleuchtung nicht ganz auszuschalten, um einen Mangel zu erzeugen. Das funktioniert deshalb so gut, weil bereits geringe Lichtreize die natürliche Melatoninproduktion unterdrücken (s. o.). Versuchstiere, deren Melatoninspiegel auf diese Weise erniedrigt ist, entwickeln sehr viel häufiger und schneller Krebserkrankungen, besonders Brustkrebs. Bereits vorhandene Karzinome wachsen schneller.

Moderne Messverfahren zeigen Erstaunliches: Der Tumorstoffwechsel und Melatonin hängen bei einigen Krebsarten so eng zusammen, dass sich bereits die Tagesschwankungen der Melatoninausschüttung in der Geschwindigkeit des Tumorwachstums niederschlagen – mehr Wachstum während des Tages (geringe Melatoninspiegel im Blut) und Hemmung des Wachstums in der Nacht (hoher Spiegel). Dass tatsächlich Melatonin der Regulator für den Tumorstoffwechsel ist, offenbart ein einfaches Experiment: Wird die nächtliche Melatoninausschüttung durch künstliches Licht oder andere Maßnahmen reduziert, wachsen die Tumorzellen auch in der Nacht.

Wie kann Melatonin eine so entscheidende Rolle bei den häufigsten Krebserkrankungen spielen? Neuere Forschungsarbeiten geben darauf Antworten.

Melatonin und Krebs

Die Zusammenhänge zwischen Melatonin und Krebserkrankungen sind äußerst komplex. Das zeigt sich zum Beispiel auch daran, dass bestimmte Tumorarten zu einem starken Anstieg des Serum-Melatoninspiegels führen. Für einschlägig Interessierte zumindest die wichtigsten bisher entdeckten Mechanismen:

II   Auf verschiedene Tumorzellarten übt Melatonin eine unmittelbar wachstumshemmende Wirkung aus (direkte **Proliferationshemmung**).

II   Melatonin wirkt regulierend auf einige **Epiphysen- und Gonadenhormone**, die an der Tumorentwicklung beteiligt sind.

II   **Fettsäuren**: Bestimmte Tumorzellen (z. B. von Brustkrebs und wahrscheinlich auch von Prostatakrebs) nutzen Linolsäure, eine unter anderem in Speiseölen und Margarine enthaltene omega-6-Fettsäure (im Tumor wird sie in die mitogene Verbindung 13-HODE umgewandelt). Die Aufnahmefähigkeit für Linolsäure und damit die Wachstumsmöglichkeit des Tumors hängen direkt von Melatonin ab. Ein sinkender Melatoninspiegel ermöglicht eine verstärkte Aufnahme von Linolsäure in die Krebszelle und damit verbesserte Entwicklungsmöglichkeiten. Umgekehrt blockiert Melatonin mit steigenden Spiegeln diesen Stoffwechselweg der Tumorzellen.

Linolensäure (omega-3-Fettsäure) übt dagegen direkt und indirekt über den Melatoninstoffwechsel eine tumorhemmende Wirkung aus; sie ist in Lein-, Raps-, und Hanföl enthalten (mehr zum Thema Fettsäuren und Krebs in Kapitel II.11).

II   **Alkohol**: Melatonin verhindert den durch Alkohol ausgelösten stimulatorische Effekt von Östradiol auf Brustzellen und im Uterus („Estrogen Switching-Effekt"). Sowohl die Entwicklung als auch die Metastasenbildung östrogensensitiver Tumorzellen wird in Anwesenheit von Melatonin blockiert (s. Kap. II.4).

II   Wichtige antikanzerogene Effekte von Melatonin ergeben sich aus seiner Fähigkeit, elementare **Immunfunktionen** zu stabilisieren beziehungsweise zu aktivieren.

II   Melatoninmoleküle sind äußerst effektive **Antioxidantien** mit besonderen Eigen-
schaften. Oxidative Prozesse und Hydroxyl-Radikale fördern die Entstehung maligner Zellen.
Melatonin reduziert sowohl die Bildung als auch das Schadenspotenzial verschiedener
Radikale (s. u.).

Blinde Menschen entwickeln seltener Brustkrebs und überleben länger

Der in Tiermodellen ausführlich untersuchte Zusammenhang zwischen Melatoninmangel
und der Entstehung beziehungsweise dem Wachstum von Krebs ist inzwischen auch bei
menschlichen Tumorzellen gut belegt.

Sehfähigkeit. Ein spezielles Phänomen beim Menschen ist schon länger bekannt,
konnte aber bisher nicht erklärt werden: Blinde Frauen erkranken weitaus seltener an
Brustkrebs. Inzwischen weiß man, dass der Melatoninspiegel bei Blinden erhöht ist. Durch
den fehlenden Lichtreiz schüttet die Zirbeldrüse insgesamt mehr Melatonin aus. Der Zusammenhang ist erstaunlich eng. Die Krebsanfälligkeit sinkt fast linear mit der Fähigkeit,
(Licht) zu sehen.

Alter. Auf eine andere Besonderheit machte eine Untersuchung schon vor 25 Jahren
aufmerksam. Das Tumorwachstum und die Überlebensrate bei Brustkrebs hängen mehr
als bei anderen Krebserkrankungen sehr stark vom Alter ab. Verlauf und Prognose von vergleichbaren Tumoren sind bei jüngeren Frauen wesentlich besser als bei Älteren. Erst heute
wird zumindest als ein entscheidender Faktor der höhere Melatoninspiegel junger Frauen
für diesen Schutzeffekt verantwortlich gemacht.

Ironischerweise erschien ebenfalls vor 25 Jahren in der angesehenen Medizinzeitschrift
„Lancet" ein Bericht über ein erhöhtes Auftreten von Brustkrebs mit zunehmender Verkal-
kung der Zirbeldrüse. Aber erst 25 Jahre später rückt heute das mutmaßliche Bindeglied
zwischen beiden Phänomenen in den Mittelpunkt: Melatonin.

Schichtarbeit und Melatoninmangel

Das Ergebnis der bisher größten Studie über die Bedeutung der Zirbeldrüse für Krebserkrankungen beim Menschen wurde 2001 veröffentlicht. Im Rahmen der „Nurses Health
Study" waren unter anderem von der Bostoner Harvard Medical School Krebsrisiken von
78.562 Krankenschwestern über zehn Jahre untersucht worden. Es zeigte sich: Je häufiger
eine Frau zur Nachtschicht eingeteilt war, umso größer war die Wahrscheinlichkeit, Brustkrebs zu entwickeln. Frauen, die wechselnde Schichtarbeit länger als 15 Jahre ausübten,
hatten signifikant häufiger Krebs als die, die nur wenige Jahre im Schichtdienst arbeiteten.

Krankenschwestern mit mehr als 30 Jahren Schichtarbeit hatten die höchste Krebsrate. Welche extremen Auswirkungen Störungen des Tag-Nacht-Rhythmus haben, verdeutlicht ein weiterer Befund: Allein das Überschreiten von nur drei Nachtschichten im Monat führte bereits zu einem Anstieg des Brustkrebsrisikos.

Dass tatsächlich Melatonin und nicht etwa der besondere Stress einer Schichtarbeit die Krebsentwicklung bestimmt, bestätigte eine fast zeitgleich veröffentliche Untersuchung des Cancer Research Centers in Seattle. Das Brustkrebsrisiko von etwa 1.600 Frauen im Alter von 20 bis 74 Jahren wurde in Abhängigkeit von Schlafgewohnheiten und nächtlichen Lichteinflüssen untersucht. Auch dort war das Krebsrisiko bei den Personen höher, die häufiger in der Nachtperiode nicht schliefen, in der normalerweise die höchste Melatoninausschüttung erfolgt. Schlafunterbrechungen zu einem späteren Nachtzeitpunkt brachten dagegen kein erhöhtes Risiko. Ganz allgemein waren helle Lichtverhältnisse im Schlafzimmer mit häufigeren Krebserkrankungen verbunden.

Melatonin und Altern

‖ Verfügbarkeit im Lebensverlauf

Wenn die Zirbeldrüse und ihr wichtigster Botenstoff Melatonin auch beim Menschen nicht nur an einzelnen Alterskrankheiten, sondern am Alterungsprozess selbst beteiligt sein sollen, müssten sich bestimmte Beziehungen zwischen Melatoninspiegel und Alterung finden lassen. Solche Nachweise ließen sich lange Zeit nicht führen, weil eine exakte Melatoninbestimmung erst mit modernsten Analysetechniken möglich wurde.

Heute wissen wir, dass der Mensch mit zunehmendem Lebensalter weniger Melatonin zur Verfügung hat. Doch es gibt einen Unterschied zu den meisten anderen mit der Alterung zusammenhängenden Hormonen. Bei Melatonin geschieht weder ein plötzlicher Hormonmangel im hohen Alter noch ein schnell voranschreitender Verlust in der zweiten Lebenshälfte.

Die höchsten Melatoninwerte hat der Mensch als Kind bis kurz nach der Pubertät. Im Anschluss fällt die natürliche nächtliche Ausschüttung zunächst sehr stark ab, nach dem 20. bis 30. Lebensjahr nur noch langsam, häufig ohne eine klare Tendenz und individuell sehr unterschiedlich. Zunehmend gestört ist im Alter aber die natürliche Rhythmik. Bei älteren Personen ist die wichtige Tag-Nacht-Schwankung im Blutspiegel abgeflacht. Spätestens im Alter von 80 bis 90 Jahren ist der Melatoninstoffwechsel meist nicht nur rhythmisch gestört, sondern bei vielen Menschen gänzlich erloschen (s. Abb. S. 315).

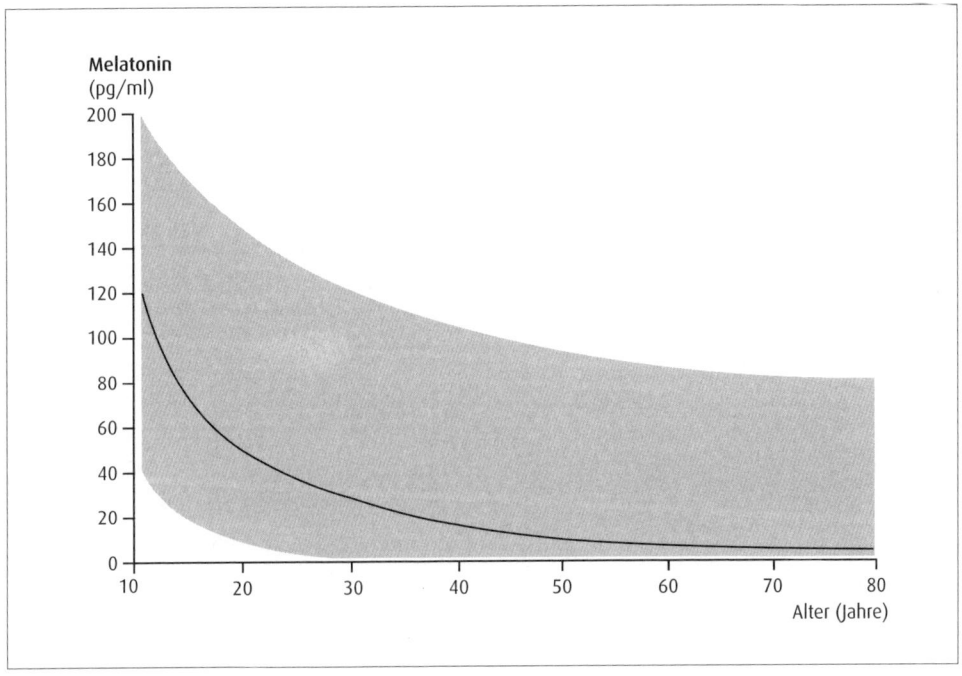

Höhe der nächtlichen **Melatoninausschüttung im Lebenslauf.** Die durchgezogene Linie stellt den durchschnittlichen Verlauf dar (Mittelwert aller gemessenen Daten). Beachte: Das Melatoninniveau des Einzelnen kann – je nach Veranlagung, Verhalten und Umweltfaktoren – vom altersbezogenen Durchschnittswert erheblich abweichen (grauer Bereich) (mod. nach Waldhauser et al., 1988; Zhdanova et al., 1998).

Folge des Alterns oder Ursache für das Altern?

Ein Zusammenhang zwischen Lebensalter und Melatoninmangel klärt noch nicht die Frage, wie sich beide Faktoren gegenseitig beeinflussen. Bis noch vor wenigen Jahren galten generell alle Stoffwechselveränderungen, die bei Älteren typisch sind, ausschließlich als eine Folge der Alterung. Hinweise, die auf eine umgekehrte Wirkungsrichtung schließen lassen, häufen sich allerdings.

Wie wir noch sehen werden, führt das Entfernen der Zirbeldrüse zur Beschleunigung einer Vielzahl von körperlichen und geistigen Alternsprozessen. Ein ähnliches Ergebnis brachten sogenannte Kreuztransplantationen, bei denen die Drüsen von jungen und alten Tieren operativ ausgetauscht wurden (s. u.). Versuche mit menschlichen Zellen scheinen diesen Zusammenhang zumindest zu stützen.

Ein Gedankenexperiment

Heute können wir auf eine unglaubliche Vielzahl wissenschaftlicher Daten über Melatonin zugreifen, die noch vor 20 Jahren nicht einmal in Ansätzen verfügbar waren. Machen wir einmal ein kleines Gedankenexperiment.

Sie kennen jetzt diese Fakten: Melatonin steuert und aktiviert zentrale Immunfunktionen. Ebenso werden wichtige Krebsprozesse beeinflusst, und schließlich vermag ein optimaler Melatoninspiegel lebensbedrohliche Stressschäden zu verhindern. Gleichzeitig ist Ihnen bekannt, dass dem Organismus im Alter nur noch wenig Melatonin zur Verfügung steht. Angenommen, es würde jetzt ein Experiment gestartet, bei dem durch eine entsprechende Substitution der Melatoninspiegel von Labortieren bis ins hohe Alter auf einem optimalen Niveau gehalten werden soll. Sie sollten nun eine Prognose abgeben, ob die Melatonintherapie einen Einfluss auf die Lebensspanne der Tiere haben wird.

Vielleicht würde Ihnen dabei die Immuntheorie der Alterung einfallen – eine Theorie, die sich auf die Erkenntnis gründet, dass nachlassende Immunfunktionen im Lebenslauf Alternsprozesse und den Todeszeitpunkt wesentlich mitbestimmen. Oder aber Sie würden sich daran erinnern, dass Krebs beim Menschen ebenso wie bei vielen Tierarten zu den häufigsten Todesursachen zählt.

Wir sind sicher, angesichts all dieser Zusammenhänge würden Sie die These wagen, Melatonin könnte bis zu einem gewissen Grad Alterskrankheiten und Tod hinausschieben und so zumindest die durchschnittliche Lebensspanne erhöhen. Wirklich unklar und spannend bei der Veranstaltung wäre lediglich, wie deutlich der Einfluss ausfällt oder ob Nebenwirkungen auftreten würden.

Was angesichts des heutigen Wissensstandes als fast logische Konsequenz erscheint, war noch vor wenigen Jahren im Bereich kühner Spekulation.

Steuersystem für die Alterung

Als Dr. George Maestroni, Direktor des Instituts für Experimentelle Pathologie im schweizerischen Locarno, in den 80er-Jahren daran arbeitete, die Bedeutung von Melatonin für das Immunsystem Mosaikstein für Mosaikstein zu entschlüsseln, waren die Voraussetzungen gänzlich andere als heute.

Hinter Maestroni und seinen Kollegen Ario Conti und Walter Pierpaoli lag bereits eine Reihe von Studien, die auf unterschiedliche Weise gezeigt hatten, dass bei höher entwickelten Lebewesen ein reduzierter Melatoninspiegel wichtige Immunfunktionen verschlechtert und die Lebenserwartung reduziert. Als nächster Schritt sollte eine Studie überprüfen, ob das im Alter nachlassende Immunsystem tatsächlich verbessert wird, wenn man zusätzliches Melatonin zuführt und damit den normalen Altersabfall des Hormons verhindert. Ein Routineexperiment. Man hoffte auf einen neuen Mosaikstein für die Immunologie.

Was die Wissenschaftler noch nicht ahnten: Nach diesem Experiment sollte nichts mehr so sein wie vorher. Später wird Maestroni sagen, die Wochen und Monate, in denen er mit seinen Kollegen die Bedeutung und die Wirkungen von Melatonin am lebenden Organismus erstmals belegen konnte, seien die aufwühlendsten Entdeckungen seines Forscherlebens gewesen. Was war passiert?

Junggebliebene alte Mäuse

Erwachsene Mäuse, die sich bereits weit in ihrer zweiten Lebenshälfte befanden, wurden willkürlich in zwei Gruppen aufgeteilt und unter kontrollierten Bedingungen gehalten. Beide Gruppen erhielten exakt die gleiche Pflege und Ernährung. Mit einem einzigen Unterschied: Den Tieren aus einer Gruppe wurde eine geringe Dosis Melatonin ins abendliche Trinkwasser gegeben. Es war der erste streng wissenschaftlich kontrollierte Langzeitversuch dieser Art.

Nach überraschend kurzer Zeit wurde deutlich, dass die mit Melatonin substituierten Tiere ein wesentlich leistungsfähigeres Hormon- und Immunsystem besaßen als ihre Vergleichsgenossen. Als Immunologe hatte Maestroni den Beweis, der ihm noch fehlte. Das laufende Experiment war aber noch nicht zu Ende. Es sollte noch dramatischere Ergebnisse liefern.

Monate später waren die Tiere im Seniorenalter. Da Mäuse biologisch ähnlich altern wie Menschen, konnte man ihnen das Alter ansehen. Ihre Muskulatur nahm ab, sie bewegten sich schwerfälliger und saßen mehr herum. Das Fell wurde stumpf und bekam kahle Stellen. Allerdings: Nur die Tiere ohne den Melatoninzusatz im Trinkwasser alterten normal und wie erwartet.

Zum Zeitpunkt als alle normal alternden Mäuse wie Hochbetagte aussahen und sich auch entsprechend benahmen, war bei keinem der Tiere, die Melatonin bekamen, ein Anzeichen von Alterung zu erkennen. Zumindest nicht vom Erscheinungsbild. Ihr Fell war noch immer glänzend, die körperliche Leistungsfähigkeit war erhalten und sogar das Interesse an Sex schien ungebrochen. Das deutliche Ergebnis kam für alle Beteiligten höchst unerwartet.

Alles deutete auf eine ganz neue Bedeutung von Melatonin hin, die mit seinen immunologischen Wirkungen allein nicht zu erklären war. Einer der drei beteiligten Wissenschaftler, Walter Pierpaoli, war nicht ganz so überrascht. Bei Pierpaoli hatten schon frühere Forschungsergebnisse die Vermutung gestärkt, die Zirbeldrüse und Melatonin könnten bei hochentwickelten Lebewesen viel elementarere Aufgaben übernehmen, als bisher vermutet. Nach den strengen Regeln der Wissenschaft waren die neuen Entdeckungen über Melatonin und die Alterung allerdings noch nicht verwertbar. Das Verändern von Alternsabläufen war bei den substituierten Tieren zwar offensichtlich, ließ sich jedoch noch nicht in Zahlen ausdrücken. Hätten die Forscher versucht, ihre Beobachtungen zu diesem Zeitpunkt zu veröffentlichen, keine der renommierten Fachzeitschriften hätte ihren Artikel angenommen (s. u.).

Nichts ist so objektiv und nichts so trügerisch wie Zahlen

Was dem Philosophen die Worte, sind Naturwissenschaftlern Zahlen, genauer gesagt in Zahlen ausdrückbare Fakten. Diese Sichtweise hat sich aus gutem Grund etabliert. Auf diese Weise sollen ausschließlich „objektive" und „eindeutige" Daten garantiert und Beurteilungsfehler ausgeschlossen werden. Subjektive Beobachtungen oder gar Beschreibungen zum Beispiel des Aussehens von Labortieren gelten in der biologischen und medizinischen Wissenschaft als wenig seriös. Sie sind normalerweise allenfalls eine Randbemerkung wert. Doch gerade in der Alternsforschung wird heute die ausschließliche Beachtung zählbarer Fakten als ein Raster angesehen, durch das nicht alle Aspekte des Lebens ausreichend erfasst werden. Jugendlichkeit unterscheidet sich von Alter eben nicht nur durch Cholesterinwerte und Krankheitshäufigkeiten, sondern auch durch Vitalität, Stimmungen, Erscheinungsbild, Spaß an Erotik, Tatendrang und andere Merkmale, die sich nur selten zufriedenstellend in Zahlen ausdrücken lassen. Diesem Gesichtspunkt wird heute bei Untersuchungen am Menschen immer mehr Rechnung getragen, indem man zum Beispiel versucht, mit Hilfe von Fragekatalogen und standardisierten Interviews diese wichtigen Aspekte des Lebens zu erfassen.

Was bei uns schon nur mit Mühe gelingt, ist bei Tieren leider überhaupt nicht möglich. Versuchstiere müssen spätestens bei der Testaufgabe „Fragebogen ausfüllen" kapitulieren. Sie können allenfalls indirekt „Auskunft" über ihre Befindlichkeit geben, zum Beispiel durch genaue Beobachtung.

Weil nun Altern aus Zeit- und Geldgründen nur an kurzlebigeren Tieren untersucht werden kann, ist die Forderung nach stärkerer Einbeziehung genauer Beobachtungen unbedingt zu begrüßen (wir werden im Kapitel II.11 noch auf interessante Beispiele stoßen).

Die Seriosität muss dabei keinesfalls abnehmen. Im Gegenteil. Gerade in der Gerontologie können Zahlen ein trügerisches Bild der Wirklichkeit geben. So sagen numerische Angaben über eine vergrößerte Lebensspanne noch nichts darüber aus, wie diese zusätzlichen Jahre verbracht und erlebt werden, beziehungsweise ob sie überhaupt lebenswert sind. Auch dort können wir Zahlenangaben erst mit zusätzlichen Informationen richtig einordnen.

Maestroni, Conti und Pierpaoli sollten noch ihre Zahlen bekommen, wenn auch nach einer sehr langen Wartezeit. Im Alter von etwa zwei Jahren begannen die unbehandelten Tiere eines nach dem anderem zu sterben. Ein normales Sterbealter für Mäuse. Die Melatonin-Tiere aber waren nicht wie erwartet gealtert. Sie blieben weiterhin gesund und überlebten ihre Vergleichsgenossen um deutlich mehr als 20 Prozent. Die im Erwachsenenalter begonnene Melatoninsubstitution hatte nicht nur degenerative Alterserscheinungen verhindert und die Lebensqualität verbessert, sondern auch die durchschnittliche und sogar die maximale Lebensspanne verlängert.

Zumindest für diese Versuchsordnung war jetzt bewiesen: Das Zirbeldrüsenhormon Melatonin kann nicht nur immunologische Faktoren beeinflussen und damit die krankheitsbedingte Mortalität verringern, sondern auch den Alterungsprozess selbst verändern.

„Advokaten von etwas, das als Anti-Aging-Medizin bekannt wurde, behaupten, dass es jetzt möglich sei, das Altern durch existierende medizinische und wissenschaftliche Maßnahmen zu verlangsamen, zu stoppen oder rückgängig zu machen. Behauptungen dieser Art sind seit Tausenden von Jahren gemacht worden, und sie sind heute so falsch wie sie in der Vergangenheit waren. Jeder, der behauptet, heute ein Anti-Aging-Produkt anzubieten, ist entweder einem Irrglauben verfallen oder lügt."
NO TRUTH TO THE FOUNTAIN OF YOUTH [2002 veröffentlichte Schrift von 51 Wissenschaftlern und Ärzten gegen die Vorstellung, Altern wäre beeinflussbar]

Aufsehen in der Fachwelt und in den Medien

Die Veröffentlichung der Ergebnisse von Maestroni, Conti und Pierpaoli in den ehrwürdigen „Annals of the New York Academy of Science" 1988 löste sofort eine zweigeteilte Reaktion aus. Die Medien feierten Melatonin postwendend als neues Wundermittel gegen das Altern. In Radio, Fernsehen und Büchern rechneten „Experten" vor, dass die Anwendung beim Menschen eine durchschnittliche Lebensspanne von mindestens 100 Jahren und eine maximale Lebensspanne von 150 Jahren bedeuten würde.

Natürlich war die einfache Übertragung der Tierergebnisse auf den Menschen zu diesem Zeitpunkt alles andere als angebracht. Die Untersucher selbst mahnten zur Zurückhaltung und forderten eine sachliche wissenschaftliche Diskussion. Doch nicht wenige Fachkollegen wollten selbst zurückhaltende Bewertungen nicht akzeptieren, ja nicht einmal diskutieren. Dass Melatonin weitreichende immunologische Effekte verursacht, war ihrer Meinung nach die eine Sache. Aber eine Diskussion über eine Beeinflussung der Alterung passte nicht in die gängigen Vorstellungen der medizinischen Welt. Eine Aging-Interventi-on-Medizin existierte zum damaligen Zeitpunkt selbst in den USA noch nicht.

Als Konsequenz wurden die Arbeiten von Maestroni und seinem Team von Teilen der Medizin von vornherein als „fragwürdig" bezeichnet, die ganze Forschungsrichtung in ein unseriöses Licht gestellt. Als die These, Altern und Lebensdauer könne durch die Zirbeldrüse beziehungsweise Melatonin beeinflusst werden, erstmals auf einer Konferenz vorgestellt wurde, erzählt Walter Pierpaoli heute, gab es sogar spontanes Gelächter von Kollegen. Die in der Tat erstaunlichen Untersuchungsergebnisse, so die damalige Einschät-zung vieler, seien allenfalls die Folge eines versteckten Melatoninmangels der Kontrolltiere oder irgendwelcher zufälligen Konstellationen, niemals aber eine echte Veränderung von Alternsprozessen.

Einmal mehr zeigt sich ein uns inzwischen altbekanntes Ritual. Es ist immer dann zu beobachten, wenn Neuentdeckungen am vermeintlich „ehernen Gesetz" unveränderlicher Alterung rütteln: Selbsternannte Propheten und die Sensationspresse schüren vorschnell übertriebene Hoffnungen, während andererseits bestimmte Wissenschaftsbereiche und al-len voran Medizinbehörden alles kategorisch ablehnen. Nur eines eint die Vertreter beider Extremstandpunkte: Eine oft frappierende Unkenntnis der Zusammenhänge. Denn die Wenigsten machen sich die Mühe, alle verfügbaren Forschungsarbeiten und Hintergrün-de im Einzelnen wirklich aufzuarbeiten. Auf diese Weise läuft keine Seite Gefahr, einmal gefasste Meinungen und Behauptungen revidieren zu müssen.

„Ich weiß nicht, ob in der Geschichte der Wissenschaften ein ähnlicher Fall von Massensuggestion und Irreführung ernster Gelehrten in einem kaum für möglich zu haltenden Maßstabe vorgekommen ist. Es scheint unfassbar, wie Mathematiker, Physiker, Philosophen, ja vernünftige Menschen überhaupt sich derartiges auch nur vorübergehend einreden lassen konnten."
100 AUTOREN GEGEN EINSTEIN [Aufruf von Wissenschaftlern und Autoren gegen die Relativitätstheorie von Albert Einstein, 1931]

II Bedeutung für das Altern wurde bereits früher entdeckt

So groß die Resonanz auf die Veröffentlichung von Maestroni und seinen Kollegen (1988) ausfiel, eigentlich war schon ein Jahrzehnt früher der Nachweis gelungen, dass die Zirbel-drüse die Geschwindigkeit der Alterung mitbestimmt. Bereits 1979 hatte eine russische Forschergruppe um Vladimir Dilman den lebensverlängernden Effekt eines aus der Zirbeldrüse stammenden Peptids bei Mäusen nachgewiesen. Bei der Substanz handelte es sich um Epithalamin, das – wie erst 13 Jahre später gezeigt werden konnte – die Ausschüttung von Melatonin stimuliert. Mittlerweile wurde der lebensverlängernde Effekt einer Epithalamin-Substitution an verschiedenen Tiergattungen gut belegt. Das Peptid reduziert die Mortalität und verlängert die durchschnittliche und die maximale Lebensspanne je nach Versuchsaufbau um 25 bis 50 Prozent. Die mit Epithalamin behandelten Tiere weisen einen höheren Melatoninspiegel und weniger oxidative Schäden auf. Doch selbst Dilman und seine Kollegen konnten auf die Vorarbeit des rumänischen Wissenschaftlers Ion Parhon zurückgreifen, der bereits Menschen vor 50 Jahren erfolgreich mit Zirbeldrüsen-extrakten behandelt hatte.

Das Phänomen der vitalen und langlebigen Mäuse blieb kein Einzelfall. In anderen Konstellationen und mit anderen Labortieren wurden die Ergebnisse in ähnlicher Weise bestätigt. Melatonin-Experten gewannen zunehmend den Eindruck, das Hormon sei nicht nur irgendein vitalisierendes Mittel, sondern der Schlüssel oder zumindest ein Schlüssel zum Alternsprozess selbst.

Einer der progressivsten Vertreter dieser These wurde Dr. Dr. Walter Pierpaoli, der als Direktor der Biancalana-Masera-Stiftung für Alternsforschung in Ancona/Italien die Melatoninforschung besonders vorangetrieben hat. In einer Langzeitbeobachtung hatte Pierpaoli schon früh festgestellt, dass nachfolgende Generationen von Tieren, die des normalen Wechsels von Tag und Nacht beraubt werden, was den Melatoninrhythmus stört, einer beschleunigten Alterung unterliegen.

II Wie ein operativer Eingriff die Geschwindigkeit des Alterns verändert

Ein weiterer Meilenstein resultierte 1994 aus der Zusammenarbeit von Walter Pierpaoli mit dem Institut für Experimentelle Medizin der Russischen Akademie der Wissenschaften in St. Petersburg. In sogenannten Kreuztransplantationen wurden die Zirbeldrüsen von alten Mäusen in das Gehirn von Jungtieren verpflanzt und umgekehrt. Eine Kontrollgruppe erhielt eine Art Placebo-Operation, um Fehlerquellen auszuschließen.

Sollte das Zirbeldrüsenhormon Melatonin aus dem Grund lebensverlängernd wirken, weil es „nur" einen gewissen Schutz gegen typische Alterskrankheiten bewirkt, wäre dieses Ergebnis zu erwarten gewesen: Die mit den jugendlichen Drüsen ausgestatteten alten Tiere erleiden altersbezogen möglicherweise weniger tödliche Krankheiten und leben dadurch länger als die Mäuse der Kontrollgruppe. Bei den jungen Mäusen mit den alten Drüsen wären dagegen kaum unmittelbare Auswirkungen auf das Altern zu erwarten.

Tatsächlich zeigten die alten Tiere, denen eine junge Zirbeldrüse verpflanzt worden war, positive Veränderungen. Auch in einem für Mäuse fortgeschrittenen Alter verkümmerte ihr Körper noch nicht. Der Effekt deckte sich mit den bei Melatoninsubstitution festgestellten Befunden.

Bei den jungen Mäusen schien sich tatsächlich viele Monate lang nichts zu tun. Nach einem Jahr aber änderte sich das Bild. Jetzt wurde auch nach außen hin deutlich, dass die Alterung der jungen Mäuse beschleunigt war. Ihr Körper baute ab, die Tiere alterten zusehends und starben in vergleichsweise niedrigem Alter. Die bei Beginn schon alten Mäuse dagegen waren zu diesem Zeitpunkt noch immer aktiv. Ihr allgemeiner Alterungsprozess verlief offensichtlich gebremst. Die alten Mäuse lebten mit den neuen Zirbeldrüsen wesentlich länger als die jungen Tiere, mit denen sie die Drüse getauscht hatten. Sie überlebten sogar die normal alternden Kontrolltiere.

Das Ergebnis des Experiments lieferte – vorsichtig ausgedrückt – einen starken Hinweis darauf, dass die Zirbeldrüse nicht nur Befehle einer genetischen Alterssteuerung weiterleitet, sondern selbst aktiv den Takt der Alterung mit vorgibt – zumindest zu einem gewissen Grad. Dafür spricht auch der später gemachte Befund, dass die Verpflanzung einer jungen Zirbeldrüse zusätzlich zur alten Drüse sich weniger auf die Verlangsamung des Alterns auswirkt als die Entfernung der alten Drüse.

Der verjüngende beziehungsweise lebensverlängernde Effekt einer jungen Zirbeldrüse war um so stärker, je früher ältere Tiere diese erhielten. War die Alterung schon weit fortgeschritten, konnte auch eine junge Zirbeldrüse nicht mehr viel ausrichten.

Ein universelles Antioxidans

|| Eine kühne These

Nach nur wenigen Jahren intensiver Melatoninforschung hatte sich eine so große Zahl an Wirkungen aufgetan, dass genau das zum Problem wurde. Melatonin verursachte mehr Wirkungen, als es als Hormon haben durfte. Es entfaltete selbst in den Zellbereichen des Körpers Schutzeffekte, in denen gar keine Hormonrezeptoren existieren. Nach den geltenden Medizingesetzen konnte das nicht sein. Wie auf Kommando stellten die Kritiker einmal mehr die gesamte Melatoninforschung in Frage.

Laut Lehrbuchwissen gab es keinen Ausweg aus diesen Widersprüchen. Doch Mitte der 90er-Jahre taten zwei Wissenschaftler im Team von Professor Russel Reiter etwas, was nur selten vorkommt. Sie stellten nicht die widersprüchlichen Forschungsergebnisse, sondern die bisher für sicher gehaltene Lehrmeinung in Frage. Vielleicht, so ihre kühne

These, wirkt Melatonin deshalb so vielfältig, weil es nicht nur ein Signalhormon ist, sondern gleichzeitig ein allgemeiner überall im Körper vorkommender Schutzstoff – eine Art Antioxidans für alle Körperzellen.

Angesichts der bereits gemachten Befunde hätte man auf diesen Gedanken schon viel früher kommen können. Doch bisher stand in den Lehrbüchern, eine Körpersubstanz sei entweder ein Hormon oder ein Antioxidans, keinesfalls aber beides.

„Keine große Entdeckung wurde jemals gemacht ohne eine kühne These."
ISAAC NEWTON [englischer Physiker; 1643-1727]

II Eines der wichtigsten Antioxidantien

Spezielle Tests von Russel Reiter und Kollegen zeigten sehr schnell: Melatonin führt ein Doppelleben. Es ist nicht nur ein Botenstoff, sondern noch mehr ein Antioxidans. Das bedeutet, es kann in einer hormonunabhängigen Funktion die Entstehung und Ausbreitung zellschädigender Radikale verhindern. Vitamin C, die Tocopherole (Vitamin E), Glutathion, die verschiedenen Karotine und die vielen weiteren körpereigenen und in der Nahrung enthaltenen Antioxidantien hatten unerwartete Gesellschaft bekommen. Und was für eine.

Melatonin erwies sich als einer der effektivsten Schutzstoffe für Menschen, Tiere und sogar für die Pflanzenwelt. Mit anderen Worten, Melatonin kommt überall in der Natur vor, auch in der Nahrung (s. u.). Einige Wissenschaftler halten es für das wichtigste natürliche Antioxidans überhaupt. Seine Konzentration ist an den neuralgischen Punkten innerhalb der Zellen weitaus höher als im Blut.

Bei Vergleichen mit anderen Antioxidantien wurde für Melatonin teilweise eine hundert- bis tausendfach höhere Effizienz gemessen (Zahlenvergleiche zum antioxidativen Potential verschiedener Antioxidantien sollte man immer mit Vorsicht behandeln. In der Regel beziehen sich entsprechende Befunde auf einen ganz spezifischen Wirkungsbereich. Sie sind nur schwer oder gar nicht zu verallgemeinern; s. Kap. II.2).

Neben seiner direkten Wirkung verstärkt Melatonin die Effektivität anderer Antioxidantien wie Vitamin C und Vitamin E und erhöht über eine gesteigerte Genexpression die Aktivität körpereigener Radikalfänger wie SOD, Katalase und Glutathion-Peroxidase. Alle zwar hochinteressanten, aber sehr komplexen Wechselwirkungen mit anderen Schutzstoffen aufzulisten, ersparen wir uns zugunsten eines kurzen Blicks auf die Stellen, an denen Melatonin höchstpersönlich an vorderster Front den Kampf gegen Alterungsprozesse aufnimmt.

Melatonin, ein Antioxidans mit besonderen Fähigkeiten

Gesamtkörperschutz. Im Unterschied zu anderen Antioxidantien kann Melatonin seine Wirkung sowohl im wasser- als auch fettlöslichen Milieu entfalten. Damit kann potenziell jeder Zellbereich erreicht werden – eine seltene Ausnahme in der Biologie.

Gehirnalterung. Melatonin durchdringt sehr leicht die Blut-Hirn-Schranke und gelangt damit unverzüglich zu den oxidativ besonders gefährdeten Nervenzellen – im Gegensatz zum Beispiel zu Vitamin E, das diese Schranke nur schwer durchdringt. In der Gehirnflüssigkeit ist die Melatoninkonzentration 90 bis 180 Mal höher als im Blut. Zellschädigende Lipidperoxidation wird von Melatonin unter anderem bei Neuronen daher effizienter verhindert als von Vitamin E. Entsprechend überleben von Alzheimerplaques befallene Gehirnzellen in Anwesenheit hoher Melatoninkonzentration signifikant länger.

Immunsystem. Melatonin hemmt unerwünschte oxidative Prozesse, begünstigt aber auf der anderen Seite im Immunsystem die oxidative Abwehr von fremden Erregern (Radikalbildung ist dort in begrenztem Rahmen zur Zerstörung von Eindringlingen erwünscht).

Schutz der Erbinformation. Mehr als andere Schutzstoffe reichert sich Melatonin unmittelbar im Zellkernbereich an. Diese Schutzfunktion für die DNA wirkt sich unter anderem protektiv auf die Krebsentstehung aus.

Allgemeine Alterung. Kein anderes Antioxidans kann es mit so vielen alterungsfördernden Substanzen aufnehmen. Die Abfangpalette reicht vom einfachen, bei der Atmung entstehenden, Superoxid-Radikal (O_2^-) über Wasserstoffperoxid (H_2O_2), den Erbsubstanz verändernden singulären Sauerstoff ($1O_2$) bis hin zu dem erst jüngst entdeckten und extrem giftigen Zellprodukt Peroxinitrit ($ONOO^-$). Ein Melatoninmolekül kann bis zu vier Radikale abfangen, wird aber selbst dann noch nicht inaktiv oder aggressiv wie andere Antioxidantien. Selbst die von der Leber gebildeten Abbauprodukte von Melatonin wirken antioxidativ.

Alternsfaktor Hydroxyl-Radikal. In Kapitel II.2 haben wir gesagt, gegen die aggressivste im Körper entstehende Substanz, das Hydroxyl-Radikal (OH^*) gäbe es keine biologische Abwehrwaffe. Neueste Erkenntnisse deuten darauf hin, dass möglicherweise Melatonin diese Aufgabe übernimmt.

Zur Erinnerung: Hydroxyl-Radikale können in der direkten Nachbarschaft der DNA entstehen und zerschießen die darauf gespeicherten Informationsketten – Folgen sind unter anderem Gewebealterung, Zellteilungsfehler und Krebs. Fast 50 Prozent aller im Leben angehäuften Zellschäden gehen auf das Konto allein dieses Radikals.

Andere Antioxidantien können das zerstörerische Molekül nicht einfangen, weil es zu schnell ist, keine großen Strecken zurücklegt und herkömmlichen Jägern keine Zeit zum Abfangen lässt. Damit Sie erahnen können, um welche Dimensionen es dabei geht: Nach seiner Bildung braucht das Hydroxyl-Radikal nicht einmal zwei Milliardstel Sekunden um sein gesamtes Zerstörungswerk abzuschließen.

Nur eine Spezialstrategie kann da erfolgreich sein. Die Experten nennen sie „On-side protection". Das heißt übersetzt: Ein Antioxidans muss wie bei der Geschichte vom Hasen und Igel bereits absolut exakt an jeder Stelle sein, an der das Radikal aufblitzen kann. Nur Melatonin hat dazu alle notwendigen Eigenschaften. Direkt im Zellkern und an der besonders gefährdeten Mitochondrien-DNA ist die Konzentration von Melatonin höher als im Rest unseres Körpers (mehr dazu in Kap. II.9). Grund: Mehr als irgendwo sonst entscheidet sich dort, wie lange der Organismus vital bleiben kann und wann er schließlich alterungsbedingt zugrunde geht. (Anm.: Eine wichtige Rolle spielt auch die indirekte Hemmung von OH-Radikalen. Melatonin eliminiert sehr effektiv das beim Zellstoffwechsel entstehende Wasserstoffsuperoxid, so dass der Entstehungsweg von OH-Radikalen im Ansatz unterbrochen wird.)

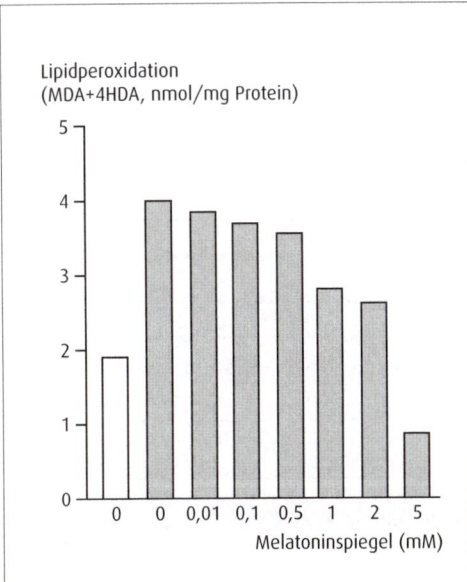

Lipidperoxidation im Gehirn: Eine kontrollierte Belastung von Hirngewebe mit dem Stoffwechsel-zwischenprodukt Wasserstoffsuperoxid (dunkle Balken) führt zu einer typischen Erhöhung der Lipidperoxidation gegenüber dem Ausgangsniveau (weißer Balken). Parallel verabreichtes Melatonin senkt das Ausmaß dieser aggressiven Reaktion in Abhängigkeit seiner Konzentration im Gewebe. Bei höchstem Melatoninspiegel (5 mM) ist die Lipidperoxidation sogar geringer als vor dem Belastungstest (mod. nach Reiter, 1995).

II Melatonin gehört zu den ältesten Naturstoffen

Die Gründe für den in vielen Ländern freien Melatoninverkauf liegen neben seinem hohen Sicherheitspotenzial (s. u.) auch darin begründet, dass es zu den verbreitetsten und ältesten Naturstoffen gehört, die überhaupt existieren. Außer beim Menschen kommt der Schutzstoff in den Körperzellen von Tieren, Bakterien und Einzellern vor.

Nachgewiesen wurde Melatonin auch in Pflanzen wie zum Beispiel in der Ringelblume, im Baldrian, Johanniskraut und sogar in etwa drei Milliarden Jahre alten Algen. Und Melatonin ist Teil der natürlichen Antioxidantien, die wir täglich auch über die Nahrung aufnehmen. Wie man sich vorstellen kann, warfen diese Entdeckungen ein völlig neues Licht auf den möglichen Stellenwert von Melatonin für die Gesunderhaltung des Organismus.

„Unbedingter Gehorsam setzt bei dem Gehorchenden Unwissenheit voraus."
MONTESQUIEU [französischer Rechtsphilosoph und Literat, 1689-1755]

Deutsche werden weiterhin vor Melatonin „geschützt"

Nachdem der erste Nachweis Melatonin als natürliches und universelles Antioxidans bestätigt hatte (1993), dauerte es nur wenige Jahre, bis die Behörden in den USA und vielen anderen Ländern Melatonin diesen Status zuerkannten und den freien Verkauf als Nahrungsergänzung gesetzlich regelten.

Obwohl inzwischen mehr als 900 wissenschaftliche Arbeiten allein den natürlichen antioxidativen Status und Schutzeffekt bestätigt haben, wird Melatonin von deutschen Gesundheitsbehörden seit 1995 ausschließlich als nichtverkehrsfähiges „Neurohormon" eingestuft. Selbst den Status eines Medikaments kann es allenfalls nach Abschluss eines pharmakologischen Zulassungsverfahrens erhalten. Problem dabei: Keine Pharmafirma kann und wird ein Zulassungsverfahren für einen Naturstoff finanzieren, der nicht patentierbar und fast überall in der Welt frei verkäuflich ist. Auf unsere Nachfrage beim Bundesamt, wie unter diesen Voraussetzungen eine Zulassung überhaupt jemals möglich sein kann, ist man uns eine Antwort schuldig geblieben und hat immer wieder nur auf die geltenden Bestimmungen zum „Schutz der Bürger" verwiesen.

Seit 2007 ist in der EU ein Melatoninpräparat gegen Schlafstörungen zugelassen (Cercadin®). Der israelischen Firma Neurim Pharmaceuticals war es gelungen, ein Patent für eine bestimmte Zubereitungsform mit verzögerter Wirkstofffreisetzung zu erhalten.

Substitution in der Praxis

|| Die Stromboli-Konferenz

Im Frühsommer 1993 trafen sich erstmals alle führenden Wissenschaftler der Zirbeldrüsen- und Melatoninforschung auf der italienischen Vulkaninsel Stromboli zu einer großen Konferenz. Neben spezieller Grundlagenforschung sollte diskutiert werden, was aus den bisherigen Erkenntnissen konkret für unsere eigene Alterung abgeleitet werden kann.

In nur wenigen Jahren hatte sich das Wissen über die Zirbeldrüse explosionsartig vermehrt, allerdings in vielen eigenständigen Sparten. Es lagen etliche Daten über Melatonin und das Immunsystem oder bei Krebs sowie Studienergebnisse über den Einsatz von Melatonin als Schlafmittel vor. Unter Piloten und anderen Personengruppen, deren Körper unter dem Problem von Zeitverschiebungen zu leiden hatte („Jetlag"), war die Einnahme von Melatonin bereits Routine geworden.

Mit jedem Referat auf der Stromboli-Konferenz wurde aber auch deutlich, dass die Zirbeldrüse an der Regulation der allgemeinen Alterung beteiligt sein dürfte, möglicherweise sogar einen zentralen Steuerhebel des Alterns darstellt. In hohem Maße passten die jetzt noch einmal diskutierten Experimente der Zirbeldrüsen-Pioniere und die aktuellen Grundlagenforschungen zusammen.

Einer der interessantesten Vorträge war der von Wissenschaftlern des Forschungsinstituts für Onkologie in St. Petersburg. Die Forscher präsentierten Ergebnisse aus 20 Jahren Zirbeldrüsenforschung, die sie unter anderem mit dem Drüsenhormon Epithalamin unternommen hatten. Auch diese Daten stützten die These von einer Altersuhr in der Zirbeldrüse.

Angesichts der Fülle an Labordaten und der ersten positiven Erfahrungen mit der Anwendung von Melatonin beim Menschen sahen viele Konferenzteilnehmer schon damals die Zeit für den praktischen Einsatz von Melatonin bei bestimmten medizinischen Indikationen für gekommen. Die fehlende Vermarktungsmöglichkeit des Naturstoffs führte in der Folgezeit jedoch zu dem bis heute existierenden Phänomen, dass der praktische Melatonineinsatz um viele Jahre hinter den Forschungsergebnissen hinterherhinkt. Dennoch nimmt auch die Zahl praktischer Erfahrungen stetig zu.

|| Melatonin in der modernen Krebstherapie

Die bei einigen Krebsarten enge Beziehung zwischen Melatonin, Krebsentstehung und Tumorwachstum hat in den vergangenen Jahren zu einem verstärkten praktischen Einsatz von Melatonin auch beim Menschen geführt. In einer Reihe von Krebszentren wird Melatonin inzwischen als Begleitmedikation verschiedener Chemotherapien eingesetzt (zum Beispiel in Kombination mit Interleukin-2 oder Vitamin-A-Säure).

In einer der ersten Vergleichsuntersuchungen 1999 am Gerardo Hospital in Monza erhielt die Hälfte von 250 Patienten mit fortgeschrittener Krebserkrankung in Lunge, Brust, Darm und Gehirn zusätzlich zur Standardtherapie eine tägliche Dosis Melatonin. Die begleitende Melatoningabe reduzierte signifikant ernste Nebenwirkungen der Chemotherapie und verbesserte die Ansprechbarkeit der Tumoren. Nach einem Jahr waren in der Melatonin-Gruppe mehr als doppelt so viele Patienten am Leben als in der Vergleichsgruppe. In einer anderen Untersuchung verbesserte Melatonin spezifische Immunparameter bei Krebspatienten, die Interleukin-2 und Morphin erhielten, wodurch die Drei-Jahre-Überlebensrate ebenfalls signifikant anstieg. Ähnliche Ergebnisse ergaben weitere Studien unter anderem an 1.400 Patienten mit fortgeschrittenen Tumoren und 200 Patienten mit chemotherapieresistenten Krebserkrankungen. Auch dort führte die Melatoninbehandlung zu einer drastischen Reduktion typischer Komplikationen und zu einer Erhöhung der Überlebensrate nach einem Jahr Behandlung.

Beachte: Der Einsatz von Melatonin in Zusammenhang mit Krebs ist bisher im Wesentlichen auf die Begleitmedikation fortgeschrittener Krebsstadien beschränkt. Fehlende Vermarktungsmöglichkeiten schränken den medizinischen Informationsfluss und damit die praktische Umsetzung allerdings stark ein. Ohnehin gehen die meisten Experten davon aus, dass das eigentliche Potenzial von Melatonin in erster Linie im Frühstadium und besonders in der Krebsvermeidung liegt. Dabei geht es nicht allein um die Frage der Substitution, sondern ganz allgemein um die Optimierung des (natürlichen) Melatoninstoffwechsels. Ein Beispiel: Bei Frauen mit Brustkrebs wurde eine 30 Prozent erniedrigte Melatoninausschüttung gefunden – bezogen auf den gesamten Tagesausstoß. Auf den ersten Blick ist das eine bedenkliche, aber noch keine dramatische Abweichung. (Anm.: Spezielle Tumorvarianten können die Zirbeldrüse sogar zu einer erhöhten Melatoninproduktion veranlassen. Ursache und Wirkung sind also nicht immer einfach zu bestimmen.) Genauere Untersuchungen zeigten aber, dass der morgendliche Melatoninspiegel der erkrankten Frauen sogar eher hoch ausfiel, der wichtige nächtliche Anstieg aber um die Hälfte geringer war als bei gesunden Frauen gleichen Alters.

Diese Ergebnisse decken sich gut mit den bereits oben erwähnten Zusammenhängen zwischen Nachtarbeit und Brustkrebs. Auch Tierstudien bestätigen, dass eine abendliche Substitution von Melatonin – und damit die Unterstützung der natürlichen nächtlichen Ausschüttung – die Krebsentstehung hemmt. Hohe morgendliche Dosen wirkten sich dagegen unter Umständen sogar ungünstig auf die Krankheitsentwicklung aus.

Die Erhaltung einer natürlichen Melatonin-Tagesrhythmik ist ganz offenbar für die Krebsprophylaxe entscheidend. Dabei spielt es keine Rolle, ob der Melatoninstoffwechsel mit Hilfe einer gezielten Substitution oder über entsprechend wirksame Verhaltensänderungen optimiert wird.

Die Schutzwirkung von Melatonin gegenüber Entstehung und Wachstum von Tumorzellen ist inzwischen in vielen Tierversuchen und Untersuchungen an menschlichen Krebszellen überzeugend belegt. Die klarsten Zusammenhänge scheint es bei hormonabhängigen Tumoren wie Brust-, Endometrium- und Prostatakarzinomen zu geben. Diese Daten sind wissenschaftlich gut abgesichert.

Von Experten gefordert und ohne Frage wünschenswert sind große klinische Humanstudien, die aber kaum realisierbar sind. Während die Erforschung und Vermarktung patentierbarer Krebsmedikamente ein Milliardengeschäft ist, stehen für die angewandte Melatoninforschung kaum nennenswerte finanzielle Mittel zur Verfügung. Ironie: Die größten Hoffnungen auf umfangreiche Daten beim Menschen erhoffen sich Experten aus der Auswertung vieler Hunderttausender Personen, die – entgegen offiziellen Empfehlungen staatlicher Gesundheitsbehörden – bereits seit Jahren Melatonin eigenverantwortlich als Teil ihres persönlichen Gesundheitsprogramms einnehmen. Bis diese Erfahrungen wissenschaftlich auswertbar sind, werden allerdings noch 15 bis 25 Jahre vergehen.

II Optimierung von Immunfunktionen

Wie wichtig Melatonin für die Immunfunktionen ist, wissen wir inzwischen nicht nur von vielen Tierstudien, sondern zunehmend auch von praktischen Erfahrungen beim Menschen. Die Gesamtwirkung von Melatonin resultiert aus direkten, aber auch komplexen indirekten Effekten in zellulären und humoralen Immunmechanismen. Nun ist das Immunsystem ein höchst komplexes Gebilde, und es wäre zweifellos eine Zumutung, Ihnen die Einzel- und Wechselwirkungen aller bisher gefundenen Mechanismen darzustellen. Zwei Beispiele sind die effektivierte Antikörperbildung und die Zunahme natürlicher Killerzellen. Diese Zunahme spielt bei der genannten Prophylaxe und Therapie von Krebserkrankungen eine Rolle.

II **Thymusdrüse.** Von Tierversuchen wusste man früh, dass die Entfernung der Zirbeldrüse zu einer schnellen Schrumpfung der für das Immunsystem wichtigen Thymusdrüse führt. Auch wenn die Melatoninausschüttung auf andere Weise unterdrückt wird, nehmen verschiedene Immunfunktionen ab. Eine dauerhafte Substitution mit Melatonin konnte bei Versuchstieren die alterstypische Schrumpfung der Thymusdrüse verhindern. Selbst ein gewisser Verjüngungseffekt an ihr scheint nicht ausgeschlossen. Eine jüngste Studie bestätigte zumindest bei Mäusen eine Umkehrung der degenerativen Thymusalterung nach längerer Melatoningabe. Die durch die Alterung verursachte Atrophie der Thymusdrüse ist einer der Gründe für die bei Säugetieren und auch beim Menschen nachlassenden Immunfunktionen im Alter. Bisher galt das Verkümmern der Drüse im Altersverlauf als unausweichlich.

Sind ein Stopp oder die Umkehrung der Thymusalterung beim Menschen in gleichem Ausmaß wie bei den untersuchten Tieren möglich? Experten halten das für wahrscheinlich. Tatsache ist allerdings, dass wir es bis jetzt nicht sicher wissen.

II **Infektionen/Stress.** Die Eigenschaft von Melatonin, die Immunabwehr gerade dann zu effektivieren, wenn Stressfaktoren oder andere Einflüsse die Immunfunktionen unterdrücken, zeigt sich am augenfälligsten bei lebensgefährlichen Infektionen. In verschiedenen Versuchen wurden Ratten, deren Immunabwehr durch Dauerstress oder aufgrund extremen Alters reduziert war, mit lebensbedrohenden Erregern infiziert. Jeweils ein Teil der Versuchstiere erhielt zusätzlich Melatonin. Die Substitution verbesserte die Immunfunktionen so elementar, dass selbst normalerweise tödliche Infektionen zu etwa 90 Prozent abgewehrt wurden; von der Kontrollgruppe überlebte nur jedes 20. Tier.

Weil für Menschen solche Versuche verständlicherweise nicht zumutbar sind, muss die Forschung andere Wege wählen. So erhöht Melatonin die Effizienz, mit der isolierte menschliche Killerzellen Hautkrebszellen attackieren, um 73 Prozent. Die regelmäßige Einnahme von abendlich 2 mg Melatonin führte bei Männern zu einer Zunahme ihrer natürlichen Killerzellen auf über das Doppelte des Ausgangsniveaus.

II Gefäßalterung

Patienten mit **koronarer Herzkrankheit** haben gegenüber Gesunden um durchschnittlich 40 Prozent erniedrigte Melatoninspiegel. Vor allem die wichtige nächtliche Ausschüttung ist bei gesunden Gleichaltrigen um etwa 160 Prozent höher. Bisher ist noch nicht zweifelsfrei erwiesen, ob das Defizit nur eine Folge der Erkrankung ist oder ob Menschen mit höherem Melatoninstatus tatsächlich besser vor Gefäßalterung und damit Herz-Kreislauf-Krankheiten geschützt sind. Für das Letztgenannte spricht allerdings eine Reihe von Befunden.

So wirkt Melatonin beim Menschen tendenziell blutdrucksenkend und reduziert die für die Gefäße kritische Oxidation von **LDL-Cholesterin.** Der LDL-Abtransport wird verbessert. Hinzu kommt die antagonisierende Wirkung von Melatonin auf verschiedene physiologische Stressreaktionen. Langzeitbehandlungen von diabetischen Tieren ergaben teilweise dramatische Verbesserungen beim Insulin- und Leptinstoffwechsel und reduzierten die oxidative Schädigung der Nieren, eine häufige und gefürchtete Folge von **Diabetes.**

Obwohl Melatonin kurzfristige Gefäßwirkungen verursacht – so reduziert die einmalige Dosis von 1 mg zumindest bei gesunden Testpersonen den **Blutdruck** bereits nach 90 Minuten signifikant – dürfte sein eigentliches Potenzial in der langfristigen Prophylaxe liegen.

Versuchstiere, die als Erwachsene dauerhaft mit Melatonin substituiert worden waren, hatten im Seniorenalter gegenüber Gleichaltrigen einen um 39 Prozent niedrigeren Insulinspiegel und fast ein Drittel weniger inneres **Bauchfett** – beides Faktoren, welche die Geschwindigkeit der Gefäßalterung mitbestimmen.

Zusammenspiel mit Östrogenen

Einen interessanten Einblick in die Alternsvorgänge bei Frauen geben uns jüngste Befunde über die Wechselwirkungen von Östrogenen und Melatonin. Dass Östrogene einen Schutzfaktor gegen Alterungsprozesse besonders von Knochen und Gefäßen darstellen, ist nichts Neues (diese Schutzwirkung trägt mit dazu bei, dass Frauen eine um etwa sieben Jahre längere Lebensspanne haben). Neue Arbeiten offenbaren nun immer engere Zusammenhänge zwischen Östrogenen und Melatonin. Wir haben beim Thema Brustkrebs Beispiele kennengelernt. Bei anderen Alternsprozessen scheint das ähnlich zu sein.

Untersuchungen zur Knochenentwicklung im Lebensverlauf zeigten, dass Melatonin und Östrogene einen synergetischen Effekt auf die Knochenbildung haben. Östrogene allein waren weniger wirksam, Melatonin allein überhaupt nicht. Weiteres Indiz: Melatoninstudien bei Frauen ergeben meist ein zweigeteiltes Bild. Während die Einnahme von Melatonin bei jüngeren Frauen zu deutlichen Verbesserungen verschiedener Marker des Herz-Kreislauf-Systems führt, bleiben diese positiven Wirkungen bei Frauen nach der Menopause aus oder sind nur noch eingeschränkt zu beobachten. Die Ursache liegt offensichtlich im dramatischen Östrogenverlust nach der Menopause. Denn bei Frauen, die der Altersuhr Menopause mit einer Hormonsubstitution entgegengewirkt hatten, wirkte Melatonin wieder wie bei jungen Vergleichspersonen. Bereits die Einnahme von täglich 1 mg Melatonin (Dosis, die bei den meisten Personen ausreicht, den altersbedingten Melatoninabfall auszugleichen) verbesserte nach einigen Monaten die Flexibilität der Gefäßwände und führte bei den meisten Untersuchten zu einer leichten Abnahme des Blutdrucks.

II Melatonin und hormonelle Altersuhren

Die wichtigsten Altersuhren beim Menschen laufen, wie wir wissen, nicht isoliert voneinander ab. Das gilt für die Menopause wie für andere Hormonveränderungen. Wird das Fortschreiten von Alternsprozessen in einem Hormonbereich gestoppt, führt das meist auch zu positiven Effekten in anderen Stoffwechselbereichen.

Ältere Frauen (64 bis 80 Jahre), die abends 2 mg Melatonin einnahmen, wurden ein halbes Jahr lang untersucht (eine Einnahmemenge von 2 mg liegt im Hinblick auf einen akut schlaffördernden Effekt im unteren bis mittleren Dosisbereich. Als prophylaktische

Langzeitsubstitution würden dagegen die meisten Experten eine solche Dosis bei Älteren als eine Menge im mittleren bis oberen Bereich einstufen). Nach einem halben Jahr berichtete 37 Prozent der Frauen von einer merklichen Verbesserung des Nachtschlafs. Im Blut der Frauen fanden die Untersucher eine leichte Erhöhung des Wachstumsfaktors IGF-1 (s. Kap. II.7) und von DHEA (s. Kap. II.6). Anders als bei einigen Untersuchungen bei Jüngeren blieben Zucker- und Fettstoffwechsel der Seniorinnen unverändert.

Einen verstärkten Ausstoß an Wachstumshormon fanden andere Studien auch bei sportlicher Belastung in Verbindung mit vorheriger Melatonineinnahme. Inwieweit der im Alter abnehmende Melatoninspiegel dafür verantwortlich ist, dass ältere Menschen weniger Wachstumshormon nach körperlichen Belastungen ausschütten, ist unklar. Ebenfalls nicht beantwortet ist die Frage, welche Hormonveränderungen oder Signalstoffe für die häufig verbesserte Stimmungslage nach Melatoninsubstitution verantwortlich sind.

II Schlaf

Wenn es eine natürliche schlafanregende und schlafunterstützende Substanz gibt, dann ist es der körpereigene Signalstoff Melatonin. Das liegt einfach daran, dass gerade die Zirbeldrüse über ihre Melatoninausschüttung den Tag-Nacht-Rhythmus des Menschen reguliert. Entsprechend gehören die Steuerung des Schlafverhaltens und die Verbesserung der Schlafqualität zu den häufigsten Gründen, warum Menschen weltweit Melatonin einnehmen.

Der im Altersverlauf bei den meisten Menschen zunehmende Melatoninmangel stellt wahrscheinlich eine der Ursachen für die im Alter typische Verschlechterung des Nachtschlafs dar. Tatsächlich verschwinden bei vielen Personen Schlafprobleme, wenn sie lediglich so viel Melatonin zuführen, dass der natürliche Spiegel früherer Jahre erreicht wird. Je nach individueller Veranlagung und Alter leisten das bereits Dosierungen von 0,3 bis 1 mg. Typische Dosierungen bei ausgeprägten Schlafproblemen sind 2 bis 6 mg. Abhängig vom Alter und der Ursache der Schlafstörungen sprechen etwa ein bis zwei Drittel der Patienten auf eine Melatonineinnahme an.

Eine häufige Ursache für Schlafprobleme nicht nur im Alter sind Medikamente, Koffein oder Alkohol. Interessanterweise hemmen viele dieser Substanzen das körpereigene Melatonin (s. u.). Wenn es unumgänglich ist, entsprechende Medikamente abends einzunehmen, lassen sich mit Hilfe einer Melatoninergänzung Schlafprobleme meist erfolgreich vermeiden.

Schlaftabletten. Es entbehrt nicht einer gewissen Ironie: Weil Melatonin in Deutschland zum „Schutz der Bürger" nicht im Handel ist, müssen Menschen mit Schlafstörungen auf nachweislich risikoreiche Schlaftabletten zurückgreifen, meist auf Substanzen vom Typ der Benzodiazepine (zum Beispiel Adumbran®, Dalmadorm®, Lendormin®). Einer stärkeren Wirkung bei schweren Schlafproblemen steht bei diesen Substanzen eine Reihe ungünstiger Effekte entgegen. Benzodiazepine verschlechtern den natürlichen Schlafphasenaufbau und reduzieren die körpereigene Melatoninproduktion zusätzlich. Für Ältere gefährlich ist das häufige Auftreten von Desorientiertheit zum Beispiel bei nächtlichen Toilettengängen. Kurzfristig verschlechtern Benzodiazepine kognitive Fähigkeiten, langfristig ist eine beschleunigte Alterung bestimmter Hirnfunktionen zumindest bei hochdosiertem Dauergebrauch nachgewiesen.

In einer Vergleichsstudie an Patienten, die regelmäßig Schlafmittel vom Benzodiazepin-Typ benötigten, konnten durch die Nutzung von Melatonin 60 Prozent völlig auf Tabletten verzichten. Der Rest war in der Lage, die Tabletteneinnahme um 25 bis 66 Prozent zu reduzieren. Zusätzlicher Vorteil: Die Melatoninsubstitution reduzierte bei den Teilnehmern morgendliche „hangovers" und erhöhte die subjektive wie objektive Fitness am nächsten Tag. Und: Gerade Melatonin hat ein sehr hohes Sicherheitspotenzial. Selbst nach einer Überdosierung beschränken sich ungünstige Effekte auf eine Tagesschläfrigkeit, jedoch ohne die kognitiven und motorischen Defizite der meisten Schlaftabletten.

Das von der EU inzwischen zugelassene Circadin® enthält Melatonin in einer Zubereitung mit verzögerter Freisetzung und kann für Patienten mit Einschlafproblemen gepaart mit nächtlichem Aufwachen interessant sein. Inwieweit die damit verbundene längere Wirkungsdauer einem physiologischen Melatoninverlauf entspricht, ist noch unklar.

Ein Schlafmittel, das die körpereigene Melatoninproduktion auf natürliche Weise unterstützt, ist die inzwischen als Medikament zugelassene natürliche Aminosäure L-Tryptophan (Kalma®, Ardeytropin®). Tryptophan wird im Gehirn in zwei Schritten zu Serotonin und danach zu Melatonin umgewandelt. Beachte: Das vermehrt zu Verfügung stehende Serotonin kann die Traumaktivität steigern.

Melatonin zur Schlafverbesserung

Typische Wirkungen von Melatonin auf den Nachtschlaf:

- II schnelleres Einschlafen
- II verbessertes Schlafmuster
- II weniger Wachphasen
- II größere Fitness am Morgen

‖ Erhaltung der Sehfähigkeit

Melatonin verstärkt die Bildung des Schutzenzyms Glutathion-Peroxidase und erhöht die Wirksamkeit von Glutathion (s. Kap. II.2). Beide körpereigenen Substanzen spielen auch für die Funktionserhaltung der Augen eine wichtige Rolle. Von ihrer Anwesenheit und Aktivität hängt ab, mit welcher Geschwindigkeit Alternsprozesse im Auge ablaufen. Wenn Wissenschaftler alterstypische Linsentrübungen (Katarakte) des Auges künstlich hervorrufen wollen, müssen sie lediglich Glutathion reduzieren. Ein dauerhafter Glutathionmangel im Auge führt schnell und unweigerlich zur Entstehung von Katarakten. Beim Menschen nimmt der Glutathionspiegel mit zunehmendem Alter ab. Die Zufuhr von Melatonin verhinderte in Tests die Kataraktbildung fast vollständig.

In den USA wurde1998 gezeigt, dass bereits eine einwöchige Unterbrechung der Melatoninproduktion die Schutzstoffe Glutathion-Peroxidase und Glutathion signifikant reduziert. Dieser Befund bestärkt die These, dass der Verlust von Glutathion und die Entstehung von Alterserscheinungen am Auge mit altersbedingtem Melatoninmangel in Zusammenhang stehen.

‖ Strahlenschutz

Wie weit die Zellschutzwirkungen von Melatonin in lebensbedrohlichen Akutsituationen reichen können, testeten 1999 Wissenschaftler in der radiologischen Abteilung der Universität Texas. Mäuse wurden einer so starken Kernstrahlung ausgesetzt, dass etwas mehr als die Hälfte der Tiere schon innerhalb von 30 Tagen starb. Tiere, die der gleichen Strahlung ausgesetzt worden waren, aber zuvor eine hohe Einmaldosis Melatonin erhalten hatten (250 mg/kg), überlebten zu 85 Prozent das Experiment. Wichtiger Aspekt: Trotz der extrem hohen Dosierung von Melatonin traten keinerlei Nebenwirkungen auf. In einer anderen Untersuchung reduzierte Melatonin Strahlenschäden am Erbgut um 70 Prozent und Erbgutschäden durch chemische Gifte um bis zu 95 Prozent.

DNA. Melatonin besitzt die Eigenschaft, sich besonders stark im Zellkern in unmittelbarer Nachbarschaft der DNA anzureichern (in der DNA ist die genetische Information gespeichert). Diese biochemische Besonderheit dürfte der Grund für die Schutzwirkungen gegenüber Strahlung, fehlgesteuerter Zellteilung und Tumorbildung sein.

Experten spekulieren, dass Melatonin eines Tages zur Notfallausrüstung in Kernkraftwerken gehören könnte. Und vielleicht werden Ärzte ihren Patienten eines Tages raten, vor einer Röntgenuntersuchung oder Strahlentherapie eine Dosis Melatonin einzunehmen – in diesem Fall ausnahmsweise am Tage. Bevor nicht mehr Daten beim Menschen vorliegen und vor allem entsprechende Informationen Verbreitung finden, sind solche Szenarien allerdings Zukunftsmusik.

II   Gehirnalterung

Das Gehirn ist gleich aus mehreren Gründen besonders anfällig für Alterungsprozesse. Es kann sich nicht durch Zellteilung erneuern, und die vorhandenen Nervenzellen sind einem sehr hohen Energie- und Sauerstoffumsatz ausgesetzt. Problematischer wird alles noch dadurch, dass der Gehalt an empfindlichen ungesättigten Fettsäuren außergewöhnlich hoch ist. Kein anderes Organ unterliegt einem so hohen Oxidationsrisiko, und kein anderes Organ unterhält deshalb eine so große und so spezialisierte Armee körpereigener und aus der Nahrung kommender Antioxidantien zur Abwehr der Alterung.

Spezielle Zellpumpen sorgen dafür, dass die Konzentrationen von Antioxidantien wie zum Beispiel Vitamin C im Gehirn ständig höher sind als im Blut und den anderen Organen. Melatonin durchdringt besonders leicht die Blut-Hirn-Barriere. In den Nervenzellen des Gehirns wurde mittlerweile auch ein überdurchschnittlich hoher Melatoningehalt nachgewiesen.

Versuche, in denen die Gehirne von Tieren verschiedenen oxidativen Belastungen ausgesetzt worden sind, bestätigten die Bedeutung, die Melatonin für das Gehirn hat. Selbst normalerweise tödliche oxidative Höchstbelastungen blockte Melatonin erfolgreich ab. Neuronenschäden, wie sie nach Hirnläsionen typisch sind, kommen bei hohem Melatoninspiegel seltener vor.

II   **Alzheimer.** Die nächtliche Melatoninausschüttung von Alzheimer-Patienten ist erniedrigt. Bisher lässt sich nicht sagen, ob bei den Betroffenen schon vor der Erkrankung ein Defizit vorlag und Melatoninmangel möglicherweise einen Risikofaktor für Alzheimer darstellt. Daten, die für einen Zusammenhang sprechen, stammen nur aus indirekten Ableitungen und speziellen Tiermodellen.

Zumindest auf biochemischer Ebene gut belegt ist dagegen die Eigenschaft von Melatonin, die zelltoxischen Wirkungen von Beta-Amyloid („Alzheimerplaques") zu reduzieren und die durch verschiedene Metalle verursachte Amyloidbildung zu verhindern. Mit dem nicht nur im Hinblick auf Alzheimer zelltoxischen Aluminium bildet Melatonin Komplexe. Bei Alzheimer-Patienten stellte eine Melatoninsubstitution den natürlichen Tag-Nacht-Rhythmus wieder her und verbesserte ihre kognitiven Fähigkeiten.

II   **Parkinson.** Seit einigen Jahren verdichten sich Hinweise darauf, dass die neuroprotektiven Eigenschaften von Melatonin einen signifikanten Schutz gegen degenerative Zellveränderungen bei Parkinson bieten. In Anwesenheit von ausreichend Melatonin kommt es in den betreffenden Neuronen nicht zum typischen Abfall von Glutathion. Als synergetisch wirksam erwies sich in einer Studie die Kombination von Melatonin mit dem Parkinsonwirkstoff Selegilin.

‖ Allgemeine Alterung

Melatonin ist an praktisch allen bisher bekannten Alternsmechanismen als Regulator und Schutzfaktor beteiligt – vom Radikalstoffwechsel bis zum Hormonhaushalt. Typische Altersveränderungen und Alterskrankheiten lassen sich durch eine individuelle Optimierung des Melatoninstoffwechsels verhindern oder verzögern. Doch eine Frage haben wir noch nicht beantwortet. Sie ist so brisant, dass sie unter Wissenschaftlern meist hinter vorgehaltener Hand diskutiert wird: Geht die regulatorische Wirkung von Melatonin auch beim Menschen so weit, dass eine Verlangsamung der gesamten Alterung bewirkt werden kann?

Die Richtlinien der Gerontologie sind eindeutig. Von einer Verlangsamung der gesamten Alterung kann dann – und nur dann – gesprochen werden, wenn die maximale Lebensspanne signifikant verlängert wird. In den wenigen bisher durchgeführten Laborversuchen mit Mäusen wurde dieses Ziel mit Hilfe einer optimal angepassten Melatoninsubstitution tatsächlich erreicht. Die Tiere erlitten nicht nur weniger Alterskrankheiten, sie alterten auch langsamer.

Das natürliche Maximalalter des Menschen beträgt 120 Jahre. Die Frage, ob Melatonin auch beim Menschen nicht nur einzelne Alterserscheinungen, sondern die Geschwindigkeit der gesamten Alterung aufhalten kann, bleibt so lange offen, wie nicht wenigstens einige Personen mit Hilfe von Melatonin ein Höchstalter von sagen wir 130 bis 140 Jahren erreicht haben. Und selbst dann wäre das noch kein ausreichender wissenschaftlicher Beweis.

In einem Punkt haben die Melatonin-Skeptiker also Recht. Wir haben noch keinen wissenschaftlich eindeutigen Nachweis dafür, dass eine lebenslange Melatoninsubstitution beim Menschen zu einer Verlangsamung sämtlicher Alterungsprozesse führt. Anders lautende Behauptungen und Werbeaussagen sind falsch oder zumindest unseriös.

„Dem Gedanken, der Mensch könne irgendwie auf den Alterungsprozess einwirken, ist seitens der medizinischen Gemeinschaft seit jeher ein gewisses Maß an Widerstand entgegengebracht worden."
WILLIAM REGELSON [amerikanischer Melatonin-Experte; Virginia Commonwealth University]

‖ Risiken

Obwohl Melatonin als körpereigenes Antioxidans und Zirbeldrüsenhormon ein breites Spektrum an physiologischen Aufgaben erfüllt, besitzt es ein höchst ungewöhnliches Sicherheitspotenzial. Allein in wissenschaftlichen Studien wurden bisher etwa 4.000 Personen auf Auswirkungen einer Melatoninsubstitution untersucht.

Akute Gefahren

Melatonin besitzt keine akute Toxizität. Weder im Tierversuch noch beim Menschen sind in den vergangenen 40 Jahren akute Vergiftungserscheinungen durch Melatonin beschrieben worden. Schon der Entdecker des Melatonins, Aaron Lerner, verabreichte freiwilligen Testpersonen die tausendfache Menge der Dosis, die heute zur Alternsprophylaxe eingesetzt wird. Bis auf Schläfrigkeit traten keine negativen Effekte auf.

LD50. Das akute Risikopotenzial einer Substanz wird mit der Angabe des LD50-Werts beschrieben. Damit wird ausgedrückt, ab wann bei extremer Überdosierung eine mittlere tödliche Dosis erreicht ist. Für Melatonin kann kein LD50-Wert bestimmt werden, weil es bisher nicht einmal experimentell gelungen ist, gefährliche beziehungsweise tödliche Überdosierungen zu erzeugen. Das gilt für die orale Aufnahme und die direkte Infusion in die Blutbahn. Im Experiment blieben Blutwerte, die um das Hunderttausendfache über dem Normalwert lagen, ohne ernste gesundheitliche Folgen. Auch mutagene Wirkungen traten selbst in extremster Dosierung nicht auf.

Verglichen mit anderen Wirkstoffen und sogar den meisten Genuss- oder Lebensmitteln besitzt Melatonin ein außergewöhnliches Sicherheitspotenzial (s. u.). Auch in pharmakologischen Dosierungen wurden beim Menschen bisher keine messbaren Veränderungen wichtiger Laborparameter festgestellt.

LD50-Werte von Lebens- und Genussmitteln

Das biologisch höchst ungewöhnliche Sicherheitspotenzial von Melatonin wird beim Vergleich mit anderen Stoffen des täglichen Lebens besonders deutlich.

Die mittlere tödliche Dosis von Koffein beträgt knapp 200 mg/kg Körpergewicht, was in etwa dem 30- bis 70-Fachen einer durchschnittlichen Tagesaufnahme entspricht. Die gleiche Grenze gilt für Aspirin, entsprechend etwa dem 15- bis 30-Fachen einer Normaldosis. Bei Nikotin ist eine tödliche Grenze bereits bei 50 mg/kg erreicht. Adrenalin, unser wichtigstes Stresshormon, wirkt spätestens in Mengen von 30 bis 60 mg/kg letal. Selbst bei normalem Kochsalz muss mit einer tödlichen Vergiftung spätestens bei Aufnahme von 8 g/kg gerechnet werden (30- bis 50-fache Tagesaufnahme). Die Liste ließe sich auch mit anderen Naturstoffen fortsetzen. Melatonin zeigt dagegen selbst bei tausendfacher Überdosierung keine Toxizität.

Unerwünschte Wirkungen

Personen, die Melatonin zur Schlafverbesserung einnehmen, berichten gelegentlich von stärkerer Traumaktivität. Eine zu hohe abendliche Dosierung (individuell unterschiedlich) kann am folgenden Tag zu Schläfrigkeit führen („hangover"). In Einzelfällen wurde von Blutdrucksenkung und bei hoher Dosierung (10 mg) von Störungen des Schlafverhaltens berichtet.

Mehr als bei anderen Wirksubstanzen ist bei Melatonin der Zeitpunkt der Einnahme von großer Bedeutung. Während in Tests Personen, die abends Melatonin eingenommen hatten, am Tage bessere kognitive Leistungen zeigten als Vergleichspersonen, ist die geistige Leistungsfähigkeit unmittelbar nach einer Melatonineinnahme am Tag verschlechtert. Das deckt sich mit alten Erkenntnissen, dass eine wie auch immer verursachte Verschiebung der inneren Uhr mit einer verschlechterten Leistungsfähigkeit einhergeht. Bei Frauen in der Menopause reduziert Melatonin die Glucosetoleranz und die Insulinsensitivität, wenn die Einnahme (1 mg) am Morgen erfolgt.

Personen, die immunsuppressiv wirkende Medikamente (zum Beispiel Cortisol) erhalten, sollten eine Einnahme von Melatonin mit ihrem Arzt besprechen, da eine Wirkungsverminderung nicht ausgeschlossen werden kann. Andere Wechselwirkungen (Wirkungsverstärkung) sind zumindest theoretisch für Antidepressiva denkbar.

Langfristige Risiken

Wissenschaftlich dokumentierte Ergebnisse zur Langzeittherapie stammen aus lebenslang durchgeführten Tierstudien und beim Menschen aus Untersuchungen, die über Zeiträume von mehreren Monaten bis zu wenigen Jahren vorgenommen wurden. Erfahrungen zur weitergehenden Dauertherapie beim Menschen stammen lediglich aus der begleitenden Untersuchung von Personen, die Melatonin auf eigene Verantwortung einnehmen.

Dass bei Menschen, die Melatonin seit 10 bis 20 Jahren einnehmen, keine Langzeitrisiken gefunden wurden, stellt zwar ein starkes Indiz für die Unbedenklichkeit einer Melatoninsubstitution dar, ein zweifelsfreier Beweis für die Langzeitsicherheit ist damit aber noch nicht erbracht. Einzelne Daten deuten darauf hin, dass physiologische Substitutionen (zum Beispiel 0,5 bis 3 mg) bei Dauertherapie einen günstigen Einfluss auf den Altersverlauf anderer Hormone ausüben (unter anderem Vasopressin, Oxytocin, Leptin, GH), während bei höherer Dauerdosierung (über 5 mg) die positiven Wirkungen ausbleiben oder leichte Hemmwirkungen möglich sind. Negative Auswirkungen auf die Lebensspanne wurden in Tierstudien gefunden, bei denen Melatonin in hoher Dosierung bereits nach der Geburt verabreicht wurde.

In wenigstens einem russischen Tierversuch führte eine lebenslange Überdosierung (20- bis 100-fache Dosis der durchschnittlichen Substitutionsmenge zur Alternsprophylaxe) zur signifikanten Verlängerung der Lebensspanne, die statistisch aber auch mit einem Anstieg der Tumorhäufigkeit einherging. Eine Folgeuntersuchung mit einer etwas weniger hohen Dosierung konnte die negativen Auswirkungen hinsichtlich Tumorhäufigkeit nicht bestätigen.

Antibabypille. Eine interessante Studie in Holland untersucht seit einigen Jahren die Langzeitsicherheit sehr hoher Melatonindosen beim Menschen. Etwa 1.400 Frauen testen eine neuartige Antibabypille, die neben anderen Wirkstoffen 75 mg Melatonin enthält. Eine tägliche Dosis von 75 mg Melatonin ist die 20- bis 100-fache Menge der zur Alternsprophylaxe notwendigen Dosierung.

Trotz dieser vergleichsweise extremen Dosierung sind die bisherigen Erfahrungen positiv. Die östrogenfreie Antibabypille könnte bei erfolgreichem Test eine neue Ära der Konzeptionsverhütung einleiten. Von der Kombination mit Melatonin verspricht man sich eine zusätzliche Schutzwirkung gegenüber Krebserkrankungen.

Kinder und Schwangere. In einigen Fällen wurden Kinder mit krankhaftem oder gestörtem Schlaf-Wach-Rhythmus erfolgreich mit Melatonin behandelt. **Beachte:** Eine Dauersubstitution sollte bei Kindern aufgrund des noch unklaren Einflusses auf die Entwicklung in jedem Fall unterbleiben! Unzureichend ist die Datenlage auch für Schwangere, wenngleich die bisherigen Untersuchungen keine fruchtschädigende Wirkung ausgewiesen haben. Sprechen Sie im Zweifelsfall mit ihrem Frauenarzt.

Auswirkung auf die körpereigene Produktion. Bisher brachten weder Tierversuche zur Langzeittherapie noch die Ergebnisse beim Menschen Hinweise darauf, dass die körpereigene Produktion durch eine Melatoninsubstitution gestört oder unterdrückt wird. Das gilt selbst für hohe Dosierungen.

II Indikationen

Seit der Isolierung reinen Melatonins vor vier Jahrzehnten wurden verschiedenste Dosierungen für die unterschiedlichsten Indikationen getestet. Aufgrund der biochemischen Individualität (s. S. 342) sind alle Dosierungsangaben nur als Richtlinie zu verstehen.

II   **Schlaf.** Typische Dosierungen zur Schlafverbesserung sind 0,3 bis 6 mg Melatonin – in seltenen Einzelfällen kann eine wirksame Dosis erst mit 10 mg erreicht sein. Der Dosisbereich, der sich bei der Mehrzahl der Menschen als optimal zur Schlafförderung erwiesen hat, sind 1 bis 3 mg. Anzeichen einer individuellen Überdosierung können gesteigerte Tagesschläfrigkeit und leichte Leistungsdefizite sein. Eine Dauertherapie sollte mit der niedrigsten, noch wirksamen Dosis erfolgen.

II   **Jetlag und Schichtarbeit.** Bei Reisen über Zeitzonen hinweg hat sich die gezielte Melatonineinnahme zur schnelleren Überwindung von Problemen, die aus der Zeitverschiebung resultieren, gut bewährt. Ähnliches gilt für wechselnde Schichtarbeit. Als effektiv haben sich bei Jetlag 3 bis 10 mg und bei Schichtarbeit Dosierungen zwischen 1 und 5 mg erwiesen.

II **Immunaktivierung.** Der gezielte Einsatz von Melatonin zur Immunstimulation, zum Beispiel zur Effektivierung einer Schutzimpfung im Alter, sollte unter medizinischer Kontrolle erfolgen. Der Arzt kann im Bedarfsfall mit Hilfe eines Immuntests die optimale Dosierung festlegen.

II **Alternsprophylaxe.** Nach dem Beginn einer Melatoninsubstitution werden zwar nicht selten bereits kurzfristig positive Effekte verspürt. Viele berichten über unmittelbar erholsameren Schlaf und erhöhte Stimmungslage. Gebessert werden teilweise auch das Befinden bei chronischen Schmerzen oder die Immunfunktionen. Seltener zeigen sich positive Veränderungen beim Cholesterinspiegel oder Blutdruck. Dennoch ist das eigentliche Ziel die langfristige Stabilisierung eines physiologischen Blutspiegels und die Vermeidung von Mangelsituationen im Altersverlauf.

Mit welcher täglichen Substitutionsmenge ein günstiger durchschnittlicher Blutspiegel erreicht wird (100 bis 150 pg/ml), lässt sich mit letzter Sicherheit nur über Labortests bestimmen. Mittlerweile ist es möglich, die individuelle Melatoninausschüttung mit Hilfe entsprechender Tests zu bestimmen. Problem: Die Hauptausschüttung erfolgt in der Nacht. Da Melatonin nur relativ kurz im Kreislauf verbleibt, muss ein individueller Test deshalb in mehreren Etappen über die Nacht verteilt in einem Schlaflabor erfolgen. Wie man sich leicht vorstellen kann, ist das eine zeit- und extrem kostenaufwendige Veranstaltung. Allerdings haben sich in den vergangenen zehn Jahren Erfahrungswerte herauskristallisiert. Substitutionsmengen von abendlich 0,3 bis 3 mg gewährleisten in aller Regel einen Melatoninspiegel im durchschnittlichen physiologischen Bereich. Bei den meisten Menschen liegt der optimale Substitutionsbereich für die Alternsprophylaxe zwischen 0,5 und 1,5 mg. Tagesmüdigkeit ist ein deutliches Zeichen einer individuellen Überdosierung.

Dosierungen (Übersicht)

Bei allen in diesem Kapitel genannten Dosierungen handelt es sich lediglich um allgemeine Richtwerte. Die Angaben beziehen sich ausschließlich auf gesunde Erwachsene. Für Schwangere liegen noch keine ausreichenden Daten vor. Bei Kindern und Jugendlichen vor Abschluss der Pubertät sollte nach dem derzeitigen Wissensstand außer bei Vorliegen besonderer Indikationen keine Melatoninsubstitution erfolgen. Das gilt besonders für die Dauertherapie.

II   Alternsprophylaxe: 0,3 bis 3 mg regelmäßig kurz vor dem Einschlafen (nicht vor dem
30. Lebensjahr; bei der Mehrzahl der Personen bis 65 Jahren ist maximal 1 mg zur Vermeidung eines altersbedingten Hormonmangels ausreichend)

II   Schlafförderung: 0,3 bis 10 mg (meist 1 bis 3 mg) eingenommen zur Schlafenszeit

II   Jetlag: 1 bis 10 mg einen Tag vor und einen Tag nach Ankunft jeweils zur Zielort-
Schlafenszeit eingenommen

II   Schichtarbeit: 1 bis 5 mg vor der neuen Einschlafzeit

II   Immunstimulation: 2 bis 20 mg je nach ärztlicher Indikation

II   Krebstherapie: abhängig von der durchgeführten Therapie

II   Ab welchem Alter ist eine Substitution sinnvoll?

Einige Melatonin-Experten nennen als sinnvollen Beginn einer regelmäßigen Substitution
die Mitte des fünften Lebensjahrzehnts. Andere halten die 30er-Jahre als Phase einiger
physiologischer Umbrüche für einen guten Zeitpunkt. Zumindest Ergebnisse aus Tierstudien stützen die letztgenannte Einschätzung. Bei Personen, in deren Familie im Alter
Krebs- oder Herz-Kreislauf-Krankheiten auftraten, könnte die prophylaktische Einnahme
einer geringen Dosis Melatonin bereits in den Dreißigern mit einiger Wahrscheinlichkeit
positive Auswirkungen haben.

Die gezielte Einnahme von Melatonin zur Gesundheitsprophylaxe soll in erster Linie
die abfallende Aktivität unserer Zirbeldrüse im Alter ausgleichen. Es ist deshalb keineswegs
notwendig (und vermutlich sogar schädlich), sehr früh im Leben (vor allem nicht vor Ende
der Pubertät) oder mit hohen Dauerdosierungen zu beginnen.

Allgemeingültige Dosierungsempfehlungen sind grundsätzlich nicht möglich. Nach
den bisherigen Erfahrungen erzielen die meisten jüngeren Menschen ausreichende Melatoninspiegel mit sehr niedrigen Dosierungen von 0,1 bis 1 mg, während Menschen in den
Sechzigern vielleicht erst mit 2 mg und über 70-Jährige mit 2 bis 5 mg optimal substituiert
sind.

Biochemische Individualität

Hinter diesem Begriff, auf den wir in diesem Buch schon häufiger gestoßen sind, verbirgt sich das wichtige biologische Phänomen, dass jeder Organismus innerhalb einer sehr großen Bandbreite unterschiedlich funktioniert und reagiert. Das gilt nicht nur für äußerlich sichtbare Unterschiede, sondern reicht auch bis in die kleinsten biochemischen Abläufe hinein. Der Melatoninstoffwechsel macht da keine Ausnahme.

Auf einen Durchschnittswert berechnet, zeigt der Melatoninverlauf einen zunächst steilen Abfall nach der Pubertät, gefolgt von einem sehr flachen und scheinbar gleichmäßigen Verlust bis zum Lebensende. Eine genauere Betrachtung offenbart aber, dass erhebliche Unterschiede von Person zu Person bestehen. Manche Menschen weisen schon mit 30 oder 40 Jahren einen Melatoninspiegel auf, den andere erst mit 70 erreichen.

Die Konsequenzen dieser individuellen Unterschiede können sehr verschieden sein. Schichtarbeiter, Menschen, die schlecht einschlafen, oder Patienten mit bestimmten Erkrankungen haben auf ihr Alter bezogen häufig erniedrigte nächtliche Ausschüttungen. Bei diesen Gruppen sind die Melatoninstörungen möglicherweise direkte Ursache bestimmter Störungen oder Krankheiten. Auf der anderen Seite finden die Testlabors aber auch immer wieder Menschen, die trotz einer für ihr Alter auffallend geringen Melatoninausschüttung keine Beschwerden haben.

Unterschiede vergrößern sich im Alter. Die Ausprägung individueller Unterschiede vergrößert sich mit zunehmender Gesamtalterung. Unter anderem spielt eine Rolle, wie viel Melatonin beim ersten Durchgang durch die Leber metabolisiert wird. Dieser sogenannte first pass effect variiert von Person zu Person um ein Mehrfaches.

Eine Substitutionsstudie bei Menschen unterschiedlichen Alters am Massachusetts Institute of Technology verdeutlichte das allgemeine Phänomen der biochemischen Individualität auch am Beispiel von Melatonin: Während 20 bis 30 Jahre alte Personen auf eine Einmaldosis von 0,3 mg Melatonin mit einem sehr ähnlichen Blutspiegelanstieg reagierten (150 bis 200 pg/ml), schwankte die Reaktion bei den 50- bis 70-Jährigen weitaus deutlicher (90 bis 450 pg/ml).

Diese individuelle Ansprechbarkeit erklärt auch die sehr unterschiedliche Wirksamkeit von Melatonin. Obwohl Ältere oft keine wesentlich niedrigeren Melatoninspiegel als Erwachsene mittleren Alters aufweisen, sind zur Substitution im Alter höhere Dosierungen notwendig.

Melatonin Substitution

A. Positive Wirkungen

II umfassender antioxidativer Breitbandschutz direkt (u. a. im Bereich der DNA) und indirekt (u. a. über eine Aktivitätserhöhung körpereigener Abwehrenzyme)

II Synchronisation des Schlaf-Wach-Rhythmus mit dem Tag-Nacht-Wechsel

II Therapie von Schlafproblemen und Verbesserung der Schlafarchitektur

II therapeutische Wirkung beim Depressionstyp „Delayed Sleep Phase Syndrome"

II Verstärkung der onkostatischen (tumorhemmenden) Wirkung körpereigener Lymphokine und chemischer Krebsmittel

II Prophylaxe und Wachstumshemmung von Brustdrüsentumoren (im Tierversuch und bei menschlichen Brustkrebszellen)

II Aufhebung der immunsuppressiven Wirkung von Morphinen bei Krebspatienten unter IL-2-Therapie; Erhöhung der Überlebensrate

II Antagonisierung von durch Glucocorticoide (. 'resshormone) verursachten Immunzellschäden

II Reduktion toxischer Nebenwirkungen verschiedener Chemotherapien; Überlebensraten verbessert

II Schutz vor durch Aflatoxin verursachten Leberschäden (Aflatoxin wird von kanzerogenen Schimmelpilzen abgesondert)

II Effizienzsteigerung der altersbedingt reduzierten zellulären Energiegewinnung

II radioprotektive Wirkung gegenüber Gamma-Strahlung

B. Nicht ausreichend gesicherte Wirkungen

II möglicherweise stabilisierender Einfluss auf die Funktionserhaltung verschiedener Hormone (Insulin, Oxytoxin, Vasopressin, Leptin, STH)

II Schutz gegen tödliche virale Hirnhautentzündung, bakterielle Infektionen und septischen Schock (bisher nur in Tierstudien)

II Wachstumshemmung von Krebszellen der Gebärmutter (bisher nur an isolierten Zellen gesichert) und von Melanomen der Haut (Wirkung beim Menschen bisher nur in Kombination mit Chemotherapie untersucht)

II Herz-Kreislauf: vorbeugende Wirkung noch unklar (Oxidation von LDL-Cholesterin durch Melatonin vermindert, gleichzeitig Unterstützung des Abtransports); Melatoninergänzung ab dem mittleren Erwachsenenalter führte im Tierversuch zur Reduzierung von tiefem Bauchfett (minus 58 Prozent) und zu signifikanten Verbesserungen von Leptin- und Insulinspiegeln

II   protektive, in Laboruntersuchungen sogar verjüngende Effekte am Thymus

II   Gehirn: wahrscheinlich prophylaktische Wirkung gegen Morbus Alzheimer (Melatonin blockiert u. a. die Kobalt-induzierte Beta-Amyloid Bildung; und wirkt neuroprotektiv gegen zelltoxische Wirkungen von Aluminium)

II   im Tierversuch Schutz vor neurotoxischen Effekten und Langzeitschäden chronischen Alkoholkonsums

II   in verschiedenen Parkinson-Tiermodellen starke Schutzwirkung auf dopaminerge Neuronen; Verstärkung der prophylaktischen und stabilisierenden Effektivität des Parkinsonmittels Selegilin (z. B. Deprenyl®)

II   vorbeugende Wirkungen gegen Altersschwerhörigkeit (bisher nur in Tierversuchen)

C. Risiken und unerwünschte Wirkungen

II   Bei Autoimmunkrankheiten ist ein entzündungsverstärkender Effekt durch Melatonin möglich

II   Tagesmüdigkeit bei Überdosierung

II   Wechselwirkungen mit Antidepressiva nicht ausgeschlossen (meist Wirkungsverstärkung v. a. bei sogenannten Serotonin-Reuptakehemmern)

II   vermehrte Traumaktivität möglich

II   Melatonin in Pillen und Kapseln

Melatonin wird in vielen Ländern in Tabletten- oder Kapselform als Nahrungsergänzung vertrieben. Die Bezugskosten sind gering. Denn ganz im Gegensatz zu seiner außergewöhnlichen physiologischen Bedeutung für Pflanzen, Tiere und den Menschen ist Melatonin ein äußerst billiger Rohstoff. Weil die Schutzsubstanz überall in der Natur vorkommt, ist die „Herstellung" denkbar einfach: Melatonin fällt unter anderem bei der industriellen Verarbeitung verschiedener Lebensmittel gleich tonnenweise an, quasi als Abfallprodukt. Entsprechend billig sind Fertigpräparate – sofern die jeweiligen nationalen Behörden einen freien Verkauf als Nahrungsergänzung zulassen.

Die Nicht-Patentierbarkeit und die fehlenden Vermarktungsmöglichkeiten auf dem Medikamentensektor sind, wie schon mehrfach erwähnt, der Grund für das Schattendasein von Melatonin und den diesbezüglich defizitären medizinischen Informationsaustausch. Pharmafirmen arbeiten deshalb an patentierbaren synthetischen Varianten von Melatonin. (Anm.: Mindestens eine Substanz, die Wirkungen von Melatonin imitiert, soll 2008 als Schlafmittel zugelassen werden.) Einmal auf dem Markt werden sie wesentlich teurer sein als die natürliche Ausgangssubstanz, dafür aber als Medikament zulassungsfähig. Ihre Anwendung bleibt dann allerdings auf bestimmte Krankheitsbilder beschränkt.

Eine Zulassung erhalten hat bisher lediglich ein Medikament mit patentierter verlängerter Wirkstofffreisetzung (s. S. 333).

II Beeinflussung der Lebensspanne

II Maximale Lebensspanne

Das Maximalalter des Menschen beträgt etwa 120 Jahre. Eine Verlängerung der maximalen Lebensspanne ist gleichbedeutend mit einer Verlangsamung der gesamten Alterung. Die Zirbeldrüse und Melatonin sind wahrscheinlich an der Steuerung verschiedener Alternsprozesse beteiligt. Als Antioxidans ist Melatonin ein natürliches Stellglied innerhalb biochemischer Alternsvorgänge. In seiner Eigenschaft als hormoneller Regulator vermag es, über zelluläre Signalbahnen bis hinein in die genetische Programmierung Steuerbefehle zu vermitteln.

Bis heute wurden erst wenige Tierversuche durchgeführt, die speziell den Einfluss von Signalstoffen der Zirbeldrüse auf die maximale Lebensspanne untersuchten. Eine Verlängerung des Maximalalters wurde dabei sowohl mit Hilfe einer Zirbeldrüsentransplantation als auch durch direkte Epithalamin- und Melatoninsubstitution erzielt. Interessanterweise war der Haupteffekt sowohl bei einfacheren Organismen wie der Fruchtfliege als auch bei Säugetieren in erster Linie die Vergrößerung des Maximalalters (bis zu etwa 33 Prozent). Deutlich weniger ausgeprägt veränderte sich die durchschnittliche Lebensspanne.

Diese Besonderheit ist insofern wichtig – und aufregend –, als der Einfluss der genetisch verankerten Altersuhren bei höheren Lebewesen wie dem Menschen mit zunehmender Annäherung an das Maximalalter immer mehr zum entscheidenden Faktor wird. Dass Melatonin das Maximalalter stärker verändert als die durchschnittliche Lebensspanne, stützt deshalb tatsächlich die These, dass die Zirbeldrüse ihre Hand am Zeiger zumindest einer der genetischen Altersuhren hat.

Ob eine optimale Melatoninsubstitution beim Menschen einen vergleichbar starken Effekt auf das Maximalalter bewirkt, wie im Tierversuch aufgetreten, lässt sich nicht vorhersagen. Ernst zu nehmende Gründe, die gegen eine entsprechende Wirkung beim Menschen sprechen, wurden bisher allerdings ebenfalls nicht gefunden.

II Durchschnittliche Lebensspanne

Die Frage, ob wir das derzeitig durchschnittliche Lebensalter von 74 Jahren (Männer) beziehungsweise 80 Jahren (Frauen) erreichen oder wesentlich länger leben, hängt weniger von der Geschwindigkeit der Gesamtalterung als vielmehr von vorzeitigen Alterungsprozessen in einzelnen Organen und entsprechenden Alterskrankheiten ab. Melatonin spielt beim Schutz vor aggressiven Zellprozessen und bei der Entstehung einiger Tumorarten eine elementare Rolle. Entsprechend verhinderte das gezielte Vermeiden von Melatoninstörungen in allen verwandten Tiermodellen typische Alterskrankheiten und verlängerte dadurch auch die durchschnittliche Lebensspanne.

In den vergangenen Jahren wurde eine Vielzahl der bei Tierstudien gefundenen Wirkungsmechanismen auch beim Menschen bestätigt. Entsprechend sollten das Vermeiden von Melatoninmangel und besonders die Erhaltung eines optimalen Ausschüttungsrhythmus mit einiger Wahrscheinlichkeit zu einem verringerten Sterberisiko im höheren Erwachsenenalter führen. Für den Einzelnen könnte das eine signifikante Erhöhung der Lebenserwartung in einer Größenordnung von vielleicht 10 bis 15 Jahren bedeuten. Seriös lässt sich das aber zum jetzigen Zeitpunkt nicht vorhersagen.

II Funktionelle Lebensspanne

Zieht man von unserer tatsächlich gelebten Lebensspanne die Zeit ab, die in Gebrechlichkeit, Unselbständigkeit oder Pflegebedürftigkeit verbracht wird, bleibt die funktionelle Lebensspanne übrig – also die Lebenszeit, die wir in weitgehender Gesundheit und Selbstbestimmtheit verbringen können.

Inwieweit ein lebenslang optimierter Melatoninstoffwechsel das Verhältnis von funktioneller zu durchschnittlicher und maximaler Lebensspanne verändert, ist unklar. Zwar wurden für Melatonin deutliche Schutzeffekte gegenüber Parkinson und Alzheimer, zwei der wichtigsten Risikofaktoren für Unselbständigkeit im Alter, gefunden. Beide Krankheitsverläufe lassen sich aber in Tierstudien nur eingeschränkt untersuchen. Der Beobachtungszeitraum von Menschen, die ihren Melatoninstoffwechsel lebenslang auf einem optimalen Niveau halten, ist bisher zu kurz, um die Auswirkungen auf den Verlauf degenerativer Alterskrankheiten beurteilen zu können.

Melatoninfreundliche Lebensweise

Der körpereigene Ausschüttungszyklus von Melatonin ist von einer ganzen Reihe innerer und äußerer Faktoren abhängig. Nicht zuletzt durch unser Verhalten wird er wesentlich beeinflusst. Die elementare Bedeutung regelmäßiger Schlafzeiten und von ausgiebigem Tageslicht haben wir bereits erwähnt. Doch es gibt weitere Alltagsfaktoren, die den Melatoninstatus im Lebenslauf erheblich mitbestimmen.

So leben Sie melatoninfreundlich

II   Halten Sie sich jeden Tag einige Zeit im Freien auf.

II   Suchen Sie besonders im Winter die Sonne.

II   Setzen Sie sich in geschlossenen Räumen möglichst ans Fenster.

II   Vermeiden Sie während der letzten Stunden vor dem Schlafen helle Lichtquellen.

II   Vorsicht bei Alkohol oder bestimmten Pharmaka am Abend.

II   Wann immer möglich, unregelmäßige Schlafenszeiten und Schichtarbeit vermeiden.

II   Essen Sie Lebensmittel, die reich an Antioxidantien sind.

II   Reduzieren Sie die Belastung durch Elektrosmog.

II   Substanzen, die möglicherweise die Degeneration der Zirbeldrüse verhindern, zumindest aber den Melatoninhaushalt optimieren können, sind die natürliche Aminosäure L-Tryptophan, S-Adenosyl-Methionin (ein natürliches Stoffwechselprodukt, das in einigen Ländern unter dem Namen SAM als Nahrungsergänzung erhältlich ist), einige sogenannte MAO-A-Hemmer sowie das in Russland aus Epithalamin gewonnenen Epithalon. Dieses ist aktuell in klinischer Erprobung.

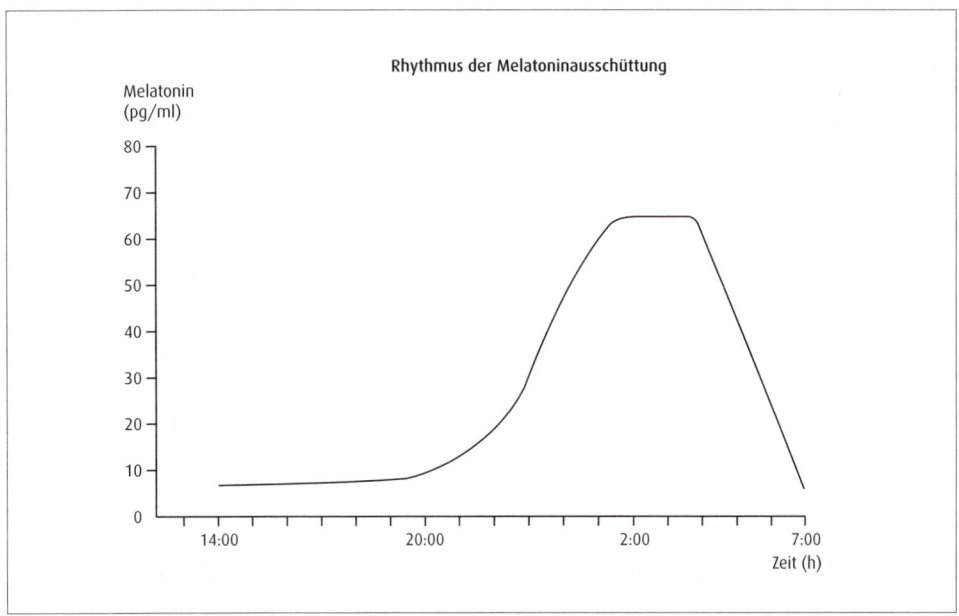

Natürlicher Rhythmus der Melatoninausschüttung beim Menschen (mod. nach Zhdanova et al., 1998).

‖ Melatonin in Nahrungsmitteln

Melatonin gilt als einer der wichtigsten biologischen Schutzstoffe der Natur und ist somit auch in praktisch allen Pflanzen und dadurch in vielen Nahrungsmitteln enthalten. Die Liste der auf ihren Melatoningehalt untersuchten Lebensmittel wird stetig länger. Dokumentiert wurde Melatonin bisher beispielsweise in Hafer, Tomaten, Bananen und Mais.

Gegenüber schädlicher Oxidation und damit frühzeitiger Alterung empfindliche Pflanzenteile wie zum Beispiel Samen enthalten einen besonders hohen Anteil des antioxidativ wirkenden Melatonins. Der höchste Gehalt wurde bisher in Senfsamen gemessen (0,2 mg/kg).

Auch Heilpflanzen wie Baldrian und Johanniskraut enthalten überdurchschnittliche Mengen Melatonin. Inwieweit es zu bestimmten Wirkungen von Naturheilmitteln beiträgt, ist noch nicht klar.

Trügerische Hoffnungen. In jüngster Zeit wird in den Medien vermehrt auf das Vorhandensein von Melatonin in Pflanzen hingewiesen. Dabei wird meist suggeriert, der Konsum bestimmter Lebensmittel würde bereits einen optimierten Melatoninstoffwechsel und daraus resultierende gesundheitliche Effekte garantieren.

Auch wenn es ein schöner Traum ist, ein langes gesundes Leben auf einfache Weise ohne Ergänzungen und andere aufwendigen Verhaltensmaßnahmen zu garantieren – es gibt keine Anzeichen dafür, dass dies realisierbar ist. Die bisher propagierten melatoninhaltigen Lebensmittel müssten in sehr großen Mengen konsumiert werden, um wirksame Effekte zu erzielen. Außerdem wäre ein Melatoninanstieg während des Tages weder natürlich noch physiologisch wünschenswert. Und auch die gezielte Einnahme melatoninreicher Lebensmittel am Abend ist kaum realisierbar. Andererseits mag es vielleicht Menschen geben, die wenig Probleme damit haben, kurz vor dem Schlafengehen regelmäßig ein paar Kilo Tomaten oder zumindest ein knappes Pfund Senfsamen als besonderes Betthupferl zu genießen.

‖ Nahrungsbestandteile, Genussmittel und Medikamente

Die körpereigene Melatoninproduktion wird durch Nahrungsbestandteile und Medikamente erheblich beeinflusst.

‖ **Folsäure.** Französische Forscher entdeckten im Jahr 2000 eine wichtige Wechselwirkung: Das lebenswichtige Vitamin Folsäure ist an einem wichtigen Punkt des Melatoninstoffwechsels beteiligt. Bei der Melatoninbildung entsteht das atherogene Zwischenprodukt Homocystein. Dessen Abbau zur Aminosäure Methionin benötigt unter anderem Folsäure. Unzureichende Folsäure führt zum Ansteigen von Homocystein, das für die Gefäßalterung und Herz-Kreislauf-Krankheiten weitaus gefährlicher ist als etwa LDL-Cholesterin. Doppelt problematisch: Der Anstieg von Homocystein geht anschließend mit einer sinkenden Melatoninbildung einher.

Folsäure ist in der modernen Nahrung generell knapp. Für Schwangere wird seit Jahren eine routinemäßige Substitution empfohlen. Weniger bekannt ist leider die weite Verbreitung von Folsäuremangel im Alter – meist in Verbindung mit relativem B12-Mangel. Direkte Folgen sind kognitive Defizite bis hin zur Demenz. Optimale Substitutionsmengen bewegen sich im Bereich von 1 bis 5 mg/Tag – offizielle Empfehlung in Deutschland ist 0,4 mg.

Beachte: Folsäuresubstitution sollte grundsätzlich mit Vitamin B12 auch deshalb erfolgen, weil Folsäure unter bestimmten Bedingungen einen B12-Mangel verdecken kann.

II **Linolensäure.** Die für den Menschen essenzielle Fettsäure Linolensäure (nicht zu verwechseln mit der in vielen Salatölen enthaltenen Linolsäure), eine sogenannte omega-3-Fettsäure, hat antikanzerogene und andere positive Gesundheitseffekte.

In größeren Mengen enthalten ist Linolensäure nur in Leinsamen, Hanfsamen und Lichtnüssen beziehungsweise deren Ölen. Nennenswerte Mengen finden sich auch in Raps, Soja, Walnüssen und Weizenkeimen.

Einen überraschenden Fund machten vor wenigen Jahren ausgerechnet Forscher am National Institut on Alcohol Abuse and Alcoholism im amerikanischen Rockville: Linolensäuremangel führt zu extremen Störungen der Melatoninrhythmik: Störung der nächtlichen Ausschüttung, dafür ein bis zu 60 Prozent erhöhter Tagesspiegel. Über die Auswirkungen einer solchen Störung unter anderem für die Krebsentstehung haben wir ja schon gesprochen; ebenso darüber, dass Linolensäure selbst eine unmittelbare Hemmwirkung auf die Tumorentstehung ausübt – wichtig ist das auch und gerade für Frauen im Hinblick auf Brustkrebs. Die Linolensäurezufuhr ist in den Industrienationen in den vergangenen 100 Jahren kontinuierlich und teilweise dramatisch gesunken.

II **Vitamin B12.** Möglicherweise könnte Vitamin B12 dazu beitragen, ein großes Gesundheitsproblem moderner Industriegesellschaften zu verkleinern: das Durchbrechen des natürlichen Tag-Nacht-Rhythmus durch künstliches Licht. Wir hatten bereits erwähnt, dass Störungen der nächtlichen Melatoninausschüttung die Krebsrate erhöhen. Ähnliche Zusammenhänge wurden bei Alzheimer gefunden.

Die regelmäßige Ergänzung von Vitamin B12 reduzierte im Tierversuch die lichtbedingte Störung der nächtlichen Melatoninproduktion. Wir haben leider noch keine ausreichenden Daten, was die optimale Substitutionsmenge beim Menschen ist. Belegt ist allerdings, dass das Problem suboptimaler B12-Versorgung bei Älteren erhebliche Ausmaße mit starken Auswirkungen auf die Gehirnalterung erreicht. Im Alter ist die Mehrzahl der Menschen von einem B12-Defizit betroffen. (Anm.: Während die offiziellen Richtwerte der Deutschen Gesellschaft für Ernährung für B12 etwa 3 μg betragen, dürfte eine optimale Substitution vor allem für Ältere eher im Bereich von 100 bis 1.000 μg liegen.)

|| Alkohol. Der Einfluss von Alkohol auf die Zirbeldrüse ist komplex. Während eine geringe Menge unmittelbar vor dem Schlafen eingenommen die Melatoninausschüttung möglicherweise leicht stimuliert, wirkt sich Alkoholkonsum am frühen Abend hemmend aus. Alkoholiker haben fast durchweg erniedrigte Melatoninwerte. Ernst zu nehmende neuere Daten sprechen auch für einen ungünstigen Zusammenhang zwischen bereits mäßigem Alkoholkonsum (über 50 g/Tag, entsprechend etwa 420 ml Wein), dem Östrogenstoffwechsel, Melatoninmangel und Brustkrebs.

|| Koffein. Kaffee, schwarzer und grüner Tee oder Cola haben eines gemeinsam: Sie wirken schlafverscheuchend. Es ist deshalb wenig verwunderlich, dass das darin enthaltene Koffein ein starker Hemmer der Melatoninproduktion ist. Leider übt Koffein diese Hemmwirkung länger aus, als die spürbar aktivierende Wirkung vermuten lässt. Die belebende Wirkung des Koffeins ebbt nach zwei bis vier Stunden deutlich ab. Die Droge bleibt aber noch viele Stunden im Kreislauf, und noch nach sechs Stunden und mehr wird die Melatoninproduktion nachhaltig gehemmt. Das Phänomen, dass nicht wenige Personen Schlafprobleme haben, wenn sie nach 16 oder 18 Uhr noch koffeinhaltige Getränke zu sich nehmen, ist somit verständlich. Auch wer keine Schlafprobleme hat, für den könnte es im Hinblick auf seinen Melatoninstoffwechsel eine gute Idee sein, abends auf Koffein zu verzichten oder Melatonin zu substituieren.

|| Cannabis. Zu den effektivsten Aktivatoren für die Ausschüttung von Melatonin gehören die Inhaltsstoffe der Hanfpflanze (Cannabis sativa und Cannabis indika). Die in Blättern und Blüten enthaltenen Verbindungen aktivieren über unsere körpereigenen Cannabinoidrezeptoren die Melatoninproduktion. Wahrscheinlich dürfte dieser Effekt auch zu den von Cannabisnutzern erwünschten Wirkungen wie Entspannung und Schlaferleichterung sowie zu dem unerwünschten Effekt der Tagesmüdigkeit beitragen.

Hanfpflanzen und THC-haltige Produkte (THC steht für den Hauptwirkstoff Tetrahydrocannabinol) fallen in den meisten Ländern unter die Drogengesetzgebung. Handel und Besitz sind verboten. In zunehmend mehr Ländern gibt es allerdings Ausnahmeregelungen für die Nutzung von Cannabis zu medizinischen Zwecken. Der in den vergangenen Jahren sich schnell ausbreitende Forschungsbereich zur medizinischen Nutzung von Cannabis hat eine Reihe neuer Erkenntnisse auch zum Melatoninstoffwechsel gebracht. Medizinisch werden Hanfextrakte inzwischen bei Krebs, multipler Sklerose, Aids und bipolaren Depressionen eingesetzt. Welchen Anteil die melatoninfördernde Wirkung von Cannabis bei den verschiedenen Indikationen hat, ist noch unklar.

Die Wirkung von Cannabis auf die körpereigene Melatoninproduktion erreicht nach ein bis zwei Stunden den Höhepunkt und ist erheblich. Theoretisch könnte sich der Pflanzenstoff sogar einmal gezielt zur Vermeidung des altersbedingten Melatoninverlusts einsetzen lassen. Aufgrund des illegalen Status von THC-haltigen Produkten ist eine sachliche Auseinandersetzung in absehbarer Zeit allerdings wenig wahrscheinlich.

Beachte: Eine Cannabiszufuhr erhöht Melatonin unmittelbar. Erfolgt die Einnahme früh am Tag, steigt der Melatoninspiegel zu einer Zeit, in der die natürliche Tagesrhythmik keine Erhöhung vorsieht. Die gesundheitlichen Auswirkungen einer chronischen Erhöhung des frühen Tagesspiegels sind nicht geklärt.

II   Beta-Blocker. Beta-Blocker ist der Überbegriff für eine Medikamentenfamilie, die hauptsächlich gegen Bluthochdruck, Herzrhythmusstörungen, Angina Pectoris oder zur Infarktprophylaxe eingesetzt wird. Beispiele sind das Propranolol (z. B. Dociton®), Oxprenolol (z. B. Trasicor®), Metoprolol (z. B. Lopresor®) und weitere verwandte Substanzen. Beta-Blocker entwickeln ihre positiven Wirkungen, indem sie bestimmte Rezeptoren des adrenergen Systems im Körper besetzen.

Wirkungen und Nebenwirkungen von Beta-Blockern sind gut erforscht. Eine Nebenwirkung kennen jedoch selbst die meisten Ärzte nicht: Da die Funktionsfähigkeit der Zirbeldrüse in hohem Maß auf Beta-Rezeptoren angewiesen ist, blockieren diese Medikamente auch die Ausschüttung von Melatonin.

Ein indirekter Hinweis auf die Melatoninproblematik findet sich allerdings sogar im Beipackzettel: Als typische Nebenwirkungen werden Schlaflosigkeit oder depressive Verstimmungen genannt. Zumindest, was die durch Beta-Blocker hervorgerufenen Schlafstörungen betrifft, wurde der Zusammenhang mit der Melatoninunterdrückung inzwischen erwiesen. Metoprolol scheint den deutlichsten Effekt auf die Zirbeldrüse zu haben. Auch andere Pharmaka wirken sich auf den Melatoninspiegel aus (s. u.). Beta-Blocker nehmen aber insofern eine Sonderstellung ein, als sie schon in mittlerer Dosierung den normalen Ausschüttungszyklus komplett ausschalten können.

Neu ist diese Erkenntnis eigentlich nicht. In der Forschung macht man sich diesen Effekt schon seit Jahren zunutze. Soll beispielsweise untersucht werden, wie Versuchstiere auf den völligen Entzug von Melatonin reagieren, wird routinemäßig entweder die Zirbeldrüse operativ entfernt oder aber es werden Beta-Blocker verabreicht, was den gleichen radikalen Effekt auf die Melatoninproduktion bewirkt. Interessanterweise verschlechtert eine abendliche Gabe von Beta-Blockern unmittelbar verschiedene Immunfunktionen. Ursache ist auch dort die Unterdrückung von Melatonin. Bei gleichzeitiger Gabe von Melatonin tritt die Immunsuppression nicht auf.

‖ **Sonstige Pharmaka.** Einen teilweise stark hemmenden Einfluss auf die normale physiologische Melatoninausschüttung hat auch eine Reihe weiterer Pharmaka (besonders bei abendlicher Einnahme):

- ‖ Alphablocker wie Terazosin (z. B. Heitrin®), Prazosin (z. B. Minipress®), Tamsulosin (Omnic®, Alna®) u.a.
- ‖ nichtsteroidale Antirheumatika und Schmerzmittel wie Acetylsalicylsäure (z. B. Aspirin®), Ibuprofen (z. B. Aktren®), Indometacin (z. B. Amuno®), Diclofenac (z. B. Voltaren®)
- ‖ Nisoldipin (z. B. Baymycard®)
- ‖ Nifedipin (z. B. Adalat®)
- ‖ Nitrendipin (z. B. Bayotensin®)
- ‖ Clonidin (z. B. Catapresan®)
- ‖ Schlaf- und Beruhigungsmittel vom Typ der Benzodiazepine, wie Diazepam (z. B. Valium®)
- ‖ und andere mehr

Wichtiger Hinweis: Wenn Sie irgendwelche der genannten Medikamente regelmäßig einnehmen müssen, setzen Sie diese keinesfalls eigenmächtig ab. Sprechen Sie mit Ihrem Arzt über Alternativen, veränderte Einnahmezeiten oder über die Möglichkeit einer zusätzlichen Substitution mit Melatonin.

‖ **Kalorische Restriktion.** Die gezielte Einschränkung der Nahrungsenergie ist die wirksamste Maßnahme zur Beeinflussung der Alterung. Ausnahmsweise sind sich darüber inzwischen alle führenden Gerontologen einig. Sämtliche Mechanismen, die dabei eine Rolle spielen, kennen wir noch nicht. Nicht unwesentlich dürfte aber sein, dass kalorische Restriktion die funktionelle Degeneration der Zirbeldrüse verhindert und die Melatoninausschüttung relativ zur Körpermasse optimiert. Alles weitere zu diesem sehr aktuellen Thema finden sie in Kapitel II.11.

‖ Elektrosmog

Es existieren einige Hinweise auf einen Zusammenhang zwischen elektromagnetischen Feldern (EMF) und reduzierter Melatoninproduktion, zumindest aber zwischen EMF und Krankheiten wie zum Beispiel Krebs. Viele Wissenschaftler warnen heute vor möglichen Gefahren.

Bei kritischer Betrachtung der bisherigen Ergebnisse bleiben aber noch immer mehr Fragen als Antworten. Einige Untersuchungen (auch beim Menschen) zeigen einen deutlichen Zusammenhang, andere konnten das nicht bestätigen. Bis mehr Klarheit herrscht, scheint es nicht falsch, sich zumindest von den EMF-Quellen fern zu halten, die uns potenziell am stärksten beeinflussen. In erster Linie fallen darunter Quellen, denen wir auf Dauer sehr nahe sind, wie Heizdecken, elektrische Wecker oder Leselampen im Bett. Die Stärke der kritischen Strahlung steigt bei den meisten Elektrogeräten besonders im Abstand von weniger als 30 Zentimetern extrem an.

Beachte: Elektromagnetische Strahlung bleibt auch bestehen, wenn Geräte gar nicht eingeschaltet, jedoch mit dem Stromnetz verbunden sind.

Bezugsmöglichkeiten und Ausblick

„Fortschritt ist ein nettes Wort. Aber die treibende Kraft dafür ist Veränderung. Und Veränderung hat ihre Feinde."
ROBERT KENNEDY [amerikanischer Politiker, 1925-1968]

|| Melatonin vom Arzt

Melatonin ist in Deutschland nicht als Arzneimittel zugelassen. Das heißt aber nicht, dass Ihr Arzt es nicht verordnen und einsetzen darf. Jeder Hausarzt kann einem Patienten zum Beispiel ein Rezept für eine bestimmte Menge Melatonin ausstellen. Mit diesem Rezept kann man dann über eine internationale Apotheke ein Melatoninpräparat beziehen. Jede normale Apotheke kann Melatonin aber auch in Deutschland bei einem Unternehmen der pharmazeutischen beziehungsweise chemischen Industrie ordern und die Portionierung in Kapseln selbst vornehmen.

Ebenso können Sie Ihr Melatoninrezept aber auch einer Bestellung zum Beispiel aus den USA, den Niederlanden oder einem anderen Land, in dem Melatonin verkauft werden darf, beilegen. Weil in diesen Ländern Melatonin oft nicht einmal apothekenpflichtig und daher frei verfügbar ist, wird das Rezept nicht beim Kauf, sondern erst bei der Einfuhr in Deutschland benötigt. Sorgen Sie deshalb dafür, dass die Versandfirma Ihr Rezept der Lieferung beifügt.

|| Bezug aus dem Ausland

Über Versandfirmen im Internet kann man sich Melatonin auch direkt nach Hause liefern lassen. Wird das Präparat aus dem europäischen Ausland verschickt, gibt es in der Regel keine Probleme. Melatoninbestellungen aus nichteuropäischen Ländern werden häufig vom Zoll blockiert, es sei denn, der Sendung ist ein Arztrezept beigefügt oder der eigentliche Postversand erfolgt innerhalb der Europäischen Union. Auslandsreisende können

Melatonin dagegen frei im eigenen Gepäck einführen, sofern es sich um Mengen zum persönlichen Gebrauch handelt.

‖ Wann wird Melatonin in Deutschland zugelassen?

Bereits auf der italienischen Stromboli-Konferenz 1993 waren viele der Wissenschaftler von der Wirksamkeit von Melatonin nach eigenen Angaben soweit überzeugt, dass sie es selbst nutzten. Nach mittlerweile über zehn Jahren weiterer Forschung und Aufklärungs-arbeit nehmen weltweit mehrere Millionen informierter Menschen Melatonin regelmäßig ein.

Als Mitte der 90er-Jahre das Thema Melatonin auch in Deutschland erstmals durch die Presse ging, ahnte angesichts des schnell wachsenden Wissens niemand, dass Mela-tonin selbst zehn Jahre danach nicht offiziell verfügbar sein würde. (Anm.: Allein in den vergangenen zehn Jahren wurden mehr als 5.300 wissenschaftliche Arbeiten, Tier- und Humanstudien über Melatonin durchgeführt und publiziert.)

Entscheidender Punkt war und ist keineswegs, wie von Behörden behauptet, fehlendes Wissen oder die Frage der Unbedenklichkeit. Vielmehr fehlen zum einen die bürokra-tischen Voraussetzungen. Eine mögliche Wirkung gegen den Alterungsprozess stellt keine medizinische Indikation dar, für die Melatonin als Medikament zugelassen werden könnte. „Normale" Alternsprozesse gelten noch immer nicht als behandlungswürdige Indikation. Unglücklicherweise hat zum anderen auch die Privatwirtschaft wenig Interesse, die Zulas-sung von Melatonin für Indikationen wie zum Beispiel Schlafstörungen voranzutreiben, da sich mit dem Naturstoff Melatonin nicht die dafür notwendigen Forschungsgelder erwirtschaften lassen. Ganz im Gegenteil: Ein Schlafmittel Melatonin könnte den gewinn-trächtigen Markt der synthetischen Schlafmittel ernstlich gefährden.

Allerdings geben Pharmafirmen für die Melatoninforschung tatsächlich richtig viel Geld aus. Sie suchen und testen aber nur neu entwickelte synthetische (dem Melatonin ähnliche) Substanzen, die sich gewinnbringend patentieren und als Medikament vermark-ten lassen. Die Zahl der von der Industrie entwickelten und patentierten Melatonin-Analoge geht mittlerweile in die Hunderte. Unzählige Melatoninersatz-Substanzen werden aktuell untersucht. Die Einführung eines solchen synthetischen Imitats als „neues, hoch-wirksames und risikoarmes" Schlafmittel erfolgte 2006 in den USA. Für Länder der EU ist sie beantragt. Zugelassen ist inzwischen ein spezifisches Melantoninpräparat gegen Schlaf-störungen (s. S. 333).

Das unveränderte, natürliche Melatonin ist für die Pharmaindustrie uninteressant. Da wäre der Staat gefordert. Denn statt eines teuren synthetischen Medikaments könnte das Gesundheitssystem durch den Einsatz des Naturstoffs riesige Summen einsparen. Doch staatliche Fördermittel für die Melatoninforschung sind allenfalls ausreichend, kleine Projekte der Grundlagenforschung zu unterstützen, mehr nicht. „Die meisten meiner Kollegen", so der Melatonin-Experte Russel Reiter, „können ihre Laborwände mit abgelehnten Anträgen auf staatliche Fördermittel tapezieren".

Warum ist nun Melatonin in vielen Ländern verfügbar, in anderen aber nicht? Grundsätzlich sind die Zulassungsbestimmungen zum Beispiel in den USA nicht weniger streng als hierzulande. Trotz des erwiesenermaßen großen Sicherheitspotenzials von Melatonin sah auch die amerikanische Food and Drug Administration (FDA) keine Veranlassung für eine Zulassung. Es wurde beispielsweise argumentiert, die Melatonin-Befürworter könnten nicht garantieren, dass bei einer lebenslangen Einnahme Nebenwirkungen zu jedem Zeitpunkt ausgeschlossen sind. Eine solche Messlatte ist ebenso bürokratisch wie realitätsfern, weil ein solcher Beweis natürlich niemals anzutreten ist.

„Die zehn Gebote sind deshalb so kurz und verständlich, weil sie ohne Mitwirkung einer Sachverständigenkommission entstanden sind."
CHARLES DE GAULLE [französischer Staatsmann, 1890-1970]

Eine neue Sichtweise

In den USA kam man schließlich zu der Erkenntnis, Bestimmungen, die für die Zulassung von Medikamenten zur Krankheitsbehandlung geschaffen wurden, sind für den Bereich der präventiven Alternsmedizin weitgehend ungeeignet. Auf immer stärker zunehmenden öffentlichen Druck sahen sich die USA 1994 unter erbittertem Widerstand der Zulassungsbehörde (FDA) zu einer drastischen Veränderung gezwungen. Melatonin wurde nicht als Medikament, sondern als Nahrungsergänzung eingestuft. Ein entscheidender Schritt, denn Nahrungsergänzungsmittel sind nicht den Zulassungsbedingungen für Medikamente unterworfen. Eine Zulassung braucht dort zum Beispiel nicht krankheitsorientiert zu sein.

Die Sicherheit und Unbedenklichkeit für die Anwender muss natürlich auch bei Nahrungsergänzungen gegeben sein. Die Beweislast wurde jedoch umgekehrt. Die Anbieter von Melatonin sind jetzt nicht mehr gezwungen, sämtliche faktisch oft gar nicht erfüllbaren Unbedenklichkeitsnachweise zu erbringen. Bei Nahrungsergänzungsmitteln muss inzwischen die Zulassungsbehörde nachweisen, dass die Einnahme in irgendeiner Weise die Gesundheit schädigt oder dass zumindest begründete Hinweise existieren. Erst in diesem Fall kann sie die Nutzung reglementieren oder ganz verbieten. Trotz großen Eifers ist es der industriefreundlichen FDA bisher nicht gelungen, auch nur theoretisch stichhaltige Gründe für eine Reglementierung von Melatonin vorzulegen.

Schon im ersten Jahr der freien Verfügbarkeit, 1995, wurde allein in den USA die unglaubliche Zahl von 50 Millionen Melatonintabletten verkauft. Seit über einem Jahrzehnt sucht die amerikanische FDA fieberhaft nach einer schädlichen Wirkung von Melatonin, die eine Reglementierung durch die Behörde rechtfertigen würde. Und obwohl inzwischen Millionen von Amerikanern regelmäßig beziehungsweise dauerhaft Melatonin einnehmen, war die Suche bisher erfolglos.

Auch in Deutschland wird sich die Situation von Melatonin erst verändern, wenn sich die Gesamtsituation der Präventivmedizin ändert. Das betrifft gesetzliche Bestimmungen ebenso wie die Bereitschaft jedes Einzelnen, im Gesundheitsbereich mehr Verantwortung zu übernehmen. Der Anstoß zu diesen Veränderungen kann aber nur von den Bürgern selbst kommen.

„Ich bin ungeheuer neugierig, zu erfahren, wie lang die offiziellen Behörden in Europa, Japan und den USA, die es ja als ihr Vorrecht ansehen, Wissenschaftlern zu sagen, was richtig und was falsch ist, brauchen werden, um die Existenz einer Altersuhr im Gehirn anzuerkennen. Mit der Hilfe von Melatonin hoffe ich so lange auszuhalten, bis zu dieser glorreichen Zeit!"
WALTER PIERPAOLI [Director Biancalana-Masera-Stiftung, Ancona]

II   Ein Blick in die Zukunft

Wird die Alterung der Menschen, wie wir sie heute kennen, allein mit Hilfe von Melatonin überwunden werden können? Einer der Pioniere der Melatoninforschung, Walter Pierpaoli, sieht in unserer Zirbeldrüse die wichtigste Altersuhr verankert. Der Schlüssel zur Jugend liegt seiner Meinung nach deshalb im Zirbeldrüsenhormon Melatonin. Andere Experten sind vorsichtiger und halten Melatonin nicht für den, sondern für einen Schlüssel zur Gesund- und Jungerhaltung unseres Körpers, nicht zuletzt, weil Melatonin nicht der einzige Signalstoff der Zirbeldrüse ist.

In der Tat spricht manches für die zweite, zurückhaltendere Bewertung. Ob Melatonin im Alleingang unsere maximale Lebensspanne über einen Bereich von 120 bis 130 Jahren hinausschieben kann, bleibt zumindest fraglich. Nach allem, was die bisherige Forschung erbracht hat, könnte der gezielte Einsatz von Melatonin allerdings dazu beitragen, dass wir tatsächlich länger leben und wahrscheinlich auch die Chancen auf das Erreichen des menschlichen Maximalalters in guter Gesundheit vergrößern.

Skeptiker verweisen darauf, dass es beim Menschen bisher nur Indizien für eine langfristige Anti-Alterungs-Wirkung des Melatonins gibt, aber keine sicheren Beweise. Das ist richtig. Was dabei aber fast immer verschwiegen wird: Bisher konnte noch kein wissenschaftlich fundierter Hinweis darauf gefunden werden, warum Melatonin diese Wirkung ausgerechnet beim Menschen nicht haben sollte – zumal unmittelbare Effekte wie die Verjüngung der Immunfunktionen oder seine antioxidativen Wirkungen gut belegt sind.

„Eine Wahrheit triumphiert nie; ihre Gegner sterben nur aus."
MAX PLANCK [deutscher Physiknobelpreisträger, 1858-1947]

Literatur (Auswahl)

ANISIMOV VN, ALIMOVA IN, BATURIN DA ET AL (2003): „Dose-dependent effects of melatonin on life span and spontaneous tumor incidence in female SHR mice." Exp. Gerontol., 38(4): 449-61.

ANISIMOV VN, KHAVINSON VK, MORZOV VG (1994): „Twenty Years of Study on Effects of Pineal Peptide Preparation: Epithalamin in Experimental Gerontology and Oncology." Annals NY Acad. Sciences, 719: 483-93.

ANISIMOV VN, MYLNIKOV SV, KHAVINSON VK (1998): „Pineal peptide preparation epithalamin increasis the lifespan of fruit flies, mice and rats." Mech-Ageing-Dev., 103 (2): 123-32.

ANTOLIN I, MAYO JC, SAINZ RM ET AL (2002): „Protective effect of melatonin in a chronic experimental model of Parkinson's disease." Brain Res., 943(2): 163-73.

ARANGINO S, CAGNACCI A, ANGIOLUCCI M ET AL (1999): „Effects of melatonin on vascular reactivity, catecholamine levels, and blood pressure in healthy men." Am. J. Cardiol., 83(9): 1417-9.

BARTSCH C, BARTSCH H (1997): „Noctural urinary 6-sulphatoxymelatonin excretion is decreased in primary breast cancer patients compared to age-matched controls and shows negative correlation with tumor size." J. Pineal Res., 23(2): 53-8.

BARTSCH C, BARTSCH H (1999): „Melatonin in cancer patients and in tumor-bearing animals." Adv. Exp. Med. Biol., 467: 247-64.

BELLIPANNI G, BIANCHI P, PIERPAOLI W ET AL (2001): „Effects of melatonin in perimenopausal and menopausal women: a randomized and placebo controlled study." Exp. Gerontol., 36(2): 297-310.

BLASK DE, DAUCHY RT, SAUER LA ET AL (2003): „Growth and fatty acid metabolism of human breast cancer (MCF-7) xenografts in nude rats: impact of constant light-induced nocturnal melatonin suppression." Breast Cancer Res. Treat., 79(3): 313-20.

BRZEZINSKI A (1997): „Melatonin in Humans." New Engl. J. Med., 336(3): 186-95.

CAGNACCI A, ARANGINO S, ANGIOLUCCI M ET AL (2001): „Effect of exogenous melatonin on vascular reactivity and nitric oxide in postmenopausal women: role of hormone replacement therapy." Clinical Endocrinology, 54(2): 261-6.

CAGNACCI A, ARANINO S, ANGIOLUCCI M ET AL., (1997): „Potentially beneficial cardiovascular effects of melatonin administration in women." Journal of Pineal Res., 22: 16-9.

FORSLING ML, WILLIAMS AJ (2002): „The effect of exogenous melatonin on stimulated neurohypophysial hormone release in man." Clin. Endocrinol., 57(5): 615-20.

FORSLING ML, WHEELER MJ, WILLIAMS AJ (1999): „The effect of melatonin administration on pituary hormone secretion in man." Clin. Endocrinol., 51(5): 637-42.

GILAD E, LAUFER M, MATZKIN H, ZISAPEL N (1999): „Melatonin receptors in PC3 human prostate tumor cells." J. Pineal. Res., 26(4): 211-20.

HERXHEIMER A, PETRIE KJ (2002): „Melatonin for the prevention and treatment of jet lag." Cochrane Database Sys. Rev., (2): CD001520.

LAAKSO ML, PORKKA-HEISKANEN T, JOHANSSON G (1988): „Twenty-Four-Hour Patterns of Pineal Melatonin and Pituary and Plasma Prolactin in Male Rats under Natural and Artificial Lighting Conditions." Neuroendocr., 48: 308-13.

LESNIKOV VA, PIERPAOLI W (1994): „Pineal Cross-Transplantation (Old-to-Young and Vice Versa) as Evidence for an Endogenous 'Aging Clock'." Annals NY Acad. Sci., 719: 456-60.

LISSONI P, BARNI S, MANDALA M ET AL (1999): „Decreased toxicity and increased efficacy of cancer chemotherapy using the pineal hormone melatonin in metastatic solid tumor patients with poor clinical status." Eur. J. Cancer, 35(12): 1688-92.

LISSONI P, VAGHI M, ARDIZZOIA A ET AL (2002): „A phase II study of chemoneuroimmunotherapy with platinum, subcutaneous low-dose interleukin-2 and the pineal neurohormone melatonin (P.I.M.) as a second-line therapy in metastatic melanoma patients progressing on dacarbazine plus interferon-alpha." In Vivo., 16(2): 93-6.

MATSUBARA E, BRYANT-THOMAS T, PACHECO-QUINTO J ET AL (2003): „Melatonin increases survival and inhibits oxidative and amyloid pathology in a transgenic model of Alzheimer´s disease." J. Neurochem., 85(5): 1101-8.

MEEKING DR, WALLACE JD, CUNEO RC ET AL (1999): „Exercise-induced GH secretion is enhanced by oral ingestion of melatonin in healthy adult male subjects." Eur. J. Endocrinol., 141(1): 22-6.

MORETTI RM, MARELLI MM, MAGGI R ET AL (2000): „Antiproliferative action of melatonin on human prostate cancer LNCaP cells." Oncol. Rep., 7(2): 347-51.

MÜNCH M, KNOBLAUCH V, BLATTER K ET AL. (2005): „Age-related attenuation of the evening circadian arousal signal in humans." Neurobiol. Aging, 26(9): 1307-19.

NOWFAR S, TEPLITZKY SR, MELANCON K ET AL (2002): „Tumor prevention by 9-cis-retinoic acid in the N-nitroso-N-methylurea model of mammary carcinogenesis is potentated by the pineal hormone melatonin." Breast Cancer Res. Treat., 72(1): 33-43.

PAWLIKOWSKI M, KOLOMECKA M, WOJTCZAK A, KARASEK M (2002): „Effects of six month melatonin treatment on sleep quality and serum concentrations of estradiol, cortisol, dehydroepiandrosterone sulfate, and somatomedin C in elderly women." Neuroendocrinol. Lett., 23 Suppl 1: 17-9.

PIERARD C, BEAUMONT M, ENSLEN M ET AL (2001): „Resynchronization of hormonal rhythms after an eastbound flight in humans: effects of slow-release caffeine and melatonin." Eur. J. Appl. Physiol., 85(1-2): 144-50.

PIERPAOLI W, REGELSON W (1995): „The Melatonin Miracle." New York: Simon & Schuster.

RAGHAVENDRA V, KULKARNI SK (2001): „Possible antioxidant mechanism in melatonin reversal of aging and chronic ethanol-induced amnesia in plus-maze and passive avoidance memory tasks." Free Radical Biol. Med., 30(6): 595-602.

REITER RJ (1995): „Oxygen radical detoxification progress during aging: The functional importance of melatonin." Aging Clin. Exp. Res., 7: 340-51.

ROHR U-D, HEROLD J (2002): „Melatonin deficiencies in women." Maturitas, 41 suppl 1: S85-104.

RUGER M, GORDIJN MC, BEERSMA DG, DE VRIES B, DAAN S (2005): „Weak relationships between suppression of melatonin and supression of sleepiness/fatigue in response to light exposure." J. Sleep Res., 14(3): 221-7.

SAUER LA, DAUCHY RT, BLASK DE (2001): „Polyunsaturated fatty acids, melatonin, and cancer prevention." Biochem. Pharmacol., 61(12): 1455-62.

SCHERNHAMMER ES, LADEN F, SPEIZER FE ET AL (2001): „Rotating night shifts and risk of breast cancer in women participating in the nurses health study." J. Natl. Cancer Inst., 93(20): 1563-8.

SEABRA ML, BIGNOTTO M, PINTO LR, TUFIK S (2000): „Randomized, double-blind clinical trial, controlled with placebo, of the toxicology of chronic melatonin treatment." J. Pineal Res., 29(4): 193-200.

SHARMAN EH, VAZIRI ND, NI Z ET AL (2002): „Reversal of biochemical and behavioral parameters of brain aging by melatonin and acetyl L-carnitine." Brain Res., 957(2): 223-30.

WALDHAUSER F, WEISZENBACHER G, TATZER E ET AL. (1988): „Alterations in nocturnal serum melatonin levels in humans with growth and aging." J. Clin. Endocrin. Metabol., 66: 648-52.

WRIGHT J, ALDHOUS M, FRANEY C, ENGLISH J, ARDNDT J (1986): „The effects of exogenous melatonin on endocrine function in man." Clin. Endocrinol., 24: 375-82.

TAN DX, REITER RJ, MANCHESTER LC ET AL (2002): „Chemical and physical properties and potential mechanisms: melatonin as a free radical scavenger." Curr. Topics Med. Chem., 2: 181-97.

TIAN YM, LI PP, JIANG XF ET AL (2001): „Rejuvenation of degenerative thymus by oral melatonin administration and the antagonistic action of melatonin against hydroxyl radical-induced apoptosis of cultural thymocytes in mice." J. Pineal. Res., 31(3): 214-21.

XI SC, SIU SW, FONG SW, SHIU SY (2001): „Inhibition of androgen-sensitive LNCaP prostate cancer growth in vivo by melatonin: association of antiproliferative action of the pineal hormone with mt1 receptor protein expression." Prostate, 46(1): 52-61.

YAPRAK M, ALTUN A, VARDAR A ET AL (2003): „Decreased nocturnal synthesis of melatonin in patients with coronary artery disease." Int. J. Cardiol., 89(1): 103-7.

ZANG LUN-YI, COSMA G, GARDNER H, VALLYATHAN V (1998): „Scavenging of reactive oxygen species by melatonin." Biochimica et Biophysica Acta, 1425: 469-77.

ZHDANOVA IV, WURTMAN RJ, BALCIOGLU A ET AL (1998): „Endogenous Melatonin Levels and the Fate of Exogenous Melatonin: Age Effects." J. Gerontol., 53(4): B293-8.

ZHDANOVA IV, WURTMAN RJ, REGAN MM ET AL (2001): „Melatonin treatment for age-related insomnia." J. Clin. Endocrinol. Metab., 86(10): 4727-30.

II.9

Altersuhr Energiestoffwechsel
Lebensenergie und Altern

„Schließlich bist du beraubt und nackt,
Der Tod kommt nicht sofort,
Das Leben, noch nicht ganz erlischend,
Allmählich verlangsamt seinen Schritt."
ALEXANDER BLOK [russischer Dichter, 1880-1921]

II   Wenn die Energie schwindet

Das Bewusstsein zu altern, kommt häufig über Nacht und trifft uns nicht selten wie ein heimtückischer Schlag. Manchmal ist es das erste graue Haar. Vielleicht auch ein Morgen, an dem man im Spiegel wie schon so oft die Falten einer durchzechten Nacht erblickt, nur dass man dieses Mal nirgends gewesen ist. Häufig ist es aber auch subtiler, und bei irgendeiner Tätigkeit bemerken wir, dass uns dieselbe Arbeit früher leichter gefallen ist. Was ist passiert?

„Links überm Ohr habe ich eben
 mein erstes graues Haar ertappt.
 Mir ist, als wär' in meinem Leben
 eine Tür lautlos zugeschnappt."
REINHARD MEY [deutscher Liedermacher, *1942]

Auf eine besondere Weise scheinen junge Menschen mehr Energie zu haben. Energiemangel ist auf der anderen Seite eine häufig geäußerte Beschwerde bei Älteren. Nur ein Klischee? Immerhin gibt es doch schwungvolle Alte und energielose Jugendliche. Oder ist Energiemangel im Alter allein die Folge bestimmter Alterskrankheiten und anderer Beschwerden? Wäre dem so, sollte sich Energiemangel frühestens im hohen Alter oder eben bei Krankheiten bemerkbar machen. Offensichtlich ist das nicht der Fall. Schon so mancher 40-Jährige blickt mit Wehmut auf Zeiten zurück, in denen irgendwie mehr Lebensenergie zur Verfügung zu stehen schien.

Vorsicht vor einem klassischen Missverständnis!

Hinter dem, was wir als „Mangel an Energie" empfinden, stecken in der Regel Muskelschwäche, Antriebsmangel, depressive Verstimmungen und ähnliche Ursachen. Diesen Symptomen liegen teilweise krankhafte Störungen zugrunde. Sie haben allenfalls mittelbar mit der eigentlichen Problematik eines echten Energiedefizits im Altersverlauf zu tun.

Wir möchten deshalb der Frage nachgehen, ob dort, wo Energie im Körper verfügbar gemacht wird, tatsächlich allmähliche Veränderungen vor sich gehen, nämlich in unseren Zellen. Besteht ein Zusammenhang zwischen der Energieproduktion des Menschen und dem Alterungsprozess? Und welche Rolle spielt die Energie für Gesundheit und Wohlbefinden?

II Wie Menschen versuchen, durch zusätzliche Energie das Altern zu stoppen

Die Vorstellung, man müsse Lebensenergie konservieren oder zurückbringen, um Jugendlichkeit zu erhalten, ist in vielen Kulturen verbreitet. So gibt es bei einigen Völkern wie den auf Sulawesi lebenden Ureinwohnern den Brauch, die Körperöffnungen der Schlachttiere zu verstopfen. Mit diesem Kunstgriff soll deren Lebensenergie mit dem Tod nicht entweichen und so auf den Konsumenten übergehen.

Etwas modernere und weniger martialische Ansätze orientieren sich an der Erkenntnis, dass der Sauerstoff für die Energieproduktion im Körper wichtig ist. Was liegt also näher, als dem alternden Körper mit Hilfe einer zusätzlichen Sauerstoffdusche zu mehr Energie und damit wieder zu mehr Jugendlichkeit zu verhelfen. Die Sauerstoffmethode konnte im 20. Jahrhundert in der Tat einige Erfolge erzielen. In Deutschland erlangte sie in Form der Sauerstoff-Mehrschritt-Therapie nach Manfred von Ardenne einige Bekanntheit. Positive Effekte ließen sich aber auch mit einer in Russland entwickelten Methode erzielen, bei der mit Sauerstoff angereichertes Wasser getrunken wird.

Obwohl das Prinzip der Sauerstoffdusche unbestreitbare Wirkungen hat, wird es von der Ärzteschaft nach wie vor abschätzig behandelt. Für die Schulmedizin steht allein die Durchblutung im Vordergrund. Ähnlich argumentieren heute Anti-Aging-Dozenten, welche die gesteigerte Durchblutung und Sauerstoffatmung, zum Beispiel beim Ausdauersport, als zentralen Punkt für das Bekämpfen des Alterns propagieren (s. dazu auch Kap. II.10).

Ironischerweise gehen alle diese Argumentationen gleichermaßen von der vereinfachten Vorstellung aus, Sauerstoff, Durchblutung und das Altern stünden in engem Verhältnis. Auf den ersten Blick ist das so – aber auch nur auf den ersten Blick. Tatsächlich helfen uns bei der Suche nach mehr Lebensenergie weder die Durchblutung noch der Sauerstoff weiter. Um allerdings zu verstehen, warum die Energieproduktion für uns so wichtig ist und wie wir einen möglichen Abfall wirklich erfolgreich verhindern können, lohnt es sich, noch einen Moment beim vermeintlichen Lebenselixier Sauerstoff zu bleiben.

II Evolutionärer Überlebenskampf

Die ersten einfachen Organismen auf der Erde bezogen ihre Energie direkt von der Sonne, so wie das noch heute die Pflanzen tun. Eine zweite Generation von Lebewesen entwickelte eine andere Methode. Sie fraßen einzelne Vertreter der ersten Generation kurzerhand auf und nutzten die darin chemisch gespeicherte Energie für sich. Das brachte Vorteile wie etwa mehr örtliche Unabhängigkeit. Vor allem aber ermöglichte es eine höhere Energieausbeute. Leben, wie wir es kennen, konnte sich erst durch diese neue räuberische Form der Energiegewinnung entwickeln.

Parallel dazu trat eine neue Situation ein. Allmählich hatte sich in der Atmosphäre ein hochaggressives Gas angereichert, dem alle Lebewesen zunächst aus dem Weg gingen: Sauerstoff. Das neue Gas bedeutete Lebensgefahr, aber auch eine unerwartete Chance. Einzelne einfache Lebensformen lernten nämlich, den Sauerstoff als Helfer bei ihrer Energiegewinnung zu nutzen. Wird beim Prozess der Energiegewinnung aus Nahrungsstoffen Sauerstoff eingebunden, lässt sich aus der gleichen Menge Rohmaterial mehr Energie gewinnen.

Der Sauerstoff liefert selbst gar keine Energie, er ermöglicht aber eine etwas effektivere Form der Energiegewinnung. Ein nicht ganz unähnliches Prinzip existiert bei Verbrennungsöfen. Wir legen zunächst einen Energieträger wie zum Beispiel Holz in den Ofen. Je mehr Zug und damit Sauerstoffzufuhr da sind, desto effektiver kann die im Holz steckende Energie genutzt werden.

Die ersten Sauerstoffspezialisten in der Evolution erzeugten nun mit der gleichen Nahrungsmenge mehr Energie für ihren täglichen Lebenskampf und die Fortpflanzung. Damit hatten sie einen wichtigen Vorteil. Die Folge war ein Siegeszug von Lebewesen, die aerob – das heißt unter Zuhilfenahme von Sauerstoff – Lebensenergie erzeugen. Mit Ausnahme des Pflanzenreichs wurden Lebewesen, die ohne Sauerstoff ihre Energie produzieren, schon bald verdrängt und konnten sich nur noch in Nischen halten wie zum Beispiel anaerobe Bakterien.

II Mitochondrien – die Kraftwerke im Menschen

Der Umgang mit dem chemischen Element Sauerstoff ist für den Körper ein brisantes Spiel mit dem Feuer. Wir sind im Kapitel II.2 schon darauf eingegangen. Sauerstoff wird deshalb auch beim Menschen nur in speziell dafür vorgesehenen Strukturen innerhalb unserer Körperzellen verbrannt, den sogenannten Mitochondrien. Mit der optimalen Funktion der Mitochondrien steht und fällt unser Energieniveau. Erst seit wenigen Jahren aber weiß man, dass auch die Gesundheit ganz direkt vom optimalen Funktionieren dieser Kraftwerke abhängt.

Energiemangel hat fatale Folgen

Eine Vielzahl von Krankheiten hat ihre Ursachen in Störungen der zentralen Erbinformation (DNA) im Zellkern. Das ist schon lange bekannt. Seit etwa 40 Jahren weiß man auch, dass die innerhalb der meisten Körperzellen liegenden Mitochondrien eine eigenständige DNA besitzen. Nur, eine große Bedeutung wurde dieser Tatsache lange Zeit nicht beigemessen.

Im Vergleich zu den gewaltigen Datenträgern im Zellkern ist das Mitochondriengenom – damit gemeint ist die Steuerungssoftware der Kraftwerke – eigentlich auch sehr klein. Es besteht aus „nur" 16.569 Basenpaaren. Der Grund liegt in der hochgradigen Spezialisierung des Steuerprogramms. Einzige Aufgabe dieser Mitochondriensoftware ist die Abwicklung der Energiegewinnung. Niemand ging zunächst davon aus, dass gewisse Fehlsteuerungen im Bereich der Mitochondrien-DNA, und damit bei der Energieproduktion, wirklich gravierende Auswirkungen für den gesamten Körper haben könnten.

„Noch vor zehn Jahren hätte sich kaum ein Biologe vorstellen können, dass Mutationen der Mitochondrien-DNA in Dutzende rätselhafter Leiden ebenso verwickelt sind wie in Alterungsprozesse und diverse chronisch-degenerative Erkrankungen."
DOUGLAS C. WALLACE [amerikanischer Molekulargenetiker, University of California]

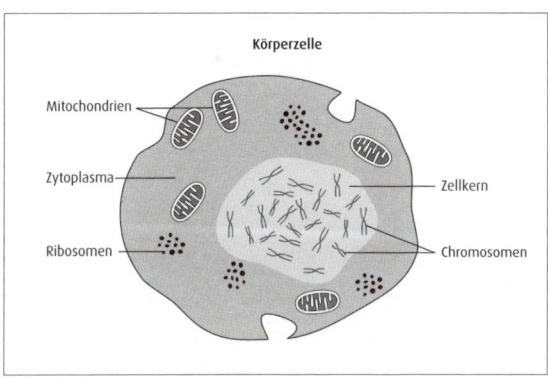

Mitochondrien sind eine Art Hochsicherheitstrakt vergleichbar einem Atomreaktor. In keinem anderen Zellbereich finden sich so aufwendige Abwehrmechanismen gegen Radikale und unerwünschte Oxidationsprozesse. Aber auch der beste Schutz ist nicht absolut perfekt. Aggressive Reaktionsprodukte schädigen zunächst die Mitochondrien selbst und können dann trotz der mehrfach gesicherten Trennwand in andere Zellbereiche eindringen.

Es war schon eine kleine medizinische Sensation, als Ende der 80er-Jahre Hinweise darauf gefunden wurden, dass eine ganze Reihe bekannter Krankheiten ihre Ursache allein in einer Störung der Mitochondrien-DNA und damit der zellulären Energieproduktion haben. Das Konzept der mitochondrienbedingten Alterung postmitotischer Zellen (= Zellen, die sich nicht mehr teilen können, wie Nerven-, Herz- oder Muskelzellen) wurde allerdings bereits 1980 vom NASA-Wissenschaftler Jaime Miquel entwickelt. Heute ist Jaime Miquel Professor am Departamento de Biotecnologia der Universität Alicante und einer der führenden Experten, was die biochemischen Vorgänge um die Radikalentstehung betrifft.

Ein Beispiel für eine Energiemangelkrankheit ist das sogenannte Lebersche Syndrom. Bei diesem Leiden treten für das hohe Alter typische Energiestörungen bereits früh im Leben ein. Schon Kinder können auf diese Weise Seh- und Hördefizite erleiden. Durch die beschleunigte energetische Alterung vor allem im Bereich der Augen und Ohren entwickeln die Betroffenen schon in der Jugend grauen und grünen Star, nicht selten völligen Hörverlust und weitere, teilweise tödliche Folgeerscheinungen.

Bis heute ist die Liste der Krankheiten, die ganz oder teilweise auf Funktionsstörungen der Mitochondrien beruhen, immer länger geworden und reicht von Diabetes über verschiedene Dystonien, muskuläre Leiden und Herzkrankheiten bis hin zu Alzheimer. Gemeinsam ist diesen Krankheiten, dass die Energieproduktion in den Zellen bestimmter Organe zum Teil aufgrund von vererbten genetischen Fehlsteuerungen eingeschränkt ist. Heute kann also kein Zweifel mehr daran bestehen, dass nachhaltige Störungen bei der Energieproduktion zu lebensbedrohlichen Krankheiten führen. Typisch sind fast immer Symptome beschleunigter Alterung.

Ist das schon der Beweis, dass fehlende Energie uns altern lässt? Das wäre zu voreilig, denn es handelt sich bei den genannten Syndromen um teilweise drastische Energiestörungen. Wichtig wird es sein zu sehen, wie es mit subtileren Veränderungen im Energieprozess steht, die bei jedem von uns während des ganz „normalen" Alterns auftreten.

„Die wahre Entdeckungsreise besteht nicht im ausfindig machen von neuen Ländern, sondern darin, neue Visionen zu haben."
MARCEL PROUST [französischer Schriftsteller 1871-1922]

II Die Energieproduktion im Altersverlauf

Die Effizienz der Energiegewinnung ist keineswegs nur bei Krankheiten gestört. Die Energieausbeute unserer Körperzellen nimmt auch im Verlauf des Lebens stetig ab. Bei alten Brennöfen kennen wir die Ursachen für schlechte Effizienz: Meist sind Ruß, schlechte

Luftzufuhr und ähnliches schuld daran. Doch wo liegen die Gründe bei unseren körpereigenen Kraftwerken? Nachdem die dramatischen Auswirkungen krankhafter Mitochondrienstörungen bekannt geworden waren, begann man auch nach Veränderungen bei gesunden Personen zu suchen.

Seit dem Ende des 20. Jahrhunderts suchen Wissenschaftler auf der ganzen Welt verstärkt nach schadhaften Mitochondrien in den Organen. Die Ergebnisse waren schnell eindeutig: Mutationen in der Mitochondrien-DNA (mtDNA) nehmen bei Tier und Mensch im Lebenslauf immer mehr zu. In gefährlichem Ausmaß betroffen sind stark energieverbrauchende Gewebe wie die Muskulatur, das Herz und das Gehirn.

Damit war schnell klar, Mitochondrien erfahren im Verlauf der normalen Alterung nicht nur Beschädigungen ihrer Membranen, sondern auch ihrer Steuerungssoftware, der mtDNA. Ursachen der zunehmenden Schäden sind in erster Linie die während der Sauerstoffumsetzung entstehenden Stoffwechselprodukte, vor allem das Superoxid-Radikal, das Hydroxyl-Radikal und ähnliche aggressive Verbindungen (s. Kap. II.2).

Unklar blieb allerdings, wie stark die im Lebensverlauf entstehenden Mutationen die Energieausbeute beeinträchtigen. Denn während bei mitochondrialen Erbkrankheiten einzelne Organe in bis zu 80 Prozent eine spezifische Mutation aufweisen, entsteht durch die normale Alterung ein Sammelsurium verschiedener Mutationen, von denen jede für sich nur einen Anteil von kaum mehr als 0,1 Prozent am Gesamtschaden hat. Es dauerte deshalb sehr lange (bis zum Jahr 1996), bis sich der Zusammenhang zwischen den altersabhängigen Mutationen und der im Alter reduzierten bioenergetischen Funktion eindeutig nachweisen ließ.

Die energetische Ausbeute unserer Zellen nimmt also im Lauf des Lebens ab. Warum sollte uns das kümmern, solange die Störungen noch kein akutes Krankheitsbild hervorrufen? Allein etwas weniger Energie zu haben beziehungsweise zu produzieren, klingt nach keiner dramatischen Veränderung. Und selbst wenn! Lässt sich das Energiedefizit nicht einfach durch die Aufnahme von mehr Nahrung beheben? Wäre doch irgendwie naheliegend.

‖ Mehr Energie durch mehr Nahrung?

Vom Standpunkt der Evolution betrachtet, ist leicht einzusehen, dass eine dauerhaft höhere Energieausbeute einen Überlebensvorteil bedeutet. Es steht einfach mehr Lebensenergie zur Verfügung. Selbst bei Nahrungsmittelknappheit können so immer noch eine ausreichende Energiemenge und damit das Überleben garantiert werden. So weit, so gut.

Nun befinden wir uns heute aber nicht mehr in einem evolutionären Überlebenskampf. Zumindest in den Industrieländern herrscht alles andere als Nahrungsmittelknappheit. Falls unsere Mitochondrien im Alter weniger gut Energie aus einer bestimmten Menge Nahrung gewinnen, warum lässt sich dieses Defizit nicht einfach ausgleichen, indem wir mehr essen? So wie der Motor eines alten Autos seine reduzierte Effizienz durch einen höheren Öl- und Benzinverbrauch ausgleichen kann.

Etwas vereinfacht ausgedrückt: Die Antwort liegt in den zwei Gesichtern des Sauerstoffs beziehungsweise den bei der O_2-Verbrennung entstehenden Reaktionsprodukten. Mehr Verbrennung bedeutet unweigerlich mehr zellschädigende Radikale. Um den Schaden in Grenzen zu halten, wäre bei vermehrter Nahrungsverwertung eine verstärkte Radikalabwehr notwendig. Genau die aber ist im Alter vermindert.

Es kommt noch schlimmer. Ein wichtiger Grund für eine verringerte energetische Effizienz im Alter sind die bereits angehäuften Dauerschäden in den Mitochondrien und anderen Zellbereichen. Vor allem Schäden der sensiblen Mitochondrienmembranen führen wie Risse in einem Verbrennungskessel zu einem Abfall des energetischen Wirkungsgrads. Undichte Stellen in der Zellstruktur aber wirken wie ein Katalysator der Radikalbildung. Ein klassischer Teufelskreis und eine sich immer weiter beschleunigende Todesspirale – im wahrsten Sinne des Wortes.

Keine gute Idee also, unsere zurückgehende Energieproduktion ausgerechnet mit mehr Nahrung oder gar einer wie auch immer gesteigerten Zufuhr von Sauerstoff ankurbeln zu wollen; selbst wenn das einfach möglich wäre.

Essen ist eine der Ursachen für das Altern

Keine Frage, Nahrung ist für uns lebensnotwendig, in erster Linie zur Sicherstellung der Energieversorgung. Gleichzeitig ist aber die Verarbeitung beziehungsweise die Verstoffwechselung der verschiedenen Nahrungsbestandteile mit einem nicht unerheblichen Schädigungspotenzial verbunden. Wohlgemerkt ist hier nicht die Rede von Ernährungssünden wie zu viel Alkohol oder Süßigkeiten, sondern von der Verwertung ganz normaler energietragender Nahrungsbestandteile. Dazu gehören alle Kohlenhydrate, Fette und Proteine.

Es ist eine sehr alte und in fast allen Kulturen zu findende Weisheit, dass sich viel Essen und eine lange Lebensdauer nicht vertragen. Etwas überdeckt wurde dieser Zusammenhang in den vergangenen Jahrzehnten durch die durchaus notwendigen Diskussionen über falsches Essen. Tiefergehende Erkenntnisse über die Stoffwechselvorgänge auf molekularer Ebene lassen uns heute aber erkennen, welche negativen Folgen der ganz normale Nahrungsstoffwechsel für das Altern hat.

Tatsächlich ist die Verwertung der Nahrung einer der bedeutendsten Faktoren für das Altern überhaupt (im Kapitel über kalorische Restriktion werden wir noch näher darauf eingehen). Die Gewinnung von nutzbarer Energie in den Mitochondrien der einzelnen Körperzellen ist dabei für den Hauptteil des entstehenden Schadens verantwortlich.

„Die Wahrheiten, die wir am wenigsten gern hören, sind diejenigen, die wir am nötigsten kennen sollten." AUS CHINA

II Mehr Energie durch mehr Sauerstoff?

Die Lösung unseres Energieproblems kann also nicht in einem schlichten Anfachen der Verbrennungsvorgänge liegen. Einem möglichen kurzfristigen Nutzen würden langfristige Schäden gegenüberstehen und im Resultat unweigerlich eine Beschleunigung unserer energetischen Alterungsspirale. Sie können sich jetzt leicht vorstellen, dass jegliche Form von Sauerstoffdusche als Jungbrunnen – zumindest langfristig – problematisch ist. Das gilt übrigens auch für den Sport, dessen Nutzen für die Alternsprophylaxe in ganz anderen Zusammenhängen als der propagierten Sauerstoffversorgung oder Durchblutungsförderung liegt. (Anm.: Bei der Sauerstoff-Mehrschritt-Therapie nach Ardenne werden sinnvollerweise zusätzlich Antioxidantien verabreicht. Inwieweit damit potenzielle Schäden verhindert werden können, lässt sich schwer festlegen.)

Wie wenig der Sauerstoff mit dem Jungbleiben zu tun hat, können Sie auch an diesem Beispiel ermessen: Wenn Forscher die Gehirne von Tieren zu Versuchszwecken beschleunigt altern lassen wollen, verwenden sie eine Form von Sauerstoffdusche als eine ihrer Standardmethoden. Dabei genügt es, die Versuchstiere 48 Stunden lang über die Umgebungsluft fünfmal mehr Sauerstoff einatmen zu lassen als normal. Nach diesen zwei Tagen sind die Tiere alles andere als verjüngt. Ihre Gehirne gleichen organisch wie funktionell denen von Greisen. Gedächtnisfunktionen, Lernfähigkeit und das Interesse an Lernaufgaben sind auf der Stufe von alten Artgenossen dauerhaft reduziert.

Es ließe sich noch eine ganze Reihe weiterer Gründe aufzeigen, warum wir den Stoffwechsel unserer Zellen weder mit mehr Sauerstoff noch mit dem vermeintlichen Allheilmittel einer besseren Durchblutung effektivieren und verjüngen können, aber das würde zu weit führen. Vergessen wir getrost beides. Viel interessanter ist die Frage, ob es möglich ist, im mittleren und höheren Alter ohne das Risiko zusätzlicher Zellschäden wieder an mehr Energie zu kommen. Oder anders ausgedrückt: Kann man gealterten Zellen wieder zu einer jugendlichen Effizienz verhelfen?

II Der Mensch als Maschine

Es ist schon bemerkenswert, dass uns die jüngsten Entdeckungen im Bereich der Zellbiologie ausgerechnet zu einem ebenso provokativen wie alten Bild zurückgebracht haben, nämlich der mechanistischen Vorstellung vom Menschen als einer (Verbrennungs-) Maschine und zur Alterung durch Verschleiß. Maschinen altern gerade dadurch, dass sie in Betrieb sind. Je schneller sie laufen, desto mehr Schäden häufen sich an. Reparaturarbeiten können die Alterung verlangsamen und die Lebensdauer erhöhen, das Ende aber letztlich nicht verhindern.

Im Unterschied zu Maschinen kann sich der menschliche Organismus selbst reparieren. Obwohl das unendlich komplex und dynamisch geschieht, ändert sich an den Grundprinzipien nichts. Das heißt, längere „Laufzeiten" bergen die Gefahr von immer mehr irreparablen Schäden und schließlich das Risiko einzelner und später komplexer Zusammenbrüche.

Dieses „neue" alte Modell steht auf der anderen Seite im Widerspruch zur Vorstellung einer vorbestimmten und genetisch aktiv gesteuerten Alterung. Wir sollten besser sagen, es stand im Widerspruch. Denn heute ist klar, dass es mehrere miteinander interagierende Alterungsmechanismen gibt. Und einer dieser ganz zentralen Alterungsfaktoren ist der Energiestoffwechsel.

Mitochondrien – Taktgeber der Alterung

II In unseren Zellkraftwerken wartet der Tod

Zwei entscheidende Fragen haben wir noch immer nicht endgültig geklärt: Sollten uns ganz „normale" Altersveränderungen unserer Energieproduktion Sorgen bereiten, und lohnt es sich, etwas gegen diese Normalität zu unternehmen?

„Allerdings", sagen einige der renommiertesten Alternswissenschaftler unserer Zeit. Zu ihnen gehören Anthony Linnane und seine Kollegen vom Zentrum für Molekularbiologie und Medizin in Melbourne. Sie sind sich sicher: „Ein bio-energetischer Abfall ist ein intrinsischer Faktor klassischer Seneszenzerscheinungen und Alterskrankheiten." In die Alltagssprache übersetzt heißt das, ein Rückgang der Fähigkeit unserer Zellen, effizient Energie zu erzeugen, ist nicht nur eine Begleiterscheinung von Altern, sondern selbst ein Verursacher und Beschleuniger der menschlichen Alterung.

„Es mehren sich die Beweisstücke, dass die Mitochondrien letztendlich die Agenten ihres eigenen Abgangs sind."
TORY HAGEN [amerikanischer Biochemiker, Oregon State University]

Mitochondrien sind ihre eigenen Totengräber

Im täglichen Umgang mit Sauerstoff verursachen unsere Zellkraftwerke genau die aggressiven Prozesse, an denen sie schließlich selbst zugrunde gehen – und damit die jeweiligen Zellen bis zu ganzen Organen und schließlich zum Gesamtorganismus. Am Anfang allen Übels stehen „einfache" Sauerstoffradikale (O_2^-). Sie entstehen physiologisch bedingt ganz regulär in den Mitochondrien bei der „Verbrennung" von Sauerstoff in einer Größenordnung von 0,4 bis 4 Prozent des gesamten Sauerstoffumsatzes. Immer und bei jedem Menschen.

Das klingt nicht dramatisch, sagen Sie? Nun, was diese „wenigen" und dabei tatsächlich noch vergleichsweise harmlosen O_2-Radikale ausrichten können, lässt sich an einer bemitleidenswerten Tierart ablesen: In den Labors der Alternswissenschaft existiert ein Stamm von Mäusen, denen nichts fehlt, außer dass sie in ihren Mitochondrien zu wenig SOD produzieren – gemeint ist das erste Glied der körpereigenen Abwehrenzyme gegen Sauerstoffradikale (s. Kap. II.2). Nach ihrer Geburt entwickeln diese Mäuse innerhalb von Tagen (!) ein Altersherz, Leberstörungen und rasend schnell zunehmende Mitochondrienschäden. In weniger als einer Woche lassen allein die „wenigen" Radikale die Tiere so schnell altern, dass sie ausnahmslos sterben.

Doch auch wenn beim Menschen das SOD-Enzym intakt ist: Die Steuerungscodes der Mitochondrien (mtDNA) liegen fatalerweise in unmittelbarer Nähe vom Hauptentstehungsort der O_2-Radikale, nämlich an der inneren Mitochondrienmembran. Obwohl diese erste Radikalgeneration nur Bruchteile von Sekunden existiert, werden die benachbarten DNA-Codes immer wieder getroffen. Wir wissen heute recht genau, welche und wie viele Radikale bei der Energiegewinnung entstehen. Außer Frage steht auch die Beteiligung der Radikale am Alterungsprozess. Warum also lässt sich die Geschwindigkeit, mit der jeder Einzelne von uns altert, nicht genau vorhersagen?

Die Antwort ist, es gibt beim komplexen Ablauf des Alterns keine mathematisch einfache Beziehung. Zwar lässt sich die Menge der standardmäßig entstehenden Radikale fast exakt vorausberechnen, nicht aber der Schaden, der daraus resultiert, denn Treffer, die Mutationen und Veränderungen an der mtDNA verursachen, sind zu einem hohen Anteil vom Zufall abhängig.

Es kommt ein weiterer Unsicherheitsfaktor dazu. Kaum eine der auf diese Weise entstehenden DNA-Schäden ist für sich allein dramatisch genug, um die Gesamtsteuerung der Energieproduktion ernstlich zu gefährden. Erst ganz bestimmte Konstellationen stören die Effizienz deutlich. Dann allerdings setzt recht schnell eine sich weiter beschleunigende Abwärtsspirale ein.

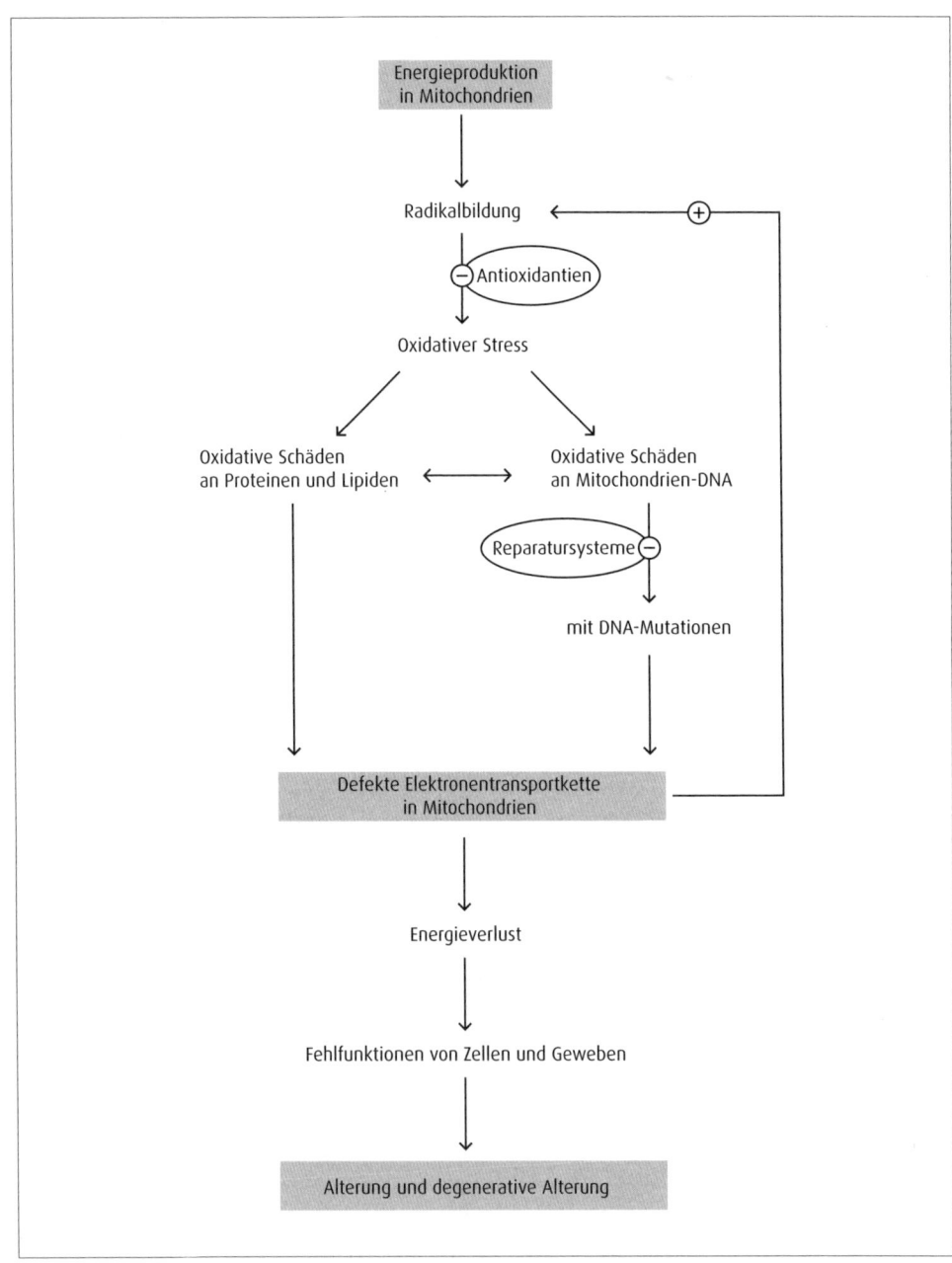

Zusammenhänge zwischen der Energieproduktion in den Mitochondrien, der Radikalbildung, Zellschäden und degenerativer Alterung.

Der 90. Geburtstag

Ein Alltagsbeispiel: Wer von uns bei einer gesunden Lebensführung seinen 90. Geburtstag erlebt, wird an diesem Tag nur noch fünf Prozent schadenfreie und optimal funktionierende Mitochondrien-DNA besitzen. Oder anders: In der gesamten Steuersoftware zur Energie-gewinnung werden 95 Prozent der genetischen Codes Lücken haben oder weitergehend zerstört sein. Wenn zu diesem Zeitpunkt unsere Organe noch immer nicht völlig zusam-mengebrochen oder erheblich funktionsgestört sind, ist das ein seltener Umstand und in der Tat ein Grund zum Feiern.

Doch selbst wenn im Alter die meisten Organe in ihrer Gesamtheit noch leidlich funktionie-ren, ist eine unglaubliche Vielzahl von Zellen bereits an Energiemangel zugrundegegangen – Verluste, die im Übrigen nichts mit dem Zelltod durch Durchblutungsmangel zu tun haben. Die noch vorhandenen Zellen arbeiten energetisch nicht mehr voll effizient. Vor allem bei den empfindlichen Neuronen im Zentralnervensystem sind bereits geringe Effizienzverän-derungen die Ursache von Funktionseinbußen bei kognitiven Leistungen oder von Hör- und Sehstörungen. Im Alter – und erst recht bei 90-Jährigen – halten wir solche Defizite für geradezu normal.

Sind erst einmal erhebliche Schäden eingetreten, ist eine Therapie selbst mit Medika-menten, die energetisch stabilisierend wirken, schwierig. Ganz anders ist die Situation bei frühzeitigem oder prophylaktischem Handeln (s. u.). Den in diesem Fall vielversprechenden Aussichten steht jedoch der medizinische Alltag gegenüber, in dem eine frühe und vor allem alternsprophylaktische Therapie bisher weder praktiziert wird, noch offiziell vorgese-hen ist.

Wann sich der finale Zusammenbruch wichtiger Zell- und damit Organfunktionen ereignet, lässt sich nicht exakt voraussagen. Sicher ist nur, dass die Wahrscheinlichkeit mit jedem Lebenstag ansteigt. Das Gesamtrisiko erhöht sich in der Jugend nur äußerst langsam und relativ gleichmäßig. Zwanzigjährige unterscheiden sich hinsichtlich ihrer Alterung nur wenig voneinander. Die individuellen Schäden im Energiestoffwechsel haben dann noch ein vergleichbares Ausmaß. Ab einem mittleren Alter dagegen schnellt die Risikokurve in einem exponentiellen Anstieg nach oben; und damit die Ausprägung unterschiedlicher Alterungsprozesse.

Herz. Statistisch gehen von unserem 20. Geburtstag an mit jedem einzelnen Tag unseres Lebens etwa 2.200 Herzmuskelzellen durch Radikalbeschuss und aggressive Stoff-wechselprozesse zugrunde. Unwiederbringlich. Dabei handelt es sich weder um einen genetisch gesteuerten Prozess, noch um ein geregeltes Absterben von Zellen, etwa weil sie ein bestimmtes Alter erreicht haben, wie das bei Blutzellen der Fall ist. Der Zelltod in unserem Herzen ist unbeabsichtigt und allein die Folge der problematischen Vorgänge rund um die Energiegewinnung.

Gehirn. Im Gehirn ist die Lage nicht weniger dramatisch. Bis zum mittleren Erwachsenenalter sind die Zellen noch einigermaßen wirksam von körpereigenen und mit der Nahrung zugeführten Antioxidantien geschützt. Zunehmende Membranschäden und die relativ wie absolut immer unzureichenderen Vitalstoffe erzeugen einen galoppierenden Zelltod. Zwischen dem 50. und 90. Lebensjahr müssen je nach Hirngegend etwa 25 bis 50 Prozent aller im Gehirn arbeitenden Neuronen ihre Funktion aufgrund eines nicht mehr funktionierenden Energiestoffwechsels einstellen. Sie sterben ab. Ohne Ersatz.

Das Ausmaß der Alterung einzelner Organe beziehungsweise des Gesamtorganismus ist also bei jedem Menschen nicht nur beträchtlich, es ist auch unterschiedlich ausgeprägt. Und wie alt wir ab einem mittleren Lebensalter aussehen, vor allem aber wie stark wir wirklich gealtert sind, hängt ausgerechnet von den lange Zeit als völlig unbedeutend angesehenen Energiedefiziten unserer Körperzellen ab.

Die Lebensrate des Menschen

‖ Der Preis des Lebens – oder was Mäuse mit Elefanten gemeinsam haben

Wenn die Geschwindigkeit, mit der wir altern, genetisch gar nicht exakt vorherbestimmt wird, sondern in hohem Maße allein vom Energiestoffwechsel abhängt, wie ist es dann zu erklären, dass biologisch absolut vergleichbar funktionierende Lebewesen wie zum Beispiel Säugetiere so unterschiedlich lange leben? Warum kann ein Elefant 70 Jahre lang in seinen Zellen Tag für Tag Energie produzieren, während eine Maus – mit praktisch identischen Zellen – schon nach 2 Jahren täglichem Energieumsatz extrem gealterte, durch Sauerstoff und Oxidation zerstörte Zellen aufweist und letztlich daran stirbt? Sind es vielleicht doch irgendwelche viel beschworenen Todesgene? Die Antwort ist erstaunlich einfach. Sie wird Sie vielleicht überraschen.

Drei Milliarden Herzschläge

Die scheinbar gewaltigen Stoffwechselunterschiede verschiedener Lebewesen sind gar nicht so groß. Kurzlebige Tiere weisen einen weitaus höheren Stoffwechselumsatz auf als langlebige. Vergleicht man zum Beispiel die Zahl der Herzschläge während eines ganzen

Lebens, kommt man zu dem verblüffenden Ergebnis, dass das Herz einer Maus und das eines Elefanten von der Geburt bis zum Tod fast genauso oft schlagen.

Das Herz ist ein unentwegt arbeitender Muskel, der ganz besonders auf die nahtlose Zufuhr von Energie angewiesen ist. Lieferanten dieser Energie sind die Mitochondrien in den Herzmuskelzellen, in denen ununterbrochen Verbrennungsvorgänge ablaufen. Das schnell arbeitende Herz einer Maus altert dabei wesentlich schneller als das langsam schlagende Herz eines Elefanten.

Es existiert noch eine Vielzahl vergleichbarer Stoffwechselabläufe zwischen kurz- und langlebigen Organismen. Der Lebensprozess scheint einem gesetzmäßigen Verschleißmechanismus zu gehorchen. Je langsamer der Stoffwechsel, desto älter kann eine Art werden. Umgekehrt läuft der Stoffwechsel kurzlebiger und zumeist kleinerer Lebewesen entsprechend schneller.

Der deutsche Physiologe Max Rubner war einer der Ersten, der bereits zu Beginn des 20. Jahrhunderts diesem Geheimnis des Lebens und der Alterung auf die Spur kam. Akribisch genau beobachtete und untersuchte er unterschiedlich lang lebende Säuger. In seinem Buch „Das Problem der Lebensdauer und seine Beziehungen zu Wachstum und Ernährung" bewies er seinen staunenden Zeitgenossen, dass die bei verschiedenen Lebewesen im ganzen Leben verbrauchte Energie immer etwa 200 kcal pro Gramm Körpergewicht beträgt – völlig unabhängig, ob die Tiere 2 oder 20 Jahre lebten. In der Folgezeit entwickelte sich daraus das Modell der „Lebensrate" als eine der ersten wissenschaftlich begründeten Alternstheorien. Ein revolutionärer Schritt zum Verständnis des Alterns.

Interessanterweise wurden damals keinerlei Versuche unternommen, diese Erkenntnisse in irgendeiner Form praktisch zur Alternsprophylaxe zu nutzen. Das lag weniger an mangelnden technischen Möglichkeiten als an dem Umstand, dass Rubners „Gesetz des Lebens" eben als solches betrachtet wurde; nämlich als ein Naturgesetz, das ganz ohne Zweifel nicht zu durchbrechen ist. Und die Deutschen gehörten damals (wie heute) nicht zu den Völkern, die gewohnte Gesetzmäßigkeiten in Frage stellen.

„Nichts ist im Menschen, auch im scheinbar aufgeklärtesten, fester verwurzelt als der Glaube an irgendwelche Autoritäten."
EGON FRIEDELL [österreichischer Philosoph, 1878-1938]

II Leben, bis das Potenzial aufgebraucht ist?

Die Rate of Living Theory brachte wichtige Erkenntnisse über den Alterungsprozess. Sie zeigte, dass der Lebensprozess an sich – auch ohne übergeordnete Vorbestimmung oder programmierte Steuerung – die Alterung bestimmt. Ganz entscheidend bestimmt. Die

Tatsache, dass wir leben beziehungsweise dass unser Stoffwechsel ununterbrochen arbeitet, lässt uns altern. Je schneller der Stoffwechselprozess, desto schneller Alterung und Tod.

Müssen wir also, um länger zu leben, „langsamer" oder sozusagen „weniger" leben? Die Rate of Living Theory sagt eindeutig „ja". Wenn Sie allerdings das Buch bis hierher gelesen haben, wissen Sie, dass das nicht die ganze Wahrheit sein kann.

In der Tat verlor die Rate of Living Theory in der Wissenschaft nach anfänglicher Euphorie wieder an Einfluss. Das hatte im Wesentlichen zwei Gründe: Zum einen gab es Ausnahmen. Einzelne Arten, zum Beispiel Vögel, schienen sich partout nicht an die Regeln halten zu wollen und lebten länger, als sie es entsprechend ihrem Stoffwechselumsatz eigentlich durften. Zum anderen entdeckten Wissenschaftler weitere Faktoren, welche die Alterung beeinflussen. Und weil das Ganze in einer Zeit passierte, in der man noch nach einer einzigen und universellen Alternstheorie suchte, wurden Konzepte, die nicht gleich alles erklären konnten, schnell beiseite gelegt. Zu Unrecht, wie wir heute wissen.

Der Rat eines 104-Jährigen

Am gerontologischen Institut der Universität Heidelberg war zu meiner (Rüdiger) Studienzeit der damals älteste Bürger Heidelbergs bei einer der Lehrveranstaltungen zu Gast. Den interessierten Zuhörern gegenüber saß ein vitaler und intelligenter Mann von 104 Jahren. Auf die unvermeidliche Frage nach dem Geheimnis seines Alters bezog er sich unbewusst auf die erwähnte Rate of Living Theory. Seiner Meinung nach habe er seine Lebensenergie nicht vorzeitig verschlissen, sondern dosiert und in Maßen verbraucht. Dies gelte, so sein ausdrücklicher Hinweis, auch für die Sexualität. Er habe, statt „sein Pulver allzu sehr in der Jugend zu verschießen", mäßig gelebt. Und diese Zurückhaltung habe ihm bis in die hohen Achtziger ein aktives Sexualleben beschert, wie er mit einem zufriedenen Lächeln betonte. Nun, wissenschaftlich betrachtet dürfte weniger das maßvolle Sexualleben zum erfolgreichen Altern beigetragen haben. Eher schon die Tatsache, dass er zeitlebens ganz generell ein sehr disziplinierter und maßvoller Mensch war. Er aß mäßig und trank zwar täglich Wein, aber immer höchstens ein Glas – beides, wie man heute weiß, in der Tat Faktoren für ein langes Leben.

Mit der ihm zur Verfügung stehenden Lebensenergie selbst geizte er keineswegs. Ganz im Gegenteil. Er war körperlich und geistig extrem aktiv – auch und gerade im Alter. Noch mit 90 Jahren organisierte und leitete er eine große städtebauliche Maßnahme.

II Rate-of-Living-Konzept in moderner Form

Die ursprüngliche Annahme, unser täglicher Stoffwechselumsatz entscheide darüber, wie schnell wir altern, war keineswegs falsch. Nicht korrekt war lediglich die vereinfachte Vorstellung, man könnte das gesamte Phänomen Altern mit dieser einen Variablen abdecken. Es zeigte sich vielmehr, dass es nicht nur mehrere Gründe für das Altern gibt, sondern dass sich die meisten Alternsfaktoren gegenseitig beeinflussen. So ist etwa das Problem der durch den Energiestoffwechsel entstehenden Schäden eng mit dem Alterungsfaktor der freien Radikale verzahnt.

Einer der führenden Experten auf dem Gebiet der freien Radikale, Professor Sohal vom Department of Biological Sciences der Universität Dallas/Texas, formulierte deshalb die Rate of Living Theory an der Schwelle zum 21. Jahrhunderts neu:

„Nicht allein die durch den Stoffwechsel entstehenden potenziell schädlichen Prozesse müssen berücksichtigt werden, sondern das Ausmaß der Dauerschäden, die sie tatsächlich verursachen. Das aber hängt stark von der Funktionsfähigkeit der zellulären Abwehrmechanismen und der Reparaturfähigkeit der Zelle. ab."

Viele Alternsfaktoren sind, wie wir heute wissen, variabel und deshalb theoretisch veränderbar. Und: Wir können sie schon heute verändern.

Intervention in der Praxis

Was lässt sich nun aus diesen Zusammenhängen für den Menschen konkret ableiten? Um dahinterzukommen, ob die durch die Energieverwertung verursachte Alterung aufzuhalten ist, müssen wir uns zwei Fragen stellen:

1. Lassen sich schädliche Prozesse reduzieren, die mit dem in den Mitochondrien umgesetzten Sauerstoff zusammenhängen?

2. Wodurch können unsere zellulären Abwehrmechanismen so gestärkt werden, dass die durch den Energieumsatz bedingten Alterungsvorgänge tatsächlich verzögert werden?

II Langsamer altern im Kühlschrank

Es klingt simpel. Wenn Altern durch den zellulären Energieumsatz mitverursacht wird, müsste eine Reduktion des täglichen Energieumsatzes zu einer Verzögerung von Alternsprozessen führen. Wie aber lässt sich der Energieumsatz drosseln? Ein denkbarer Ansatz ergibt sich aus der Tatsache, dass Stoffwechselvorgänge und auch energetische Prozesse in den Zellen temperaturabhängig sind; je kälter die Temperatur, desto langsamer die Abläufe.

Ganze Legionen von Fruchtfliegen, Hamstern und anderen Säugetieren mussten zur Überprüfung dieser These in den vergangenen Jahrzehnten frieren. Und tatsächlich konnte Dauerkälte in nahezu allen Fällen die Alterung aufhalten, teilweise sogar ganz erheblich.

So richtig zufrieden mit den Ergebnissen war man dennoch nicht. Die Gerontologen nicht, weil der Zusammenhang von Temperatur und Altern sich nicht als absolut konstant erwies. Vor allem hohe Temperaturen beschleunigten das Altern mehr, als sich allein mit dem Ankurbeln des Stoffwechsels erklären ließ. Und die an praktisch umsetzbaren Ergebnissen interessierten Normalbürger konnten – ebenso wie die Versuchstiere – der Unterkühlungsmethode nur wenig Sympathie entgegenbringen.

Wir können also festhalten: Die Kühlschrank-Methode zur Hemmung der Alterung ist absolut wirksam, führt uns aber zumindest für die Alltagspraxis nicht weiter.

II Länger leben durch Hungern

Eine andere besonders naheliegende Möglichkeit, den Energieumsatz zu reduzieren, ist die Einschränkung der Nahrungszufuhr. Und auch das hat man seit den ersten Tagen der Rate of Living Theory in vielen Versuchsreihen erforscht.

Die dahinter stehende Theorie ist einfach: Wird dem Körper weniger Energie über die Nahrung zugeführt, müssten auch der Energieumsatz in den Mitochondrien und damit die Zellschäden zurückgehen. Weniger Zellschäden aber bedeuten langsamere Alterung und entsprechend längeres Leben.

Die Ergebnisse aller Studien waren bisher eindeutig. Eine drastische Einschränkung der Nahrungsmenge reduziert praktisch alle degenerativen Alterungsprozesse und führt zu einer erheblichen Verlängerung nicht nur der durchschnittlichen, sondern sogar der maximalen Lebensspanne um bis zu 50 Prozent. Für uns selbst würde das bedeuten, weit über 150 Jahre leben und dabei bis ins höchste Alter leistungsfähig und aktiv bleiben zu können.

Es gab lediglich einen Schönheitsfehler: Die Praxisstudien verliefen zwar alle so, wie ausgehend von der Theorie erwartet, aber leider erwies sich die Theorie als nicht ausreichend. Denn: Nahrungseinschränkung reduziert den Energieumsatz in den Zellen nur in der Anfangsphase so extrem, wie eigentlich zu erwarten. Nach ein paar Wochen bleibt aber die Energieausbeute – an verfügbarem ATP, dem chemischen Energieträger der Zellen – bezogen auf die Körpermasse auf einem relativ hohen Niveau. Im Ergebnis heißt das, bei Nahrungseinschränkung altert der Organismus noch viel langsamer, als er es angesichts des Energieumsatzes dürfte. Nahrungseinschränkung muss also neben der Reduzierung des Energieumsatzes noch weitere Veränderungen verursachen, die für eine Verlängerung von Jugendlichkeit sorgen.

Zunächst erschien das alles widersprüchlich. Heute wissen wir, die Ergebnisse sind lediglich die Bestätigung der Zusammenhänge, die weiter oben beschrieben worden sind. So können zum Beispiel verbesserte antioxidative Schutzmechanismen die Schädlichkeit der energetischen Prozesse verringern. Auch das ist bei Nahrungseinschränkung zu beobachten und trägt zur Verlangsamung der Alterung bei – ebenso wie ein optimierter Hormonhaushalt und vieles andere mehr.

Die Höhe des Energieumsatzes ist also ein wesentlicher Faktor für die Alterung des Menschen, aber eben nicht der einzige. Und: Über eine Nahrungseinschränkung lässt sich neben der rein energetischen Reduktion eine Reihe weiterer Alternsmechanismen günstig beeinflussen.

Wie verblüffend sich Nahrungsreduktion auf die Alterung auswirken kann, wird in Kapitel II.11 besprochen werden. Bleiben wir aber zunächst noch bei der Lebensenergie und der Frage, wie sich der Prozess der Energiegewinnung für den Menschen optimieren lässt.

II Entscheidend ist die Effizienz

Die Zusammenhänge in Sachen Lebensenergie sind also – wen wundert's – nicht so einfach, wie zunächst gehofft. Das hat aber auch sein Gutes. Gäbe es nur eine einfache lineare Beziehung zwischen Energieumsatz und Alterung, wäre eine Lebensverlängerung nur durch ein Leben auf „Sparflamme" erreichbar, also bei niedriger Temperatur, langsamen Bewegungen und reduziertem Stoffwechselumsatz. Nicht gerade die Idealvorstellung eines lebenswerten Daseins.

Doch letztlich bestimmt nicht die Frage des absoluten Sauerstoffverbrauchs und des Energieumsatzes die Geschwindigkeit der Alterung, sondern die Effizienz des Stoffwechsels. Mehr Effizienz bedeutet ein geringeres Schädigungspotenzial trotz hoher Energieausbeute. Daraus resultiert dann die Möglichkeit, wesentliche Alterungsprozesse zu verhindern.

An dieser Stelle kommen die bereits mehrfach erwähnten Besonderheiten von Vögeln und Fledermäusen ins Spiel. Flugfähige Tiere verbindet eine höchst erstaunliche Besonderheit: Sie altern langsamer als sie eigentlich „dürften" (s. Kasten).

Warum sind nicht alle Lebewesen und vor allem der Mensch gleich gut gegen das Altern gerüstet? Als aufmerksamer Leser des ersten Kapitels ahnen Sie die Gründe sicher. Es wäre durchaus möglich. Doch das Leben muss abwägen und hohe Investitionen, die es an einer Stelle tätigt, an anderer Stelle einsparen. So müssen Vögel ihre luxuriöse Ausstattung beim Kampf gegen das Altern unter anderem mit einer leicht reduzierten Fortpflanzungsfähigkeit erkaufen. Für Vögel kein Problem. Durch ihre Flugfähigkeit haben sie einen eigenen Lebensraum, den ihnen andere Lebewesen nicht streitig machen können.

Für den modernen Menschen ist die maximale Anzahl der theoretisch möglichen Nachkommen nicht mehr ausschlaggebend. Die Natur könnte uns wie bei den Vögeln mit einer weitaus effizienteren Energieversorgung ausstatten und dadurch – allein ohne sonstige Eingriffe – etwa 140 Jahre weitgehend jung erhalten. Dazu wäre allerdings der Mechanismus der evolutionären Auslese notwendig, doch dieses Werkzeug haben wir der Natur längst abgenommen. Unsere energetische Effizienz zu verbessern und damit langsamer zu altern, müssen wir deshalb selbst in die Hand nehmen.

Warum uns Vögel zeigen, wie man Altern verlangsamt

Vögel sind besondere Tiere. Wie früher schon Ikarus beneiden wir sie um ihre Flugfähigkeit. Doch damit nicht genug. Im Unterschied zu anderen Lebewesen kennen sie offenbar das Geheimnis, das Altern aufzuhalten.

Eine Taube ist von ihrer Größe und ihrem Stoffwechsel her mit einer Ratte vergleichbar. Doch gegenüber den Nagern sind Tauben geradezu Methusalems. Sie leben drei- bis fünfmal so lange wie die Nager. An einem anderen Beispiel wird das noch deutlicher. Am Boden lebende Mäuse und Fledermäuse sind sich weitgehend ähnlich bis auf eines: Trotz gleicher Größe und gleichem Stoffwechsel altern Fledermäuse bis zu zehnmal langsamer. Sie werden aber nicht nur einfach älter. Fledermäuse sind bis kurz vor dem Tod so leistungsfähig wie in ihrer Jugend. Degenerativer Abbau und Gebrechlichkeit in der zweiten Lebenshälfte – eine doch offensichtlich unvermeidliche Erscheinung beim Altwerden – Fledermäuse kennen das nicht. Beneidenswert! Wie kommt dieses Phänomen zustande? Beginnen wir mit dem letzten Punkt. Eine Maus kann selbst mit einigen Altersdefiziten noch leidlich weiterleben. Eventuell braucht sie etwas länger zum Sammeln ihrer Nahrung. Fliegende Tiere haben keinen Spielraum. Sobald ihre Flugfähigkeit eingeschränkt ist, sind sie todgeweiht. Ein bisschen Fliegen gibt es nicht.

Die Natur hat flugfähige Tiere deshalb ganz „bewusst" mit absolut überdurchschnittlichen Waffen im Kampf gegen Alternsprozesse und Stoffwechselschäden ausgestattet. Vögel, Fledermäuse und Co. haben den besten Schutz gegen Radikale im ganzen Tierreich. Bei gleichem Stoffwechselumsatz existieren in den Zellen einer Taube zwei- bis viermal weniger aggressive Reaktionsprodukte als bei einer Ratte. Entstandene Radikale werden sofort unschädlich gemacht. Vögel können in ihren Mitochondrien mehr Energie bei gleichzeitig reduziertem Schadenspotenzial produzieren.

II   Coenzym Q10 und Co.

Die experimentelle Gerontologie sucht schon seit einigen Jahrzehnten nach Wegen, um die menschliche Energieproduktion effizienter, damit schädigungsärmer zu machen und so die Voraussetzung für ein langsameres Altern zu schaffen. Ein kühnes Vorhaben. Bei einfachen Organismen gelang das schon früh. Doch erst in jüngerer Zeit konnte der Prozess der Energieverarbeitung so weit aufgeschlüsselt werden, dass sich für Säugetiere, aber auch für den Menschen ganz konkrete Möglichkeiten ergeben, die direkt von den Zellkraftwerken ausgehenden Alterungsprozesse wirksam zu beeinflussen.

Nicht alles, aber vieles begann mit einer schlaflosen Nacht im Jahr 1975 ...

II   Die Entdeckung eines Meilensteins der Zellbiologie

In der Nacht zum 20. Mai 1975 kann der englische Biochemiker Peter Mitchell nicht schlafen. Der Grund für seine Schlaflosigkeit ist nicht überliefert. Sicher ist nur, dass er irgendwann gegen 3 Uhr morgens aufsteht, sich an seinen Schreibtisch setzt und einige Skizzen auf ein Papier notiert.

Mitchell arbeitete seit einiger Zeit an einem Konzept, wie genau in unseren Körperzellen nutzbare Energie entsteht. In dieser Nacht hatte er eine bestimmte Idee, die mit einem zentralen Baustein der chemischen Reaktionskette zusammenhängt. Wir sind sicher: Peter Mitchell hat seine Schlaflosigkeit nie bereut. Denn was mitten in der Nacht mit ein paar Strichzeichnungen auf einem Blatt Papier begann, war so bahnbrechend für die menschliche Zellbiologie, dass ihm dafür im Jahr 1978 der Nobelpreis verliehen wurde.

Der kleine Baustein im energetischen Prozess unserer Zellen, der Mitchell schlaflose Nächte bereitete, trägt den vielsagenden Namen 2,3-dimethoxy-5-methyl-6-multiprenyl-1,4-benzyquinone. Keine Angst, Sie müssen sich den Namen nicht merken – jedenfalls die Nicht-Biologen unter uns. Was Sie sich aber merken sollten, ist der sogenannte Trivialname dieser Verbindung, nämlich Coenzym Q10 oder kurz Q10. Wir sollten uns diesen Stoff, der für das Leben und unsere Energiegewinnung so wichtig ist, genauer betrachten.

„Die Freude, plötzlich ein bisheriges Geheimnis zu entdecken, und die Freude, eine bislang unbekannte Wahrheit kennenzulernen, bedeutet für mich dasselbe – beides ist ein Aufflammen einer Erleuchtung, eine fast unglaublich vergrößerte Sichtweite, und die Ekstase und Euphorie einer sich auflösenden Hochspannung."
PAUL R. HALMOS [ungarischer Mathematiker, 1916-2006]

II Wo die Lebensenergie entsteht

Damit aus all dem, was wir täglich essen, nutzbare Energie gewonnen werden kann, ist innerhalb der Körperzellen eine unglaubliche Vielzahl chemischer Schritte notwendig. Die entscheidenden Stoffwechselprodukte aus Fetten, Proteinen und Kohlenhydraten landen zu diesem Zweck schließlich in den Mitochondrien der Körperzellen, wo sie noch einmal in verschiedene komplexe chemische Reaktionszyklen einfließen – der bekannteste, der Citrat- oder Krebszyklus dürfte dem einen oder anderen von uns noch aus dem Biologieunterricht bekannt sein.

Aus allen diesen Zyklen fließen zu guter Letzt winzige Elektronen, die auf ein bestimmtes zentrales Trägermolekül übertragen werden. Und jetzt, erst jetzt am Ende aller chemischen Vorgänge, entscheidet sich die Energiegewinnung. Vom zentralen Trägermolekül werden die Elektronen wie bei einer Feuerlöschkette in vier Schritten weitergereicht und am Ende zusammen mit zwei Wasserstoffatomen auf ein Sauerstoffmolekül übertragen, wobei Wasser entsteht. Während dieses kurzen Vorgangs des Weiterreichens von Elektronen kann nutzbare Energie – in Form von ATP – gewonnen werden. Die entscheidende Lebensenergie für unser Dasein entspringt also diesem unscheinbaren Elektronentransport der sogenannten „Atmungskette".

Geht bei dieser finalen Stabübergabe auch nur eine Winzigkeit schief, waren die Myriaden von Stoffwechselreaktionen seit der Nahrungsaufnahme weitgehend nutzlos. Es kann nicht genügend Energie freigesetzt werden und die Zelle „erstickt" (s. u.).

Wir hatten eben von einem zentralen Trägermolekül gesprochen, das als erstes die aus der Nahrungsverwertung entstehenden Elektronen übernimmt. Dieser äußerst agile Empfänger und Weiterleiter der Elektronen ist das erwähnte Coenzym Q10. Gleich mehr dazu.

Tod durch Energiemangel

Sterben aufgrund von Energiemangel kann ein schleichender Alterstod sein, aber auch ein sehr akuter. In der jüngeren Geschichte gab und gibt es leider immer wieder tragische Beispiele.

So unterbricht Blausäure – wie etwa das von den Nationalsozialisten in den Vernichtungslagern verwendete „Zyklon B" – die Kette bei der letzten Elektronenübergabe auf Sauerstoff. Der Elektronenfluss und damit die Energiegewinnung kommt zum Stillstand und der Organismus erstickt, obwohl eigentlich ausreichend Nahrungsenergie und auch genügend Sauerstoff zur Verfügung stehen.

Auch Cyanidvergiftungen, wie sie sich nach Unfällen bei der Goldgewinnung immer wieder ereignen, wirken über diesen Mechanismus.

Durch Blockade der Elektronenweitergabe in den Mitochondrien werden aber auch ganz legal Menschen getötet. Beispiel: Hinrichtungen in der Gaskammer – in einigen Staaten der USA noch immer nicht abgeschafft. Die dabei verwendete Blausäure beziehungsweise ausströmende Cyanide blockieren beim Delinquenten die Energiegewinnung. Obwohl sein Stoffwechselmotor auf Hochtouren arbeitet, wird dem Organismus wie von einem chemischem Schraubstock Zelle für Zelle die Lebensenergie entzogen – bei vollem Bewusstsein. Der teilweise lang dauernde Todeskampf bei Cyanidvergiftungen ist begleitet von Erbrechen, Krampfattacken, Erstickungsgefühl und panischer Angst.

„In der Kunst zu leben erfindet der Mensch nichts; aber in der Kunst des Todes übertrifft er sogar die Natur."
GEORGE BERNARD SHAW [irischer Schriftsteller, 1856-1950]

II Schleichende Gefahr für Gehirn, Muskulatur und Herz

Wenn bei den meisten Menschen größere Zellbereiche oder Organe zumindest bis zum mittleren Alter von einem völligen Energiezusammenbruch verschont bleiben, heißt das nicht, dass die allmählichen Veränderungen in den Zellkraftwerken ohne Auswirkung geblieben sind. Wir haben bereits darauf hingewiesen, dass die sinkende Effizienz bei der Energieproduktion wesentlich zur Alterung und zu der Entstehung von Alterskrankheiten beiträgt.

Veränderungen und Mutationen innerhalb der Mitochondrien können sich deshalb auf vielfältige Weise bemerkbar machen. Am deutlichsten sind diese Alterserscheinungen am neurologischen System und bei Muskelzellen. Das kann kaum verwundern, denn gerade Nervenzellen im Gehirn und in Muskelzellen haben einen hohen Energie- und Sauerstoffumsatz und zahlen als erste den Preis für den Energiestoffwechsel.

Gehirn. Eine Verschlechterung der Sehfähigkeit, Hörschwäche und sinkende Denkleistungen sind nicht etwa das Resultat einer mechanischen Altersabnutzung, sondern typische Folgen, wenn Nervenzellen aufgrund von Stoffwechselbelastungen untergegangen sind. Die überlebenden Zellen können häufig nur noch eingeschränkt Energie produzieren.

Eine jüngste Entdeckung weist auch im Fall der Alzheimer-Krankheit auf eine Verbindung zum Energiestoffwechsel hin. Beta-Amyloid, eine Art von Plaque, die sich bei Alzheimer um die Neuronen legt, verändert die Schleusen der Mitochondrienmembranen. Als einer der ersten pathologischen Schritte bei der Entstehung von Alzheimer wird somit die Energieeffizienz verändert.

Muskel/Herz. Die muskuläre Leistungsfähigkeit sinkt mit zunehmendem Alter. Fatal kann das für den aktivsten Muskel im Körper werden, für das Herz. Das Problem dabei ist nicht nur die sinkende Höchstleistung, sondern die Überlebensfähigkeit in Krisensituationen, zum Beispiel bei einem Infarkt. Bei stark reduzierter Blutzirkulation sinkt das Potenzial zur Energieproduktion. (Anm.: Hauptproblem ist dabei weniger die verminderte Sauerstoffzufuhr über das Blut als vielmehr der mangelhafte Abtransport von Stoffwechselprodukten.)

Wie effektiv in dieser Situation die Herzzellen auch bei eingeschränktem Stoffwechsel Energie produzieren können, entscheidet nicht selten über Leben und Tod (s. u.). Das Herz enthält deswegen unter anderem einen überdurchschnittlich hohen Spiegel an Q10 und Carnitin, einem anderen wichtigen Helfer bei der Energiegewinnung. Leider nimmt die Verfügbarkeit beider Substanzen im Alter immer weiter ab. Viele Menschen besitzen schon in jungen Jahren zu wenig von diesen oder anderen elementaren Substanzen, auf die wir gleich noch zu sprechen kommen.

„The aging process is now the major risk factor for disease and death after around 28 in the developed countries."
DENHAM HARMAN [Vater der „Free Radical Theory of Aging", *1916]

Infarkte, Badeunfälle und Transplantationen – Warum die Überlebenschancen im Alter abnehmen

Ein Infarkt im Gehirn oder Herz ist deshalb lebensgefährlich, weil aufgrund des plötzlich unterbrochenen Blutflusses der normale Energiestoffwechsel nicht mehr funktioniert und die betroffenen Zellen Gefahr laufen, wegen Energiemangels unwiderruflich abzusterben. Ähnliches gilt für Organtransplantationen, da dort Durchblutung und Stoffwechsel der Organe notgedrungen für eine gewisse Zeit reduziert sind. Atemstillstände zum Beispiel aufgrund von Ertrinken blockieren die Energieversorgung des gesamten Körpers, wenngleich bei einer schnellen Rettung im Vordergrund steht, wie viele der besonders empfindlichen Gehirnzellen die Akutsituation überleben.

Ob wir als Mensch einen Infarkt oder einen Badeunfall überleben, wie viel Gewebe abstirbt oder ob eine Organtransplantation ohne Schädigungen verläuft, hängt nicht zuletzt von unserem Alter ab. Dafür gibt es zwei Gründe:

II **1. Durchblutungsstopp.** Wird der normale Energiestoffwechsel gestört, können die Zellen von Gehirn, Muskeln oder anderen Organen für eine gewisse Zeit auf verschiedene Formen anaerober Energiegewinnung umschalten.

Das Zeitfenster, für das dieses „Notprogramm" ein Überleben der Zellen ermöglicht, liegt allerdings nur im Bereich von Minuten, selten von Stunden. Wie viele Minuten genau das sind, hängt wesentlich davon ab, wie viel Restdurchblutung bleibt – vor allem um die Stoffwechselprodukte der anaeroben Energiegewinnung abzutransportieren – und wie effektiv das Energie-Notprogramm arbeitet.

Ein ganz wesentlicher Faktor für die energetische Effizienz des Zellstoffwechsels ist der Gehalt an bestimmten Substanzen, welche die Energieversorgung optimieren wie Coenzym Q10, Carnitin und Creatin. Auch Melatonin zählt zu den effektivsten Schutzfaktoren (s. Kap. II.8).

Im Alter verringert sich der Spiegel wichtiger Schutzstoffe, wodurch die Überlebenszeit der Zellen bei kurzfristigen Durchblutungsengpässen sinkt. Neben den körpereigenen Vitalstoffen können auch pharmakologische Substanzen Zellschäden bei reduziertem Blutdurchlauf reduzieren und die Überlebensfähigkeit von Organen oder Organteilen entscheidend verlängern (s. S. 384).

Interessanterweise entwickeln körpereigene wie pharmakologische Energiestabilisatoren auch dann noch eine zellerhaltende Wirkung, wenn sie erst nach einem Infarkt oder nach erfolgreicher Reanimation verabreicht werden, wenn also Durchblutung oder Sauerstoffversorgung bereits wieder einsetzen. Wie ist das möglich?

II 2. Wiederdurchblutung. Was viele überraschen wird: Erhebliche und meist sogar die entscheidenden Schäden bei einem Durchblutungsmangel entstehen überhaupt erst dann, wenn nach einem vorübergehenden Defizit der Sauerstoff wieder in die Zellen strömt. Denn jetzt setzt eine explosionsartige Radikalbildung ein, die in Minuten die empfindlichen Zellmembranen und in der folgenden Zeit ganze Zellen und Organe zerstört (s. Kap. II.2).

Da Zellstabilisatoren wie Q10, Carnitin oder Hydergin® gleichzeitig hochwirksame Antioxidantien sind, können sie diesen sogenannten Reperfusionsschaden erheblich reduzieren, vorausgesetzt sie werden rechtzeitig zugeführt oder – noch effektiver – sie sind bereits in ausreichender Menge vorhanden. (Anm.: Die Wirksamkeit bei prophylaktischer Anwendung potenziert sich dadurch, dass diese Substanzen in der Zeit des Sauerstoffmangels Zellmembranen erhalten können, was die Radikalbildung bei Wiederdurchblutung weniger stark ansteigen lässt.) Weitere Stoffe, welche die Zellen erhalten, sind die Vitamine E und C, das Cystein-abhängige Glutathion und die Selen-abhängige Glutathion-Peroxidase.

Antioxidative Schutzmechanismen entscheiden also über die Überlebensfähigkeit von Zellen und Organen im Alltag wie in Notsituationen. Fatalerweise nimmt nun der antioxidative Schutzschild im Lebensverlauf ab. Wir Menschen nehmen dabei insofern eine Sonderstellung ein, als bei uns dieser Abfall in der zweiten Lebenshälfte besonders ausgeprägt ist. Vitalstoffarme Ernährung beschleunigt dieses Defizit. Ab einem mittleren Alter steigt deshalb nicht nur die Wahrscheinlichkeit von Infarkten, Hirnschlägen oder Organtransplantationen, es erhöht sich auch mit jedem Lebensjahr das Risiko, in solchen Situationen bleibende Schäden davonzutragen; Schäden, die auch die Abwehrmechanismen betreffen. Eine weitere Abwärtsspirale im Alterungsprozess.

Hydergin®

Zu den wirksamen energiestabilisierenden Wirkstoffen gehört das von der Firma Sandoz entwickelte Hydergin®, das in den 70er-Jahren zu den weltweit meistverschriebenen Medikamenten gehörte. Das Patent für den dreiteiligen Wirkstoff Co-Dergocrin ist mittlerweile abgelaufen, was die Forschung für neue Anwendungsformen leider dramatisch reduzierte (andere Handelsnamen sind Circanol®, Dacoren®, DCCK®, Orphol®).

Obwohl ursprünglich als „durchblutungsförderndes" Mittel eingestuft, liegt die Hauptwirkung von Hydergin® nicht etwa in einer Gefäßerweiterung, sondern in der Stabilisation der Energiegewinnung auch in kritischen Situationen. Prophylaktisch angewendet erhöht es die Überlebensrate bei akutem Blutverlust, Infarkt oder vorübergehendem Atemstillstand. Seitdem in den 80er-Jahren die amerikanischen Anti-Aging-Pioniere Durk Pearson und Sandy Shaw wissenschaftliche Daten publik gemacht hatten, hat sich diese Nutzung von Hydergin® auch zur Alternsprophylaxe weltweit verbreitet. Typische Dosierungen für die Prophylaxe liegen bei 2 bis 9 mg pro Tag.

Beachte: Vor einer Einnahme von Hydergin® und ähnlichen Wirkstoffen sollte unbedingt der Hausarzt mögliche Wechselwirkungen mit anderen Medikamenten überprüfen. Nebenwirkungen bei Unverträglichkeit oder Überdosierung können sein: Magen-Darm-Beschwerden, Übelkeit und Hypotonie.

II   Herzschwäche – die unsichtbare Alterung

Nachlassende Herzfunktion, nicht selten bis zum völligen Versagen, ist eine typische Erscheinung eines alternden Organismus. In den meisten Industrienationen ist Herzversagen tatsächlich die Hauptursache für Klinikaufenthalte, permanente Invalidität und Tod bei Personen über 65 Jahren. Werden aber zwei Personen unterschiedlichen Alters und mit den absolut gleichen Ausfallerscheinungen in eine Klinik eingeliefert, sind die Überlebenschancen beim Älteren statistisch deutlich ungünstiger: Gegenüber jungen Menschen mit vergleichbaren Herzproblemen hat ein 70-Jähriger ein zwei- bis dreifach höheres Sterberisiko.

Die Ursache für die schlechtere Prognose liegt hauptsächlich an den im Herzen ablaufenden Alterungsprozessen, die aus dem Energiestoffwechsel resultieren. „Normale" oxidative Schäden führen zu einem ständigen Abstoßen und danach zum Absterben von immer mehr Herzzellen. Durch vermehrtes Dickenwachstum versuchen die verbleibenden Zellen den Verlust zu kompensieren. Damit aber ändern sich unweigerlich die Kontraktionseigenschaften. Vermehrt angelagertes Collagen macht das Herz zusätzlich unelastischer. Der diastolische Herzdruck steigt, und die Füllzeit verlängert sich. Die Herzarbeit wird immer ineffizienter, produziert bei gleichem Energieausstoß im Alter etwa 2,7-mal mehr Schäden und kann so Krisen schlechter überstehen.

Jetzt kommt noch ein dramatischer Faktor dazu. Die zelluläre Atmungskette – also dort wo die sauerstoffabhängige Energieproduktion stattfindet – wird im Alter ineffektiv (in Tierstudien fand man Reduktionen von mehr als 50 Prozent!). Um dieses Defizit zu kompensieren, muss das Herz mehr Energie durch anaeroben Stoffwechsel, das heißt ohne Sauerstoff und unter Bildung von Laktat, produzieren. Aber: Gerade dieser anaerobe Stoffwechsel benötigt besonders viel Durchblutung, um bestimmte Abbauprodukte aus den Zellen zu spülen. Nun wissen wir, dass gerade im Alter die Gefäße zumeist verengt und die Durchblutungsreserven knapp sind. Dieser energetische Kompensationsweg ist also im jungen und gesunden Organismus unproblematisch, im Alter führt er aber unweigerlich in eine Sackgasse.

Die normale medikamentöse Behandlung der Herzschwäche besteht meist nur in einer künstlichen Entlastung des Herzmuskels, wodurch das Risiko weiterer Akutsituationen sinkt. Ein Einfluss auf die Herzleistung oder auf die zugrundeliegenden Schadensprozesse wird dadurch nicht erzielt.

Kliniken, die sich an den Erkenntnissen der Alternswissenschaft orientieren, gehen zunehmend einen anderen Weg. Sie verordnen ihren Patienten zusätzlich Coenzym Q10 und weitere Vitalstoffe. Zunächst einmal lässt sich durch eine solche Therapie der alterungsbedingte Verlust des gerade für die Atmungskette der Herzmuskelzellen wichtigen Q10 ausgleichen. Eine Substitution von 200 bis 300 mg Q10 führte in einer Studie bei 70-Jährigen zu einer Erhöhung ihres Gewebespiegels im Herzen um 700 Prozent (zum Vergleich: Bei Jüngeren bewirkt dieselbe Dosis im Schnitt nur einem Anstieg von 100 Prozent). Aufgrund des durch Q10 optimierten aeroben Energiestoffwechsels der Herzzellen erholten sich die substituierten Patienten schneller, verbesserten ihre Herzleistung und konnten früher das Krankenhaus verlassen. In einer anderen Untersuchung beschleunigte eine Dosis von täglich zwei Gramm Carnitin die Erholung nach akutem Infarkt und reduzierte den Infarktschaden. Weitere Ergebnisse bestätigen eine geringere Todesrate durch Carnitingabe bei Herzinsuffizienz.

Wichtiger Bonus: Ein mit Hilfe von Q10 und anderen Vitalstoffen – vor allem Carnitin, Alpha-Liponsäure und Creatin – optimierter Stoffwechsel reduziert die durch die normale Herzarbeit entstehenden Zellschäden und verlangsamt damit das Fortschreiten der Herzalterung.

Je früher desto besser: Eine Therapie mit den Herzstoffwechsel unterstützenden Schutzstoffen ist nur dann maximal effektiv, wenn sie rechtzeitig begonnen wird. Bei Q10 etwa hat sich eine mindestens einwöchige Supplementierung vor Herzoperationen als wirksam erwiesen, da sich das Coenzym nur langsam in den Zellen aufbaut. Je früher also jeder einzelne seiner Herzalterung zum Beispiel durch den Zellstoffwechsel unterstützende Maßnahmen vorbeugt, desto größer der Einfluss auf die Gesundheit und die Lebenserwartung.

II   Die Zukunft hat begonnen

Den Energiestoffwechsel stabilisierende Wirkstoffe können Zellen bis hin zu ganzen Organen vor Schäden schützen. Kliniker machen sich diesen Effekt vor allem bei Organtransplantationen zunutze. Prophylaktisch angewendet, verhindern entsprechende Substanzen die typischen Schädigungen, die im normalen Zellstoffwechsel entstehen und das Altern vorantreiben.

Erwarten sie nicht, dass jeder Hausarzt mit der prophylaktischen Anwendung der in diesem Kapitel genannten Wirkstoffe vertraut ist. In der Schulmedizin sind weder die Möglichkeiten des Einsatzes von Medikamenten noch von natürlichen Vitalstoffen als Prophylaxe bei gesunden Personen Teil des Lehrstoffs. Der Informationsfluss auf diesem Gebiet ist deshalb selbst für den Arzt begrenzt.

Das ist aber nicht überall so. Japanische Ärzte etwa nutzen Coenzym Q10 nicht nur bei Transplantationen oder vor Operationen. Auch die vorbeugende Supplementierung zum Beispiel zur Vermeidung von Herzkrankheiten ist in Japan inzwischen verbreitet. Aufgrund der zunehmenden Zahl von Praxisstudien ziehen weltweit Kliniken nach wie zum Beispiel die Herzchirurgische Forschungsabteilung am australischen Baker Medical Research Institute. Dort erzielte man in den vergangenen Jahren gute Erfolge mit einer hochdosierten Prophylaxe unter anderem mit Coenzym Q10 beim Altersherzen.

Medizinwissenschaftler der Comenius Universität in Bratislava gehen noch einen Schritt weiter. In einer jüngsten Veröffentlichung ihrer Ergebnisse stufen sie Q10 als entscheidenden bioenergetischen Marker ein, der nicht nur bei Transplantationen, sondern ganz generell die Überlebensfähigkeit von Organsystemen im Lebensverlauf bestimmt.

„Man muss etwas Neues machen, um etwas Neues zu sehen."
GEORG CHRISTOPH LICHTENBERG [deutscher Physiker und Naturge-
lehrter, 1742-1799]

II Q10 im Lebensverlauf – Ursache oder Folge des Alterns?

Schon bald nachdem die elementare Bedeutung von Coenzym Q10 für die optimale Funktionsfähigkeit der Körperzellen erkannt worden war, begann man zu überprüfen, ob Energieprobleme im Alter etwas mit dem Q10-Spiegel zu tun haben könnten.

Im Alter ist der Körperspiegel an Q10 bei den meisten Menschen erheblich reduziert. In Organen wie den Nieren teilweise um über 20 Prozent. In den verschiedenen Skelettmuskeln um 30 Prozent und mehr. Im Herzmuskel sind sogar um annähernd 60 Prozent reduzierte Werte ein häufiger Befund. Den biologisch größten Aufwand zur Vermeidung eines allzu großen Q10-Verlusts betreibt der Körper für das Gehirn. Nur so können die meisten Gehirnfunktionen bis ins Alter überhaupt erhalten werden.

Ist Coenzym Q10 somit ein Schlüssel zu einer längeren Jugend? Nein, sagten lange Zeit die Skeptiker. Der Abfall von Q10 sei nur eine Folge der Alterung, nicht aber deren Ursache. Um die Frage weiter zu klären, musste ein Weg gefunden werden, in einem lebenden Organismus den Q10-Spiegel lebenslang auf einem gleichbleibend hohen Niveau zu halten.

Nun muss man wissen, dass es kaum möglich ist, die einzelnen Trägermoleküle der zellulären Atmungskette gezielt zu beeinflussen. Doch als ob es Fügung wäre, stellte sich heraus, dass es eine Ausnahme gibt: Coenzym Q10 lässt sich als einziges Kettenglied beeinflussen. Und noch dazu unerwartet einfach.

Im Unterschied zu einigen anderen für die Energiegewinnung notwendigen Verbindungen kann der Mensch Coenzym Q10 nur beschränkt herstellen. Er ist deshalb darauf angewiesen, den lebenswichtigen Stoff über die Nahrung aufzunehmen. (Anm.: Lediglich eine Umwandlung anderer Ubiquinone wie das Coenzym Q9 ist bei Kindern und Jugendlichen in begrenztem Ausmaß möglich.) Ein drastisches Absinken des Körperspiegels um 75 Prozent führt in kurzer Zeit zum Tod. Folgen eines nur leicht erniedrigten Q10-Spiegels sind Bluthochdruck und Immunschwäche. Interessanterweise ist Q10-Mangel auch sehr häufig die Ursache von Zahnfleischerkrankungen und Zahnausfall.

Die späte Entdeckung der physiologischen Bedeutung von Q10 verhinderte, dass der Naturstoff als Vitamin gilt, obwohl es die klassischen Kriterien erfüllt. Q10 ist somit weniger bürokratisch reglementiert als die klassischen Vitamine. Der Verkauf zur Nahrungsergänzung ist auch in höheren Dosierungen erlaubt, was gezielte Therapie ermöglicht und somit fast als glückliche Fügung angesehen werden kann (s. u.).

Eigentlich ist Coenzym Q10 ein Vitamin

Es ist ein erfreulicher Umstand, dass die Bedeutung von Q10 erst zum Ende des 20. Jahrhunderts entdeckt wurde. Sicher verwundert Sie diese Aussage. Der Grund ist folgender: Noch bis weit in das 20. Jahrhundert hinein wurde die Wirkung von Vitaminen definiert als Vorbeugung beziehungsweise Therapie weniger Mangelkrankheiten. Als Folge davon wurde für die meisten lebenswichtigen Vitalstoffe ein Minimalwert festgelegt, mit dem sich die klassischen Mangelkrankheiten, zum Beispiel Skorbut oder Pellagra, gerade eben vermeiden lassen. Dieser Minimalwert wurde schließlich kurzerhand zur Optimaldosis erklärt. Die biologisch und biochemisch unsinnige Fehleinschätzung, die Aufgabe von Vitalstoffen sei mit der Vermeidung ihrer eigenen Mangelerkrankung erschöpft, hat Auswirkungen bis in die heutige Zeit. Offizielle Nährstoffrichtlinien und das in Deutschland herrschende Verbot für höher dosierte Vitaminpräparate resultieren aus dieser Sichtweise. Dementsprechend wurden Vitaminpräparate mit dem Argument der Wirkungslosigkeit von einer Zulassung ausgeschlossen. Da heute diese Behauptung kaum aufrechtzuerhalten ist, verweisen die zuständigen Behörden nun auf „ungeklärte und unzumutbare Risiken". Angesichts des Sicherheitspotenzials der meisten Vitamine und der eindeutigen Datenlage betrachten heute mehr und mehr Wissenschaftler und informierte Bürger eher diese Reglementierung als Zumutung.

„Nicht die Lügen, sondern die sehr feinen falschen Bemerkungen sind es, die die Läuterung der Wahrheit aufhalten."
GEORG CHRISTOPH LICHTENBERG [deutscher Physiker und Naturgelehrter, 1742-1799]

Altern verursacht einen verdeckten Vitalstoffmangel

Wir hatten eine der wichtigsten Entdeckungen der Alternsforschung schon im Genetik-Kapitel angesprochen. Viele Vitamine und Vitalstoffe sind Bestandteile lebenswichtiger Enzyme oder Substrate, mit denen Enzyme reagieren. Die aggressiven Prozesse rund um die Energiegewinnung verursachen nun, wie wir wissen, genetische Veränderungen der mtDNA. Eine der Folgen ist – etwas vereinfacht ausgedrückt – eine zunehmende „Trägheit" bestimmter Enzyme des Energiestoffwechsels. Daraus ergibt sich eine weiter sinkende Energieeffizienz. Als Folge davon steigt die Häufigkeit von Membranschäden und zusätzlichen Genveränderungen. Die Zelle altert.

Dort kommt der neu entdeckte biologische Effekt ins Spiel: Steigert man ganz gezielt die Verfügbarkeit von Vitalstoffen im Energiestoffwechsel der Zelle, lassen sich die alterungsbedingte „Enzymträgheit" verhindern und die Energieeffizienz optimieren. Mehr noch. Wie wir sehen werden, können scheinbar unausweichliche genetische Altersprogramme mit der richtigen Nährstofftherapie ausgeschaltet werden.

II Alternsstopp durch energieoptimierende Vitalstoffe

Als man beim kleinen Fadenwurm C. elegans – Sie kennen ja inzwischen dieses Lieblingstier der Alternswissenschaft – einige der unter großem Aufsehen entdeckten „Methusalem-Gene" genauer untersuchte, fand man Erstaunliches: Entscheidende Langlebigkeitsgene waren nichts anderes als Baupläne und Steuerungen des Energiestoffwechsels. Schon kleine Effizienzsteigerungen bei der Arbeit der Mitochondrien genügen nämlich, um die Lebenserwartung zu verdoppeln.

Die Natur benutzt also den Energiestoffwechsel ganz „offiziell" als Stellschraube für die variable Festlegung der Alterungsgeschwindigkeit. Ein aufwendiger Energiestoffwechsel mit einem ausgeklügelten und hohen Spiegel an Schutzstoffen ermöglicht einem Individuum ein langes Leben – allerdings auf Kosten eines hohen Ressourcenverbrauchs, der für diesen Zellbereich notwendig wird. Umgekehrt liefert ein einfach gehaltener Energiestoffwechsel pro verbrauchter Ressource mehr Energie, produziert dafür mehr Schäden und verkürzt die Lebenserwartung des Einzelnen; je nach äußeren Bedingungen aber zum Vorteil der Art.

Was bedeutet das für die Praxis? Wir hatten die Frage diskutiert, ob die im Alter festgestellte Abnahme von Q10 eine Ursache oder Folge der Alterung darstellt. Bereits vor 25 Jahren, als noch wenig über diesen Stoff bekannt war, unternahm einer der Coenzym-Pioniere, Dr. Emile G. Bliznakov, Langlebigkeitsexperimente mit Mäusen. Das erstaunliche Ergebnis: Allein die lebenslange Substitution von Q10 verlängerte die Lebensspanne der Tiere um bis zu 50 Prozent.

War das schon der Beweis, dass Q10-Mangel Altern verursacht? Nein! Weitere Studien brachten unterschiedlich ausgeprägte, selten aber so extreme Ergebnisse, zumindest was die Verlängerung der maximalen Lebensspanne betrifft (im Unterschied zur häufiger zu beobachtenden Verlängerung der durchschnittlichen Lebensspanne).

Inzwischen sind die Zusammenhänge zwischen Altern und Q10 klarer. Die sehr ausgeprägte Abnahme von Q10 – zum Beispiel im alternden Herz – ist eine Folge des Alters insofern, als sich der Q10-Gehalt der Mitochondrien am Bedarf orientiert. Das heißt: Wird in einem Organ viel Energie umgesetzt, wird mehr Q10 eingelagert. Sofern verfügbar! Im Alter, wenn unsere Mitochondrien-DNA und damit die Energiegewinnung geschädigt sind, sinkt folglich auch der Gehalt dieses Bausteins im Energieprozess. Bewegungsmangel beschleunigt den Q10-Abfall. Was wenige wissen: Dort liegt auch einer der vielen Gründe für die gesunderhaltende Wirkung von Sport. Intensive körperliche Aktivität erhöht den Energieumsatz im Organismus. Die Körperzellen reagieren auf diesen Reiz mit einer vermehrten Einlagerung von Q10 und anderen Vitalstoffen in die Mitochondrien – allerdings eben nur so lange, wie ausreichend Q10 über die Nahrung zur Verfügung gestellt wird.

Coenzym Q10 ist ein regelrechter Gen-Regulator

Der Verlust von Q10 in den Körperzellen ist im Alter größer als durch den Energierückgang erklärbar. Das bedeutet, im alternden Organismus entwickelt sich tatsächlich ein echter Mangel an Q10. Die positiven Gesundheitseffekte, die zunächst bei Tieren und später beim Menschen durch eine Supplementierung immer wieder bestätigt worden sind, sind inzwischen also auch biochemisch nachvollziehbar.

Den Energiestoffwechsel beeinflussende Wirkstoffe wie Coenzym Q10 modulieren sogar ganz direkt die genetische Steuerung unserer Zellen. Das belegen inzwischen auch Praxisstudien beim Menschen. Bei älteren Erwachsenen veränderte eine vierwöchige Gabe von täglich 300 mg Q10 die Genexpression (Anm.: von der genetischen Steuerung ausgehende Ausprägung auf Zellebene) in den Muskelzellen der Teilnehmer in Richtung auf die Ausprägung bei jüngeren Personen. Entsprechend änderte sich daraufhin die Faserzusammensetzung ihrer Muskeln. Nach der Therapie hatten die Männer mehr sogenannte FT-Fasern; das sind die Muskelfasern, die für schnellkräftige Bewegungen zuständig sind. Bisher glaubte man, der Anteil dieser schnellen Fasern sinke im Alter allein aufgrund mangelnder Beanspruchung. In Zahlen ausgedrückt verjüngten sich die Genexpression und damit die Zusammensetzung der Muskeln der Probanden schon nach wenigen Wochen um etwa zehn Jahre.

In einer anderen Praxisstudie wollten es die Genetiker genauer wissen. Sie untersuchten bei einer Testgruppe 70- bis 76-Jähriger exakt das Ausmaß der genetischen Veränderung, die durch eine gezielte Zell-Anreicherung mit Coenzym Q10 hervorgerufen wird. Tatsächlich fanden sie bei den substituierten Männern 115 veränderte Gene vor. (Anm.: Exakt: 47 Gene waren nach oben reguliert, zum Beispiel der Rezeptor für das Stickstoffsignal, und 68 waren nach unten reguliert, zum Beispiel die Wirkung von Steroidhormonen auf das Abstoßen von Zellen.) Insgesamt entsprachen diese Veränderungen einer eindeutigen Verjüngung der genetischen Ausrichtung der untersuchten Zellen. Das war starker Tobak – oder wie es Anthony Linnane vom Zentrum für Molekularbiologie und Medizin in Melbourne ausdrückt: Coenzym Q10 könne man tatsächlich als „Gen-Regulator" bezeichnen.

Es sollte nicht lange dauern, bis ein weiterer Mechanismus aufgeschlüsselt wurde, über den Q10 beim Menschen in typische Alterungsprozesse eingreift.

|| Coenzym Q10 ist ein elementares Antioxidans

Q10 sorgt für eine bessere Effizienz bei der Energiegewinnung. Das war schon früh klar. Aber ein Phänomen konnte lange Zeit nicht erklärt werden: Bei steigenden Dosierungen war der Q10-Pool für die Energieproduktion irgendwann gesättigt. Erhöhten die Wissenschaftler aber die Dosierung weiter, traten zusätzliche alternshemmende Effekte auf, obwohl der Spiegel in der mitochondrialen Atmungskette unverändert blieb.

Der Grund war, Coenzym Q10 übernimmt neben den Aufgaben im Energieprozess auch Schutzfunktionen gegen Radikale (Anm.: genauer gesagt, die chemisch reduzierte Form von Q10). Das rückte Q10 – wie man sich denken kann – erst recht in den Blickpunkt der Alternsforschung.

Bei genauerer Betrachtung erwies sich das Coenzym nicht nur als irgendein weiterer Radikalfänger. Es übernimmt vielmehr im komplexen Zusammenspiel des körperlichen Abwehrsystems gegen aggressive oxidative Prozesse ganz spezifische Aufgaben, kann also nicht durch andere Antioxidantien ersetzt werden. Die Spezialität von Q10 ist der Schutz empfindlicher Zellmembranen, genauer der fettliebenden Seite dieser Membranen – mit weitreichenden Konsequenzen für die Entstehung typischer Alterskrankheiten.

Herz-Kreislauf

Eine offensichtlich wichtige Schutzfunktion übt Q10 bei der Entstehung von atherosklerotischen Veränderungen der Blutgefäße aus. Eine Unterart des Cholesterins, das als „schlechtes Cholesterin" bekannte LDL (Low Density Lipoprotein), ist besonders empfindlich gegenüber schädigenden oxidativen Prozessen. Die oxidierte Form des LDL ist eine der Initialzündungen für die Atherosklerose.

Genau diese folgenschwere Veränderung des LDL-Cholesterins kann Q10 verhindern, indem es die oxidative Reaktionskette unterbricht. Es besitzt, wie es wissenschaftlich heißt, eine „hohe Affinität" für die Stoffwechselreaktionen speziell des LDL-Cholesterins. (Anm.: Genau genommen agiert dort nicht die Urform CoQ10, sondern das daraus im Körper gebildete Ubiquinol CoQH2.)

Zuführen von Q10 erhöht den Spiegel von Ubiquinol-10 im Plasma und besonders in der entscheidenden Untergruppe des LDL-Cholesterin (LDL3), deren Q10-Gehalt am geringsten und deren Anfälligkeit für Peroxidation (s. Kap. II.2) am größten ist. Kein anderes Antioxidans besitzt diese spezifische Eigenschaft.

II **Marker für das Risiko von Gefäßalterung.** „Der Mensch ist so jung wie seine Gefäße", heißt es nicht zu Unrecht in der Medizin. Aber woher weiß ich, wie alt meine Gefäße sind? Wenn das Problem erst auf dem Operationstisch erkannt wird, ist es meist zu spät. Auch Bluthochdruck deutet auf bereits verhärtete Arterien hin – die Arteriosklerose ist schon im vollen Gange. Jung sind die Gefäße zu diesem Zeitpunkt nicht mehr.

Die Tatsache, dass die wichtigsten Q10-Wirkungen in einem sehr frühen Stadium des Atheroskleroseprozesses ansetzen, legte die Vermutung nahe, die Beobachtung der Q10-Aktivität könnte eine Art Frühwarnsystem ermöglichen, um ein herannahendes Risiko von Gefäßalterung zu erkennen, bevor diese Alterung wirklich eingetreten ist. An der Universitätsklinik in Hamburg-Eppendorf ist man kürzlich dieser These nachgegangen – mit vielversprechendem Ergebnis: Ältere gesunde Personen weisen mehr Q10 auf als gleichaltrige Patienten mit Herzerkrankungen, Bluthochdruck und Hyperlipidämien. Im Körper der gesunden Personen findet sich deutlich weniger oxidativer Stress. Eine Reihe von Daten spricht dafür, dass das zu einem guten Teil die Folge ihres stärkeren Schutzschildes durch Q10 ist.

II **HDL-Cholesterin.** Coenzym Q10 steigert nicht nur den Körpergehalt des Atherosklerose vorbeugenden Antioxidans Vitamin E, sondern erhöht auch das „gute" HDL-Cholesterin. Anders als LDL lagert sich HDL nicht in den Blutgefäßen ab. Im Gegenteil: Es kann beginnende Ablagerungen sogar aktiv reduzieren.

Ein hoher Quotient von HDL zu LDL gilt heute als entscheidender Schutz gegen Arteriosklerose. Personen mit hohem Q10-Spiegel haben auch eine bessere HDL/LDL-Ratio. Über eine zusätzliche Nahrungsergänzung mit Coenzym Q10 lässt sich dieser Quotient weiter zugunsten von HDL positiv beeinflussen.

II **Bluthochdruck.** Interessanterweise bewirken verbesserte Spiegel an Coenzym Q10 bei Hypertonie-Patienten bereits bei einer Zufuhr von täglich 2 mal 60 mg Q10 unmittelbar eine positive Beeinflussung des Blutdrucks.

Hörverlust

Die Bedeutung von Q10 auf das Herz-Kreislauf-System geht weit über das Cholesterin hinaus. Neben den bereits bekannten therapeutischen Wirkungen bei Angina pectoris, Arrhythmien und anderen Fehlfunktionen des Herzens wurde 1998 in einer dreijährigen Studie an der Tohoku Universität in Japan Coenzym Q10 auch erstmals erfolgreich gegen fortschreitende Taubheit bei Diabetes Mellitus eingesetzt. Eine tägliche Dosis von 150 mg Q10 pro Tag verhinderte erfolgreich Hörprobleme bei den so behandelten Patienten. Auch für Hörsturz und Tinnitus gibt es erste positive Ergebnisse zum hochdosierten Einsatz von Coenzym Q10.

Gehirn, Nervenzellen und Parkinson

Nervenzellen sind nicht nur besonders empfindlich gegenüber einem kurzfristigen oder schleichenden Energiedefizit. Geschädigte und abgestorbene Neuronen führen im Gehirn zu unwiederbringlichen Funktionsausfällen. Coenzym Q10 hat sich in den vergangenen Jahren als Stabilisator bei verschiedenen neurologischen Störungen bewährt.

Wenn man die biologischen Aufgaben von Coenzym Q10 betrachtet, wird schnell verständlich, warum sich die Alternswissenschaft nicht nur Hilfe bei akuten neuronalen Störungen erhofft, sondern auch beim Problem der „normalen" Zellalterung. Derzeit werden solche Zusammenhänge im Neurochemischen Laboratorium des Massachusetts Hospitals in Boston untersucht. Im Tiermodell verhinderte die prophylaktische Gabe von Q10 den Zelltod in wichtigen Gehirnbereichen und verlängerte die Überlebenszeit von Labormäusen.

Einer Besonderheit bei Parkinson-Patienten versuchen seit einigen Jahren Forscher der University of California in San Diego auf den Grund zu gehen. An Parkinson leidende Personen haben einen besonders niedrigen Q10-Spiegel. Erste Studien ergaben, dass Q10 gerade in der Substantia nigra, einem bei Parkinson besonders betroffenen Bereich im Mittelhirn, das Absterben sogenannter dopaminerger Neuronen verhindert oder verzögert (s. S. 395).

Einen Ersatz für zerstörte Nervenzellen gibt es nicht. Therapeutische Ansätze zur Behandlung von Neuronenerkrankungen wie Parkinson waren deshalb bisher auch wenig zufriedenstellend oder darüber hinaus aufwendig, zum Beispiel elektronische Implantate. Vieles spricht dafür, dass die beste „Behandlung" in frühzeitiger Vorbeugung besteht, etwa mit Hilfe von Selegilin (s. S. 394).

Allerdings: Die prophylaktische Anwendung von medikamentösen Wirkstoffen bei Gesunden ist umstritten. Sie wird sich im Zuge weiterer Alternsforschung allenfalls allmählich durchsetzen. Der natürliche Wirkstoff Q10 dürfte dagegen schon bald ein wichtiger Mosaikstein in der individuellen Gesundheits- und Alternsvorsorge werden. Zusammen mit anderen energiestabilisierenden Substanzen könnte der rechtzeitige und richtig dosierte Einsatz von Q10 den Funktionsverlust und Alterstod von Nervenzellen im Gehirn signifikant verzögern helfen.

Morbus Parkinson – ein Schicksal, das uns alle erwartet?

Dopaminerge Nervenzellen im Hirnbereich der Substantia nigra sterben bei jedem Menschen als Reaktion auf oxidativen Dauerstress mit zunehmendem Alter ab; nur die Geschwindigkeit ist individuell unterschiedlich. Der Neuronenverlust führt allmählich zu vermindertem Antrieb, erschwerter Spontanität oder Sexualstörungen. Erst bei fortgeschrittenem Ausfall oder starken Funktionsstörungen von Nervenzellen kommt es bei den Betroffenen zu körperlicher, mimischer und geistiger Starre, Apathie und Zitterbewegungen. Spätestens dann spricht man von der Parkinsonkrankheit (Morbus Parkinson).

Auch wenn unser Gehirn also „normal" altert, entwickeln wir möglicherweise alle irgendwann Parkinsonsymptome – wir müssen nur lange genug leben. Was wir als Parkinsonsche Krankheit wahrnehmen, könnte somit nichts anderes sein als eine Form beschleunigter Alterung spezieller Hirnbereiche. Einige Hirnforscher halten diese These für recht wahrscheinlich. Eine gezielte Parkinsonprophylaxe – mit Antioxidantien und eventuell auch Selegilin – könnte deshalb mit steigender Lebenserwartung eine wichtige Voraussetzung für ein gesundes Altwerden sein.

Selegilin. Als effektiv gegenüber bestimmten Faktoren der Gehirnalterung hat sich der Wirkstoff Selegilin (z. B. Deprenyl®) erwiesen, der die Lebensdauer dopaminerger Neuronen erhöht (direkte antioxidative Wirkung, sowie Förderung der körpereigenen Enzyme SOD, Katalase und Glutathion-peroxidase; s. Kap. II.2). Wie Studien an Säugetieren gezeigt haben, kann der prophylaktische Einsatz von Selegilin nicht nur die Funktionsfähigkeit von Gehirnzellen erhalten, sondern auch die funktionelle, durchschnittliche und sogar die maximale Lebensspanne des gesamten Organismus um bis zu 40 Prozent verlängern. Ob dieser extreme Effekt auch beim Menschen zustande kommen kann, ist unklar. Im Unterschied zur Krankheitsbehandlung bei Morbus Parkinson genügen zur Prophylaxe beziehungsweise zum allgemeinen Neuronenschutz extrem niedrige Dosierungen von weniger als 1 mg/Tag. **Beachte**: Selegilin ist in Deutschland ausschließlich als Arzneistoff für die Behandlung bei bereits bestehender Parkinsonkrankheit zugelassen und wird meist mit L-Dopa kombiniert. Hochdosiertes L-Dopa ist im wesentlichen für die bei dieser Kombi-Medikation auftretenden Nebenwirkungen verantwortlich.

II   Die Vitalstoffe im Energiestoffwechsel: Teamspieler

Um die Vorgänge um den menschlichen Energiestoffwechsel in einem überschaubaren und verständlichen Rahmen zu halten, haben wir uns in diesem Kapitel in erster Linie mit dem Coenzym Q10 beschäftigt. Aus gutem Grund: Allein mit diesem zentralen Vitalstoff lassen sich wesentliche Alternsvorgänge im Zellbereich beeinflussen.

Doch es gibt noch andere nicht weniger effektive Helfer, welche die Energieproduktion unserer Zellkraftwerke optimieren und – wie wir heute wissen – das Altern von Zellen und Organen beeinflussen. Über jeden von ihnen ließen sich ganze Bücher schreiben. Auf die interessantesten sollten wir einen kurzen Blick werfen, zumal sie alle Teamspieler sind und ihre beste Wirksamkeit nur im Zusammenspiel erzielen. Wichtig ist in jedem Fall die Tatsache, dass ein Organismus, dessen Zellen mit optimalen Mengen dieser Vitalstoffe ausgestattet sind, das Fortschreiten seiner Alterung signifikant verlangsamen kann.

Vitamin C und Vitamin E

Gegen die klassische Alterskrankheit Arteriosklerose kann Coenzym Q10 nur im Zusammenspiel mit anderen Helfern erfolgreich agieren, vor allem den Tocopherolen (Vitamin E) und Vitamin C. Diese Teamarbeit ist aus zwei Gründen wichtig. Zum einen, weil nur etwa 50 bis 60 Prozent des in unserem Blut kreisenden LDL-Cholesterins ausreichend Q10 enthalten – das restliche LDL ist dann vor allem auf Vitamin E angewiesen. Zum anderen aber, weil Q10 bei seiner „Arbeit" selbst O_2-Radikale erzeugt, die von Tocopherolen (Vitamin E) abgefangen werden. Vitamin E wird bei diesem Einsatz aufgebraucht beziehungsweise Inaktiviert. (Anm.: Genauer, Vitamin E wird zu einem – allerdings wenig gefährlichen – Phenoxyl-Radikal.)

Jetzt kommt ein anderer Bekannter ins Spiel: Ascorbat (Vitamin C) regeneriert die durch die Abfangarbeit inaktiv gewordenen Vitamin-E-Moleküle und macht sie damit neuerlich aktiv (s. Kap. II.2). Unter ganz bestimmten Bedingungen wird diese Reaktivierungsarbeit von Q10 zusätzlich geleistet. Stellt man dem Organismus mehr Coenzym Q10 zur Verfügung, passiert etwas Erstaunliches: Das Vorkommen von aktivem Vitamin E steigt dadurch an seinem Hauptwirkungsort, den Mitochondrien, ebenfalls deutlich an. Q10 übt somit einen insgesamt sparenden Effekt auf dieses wichtige Schutzvitamin aus. Wenn man bedenkt, dass schon geringe Unterschiede im Vitamin-E-Status über Häufigkeit und Risikopotenzial von Herz-Kreislauf-Krankheiten beim Menschen entscheiden, wird die Tragweite dieser Zusammenhänge schnell deutlich. Insgesamt also findet beim Schutz vor Zellalterung eine perfekte Symbiose statt, die wir allerdings nur vereinfacht dargestellt haben.

Eine weitere wichtige Wechselwirkung: Die hohe Verfügbarkeit beider Antioxidantien verhindert den vor allem im Alter häufigen und in vielen Organen problematischen Abfall des zentralen körpereigenen Schutzstoffs Glutathion (s. u.).

Flavonoide

Über ähnliche Mechanismen, zum Beispiel dem Schutz vor unerwünschter Oxidation durch Radikale, wirken auch verschiedene pflanzliche Flavonoide. (Anm.: Flavonoide haben die Besonderheit, dass sie spezielle Hydroxyperoxyl-Radikale zu einem gewissen Grad binden können. Diese lipophile Radikalvariante entreißt mit Vorliebe Wasserstoff aus mehrfach ungesättigten Fettsäuren, wodurch eine Kettenreaktion entsteht, der immer mehr Fette und fetthaltige Zellbauteile zum Opfer fallen.) Enthalten sind sie zum Beispiel in Ginkgo-Blättern.

‖ **Ginkgo.** Auch diesmal sind die klassischen Aussagen, Ginkgo würde über eine Durchblutungssteigerung oder eine vermehrte Sauerstoffzufuhr seine Wirkungen entfalten, irreführend. Ginkgo-Wirkstoffe üben in erster Linie einen direkten positiven Einfluss auf die zellulären Membranfunktionen und das Membranpotenzial aus und verbessern so die Energiesituation zum Beispiel von Gehirnzellen. Das bei alten Menschen häufige Phänomen schlechter Koordination wurde aktuell auch direkt mit Mitochondrienschäden in Verbindung gebracht. Und tatsächlich verbesserte eine Ginkgo-Einnahme in einer ersten Studie die motorischen Fähigkeiten Älterer.

‖ **Resveratrol.** Das hochinteressante Bioflavonoid ist in roten Traubenschalen und damit im Rotwein sowie sehr eingeschränkt in rotem Traubensaft enthalten. Auf den Zusammenhang zwischen mäßigem Rotweingenuss und reduziertem Herz-Kreislauf-Risiko wird ja seit einiger Zeit gerne hingewiesen. Obwohl man bei solchen epidemiologischen Vergleichen sehr vorsichtig sein sollte, dürfte dieser Befund durchaus Relevanz haben. Gut kontrollierte Tierstudien haben die Schutzwirkung verschiedener Flavonoide bestätigt. In Trauben, aber auch anderen Pflanzen findet sich eine weitere Gruppe von Flavonoiden, die sogenannten Anthocyanidine.

‖ **(Pro-)Anthocyanidine.** Inzwischen gibt es spezielle zum Beispiel aus Trauben- oder Blaubeerextrakten hergestellte Präparate, die Anthocyanidine in standardisierter Form enthalten. Auf diese Weise ist eine gezieltere Einnahme auch ohne den Umweg über alkoholhaltigen Rotwein oder zuckerhaltigen Beerensaft möglich. Eine verwandte Substanzgruppe mit ganz erstaunlich weitreichenden Zellschutzeffekten sind spezielle von französischen Wissenschaftlern in einer mediterranen Pinien-Art entdeckte Proanthocyanidine. Sie sind unter dem Namen Pycnogenol® patentiert und werden inzwischen vermarktet. Auch grüner Tee entwickelt einen Teil seiner Gesundheitswirkungen aufgrund seines Proanthocyanidingehalts (neben Catechin und anderen Polyphenolen).

Carnitin

Allheilmittel für das Abnehmen und Dopingsubstanz – die Schlagzeilen der vergangenen Jahre haben den natürlichen Vitalstoff Carnitin gleichermaßen zum Spielball überzogener Hoffnungen und unsachlicher Kritik werden lassen. Im Schatten der Schlagzeilen hat sich Carnitin beziehungsweise die verwandte Form Acetyl-Carnitin unter seriösen Wissenschaftlern als eine hochinteressante Wirksubstanz für verschiedene medizinische Anwendungen erwiesen. Gerontologen und Biochemiker finden in jüngster Zeit immer klarere Bestätigungen für die wichtige Rolle, die Carnitin im Energiestoffwechsel und der menschlichen Zellalterung spielt (s. u.). Bei einer Carnitin-Ergänzungstherapie zur Alternsprophylaxe ist die natürliche Zellsubstanz Alpha-Liponsäure der wichtigste synergetisch wirkende Partner (s. S. 398).

Carnitin – der Energie-Katalysator

L-Carnitin gehört zu den lebenswichtigen Aminosäuren. Bis zu einem gewissen Grad kann der menschliche Organismus Carnitin aus der Aminosäure Lysin bilden. Der Hauptteil des über die Nahrung zugeführten Carnitins stammt aus dem Verzehr von Fleisch (Herz ist besonders carnitinreich). Höchste Gewebespiegel beim Menschen finden sich im Herz und Gehirn.

Aufgaben

II   Es ist wichtigster Promotor für die zelluläre Energiegewinnung aus Lipiden.

II   Es optimiert unmittelbar und als Co-Faktor (Anm.: z.B. für Cardiolipin, einer Schlüsselverbindung für mitochondriale Transportproteine) die allgemeine Energie-Produktion durch verschiedene Enzymerhöhungen. Es sorgt für die Stabilisierung der Mitochondrienmembranen.

II   Es stabilisiert den Schutzstoff Glutathion.

Ein nicht optimaler Carnitin-Status ist ein verbreitetes Phänomen. Besonders betroffen sind Menschen mit Leber-, Nieren- oder Herzinsuffizienzen, Hyperlipoproteinämien (Cholesterinstörungen), Fettleibige und Schwangere. In der zweiten Lebenshälfte ist ein absoluter oder funktioneller Carnitinmangel eine fast typische Alterserscheinung.

Vorbeugende Wirkung gegen die Zellalterung

II   Im Bereich der Neuronen verhindert Carnitin die Anhäufung des Altersplaques Lipofuscin, erleichtert die Produktion des für Gedächtnis- und Lernfunktionen wichtigen Neurotransmitters Acetylcholin und stimuliert die Neuro-Regeneration. Bei Älteren führte eine Supplementierung zu besserem Gedächtnis und optimierten Lern- und Konzentrationsfähigkeiten.

397

II   Carnitin entfaltet darüber hinaus vielfältige Zellschutzwirkungen (u. a. gegenüber Ischämie in Herz und Gehirn sowie gegen Fettplaquebildung in der Gefäßwand).

II   Die von Carnitin ausgehenden Effekte reichen, wie erst jüngst gefunden, bis hinein in die genetische Steuerung (Optimierung der mtDNA Transkription auf jugendliches Niveau).

II   In Kombination mit Alpha-Liponsäure bewirkt Carnitin eine Wiederherstellung altersbedingt gestörter Mitochondrienfunktionen sowie eine Reduktion von Lipid- und Proteinoxidation und DNA-Schäden.

II   Gesamtalterung: Im Tierversuch erhöht ein dauerhaft optimierter Carnitin-Status die Lebensspanne unabhängig vom nahrungsbezogenen Energieumsatz.

Alpha-Liponsäure

Sie haben diesen Namen noch nie gehört? Keine Sorge, dann sind Sie in guter Gesellschaft. Obwohl der Vitalstoff zu den elementaren in menschlichen Zellen vorkommenden Bausteinen gehört, wird er erst seit wenigen Jahren intensiv erforscht. Als Co-Faktor ist Alpha-Liponsäure gleich an einer ganzen Reihe von zellulären Enzym-Komplexen beteiligt.

Was ihm in jüngster Zeit in Medizin und Alternsforschung gleichermaßen große Aufmerksamkeit beschert, ist seine spezielle Fähigkeit, die hochsensible Energieproduktion innerhalb der Mitochondrien einerseits als Katalysator zu verbessern und dabei gleichzeitig als Antioxidans zu schützen.

Mehr Energie bei gleichzeitig minimiertem Schadensrisiko? Richtig! Moderne Gerontologen würden etwa so einen effektiven Jungbrunnen beschreiben. Spätestens jetzt verstehen Sie sicher, warum plötzlich so viele Interesse an der unscheinbaren Substanz entwickeln.

Alpha-Liponsäure – natürlicher Neuroprotektor

Liponsäure kann vom Organismus selbst gebildet werden – direkt innerhalb der Mitochondrien. Inwieweit das immer optimal funktioniert, ist bisher unklar. Ebenso ungeklärt ist, ob in der Nahrung enthaltene Liponsäure genutzt werden kann, da sie dort ausschließlich proteingebunden vorkommt (besonders AL-haltige Nahrungsmittel sind Innereien; aber auch Hefe, Spinat, Brokkoli und Tomaten enthalten nennenswerte Mengen). Bisher wurden nur nach Supplementierung mit reiner Alpha-Liponsäure physiologisch signifikante Reaktionen nachgewiesen.

Aufgaben

II   wichtiger Funktionsbestandteil mehrerer zellulärer Enzymkomplexe

II   eigenständiges hoch effektives fett- und wasserlösliches Antioxidans gegenüber verschiedenen Radikalformen (u. a. singulärer Sauerstoff und möglicherweise HO*)

II   Unterstützung der Glutathion-Bildung und Stabilisation des Gewebespiegels

II   Liponsäure ist in der Lage, „verbrauchte" Antioxidantien zu reaktivieren (über chemische Reduktion); besonders betrifft das Glutathion, Vitamin C (im Tierversuch verbesserte Liponsäure die Verfügbarkeit von Vitamin C um 60 Prozent im jungen und um 300 Prozent im alten Organismus) und Coenzym Q10 (damit indirekt Schutz vor Vitamin-E-Mangel)

II   möglicherweise Reparatur von oxidativen Schäden an Zellproteinen

Die Anwendung von Liponsäure in der Medizin erfolgt vor allem bei

II   diabetischer Neuropathie

II   Insulinresistenz

II   Gefäßkrankheiten

II   Katarakten

II   Strahlenschutz

II   Hepatitis und Leberzirrhose

II   HIV

Vorbeugende Wirkungen gegen die Zellalterung

II   In Tierstudien führt bereits eine einmonatige Supplementierung zu signifikant veränderten Markern der Zellalterung (weniger Radikale, reduzierte Membranschäden und effizientere Mitochondrienfunktion). Starke synergetische Wirkung mit Carnitin!

II   Schutz vor Hautalterung bei äußerer Anwendung als Cremebestandteil (das Ausmaß der Schutzwirkung einer inneren Anwendung auf die Hautalterung ist bislang noch unklar)

II   Bindung von oxidativ aggressiven (Schwer-)Metallen

II   Über mindestens zwei Mechanismen kann Liponsäure in die Regulation der Transkription bestimmter Gene eingreifen (Gene, die an Entzündungen, Atherosklerose und Diabetes beteiligt sind)

II   Die antioxidative Wirkung nach Einnahme von Liponsäure ist wahrscheinlich ausgeprägter und universeller als die aus der körpereigenen Produktion resultierende. Die Ursache dafür liegt in der gleichmäßigeren Verteilung in allen Zellbereichen.

II   Verbesserung von Lern- und Gedächtnisfunktionen bei Kombination mit **Carnitin** (im Tierversuch); beim Menschen erbrachte eine erste Pilotstudie (ebenfalls in Kombination mit Carnitin) unter anderem verbesserte kognitive Fähigkeiten und eine Reduktion von Altersflecken der Haut.

Weitere Helfer für die Optimierung der energetischen Effizienz

II **Melatonin.** Der Zirbeldrüse-Botenstoff gehört vor allem wegen seiner vielfältigen regulierenden Hormonwirkungen zu den wichtigsten Steuersubstanzen beim Menschen. Wie wir aber im vorhergehenden Kapitel gesehen haben, üben Melatoninmoleküle in der Mikrowelt unserer Körperzellen weitere Schutzfunktionen aus, zum Beispiel als Radikalfänger mit besonderen Fähigkeiten. Doch selbst damit sind die Aufgaben im Zellbereich nicht erschöpft. Melatonin stabilisiert als Partner von Coenzym Q10 die für die Energiegewinnung verantwortliche Elektronentransportkette. In Anwesenheit ausreichender Mengen von Melatonin wird die vor allem im Alter immer häufigere irreguläre Öffnung der Mitochondrienporen und damit der plötzliche Abfall des energetischen Wirkungsgrades verhindert. In gewisser Weise ist Melatonin sogar Teil der zellulären Müllabfuhr: Die durch Melatonin zusätzlich bereitgestellten ATP-Moleküle (= chemische Energieträger) fördern den Abtransport oxidierter und den Energiestoffwechsel belastender Abbauprodukte.

II **Pyridoxin (Vitamin B6).** Spätesten im mittleren bis höheren Alter verliert sich die Fähigkeit des Organismus, wenigstens einen Teil seines Q10-Bedarfs durch Umwandlung anderer in der Nahrung vorkommender Ubiquinone zu ergänzen. Notwendig für diese Umwandlung sind ausreichend hohe Mengen an Pyridoxin. Parallel zu Q10 nimmt aber gerade auch der Körpergehalt von B6 mit zunehmendem Alter ab. (Anm.: Unzureichende Mengen Vitamin B6 sind auch in der ersten Lebenshälfte bei Einnahme der Antibabypille oder bei Rauchern typisch.)

Weil niedrige B6-Spiegel im Körper heute auch als ein eigenständiger Faktor unter anderem für Gefäßkrankheiten erkannt sind, wird derzeit untersucht, wie effektiv sich eine langfristige prophylaktische Einnahme von Vitamin B6 auf den Q10-Status und vor allem auf Alterskrankheiten auswirkt. Erste Ergebnisse sind positiv. Die Forschungsgruppe um Richard Willis vom Biochemical Research Institut in Austin/Texas legte sich schon 1999 fest: Sie empfahl eine kombinierte Ergänzung mit beiden Vitalstoffen zum Schutz gegen Gefäßalterung: „Es erscheint klug zu empfehlen, dass Patienten, die ergänzendes Q10 erhalten, gleichzeitig mit Vitamin B6 supplementiert werden, um eine bessere endogene Synthese von Q10 zusammen mit dem von außen zugeführten Q10 zu ermöglichen."

II **Tocopherole (Vitamin E).** Wichtige Bereiche der Zusammenarbeit zwischen Coenzym Q10 und Tocopherol (Vitamine E) haben wir schon dargestellt. Q10 erhöht die Verfügbarkeit und die Effizienz von Vitamin E – ein Effekt, der sich umgekehrt ebenfalls beobachten lässt. Die Zufuhr von Vitamin E verbessert den Q10-Status in Körper und nicht zuletzt den der Abwehrzellen des Immunsystems, deren Wirksamkeit dadurch signifikant zunimmt.

Als Versuchstiere an der amerikanischen Colorado State University mit so vielen lebensbedrohlichen Erregern infiziert wurden, dass nur 20 Prozent diesen Angriff überlebten, wurde dieser Effekt auch nach außen deutlich: Eine Kontrollgruppe von Tieren erhielt vor der Infizierung hochdosiertes Vitamin E. Von ihnen überlebten mehr als 80 Prozent die Infektion.

II Selen. Das Spurenelement Selen fördert – neben seinen vielen anderen Aufgaben – unmittelbar die Synthese von Coenzym Q10. Das gilt nicht etwa nur bei akutem Selenmangel. Zusätzlich verabreichtes Selen erhöht auch dann den Q10-Spiegel in den Körperzellen, wenn eigentlich „ausreichend" Selen vorhanden ist. Vieles spricht dafür, dass die stark antikanzerogene (krebsvorbeugende) Wirkung von Selen auch über seinen Einfluss auf Q10 mitverursacht wird. Der Selengehalt der Nahrung ist regional sehr unterschiedlich. Deutschland gehört zu den Ländern mit schlechter Selenversorgung.

II Zink. Damit aus Q10 die antioxidativ wirksame Form Ubiquinol entsteht, ist ein Enzym notwendig, die sogenannte Lipoamid-dehydrogenase. Das Enzym wiederum ist bei seiner Arbeit unbedingt auf ausreichende Zinkspiegel angewiesen. Das für die Alternsprophylaxe generell vielleicht wichtigste Mineral ist also nicht nur im immunologischen und hormonellen Bereich wirksam, sondern auch am zellulären Energiestoffwechsel beteiligt.

II Glutathion. Das schwefelhaltige Peptid ist einer der elementaren körpereigenen Zellschutzstoffe, und das insbesondere in den roten Blutkörperchen (s. Kap. II.2). Zu seinen Hauptaufgaben gehört der Schutz der Mitochondrien-DNA. In sauerstoffverarbeitenden Organismen findet man deshalb einen direkten Zusammenhang zwischen mtDNA-Schäden und der Verfügbarkeit von Glutathion.

Im Alter kommt es in vielen Organen zu einem funktionellen Glutathionmangel, weil es durch die zunehmend aggressiven Zellprozesse schneller oxidiert wird, als es regeneriert werden kann. Die Regeneration von oxidiertem Glutathion wird zum Beispiel durch Vitamin E und besonders durch Alpha-Liponsäure bewirkt und gefördert. Wer eine Altersversicherung für seine Mitochondrien abschließen möchte, kann Glutathion direkt als Nahrungsergänzung einnehmen (in Deutschland nicht erhältlich). Allerdings wird Glutathion bei oraler Einnahme nur schlecht aufgenommen. Man kann diese Problematik aber umgehen, indem man sich einen anderen Effekt zu Nutze macht: Der wichtigste Bestandteil von Glutathion ist die natürliche Aminosäure Cystein. Wann immer die Leber zusätzliches Cystein zur Verfügung hat, produziert sie daraus Glutathion. Reich an Cystein sind Eigelb, Knoblauch, roter Pfeffer, Rettiche, Zwiebeln und Senf.

Im verschieden Tierversuchen reduzierte eine dauerhafte Cystein-Supplementierung die Tumorhäufigkeit, verbesserte Immunfunktionen (nur bei alten Tieren) und verlängerte die durchschnittliche Lebensspanne. Viele der genannten und weitere Wirkungen wurden inzwischen beim Menschen bestätigt. Zusammen mit den Vitaminen B6, B12 und Folsäure reduziert Cystein den Atherosklerose-Risikofaktor Homocystein. Eine gezielte Cystein-Ergänzung ist über die Einnahme der Reinsubstanz L-Cystein (Apotheke oder Versandhandel) oder über das als Hustenlöser zugelassene Acetyl-Cystein möglich. Typische Dosierungen zur dauerhaften Gesundheitsprophylaxe sind 200 bis 600 mg/Tag.

ll **Creatin.** Egal ob ein 120 Kilogramm schwerer Gewichtheber die Hantel stemmt oder der leichtfüßige Lance Armstrong bei der Tour de France einen Spurt am Berg anzieht – immer entscheidet die Verfügbarkeit des Energieträgers Creatin in den Muskelzellen über Sieg oder Niederlage mit. Verständlich, dass das in menschlichen Zellen wie auch in der Nahrung enthaltenen Creatin in vielen Sportarten längst zu den am häufigsten verwendeten Ergänzungsmitteln gehört.

Neu ist allerdings die Erkenntnis, dass Creatin nicht nur als unmittelbarer Energielieferant dient, sondern auch den äußerst heiklen Stoffwechsel, der zwischen Mitochondrienmembran und dem restlichen Zellraum abläuft, stabilisiert – auch bei Nervenzellen. Wie effektiv sich diese Wirkung gegenüber den bei der menschlichen Alterung typischen Energieproblemen beziehungsweise Zellschäden nutzen lässt, wird derzeit weltweit in einer Reihe von Praxisstudien untersucht.

ll **Sonstige Antioxidantien.** Im komplexen System des mitochondrialen Energiestoffwechsels und den damit verbundenen Alterungsprozessen unserer Zellen gibt es innerhalb der genannten und ungenannten Vitalstoffe ein ganzes Netz von unterstützenden Wechselwirkungen. So fand man bei Personen mit hohem Q10-Spiegel auch eine höhere Verfügbarkeit von Vitamin A, Vitamin C und verschiedenen Karotinen und zwar unabhängig vom Vitamingehalt ihrer Nahrung. Grund ist der erwähnte Spar- und Regenerationseffekt von Q10. Bestätigt wurde dieser Zusammenhang inzwischen auch durch Substitutionsstudien, in denen eine Q10-Gabe ebenfalls die Verfügbarkeit der genannten Vitalstoffe verbesserte.

Eine äußerst breite unterstützende Wirkung auf andere Vitalstoffe hat Alpha-Liponsäure (AL). Nach gezielter Ergänzung mit AL lässt sich im Zellbereich ein signifikant verbesserter Status an Vitamin E, Coenzym Q10, Glutathion und Vitamin C nachweisen.

II   Ab welchem Alter ist eine Unterstützung des Energiestoffwechsels sinnvoll?

Wie wir gesehen haben, entwickelt sich die Energiesituation der Körperzellen im Laufe des Lebens im Stil einer sich immer schneller drehenden Todesspirale. Bis ins junge Erwachsenenalter ist die Lage nur selten dramatisch. Der Verlust von Neuronen, Herz- und anderen Organzellen ist bis zu diesem Zeitpunkt relativ gering, gleichmäßig fortschreitend und meist ohne funktionelle Konsequenzen. Bis zu einem Alter von 30 bis 40 Jahren sollte deshalb eine kalorienarme, aber an Antioxidantien und Bioflavonoiden reiche Ernährung als energetische Versicherung weitgehend ausreichen. (Anm.: Wohlgemerkt bezieht sich diese Aussage auf den zellulären Energiestoffwechsel. Aus anderen alternsprophylaktischen Gründen kann eine frühere Ergänzung zum Beispiel mit Vitamin E, Folsäure oder anderen Vitalstoffen sinnvoll sein.)

Spätestens ab einem mittleren Erwachsenenalter haben bleibende Membranschäden und erste genetische Veränderungen im Bereich der Mitochondrien-DNA die Rahmenbedingungen für den Verfall der energetischen Effizienz gesetzt. Doch auch jetzt lässt sich nicht eindeutig festlegen, welches die effektivsten Schutzmaßnahmen für den Einzelnen sind. Jeder Mensch ist eben auch biochemisch ein Individuum. Wenn jedoch Vitalstoffe wie das Vitamin E oder Vitamin C noch nicht zu Ihrer täglichen Ergänzung gehören, könnte eine Substitution in diesem Lebensabschnitt den Energiestoffwechsel stabilisieren helfen.

Zwischen 40 und 50 Jahren beginnt die Verfügbarkeit von Coenzym Q10 stark abzunehmen. Wie eine finnische Studie 1997 zeigte, hat insbesondere bei Männern der stärkste Abfall von Q10 im Alter von 50 Jahren bereits stattgefunden. Eine direkte Konsequenz ist zum Beispiel ein erhöhtes Oxidationsrisiko der LDL-Partikel. Nach einer Ergänzung der Nahrung mit 100 mg/Tag kann sich die Menge der Cholesterinpartikel, die kein schützendes Coenzym enthalten bereits halbieren. Fatal: Ausgerechnet Cholesterinsenker vom Typ der **Statine** senken den Q10-Spiegel dramatisch, da sie ein zur Q10-Bildung notwendiges Enzym blockieren. Der Effekt ist in neun kontrollierten Studien beim Menschen zweifelsfrei bestätigt. Entsprechend häufen sich Forderungen, eine Statintherapie nur mit zusätzlichem Q10 durchzuführen.

Suboptimale Q10-Spiegel können schon bei Jüngeren auftreten – besonders bei Menschen, die wenig Seefisch, Herz, Leber oder Nüsse essen. Im Fall von Coenzym Q10 scheint im Zweifelsfall eher eine frühzeitige Ergänzung sinnvoll. Wie eine Untersuchung kürzlich zeigte, kann eine langfristige Prophylaxe pathologische Gefäßveränderungen direkt von der Wurzel aus angehen. Eine frühzeitige Supplementierung scheint unter anderem den altersbedingten Elastizitätsschwund der Blutgefäßwände verhindern zu können.

Carnitin, Alpha-Liponsäure und **Cystein** sind weitere Schutzstoffe, die spätestens in der zweiten Lebenshälfte über unseren energetischen Status und damit die Überlebensfähigkeit vieler Körperzellen wesentlich entscheiden. Raucher und (selbst mäßige) Trinker sollten dabei schon früh ein besonderes Augenmerk auf eine optimale Versorgung mit dem schwefelhaltigen Cystein legen. Für Menschen mit Veranlagungen zu Herzproblemen steht Carnitin im Mittelpunkt einer energetischen Prophylaxe oder Therapie. Alpha-Liponsäure ist trotz seiner universellen Energieschutzwirkungen ein besonderer Spezialist gegenüber vom Zuckerstoffwechsel ausgehenden Schädigungen und Altersdiabetes. Ob bereits jüngere Personen, wenn sie viel Zucker oder andere Kohlenhydrate essen, von einer dauerhaften Liponsäure-Ergänzung profitieren, ist noch unklar.

II   Beeinflussung der körpereigenen Produktion

Kann eine dauerhafte Nahrungsergänzung mit energiestabilisierenden Wirkstoffen die körpereigene Enzym- oder Vitalstoffproduktion negativ beeinflussen? Im Fall von Coenzym Q10 unterstützt und verstärkt eine Supplementierung die Q10-Aktivität im Körper, beeinflusst aber in keiner Weise die endogene (im Körper ablaufende) Produktion aus seinen verschiedenen Vorstufen. Das heißt: Der Nutzen einer vermehrten Aufnahme von Q10 – über die Nahrung oder als Präparat – wird nicht durch „Einsparprozesse" des Körper reduziert, sondern bleibt im vollen Umfang erhalten. Das gilt auch für die Dauereinnahme.

Bisher wurde auch für die anderen in diesem Kapitel genannten Schutzstoffe kein negativer Effekt auf die körpereigenen Bildungsprozesse gefunden. Im Gegenteil: Weil altersbedingt im Zellbereich viele enzymgesteuerte Reaktionsschritte träge werden (Anm.: vor allem aufgrund reduzierter Affinität zum dazu gehörenden Coenzym), kann die Substitution eines Vitalstoffs die Nutzungsmöglichkeiten anderer Hilfsstoffe verbessern.

Dosierungen und mögliche Risiken

Beachte: Die nachfolgenden Angaben stellen lediglich allgemeine Richtwerte dar, die sich aus den Erkenntnissen der Alternswissenschaft, aus Praxisstudien beim Menschen sowie aus therapeutischen Erfahrungen ergeben haben. Sie beziehen sich ausschließlich auf die Prophylaxe und Therapie von Alterungsprozessen im Zusammenhang mit dem Energiestoffwechsel. Eine individuell optimierte Ergänzungstherapie sollte nur nach genauer medizinischer Untersuchung erfolgen.

Coenzym Q10

Die Menge des mit der Nahrung aufgenommenen Q10 schwankt je nach Nahrungsauswahl stark. Sie beträgt bei den meisten Menschen weniger als 10 mg/Tag. Die überwiegende

Zahl der Praxisstudien aus Medizin und Alternswissenschaft bestätigte bisher in erster Linie die Wirksamkeit hochdosierter Ergänzungen im Bereich von 60 bis 200 mg/Tag.

Risiken. Bei Dauereinnahme von täglich 200 mg berichtete in einer sechsjährigen Studie etwa ein Prozent der Patienten über Symptome wie leichte Magen-Darm-Probleme, Unwohlsein oder Durchfall. Insgesamt gehört der Wirkstoff zu den extrem gut verträglichen Vitalstoffen. Allein in Japan nehmen nach Schätzungen etwa zehn Millionen Menschen Coenzym Q10 eigenverantwortlich als Prophylaxe oder im Rahmen einer medizinischen Therapie ein. Toxische Effekte wurden bisher weder beim Menschen noch in speziellen Toxizitätsstudien mit Tieren festgestellt.

Vitamin C

Zur wirksamen Unterstützung des mitochondrialen Stoffwechsels scheinen mittlere Dosierungen von 200 bis 1.000 mg (über den Tag verteilt) optimalen Schutz zu bieten.

Risiken. In diesem Dosisbereich sind keine bekannt. Bei höheren Einnahmemengen oder empfindlichem Magen sollte Ascorbinsäure zur Vermeidung einer hohen Säurebelastung gepuffert werden – z. B. mit Natron.

Vitamin E

Die Gruppe der Tocopherole (Vitamin E) gehört zu den Vitalstoffen, bei denen selbst unterste Bereiche einer optimalen Wirkstoffkonzentration nicht über die Nahrung erreicht werden können (s. Kap. II.2). Im Hinblick auf den zellulären Energiestoffwechsel sollten beim Gesunden 100 bis 400 IE (Internationale Einheiten) einen ausreichend effektiven Schutz bieten.

Risiken. Im angegebenen Dosisbereich wurden keine beschrieben.

Carnitin

Anders als bei den therapeutischen Dosierungen – etwa bei der unterstützenden Behandlung einer Herzinsuffizienz oder verschiedenen Muskel- und Stoffwechselerkrankungen, bei denen wirksame Tagesmengen 1.000 bis 2.000 mg sind – haben sich bei der Prophylaxe energetischer Alterungsprozesse bereits Dosierungen von 200 bis 600 mg als ausreichend effektiv erwiesen.

Risiken. In Einzelfällen wurde über Durchfall berichtet (selten). Eine Dauereinnahme großer Mengen (mehrere Gramm) kann bei vorgeschädigten Mitochondrien (alte Menschen) theoretisch die zunächst verbesserte energetische Effizienz über eine unerwünschte Erhöhung des oxidativen Schadenspotenzials wieder reduzieren. Die gleichzeitige Gabe des unterstützenden Zellstoffs Alpha-Liponsäure verhindert im Tierversuch diesen Effekt.

Alpha-Liponsäure

Aus den bisher vorliegenden Daten der Alternswissenschaft lässt sich noch nicht endgültig definieren, wie sich eine optimale Zellschutzergänzung mit Alpha-Liponsäure darstellt. Energiestoffwechsel-Experten halten zur Prophylaxe altersbedingter Zellschäden die vergleichsweise niedrige Tagesdosierung von 50 bis 100 mg ab einem mittleren Lebensalter für ausreichend effektiv, um die Zellkraftwerke des Menschen dauerhaft zu schützen.

Risiken. Selbst bei mehrjähriger Dauereinnahme hochdosierter Liponsäurepräparate (400 bis 1.800 mg) zur Behandlung der diabetischen Neuropathie wurden bisher keine unerwünschten Wirkungen oder toxische Effekte beschrieben.

II Beeinflussung der Lebensspanne

II Maximale Lebensspanne

Das Maximalalter von Säugern – der Mensch gehört dazu – zu verlängern, ist weitaus schwieriger als dies bei einfachen Lebensformen der Fall ist. Das liegt schlicht an der Komplexität eines hochentwickelten Organismus. Gemeinsam ist allerdings einfachen wie komplexen Lebewesen, dass die Geschwindigkeit, mit der sie altern, in hohem Maß durch den Energiestoffwechsel bedingt wird. Heute können wir sagen: In dem Ausmaß, wie es gelingt, die winzigen Zellkraftwerke vor Schäden zu schützen, altert der gesamte Organismus langsamer.

Bei einfachen Fruchtfliegen bremst bereits eine leichte Reduktion der in den Mitochondrien entstehenden O_2-Radikale das Altern erheblich. Bis ins Greisenalter jung bleibende Fadenwürmer entstehen, wenn man allein ein besonders reaktionsfreudiges Eisenprotein im Mitochondrienstoffwechsel eliminiert. Dass ein absolut optimierter Energiestoffwechsel auch beim Menschen das Maximalalter bis jenseits von wenigstens 140 Jahren verschieben könnte, gilt nach heutigem Wissensstand als durchaus wahrscheinlich. Die praktische Umsetzung erfordert jedoch mehr Komplexität als bei einfachen Organismen.

Konkret gibt es zwei Ansätze: Zum einen besteht die Möglichkeit, den Energieumsatz in seiner Gesamtheit zu verringern (zum Beispiel durch kalorische Restriktion, s. Kap. II.11). Zum anderen kann man versuchen, die Energieeffizienz zu steigern und das Schadenspotenzial durch erhöhte Bereitstellung spezifischer Substrate und gezielt eingesetzte Schutzstoffe zu reduzieren. Das zuletzt Genannte war bisher nur eingeschränkt mit Hilfe einer unbestimmten Schrotschusstherapie möglich, die im Tierversuch zwar die durchschnittliche, aber nur in Einzelfällen die maximale Lebensspanne verlängerte. Die Erkenntnisse der vergangenen Jahre versetzen uns nun erstmals in die Lage, den Zellschutz gezielt zu organisieren und zu koordinieren. Die wichtigsten Werkzeuge dafür haben wir in diesem Kapitel beschrieben.

II Durchschnittliche Lebensspanne

Heute, zum Beginn des 21. Jahrhunderts, liegt die durchschnittliche Lebenserwartung mit 74 Jahren bei Männern und 80 Jahren bei Frauen so hoch wie nie zuvor. Dennoch erreichen nur wenige das Höchstalter von etwa 120 Jahren, das durch die allgemeine Geschwindigkeit der Alterung bestimmt wird. Grund dafür sind in erster Linie die im Lebensverlauf zunehmenden klassischen (Alters-)Krankheiten, weitgehend verursacht durch die – teilweise vorzeitig – fortgeschrittene Alterung einzelner Organe und Funktionssysteme.

Störungen und Effizienzverlust im menschlichen Energiestoffwechsel sind seit etwa zehn Jahren endgültig als Mitverursacher einer ganzen Reihe von typischen Alterskrankheiten erkannt (s. o.). Ein verbesserter Schutz der Mitochondrien würde deshalb mit hoher Wahrscheinlichkeit auch beim Menschen die durchschnittliche Lebenserwartung erheblich verlängern, insbesondere durch länger wirksam bleibende Immunfunktionen und ein langsameres Fortschreiten der allgemeinen Atherosklerose.

II Funktionelle Lebensspanne

Die funktionelle Lebensspanne, also die Lebenszeit, die wir in weitgehender Selbstständigkeit und Vitalität verleben können, fällt seit vielen Jahrzehnten immer weiter hinter die Entwicklung der durchschnittlichen Lebensspanne zurück. Zunehmend mehr Jahre werden deshalb am Ende des Lebens in Gebrechlichkeit oder sogar Pflegebedürftigkeit verbracht – eine unausweichliche Folge des Ungleichgewichts zwischen ständig besser werdender Reparaturmedizin und ungenügender gesundheitlicher und alterungsspezifischer Prophylaxe. Ein Vermeiden des energetischen Effizienzabfalls im Alter kann die vitale, funktionelle Lebensspanne um mehrere Jahre, in bestimmten Fällen sogar Jahrzehnte, verlängern. Ein wichtiger Aspekt dabei: Wir müssen uns dabei nicht einmal auf die Übertragbarkeit der vielfältigen Tierstudien verlassen. Gut kontrollierte Untersuchungen beim Menschen haben inzwischen vor allem für den Bereich der Gesunderhaltung von Gehirn und Herz gezeigt, dass Maßnahmen zum Mitochondrienschutz und die Energieproduktion unterstützende Therapien die Gesundheit, Leistungsfähigkeit und Vitalität erhalten und sogar wiederherstellen können.

„Was gestern absurd schien, wird heute allgemein geglaubt und ist morgen banal."
DANIEL SPITZER [österreichischer Autor und Satiriker, 1835-1893]

Literatur (Auswahl)

AEJMELAEUS R, METSA-KETELA T, LAIPPALA P, SOLAKIVI T, ALHO H (1997): „Ubiquinol-10 total peroxyl radical trapping capacity of LDL lipoproteins during aging: the effects of Q10 supplementation." Molecular Aspects of Medicine, 18 Suppl.: S113-20.

ALLEVA R, TOMASETTI M, BOMPADRE S, LITTARU GP (1997): „Oxidation of LDL and their subfractions: kinetic aspects and Q10 content." Mol. Aspects Med., 18 Suppl: S105-12.

AMES BN, LIU J (2004): „Delaying the mitochondrial decay of aging with acetylcarnitine." Annals NY Acad. Sci., 1033: 108-16.

ARKING R, BUCK S, HWANGBO DS, LANE M (2002): „Metabolic Alterations and Shifts in Energy Allocations are Corequisites for the Expression of Extended Longevity Genes in Drosophila." Annals of the New York Academy of Science, 959: 251-62.

BARJA G, HERRERO A (2000): „Oxidative damage to mitochondrial DNA is inversely related to maximum life span in the heart and brain of mammals." FASEB, 14: 312-18.

BARJA G (2004): „Aging in vertebrates, and the effect of caloric restriction: a mitochondrial free radical production DNA damage mechanism?" Biol. Rev. Camb. Philos. Soc., 79(2): 235-51.

BEAL MF (1999): „Coenzyme Q10 administration and its potential for treatment of neurodegenerative diseases." Biofactors, 9 (2-4): 261-6.

BEYER RE, NORDENBRAND K, ERNSTER L (1987): „The Function of Coenzyme Q in Free Radical Production and as an Antioxidant: A Review." Chemica Scripta, 27: 145-53.

CADENAS E (1995): „Mechanisms of Oxygen Activation and Reactive Oxygen Species Detoxification." In: Ahmad S (ed): Oxidative Stress and Antioxidant Defenses in Biology. New York: Chapman & Hall, 1-61.

DE MAGALHÃES JP, COSTA J, CHURCH GM (2007): „An Analysis of the Relationship Between Metabolism, Developmental Schedules, and Longevity Using Phylogenetic Independent Contrasts." The Journals of Gerontology Series A: Biological Sciences and Medical Sciences, Abst., 62: 149-60.

GVOZDJAKOVA A, KUCHARSKA J, MIZERA S, BRAUNOVA Z, SCHREINEROVA Z, SCHRAMEKOVA E, PECHAN I, FABIAN J (1999): „Coenzyme Q10 depletion and mitochondrial energy disturbances in rejection development in patients after heart transplantation." Biofactors, 9 (2-4): 301-6.

HAGEN TM, LIU J, LYKKESFELDT J, WEHR CM ET AL. (2002): „Feeding acetyl-L-carnitine and lipoic acid to old rats significantly improves metabolic function while decreasing oxidative stress." Proc. Natl. Acad. Sci, 99(4): 1870-5.

HAGEN TM, WEHR CM, AMES BN (1998): „Mitochondrial Decay in Aging." Annals NY Acad. Sci, Vol 854 : 214-23.

HEINZERLING RH, TENGERDY RP, WICK LL, LUEKER DC, (1974): „Vitamin E Protects Mice against Diplococcus Pneumoniae Type I Infektion." Infection and Immun., 12 : 1292-5.

HEKIMI S, GUARENTE L (2003): „Genetics and the Specificity of the Aging Process." Science, 299: 1351-60.

KONTUSH A, REICH A, BAUM K, SPRANGER T, FINCKH B, KOHLSCHUTTER A, BEISIEGEL U (1997): „Plasma ubiquinol-10 is decreased in patients with hyperlipidaemia." Atherosclerosis, 129 (1): 119-26.

KREGEL KC, ZHANG HJ (2007): „An integrated view of oxidative stress in aging: basic mechanisms, functional effects, and pathological considerations." Am. J. Physiol. Reg. Integr. Comp. Physiol., 292(1): R18 - R36.

LADERMAN KA, PENNY JR, MAZZUCCHELLI F, BRESOLIN N, SCARLATO G, ATTARDI G (1996): „Aging-dependent functional alterations of mitochondrial DNA (mtDNA) from fibroblasts transformed into mtDNA-less cells." J Biol Chem, 271: 15891-7.

LEE HC, WEI YH (2007): „Oxidative Stress, Mitochondrial DNA Mutation, and Apoptosis in Aging." Exp. Biol. Med., 237: 592-606.

LENAZ G, BOVINA C, D'AURELIO M ET AL. (2002): „Role of Mitochondria in Oxidative Stress and Aging." Annals of the New York Academy of Science, 959: 199-213.

LINNANE AW, KOVALENKO S, GINGOLD EB (1998): „The Universality of Bioenergetic Disease" Annals of the New York Academy of Science, 854: 202-13.

LINNANE, AW, ZHANG CH, YAROVAYA N ET AL. (2002): „Human Aging and Global Function of Coenzyme Q10." Annals of the New York Academy of Science, 959: 396-411.

LIU J, ATAMNA H, KURATSUNE H, AMES B (2002): „Delaying Brain Mitochondrial Decay and Aging with Mitochondrial Antioxidants and Metabolites." Annals of the New York Academy of Science, 959: 133-66.

LONNROT K, HOLM P, LAGERSTEDT A, HUHTALA H, ALHO H (1998): „The effects of lifelong ubiquinone Q10 supplementation on the Q9 and Q10 tissue concentration and life span of male rats and mice." Biochem-Mol-Biol-Int., 44 (4): 727-37.

LONNROT K, PORSTI I, ALHO H, WU X, HERVONEN A, TOLVANEN JP (1998): „Control of arterial tone after long-term coenzyme Q10 supplementation in senescent rats." Br. J. Pharmacol., 124 (7): 1500-6.

MIQUEL J (2002): „Can Antioxidant Diet Supplementation Protect against Age-related Mitochondrial Damage?" Annals of the New York Academy of Science, 959: 508-16.

MOHR D, BOWRY VW, STOCKER R (1992): „Dietary supplementation with coenzyme Q10 results in increased levels of ubiquinol-10 within circulating lipoproteins and increased resistance of human low-density lipoprotein to the initiation of lipid peroxidation." Biochim. Biophys. Acta., 1126: 247-54.

PEARSON D, SHAW S (1983): Life Extension. A Practical Scientific Approach. New York: Warner Books, Inc.

REBRIN I, SOHAL RS (2004): „Comparison of thiol redox state of mitochondria and homogenates of various tissues between two strains of mice with different longevities." Exp. Gerontol., 39(10): 1513-9.

ROSENFELDT FL, PEPE S, LINNANE A ET AL. (2002): „Coenzyme Q10 Protects the Aging Heart against Stress." Annals of the New York Academy of Science, 959: 355-9.

SASTRE J, BORRAS C, GARCIA-SALA D ET AL. (2002): „Mitochondrial Damage in Aging and Apoptosis" Annals of the New York Academy of Science, 959: 448-51.

SHULTS CW, HAAS RH, BEAL MF (1999): „A possible role of coenzyme Q10 in the etiology and treatment of Parkinson disease." Biofactors, 9 (2-4): 267-72.

SINGH RB, NIAZ MA (1999): „Serum concentration of lipoprotein(a) decreases on treatment with hydrosoluble coenzyme Q10 in patients with coronary artery disease: discovery of a new role." Int. J. Cardiol., 68 (1): 23-9.

SINGH RB, NIAZ MA, RASTOGI SS, SHUKLA PK, THAKUR AS (1999): „Effect of hydrosoluble coenzyme Q10 on blood pressure and insulin resistance in hypertensive patients with coronary artery disease." J. Hum. Hypertens., 13 (3): 203-8.

SINGH RB, WANDER GS, RASTOGI A, SHUKLA PK, MITTAL A, SHARM JP, MEHROTRA SK, KAPOOR R, CHOPRA RK (1998): „Randomized, double-blind placebo-controlled trial of co-enzyme Q10 in patients with acute myocardial infarction." Cardiovasc. Drugs Ther., 12 (4): 347-53.

SOJA AM, MORTENSEN SA (1997): „Treatment of congestive heart failure with coenzyme Q10 illuminated by meta-analyses of clinical trials." Mol. Asp. Med., 18 (Suppl.): S159-68.

SPEAKMAN JR, TALBOT DA, SELMAN C ET AL. (2004): „Uncoupled and surviving: individual mice with high metabolism have greater mitochondrial uncoupling and live longer." Aging Cell, 3(3): 87-95.

SPITELLER G (2002): „Are Changes of the Cell Membrane Structure Causally Involved in the Aging Process?" Annals of the New York Academy of Science, 959: 30-44.

STEINBERG D, PARTHASARATHY S, CAREW TE, KHOO JC, WITZUM JL (1989): „Beyond cholesterol. Modifications of low-density liprotein that increase atherogenity." New Engl-J-Med., 320: 915-24.

SUZUKI S, HINOKIO Y, OHTOMO M, HIRAI M, HIRAI A, CHIBA M, KASUGA S, SATOH Y, AKAI H, TOYOTA T (1998): „The effects of coenzyme Q10 treatment on maternally inherited diabetes mellitus and deafness, and mitochondrial DNA 3243 (A to G) mutation." Diabetologia, 41 (5): 584-8.

TOMASETTI M, ALLEVA R, SOLENGHI MD, LITTARRU GP (1999): „Distribution of antioxidants amoung blood components and lipoproteins: significance of lipids/Q10 ratio as a possible marker of increased risk for atherosclerosis." Biofactors, 9 (2-4): 231-40.

WEBER C, BYSTED A, HOLMER G (1997): „Coenzyme Q10 in the diet - daily intake and relative bioavailability." Mol. Aspects of Med., 18 Suppl: S251-4.

WEBER C, BYSTED A, HOLMER G (1997): „Coenzyme Q10 in the diet - daily intake and relative bioavailability" Mol. Aspects of Med., 18 Suppl: S251-4.

WEI Y-H (1998): „Oxidative Stress and Mitochondrial DNA Mutations in Human Aging." P.S.E.B.M., Vol 217 : 53-63.

II.10

Altersuhr Bewegung und Belastung

Bewegung, Sport und Alterung

„Um meine Jugend wiederzuerlangen, würde ich alles in der Welt tun, außer Sport,
früh aufstehen oder anständig sein."
OSCAR WILDE [irischer Schriftsteller, 1854-1900]

‖ 150 Jahre leben ohne Sport

Eine vielleicht unerwartete Nachricht vorweg: Es ist nicht unrealistisch, weit über 120
Jahre zu leben, ohne jemals Sport zu treiben, ja sogar ohne jedes körperliche Training.

Zumindest können sich das diejenigen ausrechnen, die ihre Nahrungsenergie dauerhaft um annähernd 50 Prozent reduzieren. Warum das so ist, werden wir im nächsten
Kapitel besprechen. Falls Sie also zu dieser standhaften Gruppe gehören, könnten Sie sich
diesen Teil des Buches sparen – es sei denn, Sie wollen Ihr Aussehen und Ihre Leistungsfähigkeit zusätzlich ganz erheblich verbessern. Alle anderen, egal ob Sportbegeisterte oder Bewegungsmuffel, können auf den folgenden Seiten einige der besten Tipps zum Jungbleiben
finden. Und keine Sorge, damit sind nicht die üblichen wohlfeilen Empfehlungen gemeint,
die sich in Anleitungen zu gymnastischen Übungen am Arbeitsplatz oder in Zeitangaben
zum täglichen Dauerlauf erschöpfen. Wer einmal wirklich verstanden hat, wie Altern und
Bewegung zusammenhängen, kann sich aus der Vielzahl der Möglichkeiten genau das he-
rauspicken, was er für sein ganz persönliches Anti-Aging-Programm nutzen möchte. Und
es gibt diesen Zusammenhang zwischen Bewegung und langsamerer Alterung. Oder nicht?

‖ Hatte Winston Churchill recht?

Wie das im Leben so ist: Die meisten guten Ratschläge wie sich viel zu bewegen werden
nur selten beachtet. Anders scheint das mit gegenteiligen Aussagen zu sein. Der britische
Politiker Winston Churchill (1874-1965) pflegte auf die häufig gestellte Frage nach dem
Geheimnis seiner bis ins hohe Alter erstaunlichen geistigen und körperlichen Fitness zu
antworten: „No sports!". Das blieb bei den Leuten haften. Bis heute!

Ist Sport nun gesund? Natürlich, möchte man spontan sagen. Was für eine Frage? Wer sich allerdings die Ursachen von Alterung noch einmal in Erinnerung ruft, sollte zumindest einen Moment nachdenken. Wir haben doch gesehen: Einer der entscheidenden Alternsfaktoren ist der Energiestoffwechsel. Das gilt besonders für die dabei entstehenden Schäden an den Mitochondrien, den Kraftwerken unserer Zellen. Aber auch andere Stoffwechselprozesse, bei denen Radikale eine Rolle spielen, treiben die Alterung voran (s. Kap. II.2 u. II.9). Und körperliche oder geistige Aktivität macht vor allem eines: Sie erhöht unseren Energieumsatz und den Stoffwechsel. Der Sauerstoffumsatz schnellt bei intensiver Belastung um den 10- bis 15-fachen Wert nach oben. Vielleicht hatte Churchill also doch recht.

II Was Muskeln über das Altern verraten

Es geht noch weiter. In Belastungstests lässt sich nachweisen, dass sich beim Menschen während körperlicher Aktivität die Bildung schädlicher Radikale erheblich erhöht – Radikale, von denen man weiß, dass sie Alterungsprozesse verursachen.

Vergleicht man schließlich mit Hilfe von Muskelbiopsien Proben aus der Muskulatur von jungen und alten Menschen, zeigen sich bei Älteren eine Reihe von Schädigungen. Rühren diese Alterserscheinungen vielleicht von der lebenslangen Muskelarbeit her? Das wäre schlecht, denn es würde bedeuten, Bewegung wirkt nicht der Alterung entgegen, sondern verursacht sie sogar. Wir sollten der Frage also noch genauer nachgehen.

II Die Langlebigsten waren die Faulsten

In den Labors der experimentellen Gerontologie interessiert man sich natürlich auch für die Frage, wie körperliche Aktivität und Altern zusammenhängen. Ein beliebtes Studienobjekt sind dabei Fliegen. Alternsforscher wie der bereits genannte Michael Rose aus Irvine in Kalifornien greifen dabei am liebsten auf eine gut erforschte Fliegenart zurück, die Drosophila melanogaster – zu deutsch: schwarzbäuchige Taufliege.

Weil Drosophila sehr kurzlebig ist, kann man mit Hilfe gezielter Selektion in relativ kurzer Zeit extrem langlebige Tiere züchten – echte Methusalems. Das ist weder schwierig noch besonders aufregend. Viel interessanter ist für die Wissenschaftler die Klärung der Frage, worin sich diese extrem langlebigen Tiere von normalsterblichen Artgenossen unterscheiden. Die spektakuläre Antwort darauf: Die gezüchteten Methusalems bewegen sich zeitlebens viel weniger als ihre normal alternden Verwandten.

Ist das schon ein Beweis für die provokante These vom längeren Leben durch Faulenzen? Wir sollten da nicht voreilig sein. Denn möglicherweise war die geringe Bewegung nur ein Begleiteffekt der Methusalem-Züchtung und nicht die Ursache für die Langlebig-keit. Das überlegten natürlich auch die Forscher. Also drehten sie das Experiment um.

Der Bewegungsspielraum von Fliegen lässt sich recht gut kontrollieren. Was lag näher, als zwei Gruppen von Fliegenkolonien zu vergleichen. Die einen mit viel Flug- beziehungs-weise Bewegungsmöglichkeiten, die anderen mit stark eingeschränkter Bewegungsmöglich-keit. Man brauchte jetzt nur noch abzuwarten, welche Gruppe ein höheres Alter erreichte.

Das Ergebnis war eindeutig. Die zur Bewegungsarmut gezwungenen Tiere blieben länger jung und lebten deutlich länger als üblich und vor allem länger als die Vergleichs-gruppe. War das jetzt ein echter Beweis, dass weniger Bewegung länger jung hält? Die Antwort ist diesmal ja. Bewegungsfaulheit hält das Altern auf!

Zweite Frage: Haben also Churchill und alle Bewegungsmuffel doch Recht? Sport ist Mord? Nein, denn einen winzigen Aspekt für die Gültigkeit dieses Beweises haben wir still-schweigend unterschlagen. Das Ganze gilt für Fliegen. Nur für Fliegen! Höher entwickelte Tiere und Menschen funktionieren in diesem Fall anders. (Anm.: Die Gesamtalterung von Fliegen ist weitaus stärker als beim Menschen von den unmittelbar beim Energieumsatz entstehenden O_2^--Radikalen bestimmt; s. Kap. II.2).

Vom Labor in die Wirklichkeit

Wozu also um alles in der Welt die vielen Fliegenstudien, wenn die Ergebnisse nicht auf uns Menschen übertragbar sind? Nun, zum einen lassen sich aus den Ergebnissen der Fliegenforschung durchaus viele direkte Erkenntnisse für unsere eigene Alterung ableiten. Zum anderen sollte deutlich werden, dass die Beziehung von Altern und Bewegung nicht so einfach ist, wie häufig dargestellt. So machten beispielsweise vor einiger Zeit Bücher Schlagzeilen, die Faulenzen als neuen Jungbrunnen propagieren. Dabei stützen sich die Au-toren genau auf solche oberflächlichen Beobachtungen, auf unzulässige Schlussfolgerungen und – nicht zuletzt – auf mangelndes Wissen über den menschlichen Alterungsprozess.

Aber: Ebenso unzutreffend sind Behauptungen, die Sport zum alleinigen Jungbrun-nen erheben. Auch darüber existieren unzählige Veröffentlichungen mit Bestseller-Auf-lagen. Denn die einfache Formel „mehr Sport = weniger Altern" ist ebenfalls unkorrekt. Um Bewegung und Sport als unterstützende Maßnahme für gesundes Altern zu nutzen, muss man beides richtig einzusetzen wissen. Und wie das geht, erfahren Sie gleich. Zuvor möchten wir Ihnen aber noch die richtigen Argumente, sprich die theoretischen Grundla-gen dafür liefern.

II Intelligente Radikalabwehr

Während körperlicher Aktivität entstehen im Organismus aggressive Radikale. Wir hatten weiter oben darauf hingewiesen. Das ist auch der Hauptgrund, warum Fliegen schneller altern, wenn sie sich viel bewegen. Beim Menschen erhöht sich die Radikalproduktion bei körperlicher Aktivität ganz ähnlich. Im Unterschied zu den Fliegen haben wir aber ein wesentlich komplexeres Abwehrsystem gegen Radikale. Es schützt uns, wenn man so will, vor der schädlichen Wirkung von Bewegung. Zumindest bis zu einem gewissen Grad.

Wäre das biochemisch nun der ganze Unterschied zwischen uns und einer Stubenfliege, würde uns Bewegung zwar weniger stark altern lassen, aber immer noch schneller als ohne körperliche Aktivität. Doch es gibt noch andere Unterschiede.

So ist etwa die Abwehr gegen Radikale und andere schädliche oxidative Prozesse bei höheren Säugern und damit auch beim Menschen dynamisch. Das heißt: Die Abwehr kann sich anpassen. Wenn wir uns körperlich intensiv betätigen, entstehen Radikale und oxidativer Stress. Diese erhöhte Belastungssituation bewirkt aber, dass sich unsere Radikalabwehr in der anschließenden Erholungsphase auf ein höheres Niveau reguliert, um für vergleichbare Belastungen in Zukunft gewappnet zu sein. Weil wir nun nicht nur beim Sport, sondern auch im Alltag Radikalen und schädlicher Oxidation ausgesetzt sind, kann aus richtig dosierter körperlicher Aktivität ein Nettogewinn an Abwehrpotenzial resultieren. Und damit entsteht ein guter Schutz gegen eine Reihe von Alterungsprozessen. Es gibt allerdings noch einen entscheidenden Grund für die alternshemmende Wirkung von körperlicher Aktivität, den wir weiter unten noch kennenlernen werden.

Körperliche Aktivität kann also durchaus ein Schlüssel für Jugendlichkeit und Leistungsfähigkeit sein, allerdings nur, wenn man richtig damit umzugehen weiß.

II Grundlagen für den Erfolg von Healthy-Aging-Sport

Zunächst einmal die wichtigsten Grundregeln, sozusagen das ABC von wirklich wirksamen Formen körperlicher Belastung gegen das Altern.

II Geben sie Ihrem Körper die richtige Unterstützung

Als Reaktion auf körperliche Belastung erhöht unser Körper die Abwehrkräfte gegen oxidativen Stress und Radikale. Das kann er aber nur zum Teil aus eigener Kraft. Einige Antioxidantien werden vom Organismus komplett selbst aufgebaut, andere müssen teilweise oder gänzlich von außen zugeführt werden.

> II **Selen.** Ein Beispiel für eine intern gebildete Schutzsubstanz, bei deren Herstellung der Organismus aber Hilfe benötigt, ist das Enzym Glutathion-peroxidase (GPOX). Als Reaktion auf körperliche Belastung steigt sein Spiegel. GPOX braucht

aber in seinem Kern das Spurenelement Selen. Die gesamte Leistungsfähigkeit des Enzyms ist deshalb direkt davon abhängig, wie viel Selen über die Nahrung zugeführt wird. Neben seiner weitreichenden Bedeutung für die Alterns- und Krankheitsprophylaxe (s. Kap. II.2) beeinflusst Selen ganz direkt die körperliche Leistungsfähigkeit beim Menschen, wie eine ganze Reihe von Studien gezeigt hat.

II **Vitamin E und C.** Beim Thema Bewegung ist der Ausdruck Vitamin irreführend. (Anm.: Wir wiederholen uns gern: Vitamine haben noch immer mit der veralteten Vorstellung zu kämpfen, ihre Aufgabe sei einfach die Vermeidung von klassischen Mangelkrankheiten wie zum Beispiel Skorbut. Allein die Gruppe der Tocopherole und die Ascorbinsäure übernehmen im Organismus so viele weitere Aufgaben, dass man sie in einem einzelnen Buch gar nicht aufführen könnte.) Wenn es um körperliche Aktivität geht, sind in erster Linie die antioxidativen Fähigkeiten von Tocopherolen (Vitamin E) und der Ascorbinsäure (Vitamin C) gefragt. Bei beiden Substanzen ist unser Organismus zu 100 Prozent auf die Zufuhr von außen angewiesen. Der Bedarf steigt mit der Belastungsintensität. Damit also Sport und Bewegung nicht nur unmittelbare Wirkungen wie Ausdauer- oder Kraftgewinn, sondern auch langfristige Wirkungen gegen Alterungsprozesse erzielen können, sollte man für eine wirklich optimale Bereitstellung beider Schutzstoffe sorgen.

II Auf die richtige Belastung achten

Nicht die Bewegung selbst hält jung, sondern ihre Wirkung auf den Organismus. Und die ist durchaus nicht immer gleich. So sinkt im Alter nicht nur die Abwehrkraft des Körpers gegenüber Radikalen, auch die Anpassungsfähigkeit der Schutzsysteme ist reduziert. Was in der Jugend eine gesunde Belastung war, kann im Alter negative Begleiteffekte haben.

Nun ist die Idee ja nicht neu, die körperliche Belastung dem Alter anzupassen. Diese Vorstellung hatten die Menschen auch schon zu einer Zeit, als noch niemand etwas von Radikalen wusste. Bisher verstand man darunter einfach eine Reduzierung von Belastung. Der im Verlauf des Lebens nachlassenden Leistungsfähigkeit wurde mit Schonung und reduzierten Anforderungen begegnet. Ein folgenschwerer Fehler! Für Dr. William Evans, Chef des Human Physiology Laboratory im amerikanischen Massachusetts, ist Ruhe genau die falsche Strategie. Zusammen mit seinem Co-Autor Dr. Rosenberg schrieb Evans den Anti-Aging-Bestseller „Biomarkers".

Unzureichende Belastung beschleunigt also Alternsprozesse – im Alter stärker als in der Jugend. Statt weniger Belastung sollte man mit zunehmendem Alter deshalb in erster Linie die Leistungs- und Anpassungsfähigkeit des Körpers unterstützen, damit er mit den notwendigen Belastungen umgehen kann. Das reicht von der nährstoffreichen Ernährung über die erhöhte Zufuhr von Antioxidantien bis zur optimalen Hormonsubstitution.

Auch im jüngeren Lebensalter können degenerative Prozesse und Krankheiten ein kombiniertes Vorgehen notwendig machen. So ist gezieltes Bewegungstraining etwa bei Durchblutungsstörungen, verschiedenen rheumatischen Beschwerden und degenerativen Erscheinungen ein unverzichtbarer Bestandteil der Therapie. Gleichzeitig ist bei diesen Krankheitsformen die Gefahr der Radikalbildung und oxidativer Schädigung besonders groß. Die Lösung bringt auch hier nicht weniger Aktivität, sondern die richtige Bewegung in Kombination mit antioxidativer Unterstützung. Im Blickpunkt stehen dabei meist Selen und Vitamin E. Letzteres wird zum Beispiel bei arterieller Verschlusskrankheit in Dosierungen von 600 bis 1.200 IE/Tag und bei entzündlich rheumatischen Erkrankungen sogar bis zu einer Tagesdosis von 3.000 IE in immer mehr Kliniken erfolgreich angewendet – zum Vergleich: Die durchschnittliche Tagesaufnahme über die Nahrung bewegt sich beim Vitamin E im Bereich von 10 IE/Tag. Therapeutische Dosierungen können also über die Nahrung nicht erreicht werden.

Beachte: Antioxidantien entfalten ihre maximale Schutzwirkung nur im Zusammenspiel mit anderen Schutzstoffen. So werden zum Beispiel Tocopherole (Vitamin E) durch das Abfangen von Radikalen inaktiv. Vitamin C kann die inaktiven Tocopherole wieder reaktivieren und sollte deshalb immer gleichzeitig zur Verfügung stehen. Die Empfehlung, Vitamine nur einzeln zuzuführen, ist deshalb nicht mehr zeitgemäß. Das gilt im Übrigen nicht nur für Vitamine aus der Gruppe der Antioxidantien.

„Ruhe ist genau das, was ältere Leute nicht brauchen".
William Evans [Director Dep. of Geriatrics, University of Arcansas]

II Aktivität hat viele Gesichter

„Die guten Ratschläge verdanken ihren ausgezeichneten Ruf dem Umstand, dass sie niemals befolgt werden", bemerkte einmal der Wiener Satiriker Daniel Spitzer. Der Gesundheitssport macht da keine Ausnahme. Meist ist unsere Bequemlichkeit schuld, wenn wir Ratschläge nicht befolgen. Aber nicht immer. Manchmal liegt es auch an den Ratschlägen selbst.

Gesundheitssport. Viele Menschen verbinden damit ausschließlich Laufen, Walking, Aerobic und ähnliches Ausdauertraining. Verfestigt wird diese Vorstellung durch Empfehlungen, wie lange ein Dauerlauf zu sein habe, um überhaupt gesund zu sein, oder mit welchem Puls wir auf dem Fahrradtrainer radeln müssen. Solche Ratschläge können natürlich durchaus ihre Berechtigung haben, vor allem im therapeutischen Sport. Für einen Koronarpatienten etwa ist die Pulskontrolle ein wichtiger Anhaltspunkt.

Auf der anderen Seite aber vermitteln diese Festlegungen ein viel zu enges Bild dessen, was körperliche Aktivität im Hinblick auf die Erhaltung von Gesundheit und Jugendlichkeit zu leisten vermag. Und sie erwecken den Eindruck, wer nicht Ausdauersportler ist oder anderen „echten Gesundheitssport" betreiben kann oder will, sei von positiven Wirkungen ausgeschlossen.

Keineswegs. Wenn es darum geht, wie körperliche Aktivität unser Altern beeinflusst, hat das nicht nur etwas mit Ausdauerleistung und maximaler Sauerstoffaufnahme zu tun. Unsere Muskelkraft, die ausreichende Belastung der Knochen und Gelenke und vor allem die ganz normale Alltagsaktivität entscheiden nämlich wesentlich darüber, ob und wie schnell Alternsprozesse ablaufen oder wie sehr sie in Erscheinung treten.

II Der Zahn der Zeit nagt an unserer Figur

Unser Aussehen, unsere Figur und unsere körperliche Leistungsfähigkeit verändern sich mit jedem Lebensjahrzehnt ganz erheblich. 70-Jährige haben gegenüber 20-Jährigen zum Beispiel an den wichtigsten Beinmuskeln einen circa 75 Prozent verringerten Muskeldurchmesser. In Vergleichsmessungen stellt man bei 30-Jährigen schon nachlassende Kraftfähigkeiten fest. Ab 40 bis 50 Jahren nimmt die Kraft rapide ab – Jahr für Jahr.

Beim Fett ist es genau umgekehrt. Leider. Je älter Menschen sind, desto mehr Fett setzen sie an – und zwar auch unabhängig von Ernährung und Bewegung. Dieser Prozess beginnt ebenfalls im Durchschnitt schon in den Zwanzigern. Diese beiden gegenläufigen Entwicklungen führen übrigens häufig dazu, dass die Waage über Jahre das gleiche Gewicht anzeigt, worauf dann stolz verwiesen wird. In Wirklichkeit aber verändert sich die Körperzusammensetzung: weg von leistungsfähiger Muskulatur in Richtung auf mehr Fett und Bindegewebe. Wie wir noch sehen werden, hat das erhebliche Konsequenzen.

Der durchschnittliche Mann schleppt heute mit 25 Jahren bereits etwa 18 Prozent des Körpergewichts als Fett herum. Eine gleichaltrige Frau sogar 25 Prozent. Im Alter von 65 Jahren hat sich diese Situation erheblich verschlechtert. Der Körperfettanteil beträgt dann 38 Prozent beim Mann und 43 Prozent bei der Frau – im Durchschnitt. Parallel zum Fettaufbau verschieben sich allmählich die Fettpolster von den Gliedmaßen zum Rumpf und mit zunehmendem Alter vom äußeren Rumpfbereich in den Bauchraum.

Die Liste der unliebsamen Veränderungen ließe sich fortsetzen, doch wir wollen uns nicht allzu sehr mit (deprimierenden) Bestandsaufnahmen aufhalten. Viel spannender ist ja die Frage nach den Ursachen und was jeder Einzelne von uns gegen diese „Alterserscheinungen" tun kann. Noch vor kurzer Zeit fiel die Antwort ebenso klar wie knapp aus: Die körperlichen Veränderungen seien eben Folgen des Alters, und gegen das Altern gäbe es kein Mittel.

„… das Alter ist ein kaltes Fieber, im Frost von grillenhafter Not. Hat einer dreißig Jahr vorüber, so ist er schon so gut wie tot."
JOHANN WOLFGANG VON GOETHE [deutscher Dichter und Naturwissenschaftler, 1749-1832]

II Was die Figur wirklich altern lässt

Die Gerontologie untersuchte zunächst die Frage der „Schuldzuweisung". Woran liegt es genau, dass sich teilweise schon ab Dreißig unsere Fitness und – für viele noch viel schlimmer – unsere jugendliche Figur verabschiedet? Ergebnis: Ein großer Teil des körperlichen Ab- und Umbaus lässt sich auf biologische Ursachen zurückführen; besonders in der zweiten Lebenshälfte. Die unzureichende Produktion bestimmter Hormone ist dabei ein wichtiger Punkt. Die gute Nachricht dabei: Wie wir in den vorhergehenden Kapiteln gesehen haben, lassen sich durch eine hormonfreundliche Lebensweise oder die richtig dosierte Substitution der Hormone eben diese biologischen Alterungsprozesse vermindern und in manchen Bereichen komplett stoppen.

Doch auch unter Berücksichtigung der Hormonveränderungen ließ sich in Vergleichsstudien eben nur zu einem Teil erklären, warum manche Menschen, was körperliche Leistung betrifft, langsamer altern als andere. Ebenso unklar blieb dabei, warum sich die Figur so früh und so deutlich verändert. Hormone können ganz offensichtlich nicht allein schuld sein. Schon gar nicht im jungen und mittleren Erwachsenenalter, also bei den 25- bis 45-Jährigen. Als fehlendes Bindeglied und Verursacher von Altersveränderungen erwies sich der Faktor körperliche Belastung und Aktivität.

II Use It or Loose It

Im Jahre 1968 fand im heißen Süden der USA ein merkwürdiges Experiment statt. In der sogenannten Dallas-Studie wollten Wissenschaftler herausfinden, was passiert, wenn sich junge, gesunde Erwachsene einfach so für drei Wochen ins Bett legen und anschließend intensiv belastet werden. Eigentlich war man vor allem an den Trainingseffekten der Wiederbelastungsphase interessiert.

Doch es war das Ergebnis der Ruhephase, das um die Welt ging und in der gesamten wissenschaftliche Welt für beträchtliches Erstaunen sorgte. Die Testpersonen waren nach den 20 Tagen im Bett körperlich nicht mehr wiederzuerkennen. Dass ihre fettfreie Körpermasse und Leistungsfähigkeit abnahm, war noch erwartet worden. Doch auch die Herzleistung der jungen Leute, Schlagvolumen, Sauerstoffaufnahmefähigkeit, Blutvolumen und andere Biodaten ergaben Werte, wie sie teilweise für doppelt so alte Personen typisch sind.

Gleichzeitig stieg der Ruhepuls. Ähnliche Studien zeigten später, dass sich Nierensteine bilden und die Entkalkung der Knochen schon nach Tagen beginnt und nach kurzer Zeit ein bedenkliches Ausmaß erreicht.

Die „falsche" Alterung war echt

Zunächst ging man davon aus, dass alle diese körperlichen Veränderungen das Altwerden zwar verblüffend imitieren, aber anders als die „echte" Alterung nur vorübergehend seien; also „nur" negative Anpassungen des Körpers an mangelnde Belastung. Schließlich seien ja die „echten" Altersveränderungen des Körpers unumkehrbar.

Sehr schnell jedoch fand man bei genauerer Betrachtung Bereiche, in denen sich die Grenzen zwischen vorübergehender Anpassung und dauerhafter Alterung verwischten. So ist etwa ab einem gewissen Grad der Knochenentmineralisierung beziehungsweise Hohlraumbildung (Osteoporose) der Verlust der Knochenstabilität nicht mehr vollständig rückgängig zu machen, die Alterung festgeschrieben.

Schlimmer noch. Einige Folgen mangelnder Aktivität lassen sich zwar selbst noch verändern, aber sie können in der Zwischenzeit andere Alterungsprozesse anstoßen, die dann bestehen bleiben. Ein Beispiel: Die Abnahme der Muskelmasse verstärkt die schädlichen Begleiterscheinungen des Kohlenhydratstoffwechsels, weil weniger Muskulatur zur Aufnahme des Blutzuckers zur Verfügung steht. Gleichzeitig sinkt bei mangelnder Aktivität schon nach wenigen Tagen die Insulinsensitivität der verbliebenen Muskulatur. Folge dieser Prozesse ist die Erhöhung der Insulin-, Zuckerbelastung des Organismus. Beides sind ganz entscheidende Katalysatoren und Verursacher von Alterung. Und zwar von „echter" Alterung (s. Kap. II.11).

II   Wir sind zur Belastung verdammt!

Der menschliche Organismus ist also nicht nur zur Bewegung und Beanspruchung fähig, er benötigt zur Erhaltung entscheidender Funktionen sogar unbedingt eine ausreichend hohe Belastung. Und er braucht die regelmäßige Belastung um nicht beschleunigt zu altern. Ein Teil der als „normal" geltenden körperlichen Alterung ist deshalb in Wirklichkeit die Konsequenz der im Laufe des Lebens ständig sinkenden Aktivität beziehungsweise Belastung. Umgekehrt kann aber die richtige Bewegungsaktivität nicht nur körperliche Funktionen verbessern, sondern ganz real Alternsprozesse verhindern und Gesundheit sowie nicht zuletzt das jugendliche Aussehen erhalten.

Wie viel Alterung auf unzureichende Belastung zurückzuführen ist und wie viel auf andere Alternsprozesse, lässt sich schwer abgrenzen. Einige Vergleichs- und Langzeitstudien untersuchten die Biomarker der Alterung wie die maximale Sauerstoffaufnahmekapazität, die Muskelzusammensetzung unter anderem bei trainierten und untrainierten gesunden Personen im Altersverlauf. Dabei zeigte sich, dass bei optimaler körperlicher Belastung typische Altersverläufe um durchschnittlich 50 Prozent reduziert auftreten. Das heißt, das bisher als „normal" eingestufte Altern war um die Hälfte gebremst. Zumindest gelten diese Daten für die Altersspanne zwischen 40 und 70 Jahren. Ein Lebensabschnitt also, in dem sich das Altern bei den meisten Menschen am deutlichsten zeigt.

Einen interessanten Aspekt wollen wir übrigens nicht unerwähnt lassen. Die Zusammenhänge zwischen körperlicher Belastung und Altersprozessen sind zwar erst in den vergangenen Jahrzehnten im Einzelnen aufgeklärt und bewiesen worden. Neu sind diese Überlegungen aber nicht. Der griechische Arzt Hippokrates kam schon vor fast genau 2.400 Jahren allein durch Beobachtung zu entsprechenden Erkenntnissen. Man kann mit Recht sagen, Hippokrates war seiner Zeit weit voraus:

„Alle Teile des Körpers, welche eine Funktion haben, werden dadurch gesund und altern langsam, wenn sie maßvoll genutzt und durch Arbeit, an die jeder Teil gewöhnt ist, trainiert werden. Unbeansprucht und untätig belassen, jedoch, werden sie krankheitsanfällig, fehlerhaft im Wachstum und altern schnell."
HIPPOKRATES VON KOS [Begründer der Medizin als Wissenschaft, 460-377 v.Chr.]

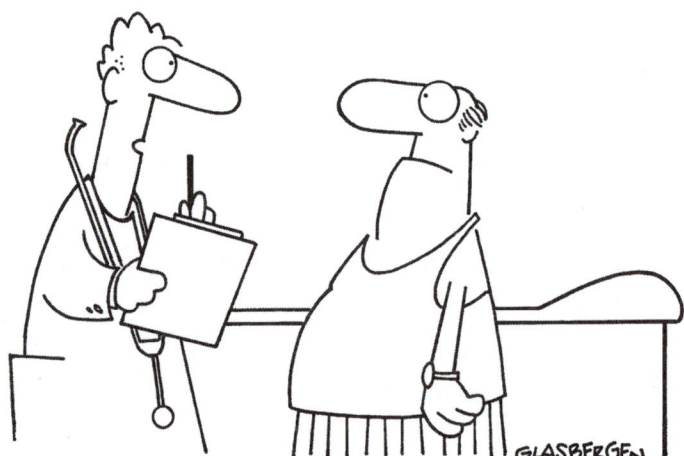

„Was passt besser in Ihren engen Terminkalender, eine Stunde am Tag trainieren oder 24 Stunden am Tag tot sein?"

II Wichtiger als die Frage der Laster

Welches ist die beste Strategie gegen degeneratives Altern? Das ist eine der häufigsten Fragen, die Gerontologen gestellt werden. Natürlich gibt es darauf keine eindeutige Antwort. Denn zum einen wirken verschiedene Mechanismen zusammen und entwickeln erst gemeinsam die besten Wirkungen. Zum anderen hängt das sehr vom Einzelfall ab.

Wenn es jedenfalls darum geht, vorzeitige Alterung zu verhindern und innerhalb der maximalen menschlichen Lebensspanne gesund und leistungsfähig zu bleiben, dürfte sportliche Aktivität einen Platz ganz oben auf dieser fiktiven Rangliste einnehmen. Und körperliche Fitness scheint ein Fels in der Brandung zu sein, der selbst gesundheitsgefährdenden Risikofaktoren wie Rauchen, Bluthochdruck oder erhöhtem Blutzucker trotzt.

Auch wenn Vertreter von Gesundheitsbehörden jetzt die Hände über dem Kopf zusammenschlagen werden und das nicht gerne hören: Vergleiche zeigen, dass gut trainierte Personen, selbst wenn sie rauchen oder einen mäßig erhöhten Blutdruck haben, immer noch eine geringere Sterbewahrscheinlichkeit haben als inaktive Nichtraucher oder Menschen mit normalem Blutdruck. Natürlich darf man dabei nicht übersehen, dass sehr aktive und sportliche Personen generell maßvoller leben und zum Beispiel selten extreme Zigarettenraucher sind. Dennoch. Bei (leichten) Rauchern oder (wenig) Dickleibigen muss nicht immer gleich der erhobene Zeigefinger oder das schlechte Gewissen bemüht werden. Auch wer dem einen oder anderen Laster nicht abschwören kann oder will, kann sich durchaus in eine gute körperliche Form bringen und von den damit verbundenen Vorteilen für Gesundheit und Jugendlichkeit profitieren.

„Die Menschen verlieren zuerst ihre Illusionen, dann ihre Zähne und ganz zuletzt ihre Laster."
HANS MOSER [österreichischer Schauspieler, 1880-1964]

Intervention in der Praxis

II Alterung des Halteapparates

Osteoporose (= fortschreitende Entmineralisierung und Brüchigkeit der Knochen) ist eine klassische Alterserscheinung. Knochen können sich verformen, und durch Wirbeleinbrüche kommt es zu einer veränderten Haltung. „Vom Alter gebeugt" heißt es ja auch. Doch ist es wirklich das Alter, das uns den Rücken krümmt?

In der Tat sind viele von Osteoporose betroffen. Jede vierte Frau nach der Menopause sogar besonders intensiv. Die Knochenentkalkung ist ein typisches Beispiel dafür, wie erst durch mehrere Faktoren etwas entsteht, was wir dann als scheinbar typische Alterung geradezu hinnehmen.

Das Hauptproblem bei der Entstehung von Osteoporose ist zu wenig Kalzium in den Knochen. Allein mehr Kalzium zu essen, beseitigt die Störung aber nicht. Denn erst Hormone wie Testosteron, natürliches Progesteron, körperidentische Östrogene und Vitamin D sorgen dafür, dass mehr kalziumhaltige Knochensubstanz auf- als abgebaut wird. Darüber hinaus unterstützen die Sexualhormone die Erhaltung von Muskeln und Kraft. Beide sind eigenständige Schutzfaktoren gegen den Knochenverlust (s. u.). Östrogene wirken sich zusätzlich positiv auf die Ausschüttung von Wachstumshormon aus, ein Hormon, das seinerseits den Erhalt von Muskeln und Knochen unterstützt. Es ist deshalb leicht nachvollziehbar, warum Frauen durch den plötzlichen Hormonverlust mit der Menopause einem besonders hohen Risiko für Abbauprozesse in den Knochen ausgesetzt sind. Eine auf die individuelle Hormonsituation hin abgestimmte Zufuhr von Hormonen ist daher eine der wichtigsten Säulen für die Prophylaxe (s. Kap. II.4).

Den wichtigsten Faktor für die Erhaltung eines stabilen, jugendlichen Knochenapparats haben wir aber noch gar nicht genannt. Egal wie viel Kalzium und Hormone zur Verfügung stehen oder wie viele Osteoporose-Medikamente eingenommen werden: Es gibt für den Organismus nur einen Grund, Energie und Aufbauarbeit in die Knochen zu investieren, nämlich das Ausmaß körperlicher Belastung. Ohne diesen Belastungsreiz verkümmert der Bewegungsapparat ganz unabhängig vom Alter.

Nicht jede Bewegung wirkt effektiv

Nicht jede Form von sportlicher Bewegung hält die Knochen jung. Das mussten erstmals die Besatzungen der Weltraumstationen erfahren. Das Problem der Entmineralisierung in Schwerelosigkeit war schon länger bekannt. Die ersten Langzeitbesatzungen der Stationen betrieben deshalb intensiv Sport, vor allem auf dem Fahrrad-Trainer. Doch trotz hervorragender Herz-Kreislauf-Werte und exzellenter Ausdauer – den Kalziumabbau der Knochen verhinderte diese Form von Bewegung bei den jungen Frauen und Männern nicht. Es fehlten die Belastungsreize auf den Stützapparat.

Auf der Erde ist das nicht anders. Bei einem Vergleich zweier Gruppen von Krankenhauspatienten wirkte ein im Liegen durchgeführtes Fahrradtraining dem Knochenabbau weniger entgegen als ebenso langes einfaches Stehen neben dem Bett.

Der Grund für diese letztlich überraschenden Ergebnisse liegt darin, dass die Knochen zur Erhaltung jugendlicher Stabilität intensive Druck-, Stoß- und Zugkräfte brauchen. Ähnliches gilt auch für die Knorpel der Gelenke. Sportliche Bewegung in Form von Radfahren oder Schwimmen allein stellt keine ausreichende Herausforderung für die Knochen dar. Das gilt grundsätzlich für alle im Liegen oder Sitzen ausgeführten Tätigkeiten.

Osteoporoseprophylaxe beginnt deshalb immer dann, wenn wir vom Bett oder einem Stuhl aufstehen und die Knochen der Schwerkraft aussetzen. Das belegen auch Vergleichs-studien. Berufsgruppen mit sitzender Tätigkeit haben ein erhöhtes Osteoporoserisiko. Um-gekehrt sind dickleibige und schwere Menschen tatsächlich seltener von entsprechenden Problemen betroffen.

In erster Linie beeinflusst also die Alltagsbelastung die Knochenalterung. Tägliche Belastung und Aktivität sind aber in den vergangenen Jahrzehnten erheblich zurückgegan-gen. Wir haben heute gerade noch ein Hundertstel (!) des Bewegungsvolumens unserer Urgroßeltern im 19. Jahrhundert. Zusätzlich sinkt die Aktivität im Lebenslauf stark. Wenn Menschen immer weniger Aktivitäten entwickeln – meist ab dem vierten Lebens-jahrzehnt –, verursacht das nichts anderes als ein Vorziehen und Beschleunigen von Alterserscheinungen an Muskeln und Knochen. Den gleichen Alterungseffekt haben Rolltreppen, Fahrstühle, elektrische Haushaltsgeräte und die vielen anderen „Erleichte-rungen" des Alltagslebens.

Fazit

Der beste Schutz gegen die Knochenalterung ist eine intensive Belastung, egal ob durch Laufen, Kraftsport oder Ballsportarten hervorgerufen. Aber man muss nicht zwangsläufig klassischen Sport betreiben. Auch Wandern in hügeligem Gelände verursacht einen starken Reiz auf die Knochen. Vor allem jedoch ist eine ausreichend hohe Belastung im Alltags-leben für unseren Stützapparat als tägliche Anti-Aging-Versicherung unabdingbar. Und: Dieser Faktor lässt sich in der Tat durch keine Pille ersetzen.

„Die Gesundheit sieht es lieber, wenn der Körper tanzt, als wenn er schreibt."
GEORG CHRISTOPH LICHTENBERG [deutscher Physiker und Naturge-lehrter, 1742-1799]

11 Jung erhaltender Sport beginnt früher als viele glauben

Was genau ist Gesundheitssport, was sogenannter Anti-Aging-Sport? Wie viel Bewegung braucht man? Wer auf solche Fragen mit festen Zahlen- und Mengenangaben antwortet, begeht bereits einen Fehler – einen weitverbreiteten. Seien Sie deshalb kritisch bei allzu starren Ratschlägen und lassen Sie sich nicht ins Bockshorn jagen, wenn die sportlichen Zielvorgaben für Sie nicht erreichbar sind.

Es gibt weder *die* Gesundheit noch *die* Alterung. Wie viel und welche Art körper-licher Aktivität optimal ist, hängt davon ab, welchem Bereich der vielfältigen Alternspro-zesse entgegengewirkt werden soll. Für Einsteiger ist es auch nicht immer klug, sich gleich am Optimum oder an Maximalzielen zu orientieren. Der wichtigste Ratschlag zum Thema Altersvorbeugung durch Bewegung ist deshalb: Anfangen! Und Sport zur Altersprophylaxe beginnt früher als viele denken.

Kleine Wirkungen, die sich zum Alterungsprozess summieren

Sobald wir vom Bett oder von der Couch aufstehen, entsteht allein durch die Schwerkraft ein Belastungsreiz im knöchernen Haltungsapparat: Eine Signalwirkung, die den Einbau von Kalzium in die Knochen stimuliert. Jede Stunde, die wir liegend oder sitzend verbringen, bewirkt genau das Gegenteil. Wenn wir uns in Bewegung setzen, passiert noch viel mehr. Schon bei geringer Aktivität verändert sich der Kohlenhydratstoffwechsel. Im Kapitel zur kalorischen Restriktion werden wir auf die besondere Problematik des Kohlenhydratstoffwechsels im Hinblick auf die Alterung eingehen.

Folgender Ablauf wiederholt sich im Organismus mehrmals am Tag: Nach einer durchschnittlichen Mahlzeit steigt der Blutzucker an. Damit nun dieser Glucoseanstieg nicht zu weit geht und zu viele Schäden verursachen kann, die dann Alternsprozesse anstoßen, unter anderem durch nicht-enzymatische Glycosylation (s. Kap. II.11), kommt eines der schnellsten Regulationssysteme des Körpers zum Einsatz: Innerhalb von Sekunden wird das Hormon Insulin ausgeschüttet, das den Zuckerspiegel so schnell wie möglich senken soll. Insulin öffnet für den Blutzucker Schleusen, besonders in der Muskulatur und in den Fettzellen (in den Fettzellen sorgt Insulin in erster Linie für die Einlagerung von Fett und die aus Zucker gebildeten Lipoproteine).

Ob die von uns konsumierten Kohlenhydrate – von Süßigkeiten über das in Bier enthaltene Malz bis zu anderen Kohlenhydrat-Quellen – in die Muskulatur wandern oder in Fett umgewandelt werden, hängt nicht nur von der gegessenen Menge, sondern vor allem von unserer körperlichen Aktivität ab.

Wie viel wir uns zwischen den täglichen Mahlzeiten bewegen, hat aber nicht nur Einfluss auf die äußere Erscheinung. Körperliche Aktivität und Bewegung erhöht die Sensitivität des Organismus gegenüber Insulin. Weil mehr Sensitivität eine schnellere und vor allem effektivere Regulation bedeutet, vermindert sich auf diese Weise die Belastung des Körpers durch Blutglucose und Insulin. Eine dauerhaft reduzierte Zucker- und Insulinbelastung ist, wie wir heute wissen, ein zentraler Schlüssel für die Verlangsamung der Alterung.

Merke: Insulinresistenz aufgrund von Bewegungsmangel ist eine grundlegende Ursache für reduzierte Glucosetoleranz und Diabetes im Alter und ein Beschleuniger der allgemeinen Alterung.

II   Das Altern des Zuckerstoffwechsels ist vermeidbar

Wie weitreichend die Bedeutung der Bewegung sein kann, verdeutlicht folgendes Beispiel: Die verminderte Glucosetoleranz – also die nachlassende Fähigkeit, Zucker effektiv und mit wenig Insulin zu verstoffwechseln – beginnt beim Menschen häufig schon in mittleren Jahren. Sie ist ein klassischer Marker für die allgemeine Alterung. Doch was bisher als typischer und unvermeidlicher Alternsprozess galt, ist in Wirklichkeit nicht unausweichlich. Vergleichsstudien zeigen: Bis zum Alter von etwa 80 Jahren ist die reduzierte Glucoseintoleranz mehr durch ungenügende Aktivität verursacht – besonders in Verbindung mit vergrößerten Fettspeichern – als durch alle anderen biologischen Alternsvorgänge zusammen. Starker Tobak!

Umgekehrt lassen sich durch Belastungsaktivität die Glucosetoleranz auf einem jugendlichen Niveau halten und dadurch von Zucker und Insulin verursachte Schäden vermeiden. Je häufiger und intensiver die Belastung, desto besser. Aber auch dabei profitieren wir von Sport nicht erst im Höchstleistungsbereich. Mit Hilfe von Muskelbiopsien haben Wissenschaftler aktuell nachweisen können, dass sich bei Untrainierten bereits nach der „Bewältigung" einer einzigen Stockwerk-Treppe in der beanspruchten Muskulatur die Insulinsensitivität nachhaltig verbessert.

Fazit

Bereits die alltägliche Entscheidung, Rolltreppe oder Treppensteigen, kann auf Dauer gesehen den Verlauf unserer Alterung ganz direkt beeinflussen. Ein guter Grund, Treppen in Zukunft mit ganz anderen Augen zu betrachten.

„Der Leistungssport simuliert Anstrengungen und Gefahren, wie sie noch vor hundert Jahren zum Alltag gehörten."
OLIVER HASSENCAMP [deutscher Kabarettist und Schriftsteller, 1921-1988]

Der Trick der Sumo-Ringer

Das nach kohlenhydrathaltigen Speisen ausgeschüttete Insulin ist ein hochwirksames anaboles Hormon, das heißt, es wirkt aufbauend. Bodybuilder nutzen diesen Effekt ganz gezielt. Zwar bilden hartes Training und Proteine die Grundlagen für ihren muskulösen Körper. Aber nur unter Mithilfe der anabolen Wirkung von Insulin lassen sich Muskeln effektiv aufbauen. Zur Steigerung der Muskelmasse in Aufbauphasen ergänzen Bodybuilder ihre proteinreiche Nahrung deshalb gezielt und dosiert mit Kohlenhydraten. So vergrößern sie die Energiereserven für das Training und stimulieren die Ausschüttung von Insulin. Insulin ist allerdings auch für die Fettzellen der entscheidende Signalstoff zur Einlagerung von Fett. Auch diesen Effekt weiß man im Sport zu nutzen. Sumo-Ringer brauchen eine große Körper- und Fettmasse. Und die bringen sie mit Hilfe von Kohlenhydraten und der anschließenden Insulinausschüttung in Form von mehreren Zentnern auf die Matte. Moment, wie kann dasselbe Hormon bei Kraftsportlern Muskeln, bei den Sumo-Ringern dagegen in hohem Maße Fett aufbauen helfen?

Der Trick ist überraschend einfach: gezielte Bewegung beziehungsweise gezielte Inaktivität. Während Bodybuilder darauf achten, die insulinstimulierenden Kohlenhydrate in erster Linie vor und unmittelbar nach hartem Training zuzuführen, essen Sumo-Ringer hingegen bevorzugt vor Ruhephasen oder noch besser vor dem Schlafengehen und fördern so wunderbar effektiv den Fettaufbau. Die weiteren biochemischen Zusammenhänge brauchen uns an dieser Stelle nicht näher zu interessieren – teilweise haben wir die Mechanismen auch schon in anderen Kapiteln dargestellt (z. B. Kap. II.7).

Fettaufbau durch „richtige" Kombination von Kohlenhydraten und Inaktivität funktioniert nicht nur im Sport. Wenn wir uns nach Mahlzeiten hinlegen, während des Fernsehens knabbern oder Süßes als Betthupferl verspeisen, praktizieren wir exakt die Tricks der Sumo-Ringer. Niemand sollte sich wundern, wenn er auf diese Weise ebenso „erfolgreich" Fett aufbaut.

Art, Zeitpunkt und Ausmaß körperlicher Aktivität entscheiden also wesentlich über die Art der Verstoffwechslung von Nahrungsenergie. So können arbeitende Muskeln den Blutzucker auch über einen insulin-unabhängigen Mechanismus aufnehmen. Während körperlicher Aktivität benötigt der Körper deshalb viel weniger Insulin, um die gleich Menge Zucker aus dem Blut zu schaffen. (Anm.: Eine von Insulin unabhängige Glucoseaufnahme in die Muskulatur wird ansonsten nur noch durch kalorische Restriktion erreicht. Starke Nahrungseinschränkung und Sport haben nicht nur in diesem Fall ähnliche Anti-Aging-Effekte, wobei die von kalorischer Restriktion weitreichender sind und die maximale Lebensspanne verlängern.)

Zusätzlich zu diesem Bonus bringen Bewegung und Sport einen Langzeiteffekt. Ein trainierter Körper braucht generell weniger Insulin. Bei sportlich aktiven Personen stehen die Stoffwechselwegweiser nach einer Mahlzeit deshalb ganz automatisch in Richtung Muskulatur und Verbrennung; bei Untrainierten mehr in Richtung Fettspeicher. Das gilt auch bei absolut gleicher Essensmenge!

II   Muskeln und Kraft

Die Situation ist schon etwas paradox. Wenn man Menschen auf der Straße fragt, welche Art von Fitness für Gesundheit und Jungerhaltung sie für wichtig halten, antworten die meisten ohne zu zögern mit Begriffen wie Ausdauer oder Kardiotraining. Wenig verwunderlich. So wird es ja auch gemeinhin propagiert. Achtet man aber darauf, welche körperlichen Alterserscheinungen die Leute am meisten fürchten und für welche Art von Verjüngung sie ihr Geld ausgeben, zeigt sich ein ganz anderes Bild. Dann nämlich stehen der Wunsch nach einem Waschbrettbauch, der Kampf gegen die Falten und die optischen Veränderungen der Körperstatur an oberster Stelle. Chirurgen sollen überschüssige Haut entfernen und durch Fettabsaugen die Figur richten. Und seit einigen Jahren steigen die Umsatzzahlen von Jeans, die am Gesäßteil Einlagen besitzen, wodurch eine jugendliche Po-Muskulatur suggeriert wird.

Dabei wissen wir spätestens seit Arnold Schwarzenegger und der Bodybuildingwelle, dass man Muskeln gezielt formen, straffen und aufbauen kann. Fitnessstudios mit entsprechenden Geräten gibt es inzwischen überall. Nur: Bodybuilding hat nichts mit Gesundheit oder gar Alternsintervention zu tun. Und außerdem ist das Stemmen von Eisen und Schwitzen an Kraftmaschinen allenfalls etwas für Junge – und davon auch eher die Männer. Richtig? Falsch! Oder wie Mister Schwarzenegger es ausdrücken würde: mächtiger Fehler!

Unterschätzte Verbündete im Kampf gegen das Altern

Beginnen wir mit dem Alter und dem Vorurteil, Muskelkraft würde mit zunehmendem Alter immer unwichtiger. Studien zur Entstehung von Pflegebedürftigkeit belegen genau das Gegenteil. Neben klassischen Krankheiten ist ein anderer herausragender Faktor für den Verlust der Selbstständigkeit verantwortlich: mangelnde Kraft. Allerdings ist das keineswegs nur ein Problem der sehr Alten. Schon lange bevor Muskeln und Kraft ein kritisches Niveau erreichen, führen reduzierte Kraftfähigkeiten zu geringeren Aktivitäten. Denn bei abnehmender Kraft fällt jede Tätigkeit schwerer. Reduzierte Aktivität aber fördert verschiedene Alternsprozesse. Den so einsetzenden Teufelskreis kann man sich leicht ausmalen.

Ein anderer überraschender Befund betrifft den extremen Anstieg von – oft tödlichen – Stürzen und Knochenbrüchen im Alter. Nicht etwa Koordinations-, Beweglichkeits- oder Gehtraining beugte im direkten Vergleich Stürzen bei Älteren am besten vor, sondern klassisches Krafttraining. Was die meisten vor allem aus optischen Gründen wünschen, nämlich eine jugendliche Muskulatur und Figur, hat sich also als einer der besten Schutzfaktoren gegen eine Reihe typischer Alterserscheinungen erwiesen.

II Krafttraining wirkt bei Jüngeren positiv – bei Älteren bewirkt es Wunder

Die Vorstellung, Krafttraining sei nur für junge Menschen geeignet, ist selbst unter Gesundheitssportlern ein verbreitetes Vorurteil. In den vergangenen Jahren haben deshalb viele ältere und alte Menschen im Dienste der Wissenschaft Eisen gestemmt und Kraftmaschinen bewegt. Ganz anders, als lange vermutet, lässt sich mit dem richtigen Training die Muskulatur bis ins hohe Alter nicht nur stabilisieren, sondern bis mindestens zum achten Lebensjahrzehnt sogar aufbauen. Kraft scheint unbegrenzt lange trainierbar zu bleiben.

Testpersonen im Alter von 86 bis 96 Jahren, die nie zuvor Sport betrieben hatten, steigerten in einer schon 1990 im „Journal of the American Medical Association" publizierten richtungsweisenden Studie nach mehrwöchigem Krafttraining ihre Muskelkraft und damit die gesamte Leistungsfähigkeit. Der relative Zugewinn an Kraft pro Trainingswoche war bei den Hochbetagten sogar größer also bei jungen Personen. Ein achtwöchiges Training verbesserte die Beinkraft der Teilnehmer um durchschnittlich 175 Prozent. Wichtig: Die Ergebnisse ließen sich trotz verschiedener Alterskrankheiten wie Osteoporose, Hochdruck und koronarer Herzkrankheit erzielen. Zwei Hochbetagte der Untersuchungsgruppe, die nur noch mit Krücken gehen konnten, benötigten ihre Gehhilfen nach wenigen Wochen Training sogar überhaupt nicht mehr.

Entgegen einer verbreiteten Auffassung haben diese und viele nachfolgende Untersuchungen auch gezeigt, dass gerade mit Hilfe von Kraftmaschinen ein individuelleres, genauer dosiertes und vor allem effektiveres Training möglich ist als mit herkömmlicher Gymnastik oder Übungen mit dem eigenen Körpergewicht.

Ein neuer interessanter Ansatz ist in diesem Zusammenhang das in Deutschland entwickelte Stimulationstraining mit einem seitenalternierenden Vibrationsgerät. Dabei sind mittels einer Art hochfrequent schwingender Wippe erstaunliche, weil hocheffiziente Trainingseffekte auf Muskulatur und Knochen möglich. Das spezielle Verfahren der seitenalternierenden Vibration ist patentrechtlich geschützt. Die auf dieser Basis arbeitenden Geräte sind auch als Medizingeräte zugelassen.

„Vor nichts muss sich das Alter mehr hüten, als sich der Lässigkeit und Untätigkeit zu ergeben."
CICERO [römischer Politiker und Philosoph, 106-43 v. Chr.]

II Jugendliches Hormonniveau durch gezielte Belastung

Hormone spielen für den Verlauf der menschlichen Alterung eine tragende Rolle. Sie entscheiden über Leistungsfähigkeit und nicht zuletzt über unser Aussehen. Androgene unterstützen, neben anderen Aufgaben, eine straffe und gut ausgebildete Muskulatur. Wachstumshormon (STH) und Testosteron fördern den Aufbau und Erhalt der Muskulatur und reduzieren dabei gleichzeitig Körperfett. Im Lauf des Lebens nimmt die Ausschüttung wichtiger Hormone ab. Von einem ausgeprägten Androgenabfall sind verstärkt Männer, von Östrogenverlusten vor allem Frauen betroffen. Wachstumshormon ist bei beiden Geschlechtern im Alter reduziert. (Anm.: Reduziert sind zum Teil nur bestimmte Mediatoren, die die STH-Wirkung vermitteln; s. Kap. II.7.) Unzureichende körperliche Belastung und Hormonveränderungen sind die Hauptgründe für Muskelabbau und Leistungsverlust.

Was nur die wenigsten wissen: Durch gezielte körperliche Belastung lässt sich die Ausschüttung von Hormonen stimulieren. Dazu zählen Androgene und auch das Wachstumshormon. Mit anderen Worten, mit Hilfe von Körpertraining kann man sein persönliches Hormonniveau gezielt anheben – und zwar in einem beträchtlichen Ausmaß. Eine Verjüngung der besonderen Art.

Und noch ein anderer wünschenswerter Effekt spielt eine Rolle. Muskeln sind der wichtigste Ort für die Verbrennung von Körperfett. Androgene tragen über ihren muskelfördernden Effekt zu einer schlanken Figur bei. Wachstumshormon wirkt sogar doppelt: Sowohl über die Muskulatur als auch direkt fettabbauend. Damit lässt sich auch das scheinbare Paradoxon nachvollziehen, warum viele Dickleibige gerade durch Krafttraining und Bodybuilding am ehesten eine schlankere Figur erreichen, obwohl ja – anders als bei Ausdauerbelastungen – während eines Krafttrainings Fett nicht unmittelbar als Brennstoff genutzt wird.

Wie man sieht, erweist sich Kraft- und Widerstandtraining auch dabei als eine der effektivsten Hilfen im Kampf gegen das Altern beziehungsweise dessen unerwünschte Folgen. Wie das Training aussehen muss, damit sich die entsprechenden Hormonausschüttungen einstellen, finden Sie in diesem Kapitel ausführlich in einer Tabelle beschrieben. Allerdings gibt es zwei Voraussetzunggen für diese in der Tat erstaunliche Verjüngungskur:

II **Intensität.** Körperliche Aktivität lässt sich in vielerlei Hinsicht als wirksame Jungbrunnen-Strategie nutzen. Die gezielte Stimulation von Androgenen oder STH erfordert allerdings eine ganz bestimmte, intensive Belastung. Am ehesten lässt sich ein solches Programm unter geschulter Anleitung mit Gewichtstraining oder Kraftmaschinen durchführen (s. u.).

II **Alter.** Die Hormonreaktion des Körpers auf körperliche Belastung flacht im Alter ab. Wie stark, ist von Person zu Person sehr unterschiedlich (beim Wachstumshormon sind die individuellen Unterschiede größer als beim Testosteron). Die Stärke des Hormonausstoßes für eine bestimmte Belastung dürfte nach aktuellem Erkenntnisstand etwa ab einem mittleren Alter von 40 bis 50 Jahren reduziert sein. Regelmäßiges Training kann das hormonelle Niveau allerdings auch im Alter dauerhaft verbessern.

429

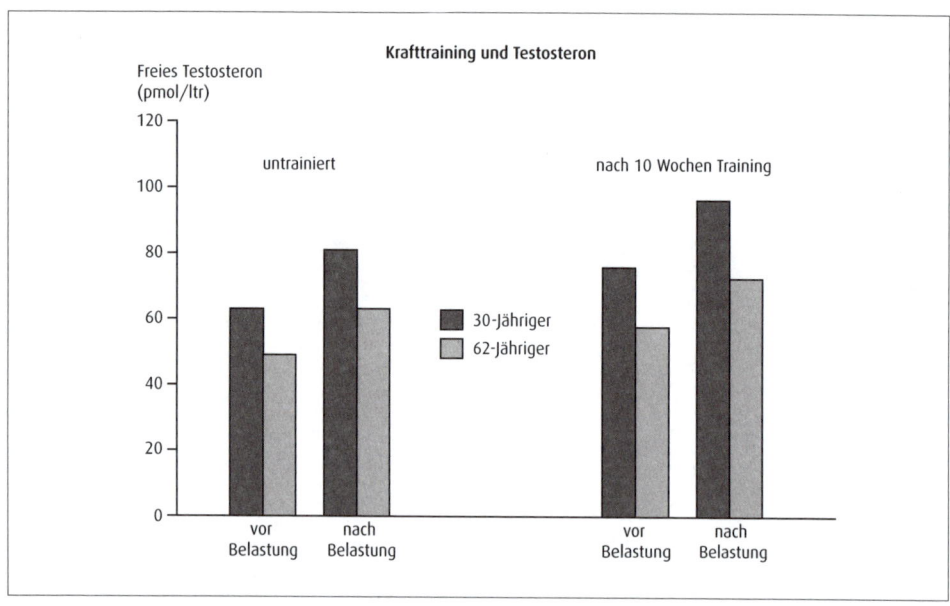

Krafttraining und Testosteron

Freies Testosteron (pmol/ltr)

untrainiert

nach 10 Wochen Training

■ 30-Jähriger
□ 62-Jähriger

vor Belastung   nach Belastung   vor Belastung   nach Belastung

Intensives Krafttraining führt sowohl bei jungen Männern (dunkle Balken) als auch bei Älteren (helle Balken) unmittelbar zu einer deutlichen Erhöhung des Testosteronspiegels.
Besonders interessant: Nach einer 10-wöchigen Trainingsphase ist das Testosteronniveau bereits vor der Belastung (und damit dauerhaft) erhöht. Dieser Effekt ist bei jüngeren Männern besonders ausgeprägt. Dennoch haben nach 10 Wochen auch die Älteren ein Testosteronniveau entwickelt, wie es für 10 bis 20 Jahre jüngere Vergleichspersonen typisch ist (mod. nach Kraemer et al., 1999).

II   Der Einfluss von Bewegung auf die Figur

Es gibt nur wenige Maßnahmen, die Gesundheit, Alternsprophylaxe und gutes Aussehen so verbinden wie der Sport. Und keine andere Methode kann gleichzeitig figurstabilisierende Muskulatur aufbauen und dabei auch noch unerwünschtes Fett reduzieren. Auch keine Diät.

Was den Fettabbau betrifft, fristete Sport gegenüber diversen Diäten lange Zeit ein Schattendasein. Das lag an einigen tief verwurzelten Fehleinschätzungen. Denn: Eine gut ausgebildete Muskulatur ist nicht nur ein unmittelbarer Faktor für Leistungsfähigkeit und Aussehen. Muskeln sind auch der absolut wichtigste Ort, an dem das „Verbrennen" von Fett stattfindet. Je mehr Muskulatur deshalb zur Verfügung steht, desto größer ist erst einmal das Potenzial zur Fettverbrennung und umgekehrt.

Männer können unter anderem aufgrund ihrer größeren Muskelmasse leichter Fett abbauen als Frauen. Dasselbe gilt für Jüngere gegenüber Älteren. Menschen, die eine Diät hinter sich haben, sind besonders arm dran: Denn wer mit „Hilfe" einer Diät Gewicht verliert, büßt gleichzeitig immer auch wertvolle Muskeln ein. Das Resultat ist unweigerlich ein verschlechtertes Verhältnis von Mager- zu Fettmasse. Und dadurch wird es noch schwerer, Fett abzubauen. Schlimmer noch: Der Aufbau von neuem Fett wird begünstigt. Im direkten Vergleich haben es Menschen mit einem geringen Muskelanteil fast immer schwerer, ihren Fettanteil zu halten oder gar zu reduzieren.

Die Bevölkerungsgruppe mit den absolut größten Problemen, Fett zu verlieren, sind dementsprechend Frauen mittleren Alters, die bereits mehrere Diäten hinter sich haben – meist mit immer weniger Erfolg. Der Ausweg aus diesem Teufelskreis besteht nicht in weiteren Diäten, sondern in körperlicher Aktivität. Nur, die richtige sollte es sein.

Das effektivste Trainingsprogramm

Lange Zeit hat man bei der Suche nach der fürs Abnehmen geeignetsten Sportart allein darauf geachtet, wie viel Fett unmittelbar während einer bestimmten Aktivität verbrannt wird. Dort sieht es bitter aus: Erst nach etwa 30 bis 45 Minuten Dauerbelastung wird Fett als Hauptbrennstoff genutzt. Entsprechend galten ausschließlich ausgiebige Ausdauerbelastungen als schlankheitsfördernd. Doch die Wirkungen von Sport sind weitaus komplexer. So wird zum Beispiel während intensiven Kraft- beziehungsweise Muskelaufbautrainings zwar in der Tat kaum unmittelbar Fett verbrannt. Eine durch ein solches Training besser ausgebildete Muskulatur unterstützt jedoch anschließend die Verstoffwechslung von Fett – und das dann rund um die Uhr. Hinzu kommt, dass bereits ein kurzes intensives Krafttraining den Gesamtstoffwechsel der Muskulatur für bis zu 36 Stunden erhöht.

Doch damit nicht genug: Der nach einem richtig durchgeführten Bodybuildingtraining stattfindende Hormonausstoß – allen voran der des Wachstumshormons (STH) – besitzt eine Wirkungsdauer von etwa fünf Tagen. Das heißt, noch fast eine Woche nach einer Intensivbelastung wird die Erhaltung und sogar der Aufbau von Magermasse hormonell gefördert. Gleichzeitig forciert Wachstumshormon den Abbau von Fettspeichern.

Damit wird ein merkwürdiges Mysterium verständlich. Lange Zeit war nämlich unklar, warum sportliche Aktivität, und gerade auch Muskeltraining, eine größere Wirkung auf die Fettspeicher erzielt als sich rechnerisch durch die direkt „verbrauchten" Kalorien ergibt.

Für den Fettabbau nutzlos sind Ausdauersportarten natürlich nicht. Hängen sie Ihre Joggingschuhe also nicht gleich an den Nagel. Ausdauerbelastungen trainieren den Fettstoffwechsel und machen ihn effizienter. Das gilt besonders für den Umsatz von Oberkörperfett, weniger bis kaum für Fett an Beinen und Po.

Fazit

Wenn bei Ihnen eine absolute Traumfigur ganz oben auf Ihrem Wunschzettel steht, sieht der Weg dahin nach den Ergebnissen moderner Sportwissenschaft in etwa so aus: kurzes aber intensives Bodybuildingtraining von 30 bis 60 Minuten zwei- bis dreimal pro Woche, ergänzt durch ein- bis zweimal wöchentlich aerobe Belastungen von 20 bis 30 Minuten Dauer. Kein einfacher Weg? Vielleicht, aber er ist hocheffizient.

II Wir sind nur zwei Stunden von einer jugendlichen Fitness entfernt

„Keine Zeit!" Das ist eine der häufigsten Klagen, wenn es um regelmäßige körperliche Betätigung geht. Gestresste Zeitgenossen ernten mit diesem Argument wenig Verständnis bei Trainern, Sportärzten oder Fitnessberatern. Das Resultat der Diskrepanz zwischen Soll und Realität ist, dass schließlich überhaupt kein Sport betrieben wird. Wenn Menschen hochgesteckte Ziele für nicht erreichbar halten, unternehmen sie von vornherein eben meist gar nichts.

Doch es gibt Hilfe. In den USA beschäftigt sich seit Jahren eine großes Wissenschafts- team, ja sogar eine ganze Behörde nur mit diesem Problem. Wirklich wahr! Die Aufgaben- stellung lautet: Wie kann man durch Sport mit minimalem Zeitaufwand möglichst große gesundheitliche Effekte erzielen?

Die scheinbar besonders menschenfreundlichen Wissenschaftler sind Mitarbeiter des Space Flight Physiology Programms der NASA. Und natürlich forschen sie vor allem aus Eigennutz. Denn nichts ist in der bemannten Raumfahrt so kostbar wie Zeit. Gleichzeitig wird bei den zunehmend längeren Aufenthalten in Schwerelosigkeit die Bewahrung von Gesundheit und Leistungsfähigkeit der Astronauten immer wichtiger. Für die Wissen- schaftler der NASA stehen deshalb nicht theoretische Optimalziele, sondern maximale Effektivität in kürzester Zeit im Mittelpunkt des Interesses.

Als Dr. Laurence Morehouse, langjähriger Direktor des NASA-Projekts, die ersten Ergebnisse vor einigen Jahren veröffentlichte, mussten viele alte Vorstellungen revidiert werden. Die Botschaft von Morehouse lautete: „Jeder Mensch ist nur zwei Stunden von einer guten Kondition entfernt."

Wie das zu verstehen ist, sehen wir uns gleich einmal näher an.

„Selbst wenn Sie in den vergangenen 20 Jahren nicht ein einziges Mal trainiert ha- ben, sind Sie nur zwei Stunden von einer guten Kondition entfernt."
LAURENCE E. MOREHOUSE [ehemaliger NASA-Wissenschaftler]

Regeln für effektives Training in kürzester Zeit

II **1. Belastungsvielfalt.** Die Effekte verschiedener körperlicher Aktivitäten unterstützen sich synergetisch. So reduziert Muskeltraining den Zeitbedarf für Ausdauertraining. Umgekehrt ermöglicht eine gute aerobe Fitness ein effektiveres Muskeltraining. Interessant: Im Hochleistungsbereich ist es – zumindest in der Wettkampfphase – genau umgekehrt. Dort behindern sich beide Trainingsformen in ihrer Wirkung gegenseitig.

Eine im Jahr 2001 an der Ball State University in Indiana/USA durchgeführte Studie demonstrierte die Zusammenhänge noch einmal deutlich: Frauen im Alter von 30 bis 40 Jahren trainierten in zwei Gruppen. Die einen absolvierten ein zwölfwöchiges intensives aerobes Step-Training. Eine Einheit dauerte jeweils 40 Minuten. Eine Parallelgruppe trainierte ebenfalls 40 Minuten, aber nur 20 Minuten aerob, die restlichen 20 Minuten in Form von Muskeltraining. Am Ende der Trainingsphase hatten beide Gruppen eine erheblich verbesserte Fitness, einen verringerten Ruhepuls und Blutdruck sowie weniger Fett. Die Gruppe, welche die Hälfte der Trainingszeit mit Muskeltraining verbrachte, hatte zusätzlich mehr Muskulatur und Kraft. Doch jetzt kommt das wirklich Besondere: Sie wies trotz geringerem Ausdauertraining eine noch bessere kardiovaskuläre Fitness auf als die reine Ausdauergruppe.

II **2. Einspareffekte** können durch Wirkungsüberschneidungen gezielt genutzt werden. Beispiel: Während aerobe Ausdauerbelastungen kaum Kraft und Muskelaufbau fördern, kann man durch richtig gesetzte Intervalle beim Muskeltraining gleichzeitig aerobe Fähigkeiten verbessern und Zeit für zusätzliches Training sparen. Für Personen mit chronischer Zeitknappheit kann das Prinzip der seitenalternierenden Muskelstimulation als zeiteffizientes Trainingssystem besonders interessant sein.

II **3. Wirkungen summieren.** Die gesundheitsfördernden Wirkungen körperlicher Aktivität sind additiv, das heißt sie summieren sich. Auch kleinere Aktivitäten im Alltag hinterlassen physiologische Wirkungen. Man kann deshalb selbst kleinste und kürzeste Alltagsbelastungen wie zum Beispiel Treppensteigen für sein individuelles Aging-Intervention-Training gezielt einbauen.

II **4. Kurz und intensiv.** In der Regel sind mehrere intensive Kurzbelastungen effektiver als seltenes und dafür längeres Training. Bereits mit einem zehnminütigen intensiven Training an jedem zweiten Tag lässt sich eine hervorragende gesundheitliche Fitness aufbauen. Das sind gerade einmal 30 Minuten pro Woche! Nach vier Wochen sind bei diesem Trainingsschema die meisten Biodaten grundlegend verändert und auf einem guten Niveau. Das alles nach nur zwei Stunden Gesamttrainingszeit!

Auswirkungen verschiedener Sport- und Belastungsformen auf den Alterungsprozess

Anti-Aging-Wirkung	Aktivität/Sportart	Bemerkungen
Erhöhte Insulinsensitivität **Verbesserte Glucosetoleranz**	II Gartenarbeit, Treppensteigen und ähnliche körperliche Aktivität II Freizeit- und Funsport II Aerobe Belastungen wie Laufen, Schwimmen II Kraft- bzw. Muskeltraining kann von der Zeit/Nutzen-Relation besonders wirkungsvoll sein (mehr als 5 Wiederholungen pro Übung/Satz); kurze Pausen von 2-3 Minuten zwischen den Sätzen (Stimulation des Glucosestoffwechsels)	Eine direkte Wirkung körperlicher Belastung ist die verstärkte und effizientere Verstoffwechslung von Glucose (Enzymaktivierung, Optimierung der Zellfunktion in der Bauchspeicheldrüse etc.). Indirekte Wirkungen ergeben sich bei intensiverem Sport zusätzlich aus der Vergrößerung der relativen Magermasse des Körpers. Durch diese Effekte werden nicht nur die Entstehung von klassischem Altersdiabetes verhindert, sondern auch andere typische Alternsprozesse der Gefäße bis hinein in die Zellebene.
Maximale Sauerstoffaufnahme **(VO_2max)** **Kardiovaskuläre Fitness**	II Ausdauerbelastungen geringer oder besser mittlerer Intensität: Schwimmen, Laufen, Bergwandern, Fahrrad fahren (zügig) etc. II Regelmäßige kurze Intensivbelastungen (z.B. 10 min jeden 2. Tag) können ebenfalls effektiv sein. II Muskel- bzw. Bodybuildingtraining übt über den Faktor Muskelmasse einen lange unterschätzten Einfluss auch auf die kardiovaskuläre Fitness aus.	Die maximale Sauerstoffaufnahme (VO_2max) ist eher ein Sammelindikator für verschiedene Funktionen, die der Alterung unterliegen. **1. Herz:** Gefäßwiderstand, myocardiale Kontraktilität, Blutfluss im Herzen, Ventilfunktion, maximale Herzstimulation u.a.m. **2. Peripher:** Muskelmasse, Blutfluss, Kapillardichte, O_2-Transport, Lungenfunktion u.a.m. Je nach Belastungsart werden diese Teilbereiche unterschiedlich stark beeinflusst. Die maximale Sauerstoffaufnahmekapazität ist in ihrer Gesamtheit bis ins hohe Alter gut trainierbar. Gut trainierte Ältere weisen eine fast doppelt so große VO_2max auf wie gleichaltrige Untrainierte und eine ebenso hohe wie 20-jährige Untrainierte! **Beachte:** Bei Frauen nach der Menopause (ohne entsprechende Hormonsubstitution) ist die Trainierbarkeit zentraler Herzfunktionen stark eingeschränkt. Generell erfolgt eine Verbesserung der Herzfunktionen bei Älteren erst bei einem Training mindestens im mittleren Intensitätsbereich.

Auswirkungen verschiedener Sport- und Belastungsformen auf den Alterungsprozess

Anti-Aging-Wirkung	Aktivität/Sportart	Bemerkungen
Anstieg von HDL-Cholesterin Absenkung von LDL-Cholesterin	Praktisch jede Art regelmäßigen Trainings ab einer mittleren Intensität ist wirksam. Je intensiver und häufiger die Belastung, desto stärker auch der zusätzliche Einfluss auf das Fett-Mus-kel-Verhältnis. Der Abbau vor allem von Bauch- und Oberkörperfett ver-bessert dann über einen zusätzlichen eigenen Mechanismus das Verhältnis von schützendem HDL zum risiko-behafteten LDL noch weiter.	Ein günstiges Verhältnis von „gutem" HDL-Cholesterin zu „schlechtem" LDL-Cholesterin ist einer der wichtigsten Schutzfaktoren vor Gefäßalterung und koronaren Herzkrankheiten. Sportlich aktive Personen weisen generell höhere HDL-Werte und niedrigere LDL-Werte auf als weniger aktive, und dies unabhängig ihrer Fettmasse (s. Kasten). Sinkt das Körperfett zusätz-lich, steigt HDL weiter an (aufgrund eines verringerten Abbaus der HDL-2 Unterfraktion in der Leber).
Erhaltung von Kraft und Muskulatur	II Kraft: Widerstandtraining mit Gewichten oder an Maschinen; Rudern und andere Kraftsportarten. Bei absolut Untrainierten auch gymnastische Übungen. II Muskelaufbau: Intensives Wider-standtraining im Bereich 5-20 Wiederholungen jeweils bis zur lokalen Muskelermüdung bzw. Muskelversagen. **Beachte:** Maximal effektiv ist ein Aufbautraining nur mit speziellen Geräten zum Beispiel in einem Fitnessstudio. Eine wirk-same Muskelstimulation bieten auch für den Heimbetrieb geeig-nete seitenalternierende Vibrations-geräte.	Sarkopenia, das heißt der Mangel an Muskulatur und Kraft, ist ein in seiner Bedeutung lange Zeit unterschätzter Alterungsprozess. Kraft ist ein ent-scheidender Faktor für die Erhaltung vieler funktioneller Fähigkeiten; im Al-ter auch für die Gehfähigkeit, Balance und Körperhaltung. Die Erhaltung der Muskelmasse hat nicht nur Auswir-kungen auf das Erscheinungsbild, son-dern auch für zentrale Stoffwechsel-abläufe und andere Alternsprozesse. Je größer die Muskelmasse, desto leich-ter zum Beispiel der Fettabbau. Intensives Muskeltraining greift positiv in den Hormonhaushalt ein (s. u.). Ebenso beeindruckend sind die positiven Wirkungen auf die Psyche. Das Selbstwertgefühl steigt bei diesen Belastungsformen besonders stark an. Bereits kurzfristiges Widerstandtrai-ning beseitigte sogar mittelgradige Depressionen.
Schutz vor Knochenabbau und Staturveränderungen	II Krafttraining, Bodybuilding II seitenalternierendes Vibrations-training II Laufen bzw. Jogging II Alltagsbelastungen wie etwa intensive Gartenarbeit	Nicht – wie oft fälschlich dargestellt – die Schonung von Knochen und Gelenken ist das Ziel beim Anti-Aging Sport, sondern im Gegenteil: gezielte Belastung. Problematisch sind ledig-lich Fehlbelastungen (z. B. Verdrehen der Gelenke), sehr abrupte Stöße (z. B. Laufen und Springen mit schlech-tem Schuhwerk auf Asphalt) und ungewohnte Belastungen (zu schnelle Steigerung der Belastung).

Auswirkungen verschiedener Sport- und Belastungsformen auf den Alterungsprozess

Anti-Aging-Wirkung	Aktivität/Sportart	Bemerkungen
Schutz vor Bluthochdruck	II Regelmäßige Belastungen geringer bis mittlerer Intensität: Bergwandern, Schwimmen, Laufen etc. Ballsportarten, wenn sie mehrmals pro Woche durchgeführt werden. II Kraft/Muskeltraining v. a. in Zirkelform. Häufigere Belastungen geringerer Intensität (z. B. 50 Prozent der max. Herzrate) wirken stärker auf den Blutdruck als weniger häufige Intensivbelastungen.	Langzeituntersuchungen, wie die 10-jährige Harvard-Alumni-Studie (1991) zeigen, dass mangelnde körperliche Aktivität ein direkter, eigenständiger Risikofaktor für Hochdruck ist. Umgekehrt wirkt Sport auch bei bereits bestehender Hypertonie blutdrucksenkend (10-20 mm Hg) vor allem bei frühzeitigem Beginn. Aber auch im hohen Alter lässt sich, wie inzwischen mehrere Studien zeigen, der Druck in nahezu vergleichbarem Maß reduzieren. Gut belegt ist das zumindest für die mittelgradige Hypertonie und bis zum Alter von 80 Jahren.
Hormonausstoß (STH, Androgene)	1. Wachstumshormon (STH): II Widerstands- bzw. Bodybuildingtraining (Wiederholungszahl 10-15 pro Übung bis zur Muskelerschöpfung); kurze Pause von 2 Minuten zwischen den Übungen. II Intensive, erschöpfende Belastungen mittlerer Dauer (5-20 min) können zumindest eingeschränkt wirksam sein; z. B. Sprintstrecken beim Schwimmen, Rudern, Fahrrad fahren am Berg etc. II In einer Studie verbesserte eine Melatoningabe (5 mg vor Belastungsbeginn) den STH-Ausstoß. Möglicherweise wirkt sich ein optimierter Melatoninhaushalt) deshalb generell günstig auf die hormonelle Regulation im Sport aus. 2. Androgene: II Kraft- und Widerstandtraining (hohe Intensität, so dass mit 3-6 Wiederholungen Muskelversagen eintritt); „ausreichende" Pausen von 3-5 Minuten zwischen den Übungen; insgesamt kurzes Training (lange Trainingseinheiten von mehr als 1 Stunde können den trainingsbedingten Androgenausstoß reduzieren).	Bei klassischem Bodybuildingtraining wurden STH-Anstiege gemessen, die denen einer typischen Substitution vergleichbar sind. Ab mittlerem Alter nimmt die Hormonantwort auf Belastung ab. Sie lässt sich aber durch unterstützende Maßnahmen verbessern (s. Kap. II.7). Der Ausstoß von Androgenen als Reaktion auf Intensivbelastung ist bereits ab mittlerem Alter reduziert (individuell allerdings starke Schwankungen).

Cholesterin – Der Kaviar hat nur selten schuld

Mit zunehmendem Alter verändern sich bei den meisten Menschen Blutfette und Cholesterin. Als Folge davon beschleunigt sich die Gefäßalterung. (Anm.: Ungünstig ist vor allem
sogenanntes Apo-B-reiches LDL bei gleichzeitig verringertem HDL.) In einem gewissen Grad
sind an diesem Mechanismus genetische Faktoren mitbeteiligt. Im Alter steigt beim Menschen deshalb generell die Wahrscheinlichkeit für die Aktivierung negativer genetischer
Ausprägungen im Bereich des Fettstoffwechsels. Besonders gilt das für Männer ab einem
mittleren Alter, bei Frauen verstärkt nach der Menopause.

Es scheint aber nicht das chronologische Alter zu sein, das diese Genexpression schließlich auslöst. Neben dem unausweichlichen Hormonverlust bei Frauen ab der Menopause
spielen Veränderungen im Lebensstil eine wesentlich Rolle. Doch nicht so sehr der Konsum
cholesterinhaltiger Nahrungsmittel (Eier, Kaviar, Innereien) steht dabei im Mittelpunkt,
sondern allgemein fett- und zuckerreiche Überernährung, Oberkörperfett und – last not
least – unzureichende körperliche Belastung. Letzteres hat unter anderem zur Folge, dass
die Insulinsensitivität und die Glucosetoleranz sinken – beides wichtige Alterungsmarker.
Weiter beschleunigt wird die Alterung des Gefäßsystems durch ungenügende Zufuhr von
antioxidativ wirksamen Substanzen wie Vitamin E und C oder Coenzym Q10.

Sport beziehungsweise ausreichend hohe Belastung im Alter – am besten in Kombination
mit einer reduzierten Energiezufuhr und gezielter Vitamin- und Hormonsubstitution – kann
selbst bei ungünstiger genetischer Veranlagung den Fett- und Cholesterinstoffwechsel auf
jugendlichem Niveau halten und damit – ganz ohne Medikamente – eine wichtige Altersuhr
verzögern helfen.

II Mangelbelastung hat unmittelbare Auswirkungen auf das Altern

Körperliche Aktivität ist nicht irgendein Faktor, der das Jungbleiben unterstützt. Kein
Zweifel! Die typischen funktionellen und strukturellen Degenerationserscheinungen im
Lebenslauf sind keineswegs ausschließlich die Folge unausweichlicher beziehungsweise
genetischer Altersvorgänge. Das glaubte man bisher. Zu weiten Teilen sind sie Folgen von
Veränderungen im Lebensstil.

Unzureichende körperliche Belastung ist wesentlich verantwortlich für reduzierte kardiovaskuläre Funktionen, Muskelabbau, Glucoseintoleranz und Vergrößerung der Ober-
körperfettmasse. Letzteres ist, wie Sie inzwischen wissen, nicht nur ein optisches Problem.
Dickleibigkeit in der oberen Körperhälfte ist mit einer signifikant erhöhten Morbidität und

Mortalität verbunden. Übersetzt heißt das nichts anderes als mehr Krankheit und kürzeres Leben.

Körperliche Aktivität umfasst allerdings wesentlich mehr als klassische sportliche Betätigung. Obwohl nach eigener Aussage heute mehr Menschen „Sport" treiben als je zuvor, ist die körperliche Fitness in den Industrienationen so schlecht wie noch nie. Das liegt nicht nur an der wachsenden Zahl besonders inaktiver Menschen. Unzählige Erleichterungen des Alltagslebens von elektrischen Haushaltshilfen und Gartengeräten über Fortbewegungsmittel bis hin zu immer geringeren physischen Anforderungen in der Arbeitswelt betreffen praktisch jeden von uns. Und in ihrer Gesamtheit wiegen sie für die Frage der Alterung negativer als gelegentliche sportliche Betätigung auffangen kann.

Umgekehrt ist es möglich, Alterserscheinungen mit Hilfe gezielter körperlicher Aktivität und Sport nicht nur zu kompensieren, sondern in vielen Bereichen sogar zu verhindern beziehungsweise erheblich zu verzögern. Und fast jede Form körperlicher Belastung kann zumindest bestimmte Teile des Alterungsprozesses verhindern.

II Auswirkungen auf die menschliche Lebensspanne

II Maximale Lebensspanne

Das maximal erreichbare Höchstalter beim Menschen beträgt etwa 120 Jahre. Diese Spanne repräsentiert die Geschwindigkeit der Gesamtalterung unter absolut optimalen Bedingungen (Genetik, Verhalten, Umwelt). Sie wird deshalb nur von sehr wenigen Vertretern einer Gattung überhaupt erreicht. Anders als manche einfache Lebewesen ist der menschliche Organismus auf ein beträchtliches Maß an ständiger körperlicher Belastung angewiesen, um sein Höchstalter zumindest theoretisch erreichen zu können (nur bei lebenslanger kalorischer Restriktion gelten veränderte Voraussetzungen). Die maximale Lebensspanne weiter vergrößern können aber Sport und Bewegung nicht. Da muss anders lautenden Aussagen widersprochen werden. Elementare Zusammenhänge zwischen Energiestoffwechsel und Zellalterung sprechen schon prinzipiell gegen diese Möglichkeit. Theoretisch reduziert sich mit wachsender Dauerbelastung und verstärktem Energieumsatz sogar die Wahrscheinlichkeit, das menschliche Höchstalter zu erreichen. In der Praxis dürfte allerdings die Wahrscheinlichkeit, durch zu wenig Belastung die individuelle Lebenserwartung zu reduzieren, ungleich größer sein als das Risiko, durch zu viel Aktivität Alternsprozesse zu beschleunigen.

II Durchschnittliche Lebensspanne

Die durchschnittliche Lebensspanne wird neben allgemeinen Alternsprozessen zusätzlich stark vom Unfall- und Krankheitsgeschehen bestimmt – häufig die Folge beschleunigter Alterung in einzelnen Organen. Heute liegt die durchschnittliche Lebenserwartung in den Industrienationen etwa 40 Prozent unter der maximal möglichen. Neben Fehl- und Überernährung sind unzureichende Bewegung und Belastung inzwischen sogar die wichtigsten Gründe dafür, dass viele nicht einmal zwei Drittel ihrer maximalen Lebensspanne erreichen – wie wir inzwischen wissen, bestehen im Hinblick auf das Altern entscheidende Wechselbeziehungen zwischen Energiezufuhr und Bewegung.

Gezielte Bewegung und Belastung können deshalb die durchschnittliche Lebensspanne des Menschen ohne Frage verlängern. Der Grund liegt jedoch weniger in einer allgemeinen Verlangsamung der Gesamtalterung, sondern im Verhindern von vorzeitigen beziehungsweise beschleunigten Alterungsprozessen in verschiedenen Organbereichen. Wie wir bereits gesehen haben, sind Insulinsensitivität und Glucosetoleranz wichtige Alternsfaktoren, die durch verschiedenste Formen körperlicher Belastung günstig verändert werden können. Zusätzlich zu dieser Direktwirkung wird die Insulinsensitivität des Organismus ganz generell positiv von der Muskelmasse beeinflusst. In welchem Ausmaß die individuelle Lebensspanne durch eine aktive Lebensweise oder Sport verlängert werden kann, lässt sich seriös schwer beziffern, unter anderem deswegen, weil das extrem von individuellen Faktoren abhängt. Bei stark eingeschränkter Energieaufnahme (kalorische Restriktion) dürfte ein zusätzlicher lebensverlängernder Effekt gering sein. Bei durchschnittlicher Energieaufnahme dagegen beeinflusst regelmäßige Aktivität das Altern und verlängert so auch die Lebenserwartung signifikant.

II Funktionelle Lebensspanne

Die Menschen werden seit einigen Jahrzehnten immer älter. Zu verdanken haben wir das den verbesserten hygienischen Verhältnissen und der medizinischen Rundumversorgung. Eine feine Entwicklung, die eigene Anti-Aging-Anstrengungen geradezu überflüssig erscheinen lässt. Doch Vorsicht! Der Sterbezeitpunkt sagt etwas über die reine Lebenserwartung aus, nicht aber darüber, wie lebenswert das Leben dabei ist. Das gilt vor allem für das Alter.

Bei genauerer Betrachtung stellt man fest, dass die funktionelle Lebensspanne geringer ansteigt als die durchschnittliche Lebenserwartung, sodass tatsächlich die Wahrscheinlichkeit für längere Unselbstständigkeit und Pflegebedürftigkeit in den Industrienationen steigt. Und dabei ist es doch gerade die funktionelle Lebensspanne, also die Zeit, in der man fit und leistungsfähig ist, die wir verlängern möchten.

An dieser Stelle kommt der Sport ins Spiel, oder – wir sollten besser sagen – Bewegung und Belastung. Denn die funktionelle Lebensspanne ist das eigentliche Metier, auf das sich Belastung auswirkt. Wir können mit Hilfe des Sports zwar nicht dem Tod davonlaufen. Für dieses Vorhaben gibt es andere Strategien, die wir inzwischen ja kennen. Was wir durch lebenslanges Belastungstraining allerdings erheblich erhöhen können, ist die Zahl der Lebensjahre, die wir fit, leistungsfähig und mit einer jugendlichen Figur verbringen können.

Das Beinflussungspotenzial auf Alterungsvorgänge, das in Bewegung steckt, lässt sich auch in Zahlen ausdrücken. Roy J. Shephard von der Universität Toronto, einer der weltweit renommiertesten Physiologen und Sportmediziner, machte vor einigen Jahren eine beeindruckende Rechnung auf. Aufgrund von Studien bezifferte er den Gewinn an funktioneller Lebensspanne, die allein durch die weitgehende Erhaltung der Muskelfunktion erzielbar ist, auf 20 Jahre. Voraussetzung, die Muskeln werden auch und gerade im Alter trainiert. So erreichten beispielsweise 60-Jährige durch ein optimales Belastungstraining in praktisch allen relevanten Biomarkern bessere Werte als durchschnittliche untrainierte 40-Jährige. Das entspricht einer funktionellen Verjüngung um tatsächlich 20 Jahre.

Gefäßalterung aufhalten

II   Sportliche Aktivität greift gleich über mehrere Mechanismen positiv in den Gefäßstoffwechsel ein. Sie ist deshalb ein wesentlicher Schutzfaktor.

II   Vermeidung hochkalorischer Ernährung, besonders von kohlenhydrat- und besonders zuckerhaltigen Nahrungsmitteln.

II   Niacin-Zufuhr (Vitamin B3) senkt Blutfette und erhöht das günstige HDL (Optimaldosierungen liegen dafür allerdings im Bereich von mehreren hundert mg/Tag; in einer durchschnittlichen Ernährung sind nur wenige Milligramm Niacin enthalten).

II   Die Vitamine B6, B12 und Folsäure regulieren beziehungsweise senken Homocystein, einen der größten Risikofaktoren für die Gefäßalterung. Wichtig für Ältere: Weit über die Hälfte aller 60-Jährigen weist in Deutschland einen funktionellen Mangel dieser Vitamine auf, was sich entsprechend im Anstieg des Risikofaktors Homocystein widerspiegelt.

II   Fettabbau (vor allem Oberkörperfett).

II   Optimierung des Hormonhaushalts.

„You're never too old to become younger."
MAE WEST [amerikanische Schauspielerin und Bühnenautorin, 1892-1980]

II Gesundheitssport oder Anti-Aging-Sport?

Worin besteht der Unterschied zwischen modernem Sport gegen das Altern und dem bisherigen Gesundheitssport? Trotz einiger neuer Aufmachungen und Formulierungen sind beide Bereiche natürlich in weiten Teilen deckungsgleich. Ein wichtiger neuer Aspekt ist allerdings die Bedeutung der eng verwandten Faktoren Kraft, Muskelmasse und Hormonstatus. Für Insider, also sicher auch für einige Leser, ist das kein völliges Neuland. Experten haben diese Aspekte schon länger auch als wichtige Voraussetzung für Gesundheit und Fitness betont, nur fielen solche Hinweise nicht auf fruchtbaren Boden.

Heute, im Licht neuester Erkenntnisse über den menschlichen Alterungsprozess, kommt niemand mehr umhin, den Erhalt beziehungsweise Aufbau leistungsfähiger Muskulatur als zentralen Faktor für die erfolgreiche Beeinflussung einer ganzen Reihe von Alternsprozessen anzuerkennen. Der Wirkungsbereich reicht vom Zucker- und Fettstoffwechsel über das Herz bis hin zu den Knochen. Wie keine andere Sportart verlängert richtig angewandtes Muskeltraining die durchschnittliche und vor allem die funktionelle Lebensspanne des Menschen.

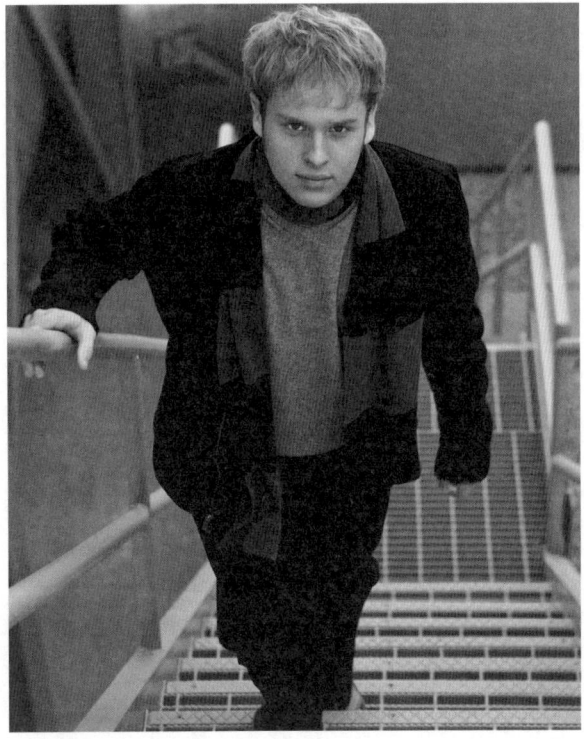

Dieses Fitnessstudio hat rund um die Uhr geöffnet.

Literatur (Auswahl)

AGARWAL S, SOHAL RL (1994): „DNA oxidative damage and life expectancy in houseflies". Proc. Nat.. Acad. Sci., 91: 12332-5.

AOYAGI Y, SHEPHARD RJ (1992): „Aging and Muscle Funktion". Sports Medicine, 14 (6): 376-96.

ASTRAND P-O, RODAHL K (1986): Textbook of Work Physiology. New York: McGraw Hill.

BARTER P (2004): „HDL: a recipe for longevity." Atheroscler. Suppl., 5(2): 25-31.

BEMBEN MG, MASSEY BH, BEMBEN DA, BOILEAU RA, MISNER JE (1995): „Age-related patterns in body composition for men aged 20-79 yr." Medicine and Science in Sports and Exercise, 264-9.

BRONIKOWSKI AM, CARTER PA, MORGAN TJ ET AL. (2003): „Lifelong voluntary exercise in the mouse prevents age-related alterations in gene expression in the heart." Physiol. Genomics, 12(2): 129-38.

CARTER CS, SONNTAG WE, ONDER G, PAHOR M (2002): „Physical performance and longevity in aged rats." J. Gerontol. Biol. Sci. Med. Sci., 57(5): B193-7.

EVANS W, ROSENBERG IH (1992): Biomarkers. New York: Simon&Schuster

FIATARONE MA, MARKS EC, RYAN ND, MEREDITH C, LIPSITZ LA, EVANS WJ (1990): „High-intensity strength training in nonagenarians." Journal of the American Medical Association., 263: 3029-34.

GOLDBERG P, DENGEL DR, HAGBERG JM (1996): „Exercise Physiology and Aging." In: Schneider EL, Rowe JW (eds): Handbook of the Biology of Aging. Acad. Press, Inc: 331-54.

GOTO S, RADAK Z, NYAKAS C, CHUNG HY ET AL. (2004): „Regular Exercise: An Effective Means to Reduce Oxidative Stress in Old Rats." Ann. NY. Acad. Sci., 1019: 471-4.

HUANG Y-J, CHEN M-T, FANG CH-L ET AL. (2006): „A possible link between exercise-training adaptation and dehydroepiandrosterone sulfate- an oldest-old female study." Int. J. Med. Sci., 3(4): 141-7.

IZQUIERDO M, IBAÑEZ J, GONZÁLEZ-BADILLO JJ (2006): „Differential effects of strength training leading to failure versus not to failure on hormonal responses, strength, and muscle power gains." J. Appl. Physiol. 100: 1647-56.

JANKORD R, BOZENA J (2007): „Influence of Physical Activity on Serum IL-6 and IL-10 Levels in Healthy Older Men." Med. Sci. Sports Exerc., 36(6): 960-4.

JENKINS RR, GOLDFARB A (1993): „Symposium: Oxidant Stress, Aging and Exercise". Med. Sci. Sports Exerc., 25 (2): 210-12.

KRAEMER WJ, GORDON SE, FLECK SJ ET AL. (1991): „Endogenous Anabolic Hormonal and Growth Factor Responses to Heavy Resistance Exercise in Males and Females." Int. J. Sports Med., 12, 228-35.

KRAEMER WJ, HÄKKINEN K, NEWTON RU (1999): „Effects of heavy-resistance training on hormonal response patterns in younger vs. older men." J. Appl. Physiol. 87: 982-92.

KRAEMER WJ, KEUNING M, RATAMESS NA ET AL. (2001): „Resistance training combined with bench step enhances womans health profile." Med. Sci. Sports Exerc., 33 (2): 259-69.

KRAEMER WJ, MARCHITELLI L, GORDON SE ET AL. (1990): „Hormonal and growth factor responses to heavy resistance exercise protocols." J. Appl. Physiol. 69: 1442-50.

KRAEMER WJ, MAZZETTI SA, NINDL BC (2001): „Effect of resistance training on womans strength/power and occupational performance." Med. Sci. Sports Exerc., 33 (6): 1011-25.

LAM TH, HO SY, HEDLEY AJ ET AL. (2004): „Leisure time physical activity and mortality in Hong Kong: case-control study of all adult deaths in 1998." Annals of Epidemiology, 14(6): 391-8.

LEE IM, PAFFENBARGER RS (2000): „Associations of light, moderate, and vigorous intensity physical activity with longevity. The Harvard Alumni Health Study." Am. J. Epidemiol., 151(3): 293-9.

LEMURA LM, VON DUVILLARD SP, MOOKERJEE S (2000): „The effects of physical training of functional capacity in adults. Ages 46 to 90: a meta-analysis." J. Sports Med. Phys. Fitness, 40(1): 1-10.

MASUDA K, TANABE K, KUNO S (2006): „Exercise and Reactive Oxygen Species in Elderly – Exercise as Prevention of Oxidative Stress." Int. J. Sports Health Sci., 4: 348-59.

MELOV S, TARNOPOLSKY MA, BECKMAN K ET AL. (2007): „Resistance Exercise Reverses Aging in Human Skeletal Muscle." PLoS ONE., 2(5): 465, publ. online.

MLEKUSCH W, TILLIAN H, LAMBRECHT M ET AL. (1996): „The effect of reduced physical activity on longevity of mice." Mech. Ageing Dev., 88(3): 159-68.

NAVARRO A, GOMEZ C, LOPEZ-CEPERO JM, BOVERIS A (2004): „Beneficial effects of moderate exercise on mice aging, survival, behavior, oxidative stress, and mitochondrial electron transfer." Am. J. Physiol. Regul. Integr. Comp. Physiol., 286(3): R505-11.

OGUMA Y, SESSO HD, PAFFENBARGER RS, LEE IM (2002): „Physical activity and all cause mortality in women: a review of the evidence." Br. J. Sports Med., 36: 162-72.

PARISE G, BROSE AN, TARNOPOLSKY MA (2005): „Resistance exercise training decreases oxidative damage to DNA and increases cytochrome oxidase activity in older adults." Exp. Gerontol., 40(3): 173-80.

PHILLIPS WT, PRUITT LA, KING AC (1996): „Lifestyle Activity". Sports Medicine, 22 (1): 1-7.

RESCH K-L (1995): Homocystein und Arteriosklerose. München: GFI.

ROWE JW, KAHN RL (1998): Successful Aging. New York: Pantheon Books.

SALTIN B, ROWELL LB (1980): „Functional Adaptions to Physical Activity an Inactivity." Fed. Proc., 39: 1506-9.

SMITH TP, KENNEDY SL, FLESHNER M (2004): „Influence of age and physical activity on the primary in vivo antibody and T cell-mediated responses in men." J. Appl. Physiol., 97(2): 491-8.

SPEAKMAN JR, SELMAN C, MCLAREN JS, HARPER EJ (2002): „Living fast, dying when? The link between aging and energetics." J. Nutrition, 132(6 Suppl 2): 1583S-97S.

SPIRDUSO WW (1995): „Muscular Strength and Endurance". In: Physical Dimensions of Aging,. Human Kinetics: 123-151.

STARLING RD (2001): „Energy expenditure and aging: effects of physical activity." Int. J. Sports Nutr. Exerc. Metab., 11 Suppl: S208-17.

YARASHESKI KE (2003): „Exercise, aging, and muscle protein metabolism." J. Gerontol. Biol. Sci. Med. Sci., 58(10): M918-22.

II.11

Altersuhr Energieaufnahme und kalorische Restriktion

Eines der erstaunlichsten Phänomene der Alternswissenschaft

II Vergebliche Anläufe

Auf ihrer Suche nach dem Jungbrunnen haben Seefahrer unbekannte Ozeane überquert, Eroberer wegen vermeintlicher Lebenselixiere ganze Völker ausgerottet und Könige ein Vermögen ausgegeben. Alle mit dem gleichen ernüchternden Ergebnis: Das Altern war nicht aufzuhalten. Geändert haben sich lediglich die Vorstellungen in den Köpfen der Menschen, wie das große Ziel erreicht werden könnte.

Im Altertum war es die göttliche Speise Ambrosia, die ewiges Leben spenden sollte. Das Problem für die Menschen bestand darin, wie sie die Götter zu deren Herausgabe bewegen könnten. Doch bis auf eine überlieferte Ausnahme blieb das Ansinnen erfolglos.

Im Zeitalter der Entdecker grassierte das Fieber, an einem sagenhaften Ort das Geheimnis ewiger Jugend zu finden. Nachdem die Erde ergebnislos abgesucht worden war, übernahmen nahtlos die Alchimisten den Staffelstab. Ein Jugendelixier zu mixen, stand zusammen mit der Goldherstellung ganz oben auf der Wunschliste.

Im 20. Jahrhundert schließlich etablierte sich allgemein die Vorstellung, nur ein völlig neuer Durchbruch in der Gentechnik könnte eines fernen Tages das Altern beeinflussen helfen. Wenn überhaupt.

Diesen Hintergrund müssen wir uns vor Augen halten, wenn wir jetzt eine der erstaunlichsten und bedeutendsten Entdeckungen der Alternsforschung näher betrachten.

II Ein Potenzphänomen gab den Anstoß

Im Sommer 1925 betritt ein junger Chemiker seine neue Arbeitsstätte an der amerikanischen Yale University. Sein Name ist Clive McCay. Der frischgebackene Doktor soll seinem Vorgesetzten, Professor Lafayette Mendel, bei verschiedenen Fortpflanzungsstudien an Tieren helfen.

Mendel trieb ein unerklärliches Sexphänomen um (nicht bei ihm, sondern bei seinen Tieren). Er hatte festgestellt, dass männliche Ratten extrem lange sexuell aktiv und fortpflanzungsfähig blieben, wenn man ihnen zeitlebens konsequent sehr wenig zu essen gab. Aufklären konnte er das beeindruckende Potenzphänomen aber nicht. McCay sollte mit einigen chemischen Analysen mehr Licht in das Dunkel bringen.

Doch so sehr der neue Mitarbeiter Hoden, Penis oder die Sexualhormone der Tiere unter die Lupe nahm, er konnte keine Besonderheiten feststellen – außer, dass die allgemeinen biologischen Messungen Daten erbrachten, wie sie für viel jüngere Tiere normal waren. McCay kam in den Sinn, dass sie es vielleicht gar nicht mit dem speziellen Phänomen einer verbesserten Potenz zu tun hätten, sondern „einfach" mit einer wie auch immer veränderten Alterung. Er fragte Mendel, ob niemand diese Möglichkeit bisher in Erwägung gezogen hätte und warum keine weitergehenden Langzeitstudien geplant waren. Tatsächlich hatte Mendel schon acht Jahre vorher einen Artikel im angesehenen Wissenschaftsblatt Science veröffentlicht, in dem er auf eine veränderte Lebensdauer bei Nahrungseinschränkung hingewiesen hatte. Aber niemand aus der Fachwelt dachte auch nur im Traum daran, damit könnte erstmals das Gesetz der Alterung durchbrochen worden sein.

„Wissen sie, McCay", soll Mendel damals geantwortet haben, „sie sind als junger Mensch viel eher der Richtige, dieser Frage nachzugehen". Und er ermunterte den jungen Wissenschaftler, sich an diese Aufgabe zu wagen. Schon sehr bald sollte Clive McCay erfahren, dass Mendel mit der Betonung seiner Jugend wohl nicht nur die Langwierigkeit der anstehenden Experimente gemeint hatte.

II Das Urteil der Fachwelt

An der Cornell University erhielt McCay die Chance, Langlebigkeitsexperimente durchzuführen. Schon bald hatte er stichhaltige Beweise dafür, dass sich durch eine richtig dosierte Nahrungseinschränkung die Geschwindigkeit der Alterung beeinflussen lässt. Auf einem Symposium stellte er seine Ergebnisse und die daraus abzuleitenden Thesen vor. Die Reaktion der versammelten Fachwelt war überwältigend: Es gab überwältigendes Gelächter. Blasphemie! Es sei unmöglich, das unumstößliche Gesetz des Alterns zu umgehen – und wenn, doch schon gar nicht auf so banale Weise. Und die Studienergebnisse? Die seien ganz ohne Zweifel einfach falsch interpretiert. McCay stand da wie ein Schuljunge.

„Um zu anderen Dingen zu gelangen, muss man Geduld und Lächerlichkeit in Kauf nehmen."
KURT GUGGENHEIM [schweizerischer Schriftsteller, 1896-1983]

II Die Anerkennung kam zu spät

Ironischerweise hatte McCay die Daten nicht etwa falsch, sondern sogar eher zu zurückhaltend interpretiert. Er dachte nämlich zunächst, die extreme Lebensspanne seiner Versuchstiere sei im Wesentlichen das Resultat einer verlängerten Entwicklungsphase und damit einer verschobenen Alterung. Wie wir heute wissen, ist dem nicht so. In McCays Experimenten wurde erstmals eine Verlangsamung des gesamten Alterungsvorgangs offenbar.

Seiner ersten Veröffentlichung 1934 folgten noch viele weitere. McCay widmete sein ganzes wissenschaftliches Leben der Erforschung der Frage, wie die Nahrungszufuhr das Altern beeinflusst. Gelächter gab es bald keines mehr, aber die ihm gebührende Würdigung seiner Arbeit erlebte er nicht mehr. McCay starb 1967 an einem Herzleiden. Es sollten noch einmal fast 30 Jahre vergehen, bis das uneingeschränkt akzeptiert wurde, was Clive McCay bereits 1952 in einer Zusammenfassung seiner Forschungen festgestellt hatte: „Die Lebensspanne ist beeinflussbar."

„Viele, die ihrer Zeit vorausgeeilt waren, mussten auf sie in sehr unbequemen Unterkünften warten."
STANISLAW JERZY LEC [polnischer Aphoristiker, 1909-1966]

Warum sich die Erkenntnis erst so spät durchsetzte

Zwei Fragen drängen sich auf: Wenn sich Altern wirklich über die Nahrung verändern lässt, warum wurde diese Entdeckung erst so spät akzeptiert? Und warum ist heute dieses Phänomen in der Gesellschaft noch immer so wenig bekannt, obwohl die renommiertesten Gerontologen und Wissenschaftler längst bestätigen: Gezielte Nahrungseinschränkung ist die wirksamste und am besten untersuchte Maßnahme, die den Alterungsprozess nachweislich in erheblichem Maße aufhalten kann. Über diese Fragen ließe sich eine treffliche Doktorarbeit verfassen – eine lohnenswerte Aufgabe, falls jemand zufällig Sozialwissenschaftler ist. Uns sollen an dieser Stelle einige wesentliche Aspekte genügen:

Mangelkrankheiten. Als Clive McCay seine Thesen in den Anfängen des 20. Jahrhunderts erstmals vortrug, erkrankten und starben noch unzählige Kinder und Erwachsene an chronischem Siechtum. Ursache: mangelhafte Ernährung. Nicht gerade der ideale Hintergrund, um Nahrungseinschränkung als Jungbrunnen zu propagieren und in den Köpfen zu verankern. Die Wirklichkeit schien eine ganz andere Sprache zu sprechen. Wirtschaftskrisen und der Zweite Weltkrieg sorgten jahrzehntelang für anhaltende Nahrungsknappheit in vielen Ländern. Auch in dieser Zeit konnte man schwerlich den Eindruck erhalten, hungern führe zu mehr Kraft und Jugendlichkeit.

Wohlstandsbauch. In der Aufbauzeit hatte das andere Extrem Hochkonjunktur. Wohlstandsbauch und dicke Backen wurden zum Symbol von Gesundheit und langem

Leben. Speisen waren um so wertvoller, je süßer und fetter sie waren. Nahrungseinschränkung gab es nur noch in Entwicklungsländern, und die Gesundheit der Menschen dort schien von diesem Umstand wahrhaft nicht zu profitieren. Hungern, ein Schlüssel für den Sieg über Altern und Krankheit? Eine geradezu absurde These für die meisten Wissenschaftler dieser Zeit.

Fehlernährung. Spätestens in den 80er-Jahren des 20. Jahrhunderts mehrten sich die Warnungen vor den negativen Folgen zumindest von falscher Ernährung. Die Ratschläge waren widersprüchlich und nicht selten extrem. Völliger Verzicht auf Haushaltszucker oder Eier und andere einseitige Enthaltsamkeitsregeln wurden gefordert. Müsli war eine neue Zauberformel. Doch obwohl manches in die richtige Richtung wies, hielten viele Empfehlungen einer wissenschaftlichen Überprüfung nicht stand. Die Vertreter asketischer Ernährungsformen selbst machten nicht immer einen nachahmenswerten Eindruck. Böse Zungen behaupteten sogar: „Fanatiker gesunder Ernährung werden gar nicht älter, sie sehen nur älter aus."

Arzt: „Mr. Monroe, Sie waren 200 Jahre im Kälteschlaf. Ihre Freunde und alle, die Sie gekannt haben, sind schon lange tot."
Patient (entsetzt): „Aber Sie haben doch alle Vollwertreis gegessen!"
WOODY ALLEN [„Der Schläfer"]

Medizinische Dogmen. Auch die Ernährungsregeln der Schulmedizin waren nicht immer sinnvoll. Ein Beispiel: Weil Menschen mit Herz-Kreislauf-Krankheiten häufig hohe Cholesterinspiegel haben, zog man vorschnell den Umkehrschluss, man müsse zur Vermeidung dieser Alterskrankheit unbedingt auf cholesterinhaltige Nahrungsmittel verzichten beziehungsweise cholesterinhaltige Speisen seien gar die wichtigste Ursache von Herz-Kreislauf-Krankheiten. Beides ist nicht richtig. Die Ursachen sind komplexer und hängen mit spezifischen Alterungsprozessen, dem Kohlenhydratstoffwechsel und dem Verhältnis von Überernährung und – relativ dazu – ungenügender Aufnahme von Fettsäuren, Vitalstoffen und Antioxidantien zusammen (Vitamin E und Vitamin C spielen dabei eine zentrale Rolle, ebenso Coenzym Q10, Vitamin B6, Folsäure, Cystein und weitere Bestandteile des sogenannten Homocystein-Stoffwechsels sowie einige Mineralstoffe).

Die negativen Folgen der Überernährung in den Industrienationen waren jedenfalls bald nicht mehr zu übersehen. Plötzlich rückten die alten Studien über die Effekte gezielter Nahrungseinschränkung wieder in den Blickpunkt. Aber noch immer tat man sich mit der Interpretation der fantastisch anmutenden Studienergebnisse schwer.

Merke: Gezielte Nahrungseinschränkung ist die wirksamste und am besten untersuchte Maßnahme, die den Alterungsprozess in erheblichem Maße aufhalten kann.

Alternsverlauf bei unterschiedlichen Interventionen

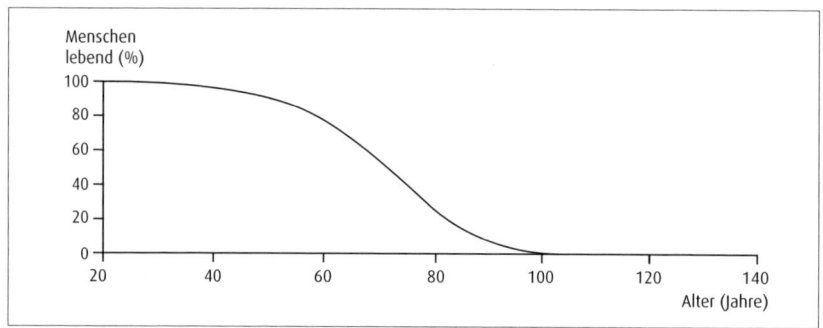

Normaler Verlauf der Alterung (schematisierte Überlebensrate der männlichen Population in westlichen Industrienationen)

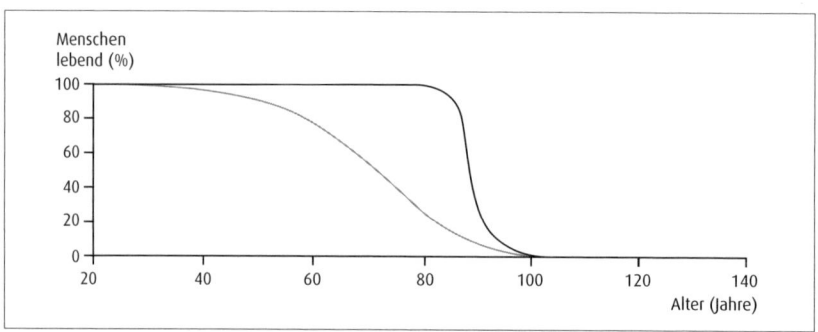

Verlängerung der durchschnittlichen Lebensspanne durch Modifikation verschiedener degenerativer Alterungsprozesse (Lebensstil, gesunde Ernährung, Sport u.s.w.)

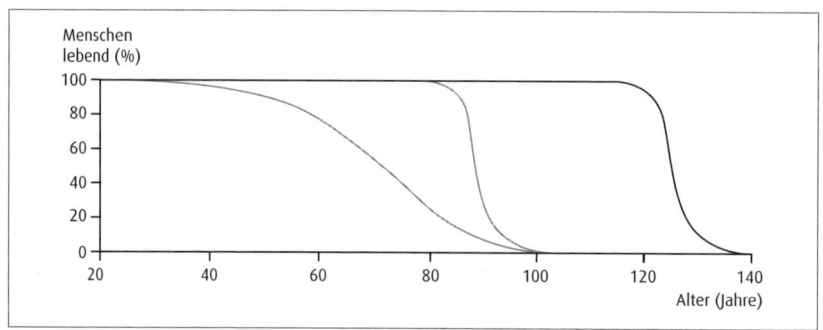

Verlängerung der durchschnittlichen und maximalen Lebensspanne durch Lebensstiländerungen und einer zusätzlichen Verlangsamung der intrinsischen (genetischen) Gesamtalterung (z.B. durch kalorische Restriktion)

„So oft eine neue überraschende Erkenntnis durch die Wissenschaft gewonnen wird, ist das erste Wort der Philister: es sei nicht wahr; das Zweite: es sei gegen die Religion; und das Dritte: so etwas habe jedermann schon lange vorher gewusst."
WILHELM RAABE [deutscher Schriftsteller, 1831-1910]

II Auswirkungen auf die Lebensspanne und die Alterung

Spätestens in der zweiten Hälfte des 20. Jahrhunderts war klar: Fehl- und Überernährung führt bei Mensch und Tier verstärkt zu Alterskrankheiten und sinkender Lebenserwartung. Mäßige, aber nährstoffreiche Ernährung dagegen verhindert Erkrankungen und vorzeitigen Tod. Soweit war die wissenschaftliche Welt noch in Ordnung.

Das „Problem" war aber, dass sich in den Studien bei drastischer Nahrungseinschränkung nicht nur die durchschnittliche Lebenserwartung erhöhte, sondern auch das maximale Höchstalter, und zwar erheblich. (Anm.: Im ersten Teil des Buches sind wir auf diese wichtige Unterscheidung ausführlich eingegangen.) Was heißt das nun?

Weniger oder später einsetzende Alterskrankheiten erhöhen die durchschnittliche Lebensspanne einer Art. Das bedeutet jedoch noch keinen verlangsamten Alterungsprozess, sondern sozusagen „nur" ein gesünderes Altwerden und ein Verhindern eines vorzeitigen Todes. Von einer kompletten Beeinflussung des Alterns kann nur dann gesprochen werden, wenn sich auch das Maximalalter verändert. Und genau das ist bei gezielter Nahrungseinschränkung der Fall.

„Ich habe wenige an Hunger sterben sehen, am Überessen aber Hunderttausende."
BENJAMIN FRANKLIN [amerikanischer Politiker und Philosoph, 1706-1790]

Ein Beispiel: Wenn Sie gesundheitsbewusst leben, Nichtraucher sind und Sport treiben, steigt Ihre Lebenserwartung. Sie werden vielleicht mit 50 in einigen Bereichen so leistungsfähig sein wie 20 Jahre jüngere Personen, die sich weniger gesund verhalten haben. Dass alle Ihre Biodaten und auch ihr Aussehen einem 30-Jährigen entsprechen, dürfte dagegen höchst unwahrscheinlich sein. Denn Sie hätten zwar einige negative Folgen des Alterns vermieden, nicht jedoch das Älterwerden an sich.

Stimmt jedoch das, was die von McCay und vielen anderen durchgeführten Studien nahe legen, dann hätte das ganz andere Konsequenzen. In unserem Beispiel hieße das, Sie wären mit 50 nicht nur in allen Biodaten jünger, sondern würden auch in etwa so aussehen wie ein 30-jähriger Mensch. Ihr Alterungsprozess hätte sich verlangsamt.

Das alles klingt in der Tat fast zu wunderbar. Man fragt sich instinktiv: „Wo ist der Haken?" Gerontologen sind dieser Frage in den vergangenen Jahrzehnten intensiv nachgegangen. Eine kritische Haltung ist unverzichtbar, denn nur so lassen sich voreilige Schlüsse vermeiden. Tragisch ist nur, dass der unvermeidliche Widerstand gegenüber neuen Denkweisen dazu geführt hat, dass fast ein halbes Jahrhundert lang Chancen vertan wurden und man erst dann genauer hingesehen hat.

„Die Menschen verdrießt's, dass das Wahre so einfach ist; sie sollten bedenken, dass Sie noch Mühe genug haben werden, es praktisch zu ihrem Nutzen anzuwenden."
JOHANN WOLFGANG VON GOETHE [deutscher Dichter und Naturwissenschaftler, 1749-1832]

II Der Alterungsstopp ist echt

Die Mutter aller Vorurteile über das Altern ist, dass der Alterungsprozess notwendig, unumstößlich und somit ein ehernes Naturgesetz sei. Dieses Vorurteil ist durch die im ersten Teil dieses Buches ausführlich dargestellten Fakten widerlegt.

Ein anderes Vorurteil gegen die Langlebigkeitsexperimente von McCay und anderen hielt sich ebenso hartnäckig. Nämlich dass Tiere unter Nahrungseinschränkung nicht etwa länger leben, sondern die normal gefütterten Tiere zu kurz. Anders ausgedrückt, die Lebensspanne der normal ernährten Mäuse und Ratten bilde nicht den natürlichen Alterungsprozess ab, sondern einen beschleunigten aufgrund von Überernährung. Die auf Diät lebenden Artgenossen erreichten einfach ihre „eigentlich normale" Altersspanne. Eine elegante und bei Kritikern über viele Jahrzehnte beliebte Erklärung, vor allem weil man damit jeden Gedanken an eine veränderte Alterung umschiffte.

So elegant diese Erklärung scheinen mag, sie ist eindeutig falsch. Das zeigen alle Folgestudien unter verschiedensten Bedingungen. Der Effekt einer Beeinflussung der biologischen Alterung durch die gezielte Einschränkung der Energieaufnahme (= kalorische Restriktion) tritt bei winzigen Hefen, Fliegen und Würmern ebenso auf wie bei einschlägig untersuchten Fischen, Spinnen oder Hamstern.

Seit etwa 20 Jahren laufen bereits Studien mit Affen, den genetisch absolut engsten Verwandten des Menschen. Wie wir gehören sie zu den langlebigen Lebewesen. Bis zum vollständigen Ende selbst der ersten Experimente müssen wir uns deshalb noch Jahrzehnte gedulden. Die bisherigen Zwischenergebnisse und biochemischen Auswertungen lassen aber kaum Zweifel daran, dass dieselben Wirkmechanismen ablaufen: Gezielte Nahrungseinschränkung verlangsamt alle normalen Alterungsprozesse. Es spielt dabei keine Rolle, ob man normal essende Gruppen mit reduziert essenden vergleicht oder Gruppen, die bereits Hunger leiden müssen – und spindeldürr sind – mit solchen, die noch weniger Nahrung bekommen. Ja, für die Frage der Alterung ist es sogar unerheblich, wie dick oder dünn jemand ist.

Wir sind sicher, viele Leser sind beim letzten Punkt hellhörig geworden. Sie auch? Dann wird es Zeit, ein medizinisches Klischee gerade zu rücken.

II Mehr Fett – weniger Gesundheit?

Übergewichtige (Fettleibige) haben es meist doppelt schwer. Viele sind mit ihrem Aussehen unzufrieden, und häufig müssen sie sich dazu noch gegen das Etikett wehren, willensschwach zu sein. In den 50er-Jahren des 20. Jahrhunderts bereicherten amerikanische Versicherungskonzerne diese Liste um einen weiteren Stempel: Dicke sind ungesund.

In ihrem Eifer, in der Gesundheitsversicherung rentable von weniger rentablen Mitgliedern zu unterscheiden, stießen die Statistiker auf einen folgenschweren Zusammenhang: Dicke verursachen höhere Gesundheitskosten als Dünne. (Anm.: Genauer gesagt wurden nur schwergewichtige Menschen von leichtgewichtigen unterschieden. Der Fehler, schwergewichtig mit fettleibig gleichzusetzen, zog noch ganz andere falsche Vorstellungen nach sich, die sich bis heute gehalten haben. Aber das ist ein anderes weites Feld, auf das wir leider nicht näher eingehen können.)

Statistisch ist der Zusammenhang korrekt. Im Durchschnitt essen Dicke mehr als Dünne, und das Problem von Überernährung und Krankheiten ist in dieser Gruppe häufiger. Das zeigten weitere Vergleiche. Nun ist es aber mit Durchschnittsstatistiken so eine Sache. Wir haben schon mehrfach darauf hingewiesen. Eine genauere Betrachtung zeigt auch in diesem Fall ein anderes Bild.

Dickleibige Personen etwa, bei denen das Körperfett vorwiegend in der unteren Körperhälfte angesiedelt ist, also an Oberschenkeln, Po und Hüfte, sind nicht weniger gesund oder besonders gefährdet. Diese Form der Fettverteilung ist besonders bei Frauen verbreitet (s. S. 452). Aber auch ganz generell nehmen Dicke durch weniger Essen sehr individuell und häufig nur marginal ab. Sie behalten also selbst bei gleicher Essensmenge mehr Körperfett als andere. Das ist die schlechte Nachricht. Die Gute: Was Gesundheit und Alterung betrifft, spielt es keine Rolle, wie leicht oder schwer man abnimmt, sondern nur was und vor allem wie viel man isst.

Merke: Nicht die Menge des Körperfetts ist für die Altersgeschwindigkeit ausschlaggebend, sondern die Höhe der Energiezufuhr.

Dickleibigkeit und Alterung

Schon früh fiel Alternsforschern auf, dass Nahrungsmenge und Alterung eng zusammen-hängen, nicht aber Körperfett und Alterung. In einer richtungsweisenden Studie mit dicken Ratten wurde dieses Phänomen genauer untersucht. Die Tiere waren so veranlagt, dass sie schon dann sehr fettleibig wurden, wenn sie von einer Normalkost nach Belie-ben essen konnten. Klingt irgendwie bekannt, oder? (Anm.: Dieser speziell veranlagte Rattenstamm ist in der Wissenschaft generell ein beliebtes, weil gut auf den Menschen übertragbares Modell, wenn es um Fettleibigkeit geht.) Dann setzte man die dicken Ratten in einem Langzeitexperiment auf lebenslange Diät. Alle Tiere verloren Gewicht und Fett. Aber sie behielten trotz strengster Diät mehr als doppelt so viel Fett wie andere nicht zu Dickleibigkeit neigende Ratten ohne Diät.

Jetzt mussten sich die Forscher gedulden, denn man interessierte sich ja für die Alterung. Es war eine lange Geduldsprobe, denn auch bei diesen speziell dicken Tieren wurde die Alterung durch Nahrungseinschränkung stark gebremst; tatsächlich in etwa so, wie man es von Untersuchungen mit normalen Tieren bereits kannte. Und das, obwohl normale Tiere mit derselben Diät viermal weniger Körperfett aufweisen!

Das Ergebnis dieser und ähnlicher Untersuchungen war also: Nicht die Größe der Fettpolster ist für Gesundheit und Alterung ausschlaggebend, sondern die Menge der aufgenommenen Nahrung. Die Einschränkung der Nahrungsenergie bildet den Schlüssel für Fitness und längere Jugendlichkeit. Wie dünn oder dick man dabei ist, spielt letztlich keine Rolle.

„Die Freude am guten Essen tötet mehr Leute als der Degen."
FRANZÖSISCHES SPRICHWORT

Exkurs: Reiterhose oder Dickbauch

Dick ist nicht gleich dick. Ob sich Fettspeicher am Bauch und Oberkörper ansiedeln oder weiter unten, macht nicht nur optisch einen Unterschied.

Die von Frauen gefürchteten „Reiterhosen" oder Cellulite an den Oberschenkeln stellen zwar für viele ein großes optisches Problem dar. Ein schlechtes Gewissen in Sachen Ge-sundheit sollte man sich aber nicht einreden lassen. Das gilt auch für Fettpölsterchen rund um Hüfte und Po. Dass diese Form von Dickleibigkeit mit keinem besonderen Gesundheits-risiko behaftet ist, war ein überraschender Befund. Mittlerweile ist das Rätsel gelöst.

Zunächst einmal sind die Ursachen verschieden. Beim Oberkörperfett – eine Form ist der „Bierbauch" – sind in stärkerem Maße Überernährung und hormonelle Veränderungen

(s. Kap. II.4 u. II.5), bei der Birnenform-Fettverteilung dagegen vergleichsweise mehr genetische Faktoren beteiligt.

Völlig verschieden verhalten sich auch die Fettzellen der einzelnen Regionen. Oberkörperfettzellen, vor allem die im Bauchraum, blähen sich bei Überernährung auf, geben aber ihr Fett bei Hunger, Nahrungseinschränkung, körperlicher Belastung und Stress relativ bereitwillig wieder ab. Die dadurch ständig im Blut kreisenden Fettpartikel bilden ein eigenes Gesundheitsrisiko. Anders ihre tiefer angesiedelten Kollegen. Diese sind zwar ebenso großzügig beim Akquirieren von überschüssiger Nahrungsenergie, nicht aber beim Abgeben ihrer Fettspeicher. Ihre Hartnäckigkeit erstreckt sich auf fast alle physiologischen Stimulationen. Die Folge: Diäten und sogar Sport können diesen Fettspeichern nur wenig anhaben.

Die verzweifelte Beschwerde „Während mein Partner essen kann, was er will, brauche ich Essen nur anzusehen und nehme zu, aber nur schwer wieder ab" ist in solchen Fällen keine Ausrede. Insgesamt spielen bei etwa zwei Drittel aller Dickleibigen genetische Faktoren eine wesentliche Rolle. Bei der Birnenform-Fettverteilung liegt der Prozentsatz noch wesentlich höher.

Fett abzubauen ist für Personen mit diesen speziellen Fettpolstern äußerst schwer. Selbst eine extreme Einschränkung der Nahrungszufuhr kann vom Körper über eine Drosselung des Energieumsatzes kompensiert werden, sodass kaum Fett aus den Problemzonen verschwindet. Im Fachblatt „International Journal of Obesity" wurden Mitte der 90er-Jahre sogar Fälle beschrieben, bei denen entsprechend veranlagte Personen zum ungläubigen Staunen der Untersucher selbst bei mehrtägiger Nulldiät im Esslabor fast kein Fett abgebaut hatten.

Der für das Abnehmen so gepriesene Ausdauersport ist bei Reiterhosenspeck ebenfalls wenig wirksam. Das normalerweise stark fettlösende Hormon Adrenalin oder sinkender Blutzucker lassen diese Fettzellen vergleichsweise kalt. Als effektiv hat sich bei chronisch Fettleibigen dagegen die Optimierung des Wachstumshormon-Status erwiesen. Wachstumshormon (STH) beeinflusst direkt das Verhältnis von Fett zur Magermasse im Körper (s. Kap. II.7).

Aber auch ohne Spritzen lässt sich die Wachstumshormonausschüttung stimulieren. Intensivbelastungen, wie sie im Kraftsport und Bodybuilding vorkommen, führen nämlich zu STH-Anstiegen, die mit denen einer Hormonbehandlung zu vergleichen sind. Das ist auch der Grund, warum viele Menschen mit diesen Sportarten langfristig sehr effektiv Fett verlieren, obwohl ja unmittelbar während solcher Trainingsbelastungen kaum Fett verbrannt wird (s. Kap. II.10).

II   Nicht nur ungesunde Nahrung lässt uns altern

Gegen Ende des 20. Jahrhunderts zweifelte niemand mehr an der Bedeutung der Ernährung für die Gesundheit. Und auch die revolutionäre Entdeckung, dass sich mit ganz gezielter Nahrungseinschränkung ein Punkt erreichen lässt, an dem die Alterung sich verlangsamt, war inzwischen ausreichend belegt – zumindest für die untersuchten Tierarten. Aber gerade die vielen Ernährungstheorien und die strenge Einteilung in „gesunde" und „ungesunde" Nahrungsmittel führte die Diskussion in eine weitere Sackgasse. Viele glaubten, die lebensverlängernden und jungerhaltenden Effekte von Nahrungseinschränkung könnten nur vom Wegfall „ungesunder" Speisen herrühren, keinesfalls aber vom Weglassen „gesunder" Nahrung.

Also testeten Alternswissenschaftler wieder und wieder Nahrungsbestandteile, die im Laufe der Zeit in den Verdacht geraten waren, ungesund zu sein. Die Palette reichte von Zuckerstoffen über verschiedene Eiweiße bis zu den Fetten. Die Resultate waren im Wesentlichen gleich. Durch das Weglassen einzelner Bestandteile ließ sich das Altern kaum stärker beeinflussen als durch eine energetisch vergleichbare Einschränkung der Gesamtnahrung – auf ein paar Ausnahmen kommen wir weiter unten zurück.

Es zeigte sich: Das Phänomen der verzögerten Alterung durch Nahrungseinschränkung ist ein völlig eigenständiger biologischer Effekt. Er hat nichts mit den Zivilisationserscheinungen Überernährung, Ernährungskrankheiten und vorzeitigem Tod zu tun, für die die bisherigen Ernährungsempfehlungen aufgestellt worden waren. Eigentlich war das auch gar nicht anders zu erwarten. Denn während durch die Vermeidung von Fehl- und Überernährung „nur" Krankheiten beeinflusst werden, müssen bei extremer Nahrungseinschränkung angesichts der gefundenen Daten viel tiefgreifendere Mechanismen am Werk sein. Letztlich muss sogar das genetische Alterungsprogramm geändert worden sein. Eine in der Tat aufwühlende Vorstellung.

Merke: Verzicht auf ungesunde Nahrung kann sekundäre Alterserscheinungen (Alterskrankheiten) beeinflussen. Kalorische Restriktion hemmt dagegen den primären Alterungsprozess.

Patient: „Herr Doktor, gibt es eine Möglichkeit, das Leben zu verlängern?"
Arzt: „Verzichten Sie auf Alkohol, Rauchen und andere Genussmittel. Essen Sie ausschließlich Rohkost und Vollkornprodukte. Keine Süßigkeiten, nichts Gebratenes oder Gegrilltes. Als Getränk nur Wasser, vielleicht gelegentlich ein Saft."
Patient: „Ah ja." (– lange Pause –) „Und können Sie mir auch wirklich garantieren, dass ich auf diese Weise länger lebe?"
Arzt: „Nun ja, auf jeden Fall kann ich Ihnen garantieren, dass es Ihnen sehr viel länger vorkommen wird."

II Die Mechanismen blieben lange im Dunkeln

Wir wollen noch einen letzten Punkt betrachten, warum die dramatischen Effekte gezielter Nahrungseinschränkung nicht schon früher akzeptiert worden sind.

Eine wichtige Frage war von Anfang an offen. Je unumstößlicher die Beweise für die Wirksamkeit waren, desto mehr rückte sie in den Mittelpunkt: Warum beziehungsweise wodurch wird das Altern bei Nahrungseinschränkung gebremst? Auf diese Frage fand sich lange Zeit keine befriedigende Antwort. Und ein Phänomen, das zwar beobachtet, nicht aber erklärt werden kann, war schon immer verdächtig.

„Das sind schlechte Entdecker, welche denken, da ist kein Land, wenn sie nur das Meer sehen."
FRANCIS BACON [englischer Philosoph und Staatsmann, 1561-1626]

Den ersten Schlüssel zum Verständnis lieferte Denham Harman mit seiner Theorie über die freien Radikale und das Altern (s. Kap. II.2), fast ein Vierteljahrhundert nach den ersten Studien von Mendel und McCay. Leider aber waren die Thesen von Harman selbst lange Zeit umstritten, und so vergingen noch einmal fast 25 Jahre.

Heute kennen wir noch immer nicht jeden einzelnen Mechanismus, über den Nahrungseinschränkung das Altern bremst. Wir wissen aber genug, um die Wirkung in ihrer Gesamtheit nachvollziehbar zu machen. Der pausenlose Kampf des Körpers gegen die allgegenwärtigen Radikale spielt dabei eine wesentliche Rolle. Ebenso wichtig sind genregulatorische Prozesse, das heißt, von verschiedenen Genen mitregulierte Alternsprozesse werden verändert beziehungsweise vermieden (s. Kap. II.1).

Ein für unser Verständnis der Gesamtvorgänge entscheidender Beitrag kommt von Thomas Kirkwood von der Newcastle University in England. Nach seiner These besitzen die meisten Lebewesen im Bereich ihrer genetischen Grundsteuerung einen Schalthebel, der es ihnen ermöglicht, je nach verfügbaren Ressourcen mehr Energie in die optimale Weiterentwicklung der Art oder die Bewahrung der individuellen Unversehrtheit zu investieren. Er nennt das „Disposable Soma Theory": Bei energetischem Überfluss setzt die Genregulation auf verschwenderische – und im Hinblick auf das Alter nicht unproblematische – körperliche Aufbauprozesse und auf eine maximierte Nachkommenschaft. Sehr knappes Energieangebot führt dagegen zum Einsparen verschwenderischen Wachstums zum Beispiel von Fett, Bindegewebe und Muskeln, dafür aber – und jetzt kommt das Entscheidende – zu einer Aktivierung von Schutzprozessen, die das Individuum gesund erhalten und möglichst lange unversehrt für bessere Zeiten „konservieren".

Der Harvardprofessor David Sinclair lieferte 2002 durch seine Studien zu Langlebigkeitsgenen bei Hefen weitere Indizien, welche die Theorie von Kirkwood unterstützen. Und er präsentierte mit dem natürlichen Pflanzenstoff Resveratrol sogar einen Schlüssel, mit dem sich der genetische Schalter auch in Säugetierzellen ohne Hungern umschalten lässt. Mehr dazu am Ende des Kapitels.

Der Ablauf aller Vorgänge um kalorische Restriktion ist äußerst komplex. In der folgenden Tabelle sind für Interessierte die wichtigsten biologischen Hebel aufgeführt, über die Nahrungseinschränkung die Altersuhr bremst. Trotz Vereinfachung ist die Liste eher für Fachleute geeignet. Wer sich für die Details weniger interessiert, liest einfach gleich beim anschließenden Praxisteil weiter.

Wirkungen kalorischer Restriktion (Fachinformation)

A. Nachgewiesene Wirkungen:

Zellen allgemein

II   reduzierter Altersabbau der Membranfunktion

II   weniger DNA-Schäden im Zellkern

II   reduzierte Schädigungen der Mitochondrien-DNA

II   optimierte Radikalfängerfunktionen (organ- und artspezifische Ausprägung!)

(Ursachen u. a.: Fettsäurenverhältnis bleibt auf jugendlichem Niveau; weniger Hydroxyl-Radikale; verstärkte DNS-Reparatur; effektivere Atmungs- und Elektronentransportkette aufgrund verbesserter Transportfunktion der Membranen; erhöhter Protein-Turnover)

Gehirn

II   Gedächtnisleistungen im Alter auf jugendlichem Niveau

II   reduzierter Abfall von Vigilanz und Vitalität

II   geringere Lipofuscinablagerungen und weniger Reaktionsprodukte oxidativer Prozesse

II   kein Anstieg von oxidierten Proteinen im Alter

(Ursachen: geringere Lipidperoxidation; erheblich reduzierte metall-katalysierte Protein-Oxidation)

Immunsystem

II   verbesserte T-Lymphozytenfunktion

II   mehr naive T-Zellen im Alter

II   Antigenantwort (Interleukin-2-Produktion) länger auf jugendlichem Niveau (keine Altersverschiebung der T-Zellen Unterfraktionen)

II   funktionelle Thymus-Involution verzögert

II   weniger Autoimmunkrankheiten

(Ursachen u. a.: weniger Oxidationsprozesse in Plasma und Milz)

Blut

II   Flexibilität der Erythrozyten bleibt erhalten

II   weniger atherosklerotische Ablagerungen

II   niedrigerer Blutdruck

II   mehr gefäßschützendes HDL-Cholesterin

II   geringerer Anstieg von LDL-Cholesterin und Triglyzeriden im Alter

(Ursachen u. a.: weniger aus der Fettsäurenperoxidation stammendes Malondialdehyd; geringere Insulinbelastung; Pankreassensitivität bleibt im Alter erhalten; nichtenzymatische Glycosylation reduziert, weniger AGEs)

Gene

II   erhöhte Produktion der körpereigenen Radikalfänger SOD und Katalase in bestimmten Zellen (z. B. in der Gesichtshaut)

II   Stressresistenz der Zellen bleibt auch im Alter erhalten

II   stärkere Expression metabolisch aufbauender Gene

(Ursachen: Veränderung genetischer Codes in Richtung einer Genexpression, wie sie für jüngere Lebensalter typisch ist – spezifisch je nach Gen)

Krebs

II   generell geringere Tumorneigung

(Ursachen u. a.: Altersanstieg der Proliferation von Darmzellen wird verhindert; Abbau alter Zellen verstärkt, niedrigere Insulinbelastung; optimierte Radikalabwehr; DNA-Schäden im Altersverlauf geringer)

Aktivität/Vitalität

II   extrem erhöhte freiwillige bzw. spontane körperliche Aktivität

II   erhöhter Proteinumsatz

(Ursachen: erhöhte Ermüdungsresistenz; optimierte Muskelfunktionen; effektivierter Energiestoffwechsel; reduzierte mDNA-Schäden)

B. Nicht verantwortlich für die Wirkung von kalorischer Restriktion:

II   keine Reduktion des Energieumsatzes bezogen auf die Magermasse

II   allgemeine Cholesterinreduktion spielt keine Rolle (eher das Verhältnis der Cholesterin-
Untergruppen und der Oxidationsgrad des LDL-Cholesterins)

II   Reduzierung der Fettmasse ist häufig, aber nicht notwendig für die Anti-Aging-Wirkung

II   keinerlei Verlangsamung von Stoffwechsel- oder Vitalprozessen

II   Das Weglassen einzelner Nahrungsbestandteile, welcher Art auch immer, ist keine
Ursache des Anti-Aging-Effekts bei kalorischer Restriktion

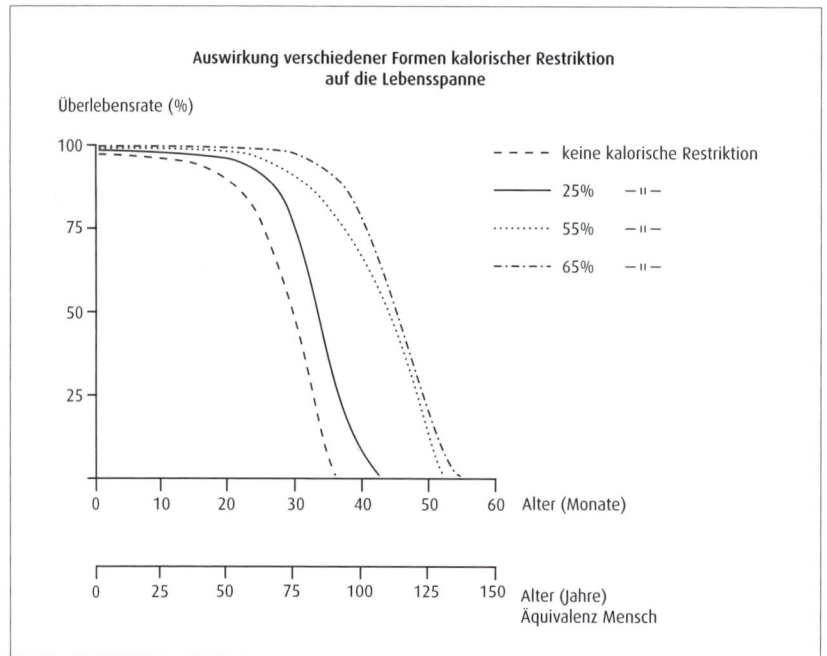

Bei Versuchstieren (hier Mäuse) verzögert kalorische Restriktion den gesamten Alterungsprozess und verlängert damit nicht nur die durchschnittliche, sondern auch die maximale Lebensspanne um bis zu 50 Prozent. Die deutlichste Beeinflussung von Alterungsprozessen zeigt sich bei der Reduzierung eines Viertels bis der Hälfte der normalen täglichen Energiezufuhr. Eine äquivalente Übertragung einer entsprechend verlangsamten Alterung auf den Menschen würde ein stark verzögert einsetzendes Grei-senalter und eine maximale Lebenserwartung von 140 bis 150 Jahren ergeben (mod. nach Weindruch et al., 1986).

Der Himmel soll warten –
kalorische Restriktion in der Praxis

‖ 150 Jahre leben – genial einfach?

Wer sein Altern mit Hilfe der am besten wissenschaftlich untersuchten Methode verlangsamen möchte, benötigt weder komplizierte Strategien noch aufwendige Hilfsmittel. Hinter den Begriffen „kalorische Restriktion" oder „gezielte Nahrungseinschränkung" verbirgt sich im Grunde eine sehr einfache Sache: wenig essen. Als absolut wirksam haben sich Reduzierungen im Bereich von 30 bis 60 Prozent erwiesen, wobei es ausschließlich um die Einschränkung energetischer, also kohlenhydrat-, protein-, und fetthaltiger Nahrungsbestandteile geht. Hält man sich an diese Vorgaben, steht dem Jungbleiben nichts mehr im Weg – theoretisch! Vielleicht ahnen Sie aber, dass Theorie und Praxis gerade beim Thema Essen nicht immer leicht in Einklang zu bringen sind.

‖ Was uns Labortiere „voraus" haben

Nicht nur beim Thema Altern ist es wichtig, die aus Untersuchungen an Tieren gewonnenen Erkenntnisse nicht unreflektiert auf den Menschen zu übertragen. Auch die erstmals bei Mäusen und Ratten gefundenen Effekte von Nahrungseinschränkung wurden zunächst mit Vorsicht bewertet. Die gleichen Ergebnisse ließen sich jedoch bei praktisch allen höheren Tierarten bis hin zu Primaten wiederholen. Langlebigkeitsstudien bei Menschenaffen oder beim Menschen sind naturgemäß aufwendig und langwierig. Um allerdings erste aussagekräftige Indizien zu erhalten, muss man nicht warten, bis die viele Jahrzehnte dauernden Messreihen vollständig abgeschlossen sind. Erste biologische Wirksamkeitsindizien zeigen sich schon früher.

Bereits in den 50er-Jahren unternahmen argentinische Forscher entsprechende Studien beim Menschen, welche die genannten Zusammenhänge unterstützten. Wissenschaftler der Universität Bristol veröffentlichten 1998 einen interessanten Befund: In den 30er-Jahren des 20. Jahrhunderts war das Ernährungsverhalten englischer Familien untersucht worden. Jetzt, 60 Jahre später, verglichen die Forscher die damaligen Daten mit der Mortalität der Teilnehmer. Ein Zusammenhang war statistisch eindeutig: Menschen, die nach den damals erhobenen Daten wenig Nahrungsenergie zu sich nahmen, hatten eine niedrigere Krebssterblichkeit und lebten signifikant länger. Heute gibt es also kaum mehr Zweifel, dass sich das Altern beim Menschen ähnlich wie in den Tierstudien beeinflussen lässt. In welchem Umfang, werden wir gleich besprechen.

Ironischerweise wird die Wirksamkeit von Nahrungseinschränkung inzwischen gerade von denjenigen propagiert, die bisher jeder Anwendung von alterungsbeeinflussenden Maßnahmen im Weg standen, von den Vertretern der Gesundheitsbehörden. Schon wird die längst überfällige Freigabe ausreichend dosierter Vitamine und Antioxidantien oder die Zulassung von Melatonin und DHEA mit dem Argument abgelehnt, es würde ja nun mit der Nahrungseinschränkung eine wirksame und für jedermann leicht anwendbare Anti-Aging-Methode zur Verfügung stehen. Und damit seien alle anderen Maßnahmen praktisch überflüssig.

Abgesehen vom durchschaubaren Hintergrund einer solchen Argumentation ist ein Alterungsschutz mit Hilfe von Nahrungseinschränkung für uns Menschen alles andere als einfach anzuwenden. Das Problem liegt in diesem Fall nicht in der Übertragbarkeit biologischer Vorgänge vom Tier auf den Menschen, sondern in dem einfachen Umstand, dass Labortiere keine Wahl haben. Sie müssen essen, was und wie viel ihnen vorgesetzt wird – oder wir sollten eher sagen: wie wenig.

Menschen können sich beim Essen frei entscheiden. Und wie schon Theodor Fontane recht treffend bemerkte: „Wenn man die Wahl hat zwischen Austern und Champagner, pflegt man sich in der Regel für beides zu entscheiden". Vielen Menschen fällt es schwer, Überernährung zu vermeiden. Unschwer sich vorzustellen, dass es alles andere als leicht ist, die Essensmenge dauerhaft um ein Drittel oder gar die Hälfte zu reduzieren.

‖ Dauerhaft weniger essen – so funktioniert's

Zunächst einmal müssen wir uns vor Augen halten, was genau mit „weniger essen" gemeint ist. Um bei Tieren die Alterung zu verzögern, genügt es, die Essensmenge einfach im Volumen zu reduzieren. Wenn wir Menschen lediglich die Füllmenge unseres Tellers begrenzen würden, könnten wir unsere Alterung zwar ebenfalls verzögern, allerdings mit zwei wesentlichen Einschränkungen:

‖ Die höchstwahrscheinlich unzureichende Zufuhr von Vitalstoffen und Antioxidantien würde die alternshemmende Wirkung entscheidend abschwächen.

‖ Eine starke Volumenbegrenzung der Essensmenge könnten die Wenigsten auf Dauer durchhalten.

Wunderbar, wird jetzt so mancher sagen: Entweder also viel Aufwand und wenig Wirkung oder aber es ist überhaupt nicht durchführbar. Auf das Problem der Nährstoffe kommen wir gleich zurück (s. S. 462). Fragen wir uns zunächst, wie Nahrungseinschränkung dauerhaft durchgehalten werden kann.

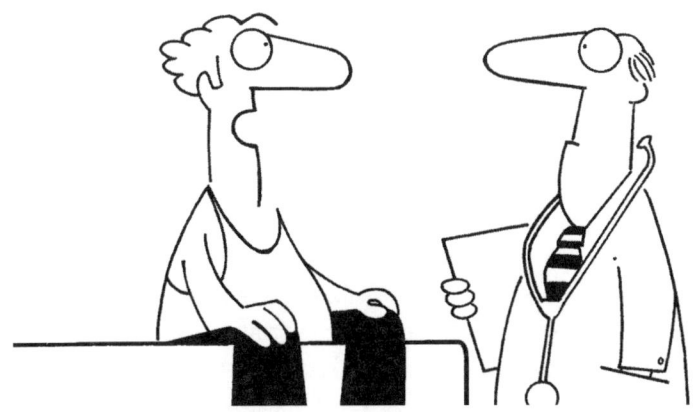

„Weniger essen und sich mehr bewegen? Das ist die lächerlichste Modediät von der ich je gehört habe."

Als entscheidend für das Fortschreiten der Alterung haben sich die Bestandteile der Nahrung erwiesen, deren Verstoffwechslung im Organismus direkt oder indirekt Zellschädigungen verursacht. Und das sind in der Tat grundsätzlich alle energieliefernden Bestandteile: Kohlenhydrate, Proteine und Fette. Schützend wirken sich dagegen Vitamine, Antioxidantien und andere Vitalstoffe aus; ebenso viele pflanzliche Begleitsubstanzen und Ballaststoffe, vor allem wasserlösliche.

Die grundsätzliche Strategie muss somit lauten: Weniger Essen und dabei möglichst genau so viel oder sogar mehr Vitalstoffe aufnehmen. Und die geringere Gesamtmenge durch Füllstoffe möglichst ausgleichen. Ein hoher Ballaststoffanteil unterstützt das Sättigungsgefühl. Wasserlösliche Quellstoffe lassen sich sogar direkt als Helfer gegen das Altern einsetzen (s. u.).

Vielleicht erscheinen Ihnen diese Richtlinien wie bereits bekannte Ernährungsregeln. Es gibt jedoch wesentliche Unterschiede. Vor allem für eine einseitige Verteufelung zum Beispiel von gesättigten Fetten, Cholesterin oder tierischen Eiweißen gibt es bei verringerter Energiezufuhr keine wissenschaftlich stichhaltige Begründung. Und die vielgepriesenen Kohlenhydrate erweisen sich im Hinblick auf den Alterungsprozess als weit weniger segensreich als bisher behauptet. Gleich davon mehr.

Warum Menschen in Hungergebieten nicht 150 Jahre alt werden

Wenn Nahrungseinschränkung Gesundheit und ein langes Leben ermöglicht, sollten dann nicht alle hungerleidenden Menschen vital und langlebig sein? Die Antwort ist eindeutig „nein". Gezielte kalorische Restriktion kann nicht einfach mit Hungern gleichgesetzt werden.

In allen Langlebigkeitsstudien wurde eine absolut ausgewogene und vitalstoffreiche Nahrung verwendet, vom Futter der Nagetiere bis hin zur extrem vitaminreichen Nahrung von Affen. Interessant dabei: Obwohl Primaten einen fast identischen Nährstoffbedarf wie wir Menschen aufweisen, sehen die zoologischen Richtlinien für diese Tiere eine wesentlich nährstoffreichere Nahrung vor. Der Grund liegt darin, dass man sich bei Primaten an deren natürlicher Nahrung im Regenwald orientiert; eine Nahrung mit viel Ballaststoffen, Mineralien und hochdosierten Vitaminen. Bei uns Menschen führte die Entdeckung der Vitaminmangelkrankheiten vor einem Jahrhundert zu der fatalerweise noch immer vorherrschenden Fehleinstufung, dass die tägliche Vitaminmenge nur so hoch sein müsse, dass die klassischen Mangelkrankheiten vermieden werden. Man kann nicht oft genug darauf hinweisen, dass diese Vorstellung ebenso veraltet wie biologisch und biochemisch unsinnig ist. Die Reduktion der Kalorien muss außerdem konstant sein, entweder durch Einschränkung jeder einzelnen Mahlzeit oder durch den sehr gleichmäßigen Wechsel von Fasten und Essen.

Menschen, die aus Not hungern müssen, haben hingegen alles andere als eine vitalstoffreiche Nahrung. Typisch sind vielmehr Ausfallerscheinungen und akuter Nährstoffmangel, der die Infektionsgefahr unmittelbar erhöht und, anstatt das Altern zu bremsen, eine Reihe von Alterungsprozessen begünstigt.

Merke: Die Vorstellung, Vitalstoffmengen, die über den Gehalt einer durchschnittlichen Ernährung hinausgehen, seien unnötig und wirkungslos, ist veraltet – nicht nur unter gerontologischen Gesichtspunkten.

II   So lange leben wie Methusalem?

Ein verheißungsvolles Land ist eine stürmische Meeresfahrt wert, heißt es. Wer die menschliche Natur kennt, weiß, wie schwierig Disziplin beim Essen sein kann. Das mit Hilfe von Nahrungseinschränkung anvisierte verheißungsvolle Land sollte also diesen Aufwand wert sein.

Um wissenschaftlich seriös zu bleiben, müssen wir mit Zahlen vorsichtig sein. Der biblische Methusalem soll 969 Jahre alt geworden sein. Von diesen Dimensionen sind wir weit entfernt. Was aber können wir realistisch erwarten? Nimmt man die Ergebnisse der vielen Alternsstudien mit verschiedenen Tierorganismen sowie erste beim Menschen unmittelbar zu beobachtende Effekte als Grundlage, lassen sich durchaus fundierte Aussagen machen.

II **Gesundheit.** Niemanden wird es verwundern, dass bei deutlich reduzierter Energiezufuhr Zivilisationskrankheiten wie Herz-Kreislauf-Probleme, Bluthochdruck oder Altersdiabetes praktisch nicht vorkommen. Erstaunlicher ist schon die bis ins hohe Alter auf jugendlichem Niveau gleichbleibende Leistungsfähigkeit der Augen und des Immunsystems. Die Krebsgefahr nimmt rapide ab: Die generelle Tumorhäufigkeit dürfte sich um etwa 60 Prozent verringern.

II **Langlebigkeit.** Eine unbegrenzte Lebensspanne ist natürlich allein durch kalorische Restriktion nicht erreichbar. Bei einfachen wirbellosen Tieren lässt sich die Geschwindigkeit der Alterung auf ein Drittel reduzieren; sie leben dann bis zu dreimal länger. Menschen und höhere Wirbeltiere haben einen komplexeren Stoffwechsel, der weniger stark von äußeren Einflüssen abhängig ist. Je nach Art und Dauer der Nahrungseinschränkung wurde aber eine Verlangsamung der gesamten Alterung um 25 bis 50 Prozent beobachtet.

Das heißt, selbst bei vorsichtiger Orientierung am unteren Effektivitätsniveau von etwa 30 Prozent würden sich für den Menschen ein durchschnittliches Lebensalter von über 100 Jahren und ein Höchstalter von über 150 Jahren ergeben – natürlich vorausgesetzt, die Einschränkung der Energiezufuhr bleibt im genannten Rahmen und wird konstant beibehalten.

II **Leistungsfähigkeit.** Die Aussicht auf ein langes Leben dürfte für viele ein großer Anreiz sein, gezielte Nahrungseinschränkung zu praktizieren. Doch die erstaunlichsten Effekte bei dieser äußerst wirksamen Maßnahme treten nicht erst im hohen Alter zutage, sondern bereits in jungen und mittleren Jahren. Eigentlich ist das auch so zu erwarten. Denn wir erinnern uns: Anders als Maßnahmen, die nur das Altsein verlängern, müssten bei einer echten Verlangsamung der Alterung vor allem die Jugend und das leistungsfähige Erwachsenenalter ausgedehnt werden. Genau das ist bei reduzierter Energieaufnahme der Fall. Und es gibt noch andere ebenso erstaunliche wie unerwartete Sofortwirkungen.

II Ein Leben voller Energie oder auf Sparflamme?

Erinnern Sie sich noch an die unterkühlten Hamster im Kapitel II.9? Dauerkälte verlangsamt den Stoffwechsel, und auf diese Weise lassen sich Altern verlangsamen und die Lebensspanne erheblich verlängern. Aber das Resultat ist ein Leben auf Sparflamme, sozusagen in Zeitlupe, also nicht unbedingt der Zustand, in dem die meisten Menschen den Rest ihres Lebens verbringen möchten (auch wenn man bei Behördengängen manchmal den Eindruck haben könnte).

Droht ein solcher Zustand nicht auch bei kalorischer Restriktion? Denn egal ob man weniger Kohlenhydrate, weniger Fett oder Proteine aufnimmt, in jedem Fall wird dem Körper weniger potenzielle Energie zugeführt. Muss somit nicht zwangsläufig weniger Lebensenergie zur Verfügung stehen? Man sollte annehmen, dass dem so ist. Schließlich hat jeder schon erlebt, wie einem die Energien ausgehen, wenn man Hunger hat. Oder haben sie schon einmal versucht zu joggen, nachdem sie acht Stunden nichts mehr gegessen haben? Ein wahrlich ernüchterndes Erlebnis.

Müsste also dauerhaft weniger essen eine verringerte Lebensenergie zur Folgen haben? Davon gingen zunächst auch die Wissenschaftler bei ihren Langlebigkeitsstudien aus. Und die ersten Labordaten schienen genau das zu bestätigen. Reduzierte man die Nahrungsmenge, bildeten die untersuchten Tiere zum Beispiel weniger Schilddrüsenhormone und der Stoffwechselumsatz wurde langsamer.

Aber wie schon so oft verhielt sich das Leben nicht wie anhand der ersten Laborwerte vorhergesagt. Statt etwa müde herumzusitzen, entwickelten die auf strenger Diät lebenden Tiere eine unerwartete Vitalität. Sie schienen nicht weniger Energie zu haben, sondern mehr. Und tatsächlich. In den Muskeln fanden die Untersucher mehr energielieferndes Glykogen. Die gesamten Gehirnfunktionen arbeiteten sogar überdurchschnittlich effektiv. Wie ist das möglich?

Weniger Nahrung bremst den Stoffwechsel nur vorübergehend. Dann passt sich der Organismus an. Fettmenge, aber auch die Gesamtkörpermasse nehmen ab. Die einzelnen Körperzellen haben schließlich genauso viel Energie zur Verfügung wie vorher, teilweise sogar mehr, denn Stoffwechselvorgänge werden ökonomischer, viele Regulationen effizienter.

Der nach einer Mahlzeit im Blut zirkulierende Zucker lässt sich dann beispielsweise nicht nur mit weniger Insulin, sondern auch wesentlich genauer und bedarfsgerechter regulieren. Das hat die erstaunliche Folge, dass der Blutzucker bei dauerhaft reduzierter Kalorienzufuhr ungleich stabiler ist als bei normaler Ernährung. Weniger Insulin und stabilerer Blutzucker bedeuten aber nicht nur geringeres Risiko für Atherosklerose oder Katarakte der Augen, sondern auch weniger Leistungsschwankungen für die Muskeln und nicht zuletzt das Gehirn.

Weiterer Bonus: Bei Nahrungsbegrenzung bleiben die Hirnleistungen bis ins Alter optimiert. Am Pharmakologischen Institut Mario Negri in Mailand wurde das vor einiger Zeit eindrucksvoll bestätigt. Ratten – die übrigens im Alter ganz ähnlich Gedächtnisprobleme haben wie wir – zeigten bei lebenslanger Reduktion der Energiezufuhr keinen Abfall ihres Erinnerungsvermögens. Kalorische Restriktion bewirkte, dass alle Gedächtnisfunktionen auch im Alter auf jugendlichem Niveau arbeiteten. Ein Effekt, den man in den pharmakologischen Laboratorien der Welt seit langem verzweifelt mit Medikamenten zu erzielen versucht.

„Wenig Nahrung, freier Kopf." TÜRKISCHES SPRICHWORT

Unbändige Vitalität

Der Organismus arbeitet bei Nahrungseinschränkung keineswegs nur aus der Not heraus effektiver. Weil viele der durch normale Nahrungsmengen verursachten Stoffwechselbelastungen wegfallen, funktionieren körpereigene Schutzmechanismen ungleich effizienter. Schädliche Oxidationen werden besser abgefangen. Viele Gewebe können so länger auf jugendlichem Leistungsniveau arbeiten wie Leber, Nebennieren oder die Sexualorgane. Erinnern wir uns, dass die über die normale Hungerregulation vom Menschen aufgenommene Nahrungsmenge in erster Linie an einer optimierten Fortpflanzung und am Überleben der Art orientiert ist und von der Evolution entsprechend dahingehend etabliert wurde. Das Optimum einer Energieaufnahme zur Erreichung eines individuellen Höchstalters ist mit dieser wichtigsten Zielvorgabe nicht deckungsgleich. Dies wird von der Natur nicht beabsichtigt.

Es war also kein Zufall, dass sexuelle Potenz und Aktivität bis ins Alter bereits bei den ersten Tierstudien die auffallendsten Phänomene waren. (Anm.: Kalorische Restriktion verhindert darüber hinaus den altersbedingten Verlust der geschlechtsspezifischen Ausprägungen beider Geschlechter, also das sich im Alter zunehmende Angleichen von männlichem und weiblichen Geschlecht.) Doch nicht nur die sexuelle Aktivität steigert sich. Die Reduktion der Essensmenge verändert auch die sonstige körperliche und geistige Vitalität. Im Zentrum für Gesundheitswissenschaft der Universität Houston wollte man genau wissen, welche Vitalitätssteigerungen durch Nahrungseinschränkung hervorgerufen werden:

Ratten, denen die Möglichkeit zum Erkunden von Labyrinthen, zum Klettern oder das Nutzen von Laufrädern gegeben wird, machen von solchen Bewegungsmöglichkeiten ganz allgemein gerne Gebrauch. Die Frage, die man sich in Houston stellte, war: Lässt sich die Gesamtaktivität der Tiere durch kalorische Restriktion noch einmal steigern? Ein Langzeittest sollte das klären. Und in der Tat, die auf Dauerdiät gesetzten Tiere bewegten sich in der Jugend und als erwachsene Tiere mehr. Allein auf dem Laufband 30-mal mehr als die normal essenden Artgenossen.

Interessant war auch die Situation am Ende des Lebens: Im Alter reduzierte sich die freiwillige Aktivität normal essender Tiere um 60 Prozent – ein typischer Wert für alte

Tiere, ganz ähnlich wie beim Menschen. Bei den reduziert ernährten Tieren konnte erwartet werden, dass sie auch im Alter vergleichsweise aktiver sind; der Unterschied müsste sogar größer werden, denn unter kalorischer Restriktion müssten ja Alterungsprozesse verzögert sein. Und das bestätigte sich eindrucksvoll. Statt ebenfalls 60 Prozent in der Aktivität nachzulassen, waren die Diättiere im hohen Alter noch exakt so aktiv wie unmittelbar nach ihrer Jugend. Eine Entdeckung, die unsere bisherigen Vorstellungen über das Altern geradezu auf den Kopf stellt.

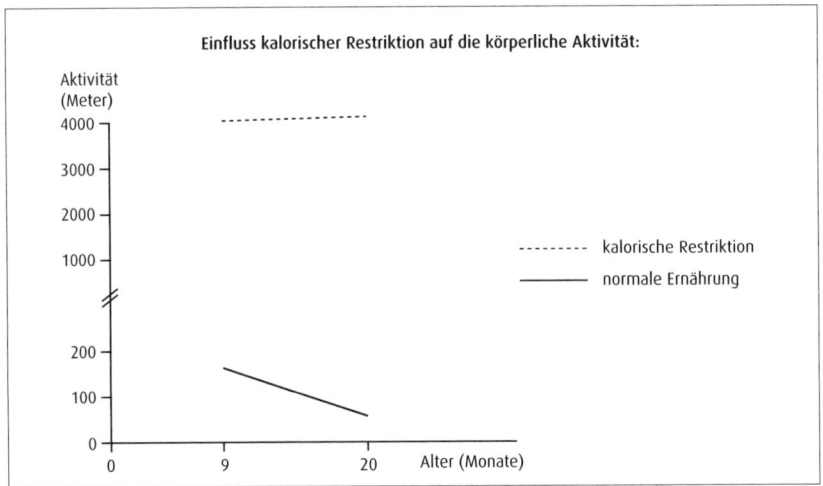

Die tägliche körperliche Aktivität (Laufrad) normal ernährter Ratten verringert sich im Lebensverlauf von täglich 164 Metern im Jugendalter auf 60 Meter im Alter. Unter kalorischer Restriktion sind die Tiere nicht nur extrem aktiver, auch der normale altersbedingte Abfall des Bewegungsausmaßes ist nicht zu beobachten. Beachte: Bei den normal ernährten Ratten handelt es sich um schlanke, nicht etwa um überernährte dickleibige Tiere (mod. nach Kim et al., 1996).

Belastbarkeit und Stress

Mindestens so erstaunlich wie die alternsverlangsamenden Effekte von kalorischer Restriktion sind die Ergebnisse aus Belastbarkeitsstudien. Schließlich würden wir intuitiv annehmen, dass bei dauerhafter Nahrungseinschränkung zumindest die Widerstandskraft gegen akuten körperlichen und psychischen Stress leiden müsse.

Verschiedenste Tests zeigten genau das Gegenteil: Wenig Nahrung führt zu verbesserter Stressresistenz. Das betrifft psychische und körperliche Belastungssituationen, aber auch biologische Stressoren wie Infektionen oder radioaktive Strahlung. Allerdings muss man auch dabei noch einmal daran erinnern, dass diese Zusammenhänge für eine energetisch reduzierte aber dennoch sehr nährstoffreiche Ernährungssituation gelten. An Vitaminen und Vitalstoffen arme Nahrung hat genau die gegenteiligen Effekte. So erhöhen sich etwa bei sinkendem Magnesiumstatus sehr schnell die Stressempfindlichkeit und die durch Stress ausgelöste Aggressivität. Hochdosiertes Vitamin C verbessert auf der anderen Seite unabhängig von der Energiezufuhr die Stressresistenz in verschiedenen Belastungssituationen wie Kälte, Verletzungen, Blutverlust und Schock. Die Liste lässt sich fortsetzen.

II Aussehen und Hautalterung

Zwei Dinge lassen sich bei Studien zur kalorischen Restriktion als erstes beobachten: Die gerade erwähnte Vitalitätssteigerung und ein besseres Aussehen. Bei den meisten Tierstudien zeigt sich das in der Beschaffenheit des Fells. Doch gleiches gilt auch für die Haut beim Menschen. Der hautverjüngende Effekt wurde inzwischen in seinen Ursachen aufgeklärt. Unter kalorischer Restriktion erhöht sich vor allem die Widerstandsfähigkeit der Haut gegen Lipidperoxidation und sogenanntes Cross-linking – zwei typische Erscheinungen gealterter Haut und wesentlich verantwortlich für den Elastizitätsverlust. Die DNA der Hautzellen erleidet bei kalorischer Restriktion weniger Schäden, und das im Alter typische Ausdünnen der Haut wird verzögert.

Hautalterung

„Mit 50 hat jeder das Gesicht, das er verdient," befand der Schriftsteller George Orwell. Und er hatte nicht unrecht. Mehr als bei anderen Organen wird die Alterung der Haut von unserem Verhalten beeinflusst. Vor allem drei Faktoren lassen die Haut besonders schnell altern: Sonnenbestrahlung, Rauchen und bestimmte Ernährungsgewohnheiten.

II **1. Sonne**: Sonnenbestrahlung verstärkt die Peroxid- und Radikalbildung in den Hautzellen. Zusätzlich wird über einen sogenannten Cross-linking-Prozess Hautprotein verhärtet. Die Folgen sind Elastizitätsverlust und Falten. Die Schäden sind umso stärker, je länger die Haut ultravioletter Strahlung ausgesetzt wird, weil dadurch das begrenzte Schutzpotenzial der Haut gegen diese Prozesse zusammenbricht.

Lichtblocker gegen das gesamte ultraviolette Spektrum und Verzicht auf Sonnenbäder sind die beste Prävention. Antioxidantien wie Vitamin E und PABA (= Para-Aminobenzoesäure) unterstützen, eingenommen oder aufgetragen, den Hautschutz. Vitamin E wird allerdings unter dem Einfluss von Hitze, Licht und Sauerstoff sehr schnell inaktiv. Aber wir brauchen die Sonne für das Immunsystem, die Psyche und die Bildung von Vitamin D3. Es gilt also abzuwägen.

II **2. Rauchen**: Bei den negativen Wirkungen übermäßigen Rauchens denken wir meist an Krebs- oder Herz-Kreislauf-Erkrankungen. Dabei sind die Auswirkungen auf die Hautalterung mindestens ebenso ausgeprägt und vor allem: Sie sind wesentlich früher sichtbar! Verantwortlich dafür sind auch dort nicht das meist zu Unrecht beschuldigte Nikotin, sondern verschiedene im Teer beziehungsweise Rauch enthaltene Begleitsubstanzen wie Acetaldehyd, welche die Radikal-Belastung der Haut über ihre Kompensationsfähigkeit hinausgehend erhöhen.

Wie stark die Haut auch nach außen hin altert, hängt direkt vom Verhältnis der Rauchbelastung zum Abwehrpotenzial des Körpers ab. Spätestens wenn die hauteigene Abwehr im mittleren Erwachsenenalter abnimmt, wirkt sich das deutlich sichtbar auf das Erscheinungsbild aus. Umgekehrt kann man beobachten, dass sich durch eine gezielte Zufuhr von Schutzstoffen bei vielen Rauchern das Hauterscheinungsbild bessert. Unterstützend wirken besonders Vitamin E und C, PABA, Thiamin (Vitamin B1), Pantothensäure (B5) und die Aminosäure Cystein. Vitamin A schließlich greift direkt in die Zellerneuerung der Haut ein. Bei Rauchern wichtig sind darüber hinaus Selen, Niacin (B3) und Pyridoxin (B6) – elementare Schutzstoffe, die eine protektive Wirkung gegenüber Krebs und Herz-Kreislauf-Krankheiten ausüben können. Bei ausreichend hoher Dosierung dieser Abwehrstoffe zeigt sich bei vielen Rauchern der hautverjüngender Effekt nicht selten bereits nach zwei Wochen.

II **3. Nahrung**: Der extrem positive Einfluss von Nahrungseinschränkung auf die Hautalterung ist nicht nur wenig bekannt, er wird auch unterschätzt. Denn das bei großer Nahrungsmenge vermehrte Unterhautfettgewebe lässt die Haut gespannt aussehen und verdeckt dadurch zunächst Alternsprozesse, die später dann um so deutlicher sichtbar werden. Eine Reduktion der Nahrungsenergie vermindert interne Alterungsprozesse in der Haut und erhöht erheblich die Widerstandskraft gegenüber schädlichen äußeren Einflüssen.

Eine gleichzeitige nährstoffreiche Ernährung kann Alternsprozesse der Haut zusätzlich signifikant beeinflussen. Gezielt zugeführte Antioxidantien reduzieren unerwünschte Alterungsprozesse. Die natürliche Aminosäure Taurin vermindert etwa die vor allem durch Fructose verursachten AGEs und Cross-linking (s.u.). Haushaltszucker wird im Körper zur Hälfte in Fructose gespalten. Das Vitamin Pantothensäure ist an der Produktion von hauteigenen Fettverbindungen beteiligt. Hochdosiertes Retinol (Vitamin A) oder die oxidierte Form Vitamin-A-Säure (verschreibungspflichtig) verstärkt epidermale Wachstumsfaktoren und die Zellerneuerung. **Beachte:** Häufige Nebenwirkung von äußerlich aufgetragener Vitamin-A-Säure (Retinsäure) sind Hautreizungen. Als Nahrungsergänzung zugeführtes Vitamin A (Retinol) kann bei hoher Dosierung (50.000 bis 100.000 IE/Tag) unerwünschte Nebenwirkungen entwickeln. Schwangere sollten wegen der Gefahr von Missbildungen jegliche Formen und Dosierungen von Vitamin A unbedingt nur in Absprache mit einem Frauenarzt einnehmen.

II   Unser großer Appetit ist kein Versehen der Natur

Eine reduzierte Nahrungsaufnahme verlangsamt die Alterung, verhindert Alterskrankheiten, erhöht die Stressresistenz und verlängert die Lebensspanne. Voraussetzung dafür ist, dass weniger Nahrung aufgenommen wird, als das Sättigungsgefühl suggeriert. Anders ausgedrückt, natürlicher Appetit und Hungergefühl diktieren Mensch und Tier, mehr zu essen, als für sie im Hinblick auf den Alternsprozess optimal wäre. Warum ist das so? Ein Irrtum der Natur? Ganz im Gegenteil. Diese aus unserer Sicht scheinbar falsche Regulation ist vom Standpunkt der Evolution durchaus sinnvoll, und das aus zwei Gründen:

II   Eine reduzierte, energiearme Ernährung ermöglicht nicht die Bildung von ausreichenden Fettspeichern. Und anders als heute, wo Nahrung immer und jederzeit verfügbar ist, mussten Mensch und Tier immer wieder Zeiten überstehen, in denen Nahrungsmangel vorherrschte. Es war deshalb besser, eine schnellere Alterung und ein höheres Krankheitsrisiko im Alter in Kauf zu nehmen als bei jeder Nahrungskrise in Lebensgefahr zu geraten.

II   Das Wohlergehen des einzelnen Individuums spielt in der Evolution eine untergeordnete Rolle. Entscheidend sind das Überleben der Art und damit der Erfolg der Fortpflanzung. Bei hoher Energieaufnahme steigen die Überlebenschancen von Nachkommen. Das gilt besonders für das weibliche Geschlecht, das durch Schwangerschaft und Stillzeit zusätzlich energetisch belastet ist, aber auch für die Nachkommen selbst. Eine hohe Energieaufnahme beschleunigt das Körperwachstum von Kindern und Jugendlichen. In der Evolution ein klarer Überlebensvorteil.

Auch da zeigt sich erneut das inzwischen bekannte Prinzip: Die Natur interessiert sich vor allem für den Fortpflanzungserfolg und damit für die Jugend und das junge Erwachsenenalter – auch wenn dieser Erfolg mit tödlichen Alterskrankheiten oder schneller zunehmender Alterung erkauft werden muss.

Am National Center for Toxicological Research in Jefferson (USA) konnte dieser Zusammenhang experimentell nachgewiesen werden. Die Forscher stellten verschiedene Diäten zusammen und beobachteten die Auswirkungen auf den Fortpflanzungserfolg und die Alterung von Labortieren. Das Ergebnis war eindeutig: Je besser eine Diät für die Fortpflanzung und die Nachkommenschaft, desto schlechter erwies sie sich im Hinblick auf die Alterung der Einzeltiere. Umgekehrt ermöglichte die Diät, bei der die Tiere am längsten und gesündesten lebten, die wenigsten Nachkommen.

„Das Essen ist einer der vier Zwecke des Daseins. Welches die drei anderen sind, darauf bin ich noch nicht gekommen."
BARON DE MONTESQUIEU [französischer Staatsmann und Schriftsteller, 1689-1755]

II   Auswirkungen auf die menschliche Lebensspanne

II   Maximale Lebensspanne

Myriaden von sich im Lebenslauf überwiegend zufällig anhäufenden Veränderungen auf zellulärer Ebene bewirken das, was wir Altern nennen. Die Mehrzahl der Veränderungen erhöht die Wahrscheinlichkeit von Krankheit und Tod mit immer zunehmender Geschwindigkeit. Diese komplexe und zum Ende des Lebens rasend schnell zunehmende Beschleunigung ist der Grund, warum herkömmliche Gesundheitsmaßnahmen wie „gesunde" Ernährung und Hygiene, aber auch die klassische Medizin ihre Wirkung im Alter immer mehr einbüßen. Den Bereich der maximalen Lebensspanne von etwa 120 Jahren verändern diese Faktoren jedoch nicht, sie können sie aufgrund ihres zunehmenden relativen Wirkungsverlusts schon theoretisch gar nicht verschieben.

Konsequent durchgeführte kalorische Restriktion greift dagegen bereits in die elementaren zellulären und genetischen Grundabläufe ein. Sie gehört deshalb zu den wenigen bisher bekannten Maßnahmen, die im Alleingang die Geschwindigkeit der Gesamtalterung und damit die maximale Lebensspanne auch bei höher entwickelten Lebewesen tatsächlich verändern können. Sie ist sogar die effektivste. Die beim Menschen theoretisch zu erwartende Erhöhung des Maximalalters könnte bei lebenslanger Anwendung nach derzeitigem Wissensstand bis zu 40 Prozent betragen, entsprechend einer möglichen Lebensspanne von über 150 Jahren.

So sicher diese Zahlen vom biochemischen Standpunkt aus inzwischen sind, so kritisch müssen die Chancen für die praktische Umsetzung gesehen werden. Die für eine maximal jung erhaltende Gesamtwirkung notwendige Einschränkung der Nahrungsenergie um 40 bis 60 Prozent wird für die meisten Menschen im Alltag sehr schwer durchzuhalten sein. (Anm.: Ab welcher Reduktion des Energieumsatzes ein signifikanter Einfluss auf die Altersgeschwindigkeit erwartet werden kann, ist bisher unklar. Annahmen gehen von 20 bis 30 Prozent aus.) Eine denkbare Lösung der Problematik könnte der Einsatz von Hilfsmitteln sein, die entweder die Wirkung kalorischer Restriktion imitieren oder das Hungergefühl günstig beeinflussen.

„Kalorische Restriktion kann mit an Sicherheit grenzender Wahrscheinlichkeit die maximale Lebensspanne beim Menschen vergrößern."
DENHAM HARMAN [Begründer der Radical Theory of Aging, *1916]

II   Durchschnittliche Lebensspanne

Während die maximal mögliche Lebensspanne einer Gattung die Geschwindigkeit ihrer grundlegenden Alterungsprozesse reflektiert, wird die durchschnittliche Lebensspanne zusätzlich stark vom Unfall- und Krankheitsgeschehen bestimmt. Verbesserte Lebensbedingungen und medizinische Versorgung sind der Grund für den aktuell ständigen Anstieg der durchschnittlichen Lebensspanne auf aktuell etwa 83 Jahre. Vieles spricht dafür, dass wir uns mit diesem Wert (leider) einer natürlichen Grenze nähern, deren weiteres Hinausschieben zwar möglich ist – zum Beispiel durch immer weiter intensivierte medizinische Interventionen – allerdings auf Kosten eines ab jetzt exponentiell steigenden Aufwands. Das heißt, ohne Veränderung grundlegender Alternsprozesse kann unsere durchschnittliche Lebensspanne sehr bald auch mit immer moderneren Maßnahmen nur mit explodierendem Aufwand an Ressourcen erweitert werden.

Kalorische Restriktion verlängerte in allen bisherigen Studien die durchschnittliche Lebensspanne etwa in dem Maß, wie auch die maximale Lebensspanne und damit die Alternsgeschwindigkeit verändert wurden. Ein interessanter Aspekt dabei: Im Gegensatz zu fast allen anderen bisher bekannten Alternsinterventions-Mechanismen erhöht kalorische Restriktion das erreichbar Maximalalter sogar etwas stärker als die durchschnittliche Lebensspanne. Für Gerontologen ein weiterer Hinweis darauf, dass die veränderte Lebenserwartung tatsächlich aus der Verlangsamung der allgemeinen Alternsgeschwindigkeit und nicht nur aufgrund von Vermeidung einzelner (Alters-) Krankheiten resultiert.

II Funktionelle Lebensspanne

Zahlen zur maximalen oder durchschnittlichen Lebensspanne bringen zwar in jedem Fall die Augen von Statistikern zum Leuchten, sagen grundsätzlich aber nichts darüber aus, wie lebenswert diese möglicherweise zusätzlichen Jahre sind. Gerontologen haben deshalb den (Qualitäts-)Begriff der funktionellen Lebensspanne geschaffen und umschreiben damit den Zeitraum, in dem die Körper- und Geistesfunktionen tatsächlich noch weitestgehend intakt sind.

Seit einigen Jahrzehnten kann die funktionelle Lebensspanne des Menschen nicht mehr mit der Entwicklung der durchschnittlichen Lebensspanne mithalten. (Anm.: Ursache ist ein zunehmendes Ungleichgewicht immer besserer reparativer Medizin gegenüber prophylaktischen Maßnahmen.) Resultat: Am Ende des Lebens erhöht sich für Menschen in den Industrienationen die Wahrscheinlichkeit, immer mehr Jahre in Gebrechlichkeit und Unselbstständigkeit zu verleben.

Weil eine dauerhafte Reduktion energiereicher Nahrung eine Vielzahl von zellulären Funktionsstörungen bereits vom Ansatz her vermeidet, kann der klassische Leistungsabfall im Lebensverlauf fast vollständig vermieden werden oder er tritt erst unmittelbar am Lebensende auf. Obwohl die meisten Tiere im Unterschied zu uns eine lange gebrechliche Altersphase gar nicht kennen, ist dieser leistungsstabilisierende Effekt in praktisch allen bisher durchgeführten Studien deutlich zu beobachten – teilweise mit beeindruckenden Resultaten. So war etwa ein bis ins höchste Alter aktives Sexualleben ebenso typisch wie gut erhaltene Muskelmasse und Kraftfähigkeiten oder die Stabilisation kognitiver Leistungen auf jugendlichem Niveau bis ins hohe Alter.

Die häufigsten Fragen zu kalorischer Restriktion

Beeinflusst gezielte Nahrungseinschränkung die Alterung, auch wenn man erst spät im Leben damit beginnt?

Nahrungseinschränkung im Erwachsenenalter hat sich als immer noch sehr wirkungsvoll erwiesen, wenn auch etwas weniger ausgeprägt als bei früherem Beginn. Selbst bei späterem Einstieg in eine energiearme Diät lässt sich neben der durchschnittlichen Lebensspanne auch das Maximalalter erhöhen und damit die Alterung bremsen.

Ob man noch im hohen Alter mit extremer Nahrungseinschränkung beginnen sollte, ist fraglich. Die bisher vorliegenden Tierstudien zeigen bei einem Beginn weit im letzten Lebensviertel nur noch geringe Auswirkungen auf die maximale Lebensspanne. Erhebungen beim Menschen ergaben außerdem, dass ab 70 bis 80 Jahren viele schon bei normaler Ernährung zu wenig Vitamine und andere wichtige Schutzstoffe aufnehmen. Auch die Eiweißaufnahme ist im Alter oft zu niedrig. Man sollte in diesem Lebensabschnitt deshalb nur dann an eine deutliche Nahrungseinschränkung denken, wenn die hochdosierte Aufnahme von Vitalstoffen und Protein – mindestens 1 bis 1,5 g pro kg Körpergewicht – sichergestellt ist. Weil die im Lebenslauf angehäuften zellulären Schäden die Alterung zusätzlich vorantreiben, ist es ratsam, im hohen Alter in erster Linie die vermehrte Zufuhr von Antioxidantien und anderen Schutzstoffen in den Vordergrund zu stellen.

Wie lange dauert es, bis man sich an eine reduzierte Nahrungsmenge gewöhnt hat?

Je früher im Leben eine dauerhaft reduzierte Energieaufnahme erfolgt, desto schneller die Anpassung. Im Erwachsenenalter dauert die biologische Umstellung selbst bei kurzlebigen Mäusen sechs Wochen und länger. Aktuelle Untersuchungen an Primaten zeigen eine entsprechend längere Anpassungsphase – ganz so wie bei Menschen, die eine strenge Diät beginnen. In beiden Fällen versucht der komplexe Säugetierorganismus zunächst, über eine Umsatzreduzierung der verminderten Energiezufuhr gegenzusteuern – verbunden mit der beim Abnehmen gefürchteten Appetitsteigerung.

Berücksichtigt man dazu noch die psychischen und sozialen Faktoren von Essen und

Trinken, sollte kalorische Restriktion unbedingt behutsam begonnen werden. Der gesamte Umstellungsprozess dürfte sich bei den meisten Menschen über viele Monate oder gar Jahre hinziehen.

Gibt es eine vollständige Gewöhnung an reduzierte Nahrung?

Nein. Neben dem Stoffwechsel passen sich zwar allmählich auch der Appetit und das Essverhalten an. Bei drastischer kalorischer Restriktion (um 30 bis 50 Prozent reduzierte Energiezufuhr) bleibt aber ein Grundsatz erhalten: Man muss immer etwas weniger essen, als der Appetit suggeriert. Ohne eine gewisse Disziplin funktioniert eine maximal wirksame kalorische Restriktion also auch nach einer Gewöhnungsphase nicht. Andererseits benötigt der Organismus nach einiger Zeit deutlich weniger Nahrung, um ein ausreichendes Sättigungsgefühl zu erzeugen. Eine Einsparung von 10 bis 20 Prozent der Nahrungsenergie ist dann ohne jegliches Hunger- oder Defizitgefühl möglich. Auf kulinarischen Genuss und Lebensqualität muss man also nicht zwangsläufig verzichten. Wichtigste Hilfe: Langsam und bewusst essen und genießen!

Ist auch eine kurzfristige Nahrungseinschränkung nützlich?

Je länger Nahrungseinschränkung praktiziert wird, desto besser. Bei lediglich mehrmonatiger Restriktion ergaben manche Studien zumindest gewisse bleibende Gesundheitseffekte. Bei anderen Untersuchungen zeigte sich nach dem Übergang zur Normalernährung eine leicht beschleunigte Alterung, sodass der Nettoeffekt kurzzeitiger kalorischer Restriktion zwar immer noch erhalten blieb, jedoch nur gering war.

In jedem Fall dürfte eine leichte, aber dafür dauerhafte energetische Nahrungsreduktion mehr Vorteile bringen als vorübergehende Phasen extremer Einschränkung.

Wie steht es mit Nahrungseinschränkung bei Kindern?

Grundsätzlich hat sich eine früh beginnende kalorische Restriktion ohne Schäden für die Gesundheit als wirksam erwiesen. Dennoch sprechen mindestens drei Gründe gegen die Anwendung bei Kindern:

1. Niemand darf zu einer solchen Maßnahme gezwungen werden. Wer gezielte Nahrungseinschränkung für sich nutzen möchte, kann das noch maximal effektiv im frühen Erwachsenenalter tun.

2. Eine niedrige Energiezufuhr während der Kindheit führt zu reduzierten Wachstums- und Entwicklungsprozessen. Soziologische Studien zeigen, dass verzögertes Wachstum und geringere Körpergröße gesellschaftliche Nachteile bedingen können.

3. Aufgrund heutiger Ernährungsgewohnheiten sind Kinder und Jugendliche auch in Industrienationen mit Vitalstoffen fast immer suboptimal versorgt. Diese Situation würde sich bei

einer einfachen Reduktion der Essmenge noch einmal verschlechtern.

Deshalb gilt: **Kalorische Restriktion bei Kindern ist abzulehnen**.

Kann man kalorische Restriktion mit Fasten gleichsetzen?

Nein, kalorische Restriktion hat nichts mit klassischem (Heil-)Fasten zu tun. Erst die ausreichende Zufuhr von Nährstoffen, vor allem von Eiweiß, Vitaminen und Antioxidantien führt zu den beschriebenen körperlichen Umstellungen und zu einer bis in die genetische Steuerung reichenden Hemmung von Alterungsprozessen. Bei Tieren erzielte man allerdings gute Wirkungen mit kalorischer Restriktion in Form von alternierendem Fasten – ein Tag hochwertige Nahrung, ein Tag fasten.

Sind die bisherigen Ernährungsregeln überholt?

Die Ergebnisse der Alternsstudien zur kalorischen Restriktion ermöglichen eine neue Beurteilung der bisherigen Ernährungsregeln. Den größten Effekt für die Gesunderhaltung bis hin zum Alternsstopp hat die Reduktion der Nahrungsenergie. Je größer die Gesamtnahrungsmenge, desto mehr ist die Unterscheidung von gesunden und ungesunden Lebensmitteln bedeutsam.

Menge und Qualität der Nahrung greifen ineinander. Kalorische Restriktion ist bei unausgewogener oder vitalstoffarmer Nahrung wenig sinnvoll. Umgekehrt lassen sich bei großer Nahrungszufuhr auch mit noch so „gesunder Ernährung" zwar manche Krankheiten verhindern, nicht aber das Altern. Bei richtig durchgeführter kalorischer Restriktion ist das aber möglich.

II Anti-Aging-Helfer: wasserlösliche Quellstoffe

Unverdauliche Nahrungsbestandteile, sogenannte Ballaststoffe, sind entgegen ihrem Namen ein für die Gesundheit wichtiger Teil der Nahrung. Am bekanntesten sind die unverdaulichen Faserstoffe etwa in Vollkorngetreide und anderen pflanzlichen Nahrungsmitteln. Bedeutung haben sie wegen ihrer positiven Wirkung auf die Verdauung. Auch eine vorbeugende Wirkung gegen Darmkrebs wird diskutiert.

Die für die Alternsprophylaxe wichtigste Form von Ballaststoffen sind wasserlösliche Quellstoffe. Sie haben die Eigenschaft, den Nahrungsbrei im Magen-Darm-Trakt geleeartig zu binden. Auf diese Weise üben sie einen besonders starken Einfluss darauf aus, wie Nahrung resorbiert wird.

Nahrungsmittel mit einem hohen Anteil wasserlöslicher Ballaststoffe sind unter anderem Haferkleie, Lein- und Flohsamen. Besonders effiziente Quellstoffe sind das in Äpfeln enthaltene Pektin, das aus Algen gewonnene Alginat, Brotkernmehl und Guarmehl. Sie sind in Fertigprodukten zu finden – zum Beispiel Pektin in Marmelade, Alginat in Speiseeis, Brotkernmehl und Guarmehl in Bindemitteln –, können aber besser noch zu Hause beim Kochen oder als gezielte Nahrungsergänzung eingesetzt werden.

Verschiedene Studien haben gezeigt, dass ballaststoffreiche Nahrung Alterungsprozesse reduziert und den jungerhaltenden Effekt von Nahrungseinschränkung verstärkt. Bei hohem Anteil wasserlöslicher Quellstoffe muss also weniger Nahrung eingespart werden, um eine entsprechende Verlangsamung der Alterung zu erzielen. Das Sättigungsgefühl wird von allen Ballaststoffen unterstützt.

Wasserlösliche Quellstoffe senken unter anderem auch das problematische LDL-Cholesterin. Dadurch werden klassische Alterskrankheiten verringert, die durchschnittliche Lebensspanne steigt. Der Wegfall von Alterskrankheiten erklärt allerdings noch nicht den bei Versuchstieren unter quellstoffreicher Nahrung gefundenen Anstieg des Maximalalters. Für diesen echten Aging-Intervention-Effekt sind nicht die altbekannten Wirkmechanismen wie der auf das Cholesterin, sondern Vorgänge im Bereich des Zuckerstoffwechsels verantwortlich.

Zuckerstoffe beziehungsweise ganz generell Kohlenhydrate sind am Alterungsprozess nicht unwesentlich beteiligt. Unter anderem verursachen sie einen Vorgang, der als nichtenzymatische Glycosylation bezeichnet wird. Gleich mehr dazu. Wenn also die Nahrung viele Quellstoffe enthält, steigt der Blutzucker nach einer Mahlzeit geringer an, die Insulinbelastung des Organismus sinkt (s. Seite 477).

Viel hilft in diesem Fall viel. Für die angesprochenen Anti-Aging-Effekte ist die gezielte Zugabe von Quellstoffen zu den Mahlzeiten sinnvoll. Doch auch mit mäßig ballaststoffreicher Ernährung lässt sich ein positiver Effekt erzielen: der Cholesterinspiegel wird günstig verändert.

II   Warum uns Kohlenhydrate altern lassen

Alle in der Nahrung enthaltenen Kohlenhydrate erscheinen im Blut letztlich als einfache Zucker. Diese Zuckermoleküle können nun spontane Verbindungen mit Körperproteinen und Nukleinsäuren eingehen. Solche Kopplungen sind nichts Ungewöhnliches. Der Vorgang wird sogar gezielt über Enzyme gesteuert. Ein Teil davon reagiert aber unkontrolliert, also nicht-enzymatisch. Daher der etwas komplizierte Name nichtenzymatische Glycosylation.

Das Problem dieser spontanen, durch Zuckerstoffe ausgelösten Verkettung von Proteinen ist nun, dass auch dort Vernetzungen entstehen, wo sie nicht sein sollten, zum Beispiel in Strukturproteinen. Folgen: Die Funktionsfähigkeit von Proteinverbindungen wird eingeschränkt, Gewebebereiche verlieren ihre Elastizität und können wichtige biologische Aufgaben nicht mehr erfüllen. Damit aber nicht genug: Durch diese Veränderungen steigt der oxidative Stress für die Zellen, denn zur Abwehr von Radikalen sind gerade unversehrte Zellmembranen unerlässlich (besonders verstärkt werden Schäden durch Metallradikale, s. Kap. II.2). Die nichtenzymatische Glycosylation gilt heute neben den Radikalen als wichtigster Auslöser von Alterungsprozessen.

Wir sehen hier einmal mehr, wie wichtig Wechselwirkungen für das Altern sind. Von nichtenzymatischer Glycosylation betroffen sind viele Körperstrukturen, etwa Gefäßwände, Augenlinsen, Bereiche des Immunsystems, die Haut oder (Herz-)Muskeln. Auch an der Bildung sogenannter Alzheimer-Plaque im Gehirn und bei der Tumorentstehung sind Folgeprodukte der Glycosylation beteiligt. Die daraus resultierende verstärkte Belastung mit Radikalen führt zu weiteren schädlichen Kettenreaktionen. Ein zunächst langsam, dann – beginnend mit dem mittleren Lebensalter – immer schneller ablaufender Teufelskreis.

Den Prozess der Glycosylation gibt es bei allen Kohlenhydraten, ob Haushaltszucker oder Stärkeprodukte, ob Brot oder Kartoffeln. Eine 2006 veröffentlichte Großstudie in den USA fand einen signifikanten Zusammenhang zwischen Kartoffelkonsum und Altersdiabetes. Das Risiko bestand auch dann, wenn Kartoffeln in der als gesund geltenden gekochten Form gegessen wurden. Bei Aufnahme von Fruchtzucker (Fructose) ist die gefährliche Glycosylation am stärksten. Auch die im Lebensverlauf immer problematischer werdende Glucose-Intoleranz wird durch Fructose besonders gefördert. Viele der negativen Folgen übermäßigen Konsums von Haushaltszucker sind auch ein Resultat verstärkter Glycosylation (Haushaltszucker besteht zur Hälfte aus Fructose beziehungsweise wird in diesen gespalten). In direkten Vergleichstudien mit anderen Kohlenhydraten führte gerade der Verzehr von Fruchtzucker oder Haushaltszucker zu höherem Körpergewicht, erhöhtem Cholesterinspiegel und zunehmender Insulin-Unempfindlichkeit im Alter. Im Tierversuch konnte die erhöhte und gezielte Zufuhr der natürlichen Aminosäure Taurin die gewebeverändernden Wirkungen von Fructose verhindern. (Anm.: Beachte: Einige in geringen Mengen vorkommende Zuckerstoffe beziehungsweise Glycoproteine und Glycolipide wie Mannose, l-Fucose – zum Beispiel in Frauenmilch –, N-acetyl-Galactosamin und andere sind nicht nur für bestimmte Stoffwechselreaktionen essenziell, sie können degenerative Alterung wahrscheinlich sogar vorbeugen.)

Es gibt aber noch einen zweiten Grund dafür, dass Kohlenhydrate die Alterung vorantreiben. Zu ihrer Verstoffwechslung benötigen sie den Botenstoff Insulin. Und dieses Hormon hat zwei höchst unterschiedliche Gesichter (s. Kasten).

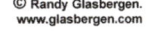

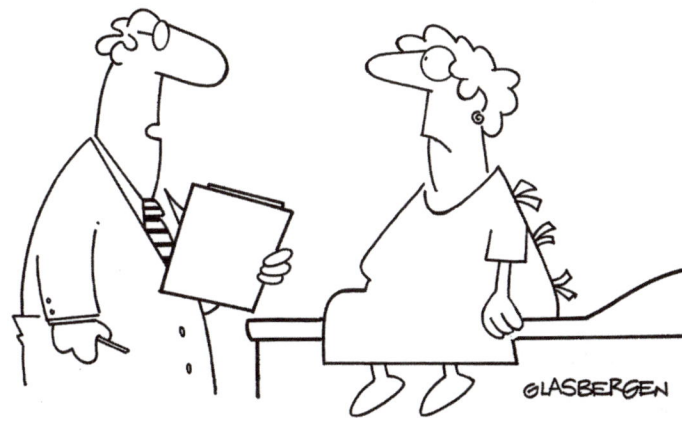

„Die kohlenhydratreiche Diät, auf die ich Sie vor 20 Jahren gesetzt habe,
hat Ihnen Diabetes, Bluthochdruck und ein krankes Herz eingebracht. Uups."

Das unbekannte Gesicht von Insulin

Das erste Gesicht dieses Hormons kennen die meisten: Insulin wirkt im Organismus aufbauend beziehungsweise anabol, wie die Physiologen sagen. Das heißt, es fördert Leistungsfähigkeit und Körperaufbau. Das gilt sowohl für die Muskulatur als auch für die verschiedenen
Fettspeicher. (Anm.: Ob Insulin mehr Fett oder eher Muskeln aufbaut, lässt sich übrigens
durch das Ess- und Bewegungsverhalten beeinflussen; s. Kap. II.7.) Als eine Art Torwächter
öffnet Insulin verschiedene Schleusen für die im Blut nach einer Mahlzeit zirkulierende
Glucose.

Weniger bekannt war lange Zeit das zweite Gesicht des Hormons. Über eine ganze Reihe
von Mechanismen ist Insulin an Vorgängen beteiligt, die Alterungsprozesse beschleunigen
– unter anderem über einen direkten Einfluss auf die atherosklerotischen Veränderungen in
der Blutgefäßwand. Eine ständige Insulinbelastung führt im Verlauf des Lebens auch dazu,
dass Körpergewebe abstumpfen und immer träger auf das Hormon reagieren. Zutage tritt
dieser Vorgang oft erst im fortgeschrittenen Stadium in Form von Altersdiabetes. Ironischerweise ist es gerade diese Abstumpfung, die einen zusätzlichen Alternsprozess anstößt, und
zwar im Gehirn:

Im Steuerzentrum des Gehirns, dem Hypothalamus, löst die schwach gewordene Stimu-
lationswirkung des Insulins offensichtlich einen unmittelbaren Alternsbefehl aus. Durch

dieses Signal werden verschiedene Hormone und Transmitter herunterreguliert. Auch die Zirbeldrüse mit ihrem wichtigsten Botenstoff Melatonin ist davon betroffen. Weil über den Insulinstoffwechsel wichtige Schalthebel im Alterungsprozess betätigt werden, testet die experimentelle Gerontologie schon seit einiger Zeit Konzepte zur Unterbrechung der Wechselwirkungen zwischen Insulin und Alterung. Zwei Ansätze erwiesen sich bisher als wirkungsvoll:

Weniger Insulinbelastung. Am effektivsten senken lässt sich die Blutzucker- und damit die Insulinbelastung durch eine dauerhafte Reduktion der Kohlenhydratzufuhr – je nach Ernährungssituation in Verbindung mit einer verringerten Aufnahme von Fetten und Proteinen. Also: durch gezielte kalorische Restriktion.

Verbesserung des Wirkungsgrads (mehr Wirkung mit weniger Insulin). Die Insulineffizienz wird entscheidend durch die körperliche Belastungssituation bestimmt. Entsprechend lässt sich durch körperliche Betätigung der Wirkungsgrad von Insulin signifikant verbessern. Was vielen nicht bewusst ist: Alltagsbelastungen können dabei ebenso effektiv sein wie klassischer Sport. Die Belastungssituationen müssen allerdings ausreichend intensiv und regelmäßig sein (s. Kap. II.10).

Chromzufuhr. Das natürliche Spurenelement Chrom optimiert die Verstoffwechslung von Kohlenhydraten, unterstützt die Wirkung von Insulin und hilft, die im Hinblick auf die Alterung problematischen Blutzuckerspitzen zu vermeiden.

II Wirkstoffe, die über eine Optimierung des Zuckerstoffwechsels das Altern beeinflussen

Seit den 80er-Jahren testen Alternswissenschaftler verstärkt verschiedene Substanzen mit dem Ziel, die bei der normalen Nahrungsverwertung entstehenden schädlichen Reaktionsketten zu stoppen. Im Fadenkreuz der Forschung stehen die bereits erwähnten Endprodukte bestimmter im Körper ablaufender Zucker-Protein-Verknüpfungen, sogenannte **Advanced Glycosylation End Products (AGEs).** Der Name mag nach einem sehr speziellen Vorgang klingen, doch wir reden hier nicht etwa über selten auftretende krankhafte Fehlregulationen, sondern über Stoffwechselfolgen, die durch den ganz normalen Verzehr vor allem von Kohlenhydraten entstehen. Trotz oder gerade wegen dieser Normalität bestimmen die AGEs die Alterung des Organismus in beträchtlichem Umfang mit.

Inzwischen hat man eine ganze Reihe sogenannter Glycosylations-Hemmer gefunden und teilweise bereits erfolgreich getestet. Ohne Frage wird in Zukunft nicht nur im Alternsinterventions-Bereich noch viel von ihnen die Rede sein. Ihre Namen sollte man sich in jedem Fall schon mal merken.

II Carnosin (nicht zu verwechseln mit Carnitin; s. Kap. II.9) ist ein natürlicher Bestandteil tierischer und menschlicher Körperzellen – vor allem in den langlebigen Zellen in Gehirn und Muskulatur. In den vergangenen Jahren erregte das kleine Dipeptid Aufmerksamkeit, nachdem es 1999 australischen Forschern gelungen war, die Teilungsfähigkeit menschlicher Fibroblasten-Zellen mit Hilfe von Carnosin zu erweitern und die Zellen auf diese Weise quasi zu verjüngen. (Anm.: Aus Fibroblasten entsteht unter anderem Kollagen.) Weitere Forschungen zeigten, dass Carnosin auch als wasserlösliches Antioxidans fungiert (mit Vitamin E und Coenzym Q10 arbeitet Carnosin synergetisch zusammen). Besonderheit: Carnosin kann schädliche Wirkungen von Zellverbindungen verhindern, die durch Radikale verändert worden sind (zum Beispiel die bei der Lipidperoxidation entstehenden hochreaktiven Endprodukte wie das Malondialdehyd).

Die wahrscheinlich wichtigste Eigenschaft von Carnosin – zumindest für das Altern – dürfte allerdings seine Fähigkeit sein, Zell- und Körperstrukturen vor unerwünschter Glycosylation zu schützen beziehungsweise diese zu reduzieren. Seriös lässt sich bisher aber nicht sagen, wie ausgeprägt diese Schutzwirkung im Idealfall wirklich sein kann. Zusammenhänge zwischen der maximalen Lebensspanne und dem Carnosinstatus bei Tieren sowie weitere Entdeckungen zu seiner biochemischen Wirkungsweise können bisher lediglich als erste Indizien einer Beweiskette eingestuft werden. Bei beschleunigt alternden Mäusen erhöhte eine hochdosierte Carnosingabe die Lebenserwartung um 20 Prozent – allerdings ohne Auswirkungen auf das Maximalalter.

Typische (Nahrungs-)Ergänzungsmengen zur allgemeinen Alternsprophylaxe beim Menschen sind 50 bis 500 mg reines Carnosin pro Tag (meist 100 bis 150 mg). Unerwünschte Effekte wurden bis in Dosisbereiche von mehreren Gramm bisher nicht beschrieben.

Während wissenschaftliche Untersuchungen am Menschen zu Carnosin als Nahrungsergänzung noch im Versuchsstadium sind, haben russische Wissenschaftler bereits carnosinhaltige Augentropfen entwickelt – und inzwischen patentiert. Mit ihnen sollen altersbedingte **Katarakte** (Linsentrübungen) beim Menschen verhindert und sogar rückgängig gemacht werden können. (Anm.: Die Augentropfen enthalten die für die äußerliche Anwendung im Auge abgewandelte Form N-Acetyl-Carnosin.) Trübungen der Augenlinse gehören zu den typischen Folgen nicht-enzymatischer Glycosylation im Lebensverlauf.

II Aminoguanidin. Anthony Cerami, Wissenschaftler an den Kenneth Warren Laboratories in Tarrytown (New York), war schon vor 30 Jahren überzeugt, dass der Kohlenhydratstoffwechsel für das Altern mitentscheidend ist. Die Entdeckung der

Vorgänge um die sogenannten AGEs gab ihm später recht (s. o.). Cerami suchte deshalb nach Möglichkeiten, die bei der Verstoffwechslung von Zuckerstoffen entstehenden Schadensprozesse zu vermeiden.

Mitte der 80er-Jahre führten er und sein Team Praxisstudien mit der chemischen Substanz Aminoguanidin durch. Die Verbindung erwies sich als einer der wirksamsten Hemmstoffe, wenn es darum geht, den Organismus vor schädlicher Glycosylation zu schützen (AGE-Hemmer). Tatsächlich hatten Tiere, die Aminoguanidin erhielten, im Alter ebenso elastische Gewebestrukturen wie Junge. Dementsprechend besserten sich die Funktionsfähigkeit des Herz-Kreislauf-Systems und anderer Organbereiche.

Weil nun Diabetiker einer zwei- bis dreifach erhöhten Glycosylation ausgesetzt sind – und daher in vielen Körperbereichen schneller altern – ergab sich die für Alternswissenschaftler günstige Chance, für den Wirkstoff eine Medikamentenzulassung anzustreben (wir erinnern uns, Wirk- und Arzneistoffe können nur dann in den Verkehr gebracht werden, wenn sie zur Behandlung einer Krankheit verwendbar sind. Die Therapie „normaler" Alternsprozesse ist kein Zulassungsgrund). Zurzeit durchläuft Aminoguanidin unter dem Markennamen Pimagedine® die letzte Patienten-Testphase. Vor allem in den USA nutzen bereits einige Anti-Aging-Enthusiasten das Mittel zur allgemeinen Alternsvorbeugung – in einer gegenüber der Diabetesbehandlung reduzierten Dosierung von 150 bis 300 mg/Tag. Als mögliche Nebenwirkungen werden Übelkeit und Kopfschmerzen beschrieben. Allerdings kann Aminoguanidin den Stoffwechsel von Vitamin B6 stören. Es erscheint deshalb ratsam, diesen Vitalstoff zusätzlich einzunehmen.

II **Chrom.** Das natürliche Spurenelement Chrom ist unmittelbar an der Verstoffwechslung von Zuckerstoffen und anderen Kohlenhydraten beteiligt. Es unterstützt die Wirkung von Insulin und ist essenziell für die Fähigkeit des Organismus, Glucose abzubauen – sogenannter Glucose-Toleranz-Faktor. (Anm.: Interessant ist dabei, dass Chrom den Abtransport von Zucker aus dem Blut unterstützt und dabei die Einschleusung in die Muskulatur stärker als den Alternativweg in die Fettzellen begünstigt. Wie Studien zeigen, verändert sich bei vielen Dickleibigen durch eine Substitution mit Chrompicolinat das Verhältnis von Fett- zu Muskelmasse zugunsten einer magereren Körperzusammensetzung.)

Im Tierversuch bewirkte eine regelmäßige Chromsubstitution nicht nur eine signifikante Verlängerung der durchschnittlichen Lebensspanne, sondern auch eine Verlangsamung der Alterung verbunden mit einer Erhöhung des Maximalalters. Die Ursachen für diesen alternshemmenden Effekt werden noch diskutiert. Neben einer

Verminderung schädlicher Glycosylation könnte dafür auch der genannte Einfluss auf Gehirnzellen im Bereich des Hypothalamus verantwortlich sein. Chrom könnte dort den Altersabfall der Insulinwirkung und damit negative Alternssignale im Gehirn verhindern.

Die durchschnittliche Dosis für eine Substitution beim Menschen beträgt 200 µg/Tag. Eine gezielte Erhöhung der Chromaufnahme über die Nahrung ist schwierig. In den meisten Industrienationen liegt die tägliche Chromaufnahme bei normaler Ernährung unter 50 µg. Relativ reich an Chrom sind **Bierhefe** und schwarzer beziehungsweise grüner **Tee**. Suboptimal mit Chrom versorgt sind typischerweise Ältere und Schwangere, teilweise auch Sportler.

II Weitere Wirkstoffe und Ausblick. Das Ausschalten der alternsverursachenden Wirkung der AGEs und die Optimierung des Zuckerstoffwechsels ist inzwischen nicht nur wissenschaftlich von Interesse, sondern längst auch ein wirtschaftlich zukunftsträchtiger Markt. Neue Wirkstoffe werden entwickelt und bereits bekannte erweisen sich als effektive Glycosylationshemmer und damit auch als unerwartete Schutzstoffe gegen das Altern. Zu den „neu entdeckten" Glycosylationshemmern gehört auch **Aspirin**®. Interessant: Dauernutzer von Aspirin leiden wahrscheinlich deshalb auch seltener am Katarakt der Augen.

Ein anderer AGE-Hemmstoff ist **Benfotiamin**, ein Verwandter des Vitamins Thiamin (B1). Es wirkt nicht nur direkt der AGE-Bildung entgegen, sondern auch indirekt. Der Wirkstoff unterstützt und verstärkt den normalen enzymatischen Abbau von Zucker. Die optimale Verstoffwechslung von Kohlenhydraten ist im Übrigen auch eine der wichtigsten Aufgaben des Vitamins Thiamin selbst – ein Grund, warum hochdosiertes Thiamin ein wichtiger Bestandteil jedes Vorsorgeprogramms gegen das Altern sein sollte.

Unter dem Namen **Alagebrium**® könnte voraussichtlich in vier bis acht Jahren eine Substanz zugelassen werden, die AGEs nicht nur verhindert, sondern bereits entstandene sogar aufzulösen vermag. Damit wäre theoretisch erstmals auch in diesem zentralen Alterungsbereich eine echte Verjüngung möglich. Immerhin: Bei älteren Hunden und alten Affen bewirkte Alagebrium spektakuläre Effekte. Bereits nach einer dreiwöchigen Behandlung hatten die Tiere unter anderem elastischere Gefäße und die Herzleistung jüngerer Artgenossen.

Weitere Wirkstoffe, die positiv in den Zuckerstoffwechsel eingreifen und deshalb theoretisch auch im Sinne einer allgemeinen Alterungsprophylaxe nützlich sein können, sind die für die Diabetes-Behandlung zugelassenen Substanzen **Acarbose** und **Metformin**.

II Weniger essen wirkt wie sportliches Training

Körperliche Aktivität hat eine ganze Reihe gesundheitlicher Wirkungen. Das gilt auch für den Verlauf unserer Alterung. Aber nicht das Training des Herzens oder die Durchblutungsförderung spielen dabei die entscheidende Rolle. Körperliche Aktivität versetzt unseren Organismus vor allem in die Lage, Kohlenhydrate und andere Energieträger weniger schädlich zu verstoffwechseln.

Als Folge kalorischer Restriktion treten Wirkungen auf, die denen körperlichen Trainings entsprechen. So verbessert sich etwa die Fähigkeit der Muskulatur, Glucose aus dem Blut mit weniger Insulinunterstützung aufzunehmen (Insulin öffnet wie ein Schlüsselwärter die Schleusen für den Abtransport von Blutzucker in die Muskulatur aber auch in die Fettzellen). Ohne die ständige Mithilfe von Insulin lässt sich Glucose sonst nur während körperlicher Belastung aus dem Blut in die Muskeln schleusen.

Die Insulinbelastung des Körpers sinkt bei Nahrungseinschränkung also in zweifacher Hinsicht. Einmal, weil aufgrund reduzierter Nahrung weniger Insulin gebraucht wird, und anschließend noch einmal durch die größere Insulin-Unabhängigkeit der gesamten Muskulatur. Ein optimal ökonomischer Einsatz von Insulin im Organismus ist – wie wir heute wissen – ein wichtiger Alternsschutz.

Drastische Nahrungseinschränkung führt also zu einer erhöhten Leistungsfähigkeit und Spontanaktivität bis ins hohe Alter. Untersuchungen zeigen, dass dieser Anti-Aging-Effekt unabhängig vom tatsächlichen Bewegungsausmaß ist. Mit anderen Worten, der Alterungsstopp und die gesundheitlichen Effekte kalorischer Restriktion waren mit oder ohne sportliche Aktivität gleich stark ausgeprägt. Das heißt, je konsequenter kalorische Restriktion durchgeführt wird, desto weniger notwendig ist eine dauerhafte körperliche Belastung für die Erhaltung der Gesundheit und für ein möglichst langes Jungbleiben. Im Umkehrschluss bestätigt das aber auch: Je mehr man isst, desto unerlässlicher wird umfangreiche körperliche Aktivität zum Verhindern von degenerativer Alterung.

Richtlinien für eine energetische Reduktion der Ernährung

Bei einer absolut ausgewogenen und nährstoffreichen Nahrungsauswahl ohne jegliche „Ernährungssünden" genügt eine einfache Reduktion der Gesamt-Essensmenge um 30 bis 50 Prozent, um maximal zu profitieren und die Gesamtalterung des Organismus drastisch zu beeinflussen.

Soweit die Theorie, die in diesem Fall allerdings ziemlich grau ist. Denn zum einen ernähren sich nur wenige Menschen wirklich optimal nährstoffreich, zum anderen – und das ist das eigentliche Praxisproblem – würde eine einfache Halbierung der normalen Essensmenge zu einem anhaltend starken Hungergefühl führen. Bei den meisten Menschen wäre eine solche einfache Reduktionsdiät daher rasch zum Scheitern verurteilt.

Eine ebenso effektive wie praktikable Reduktion der Nahrungsenergie setzt deshalb sinnvollerweise verstärkt bei besonders energiereichen Nahrungsbestandteilen an. Im Unterschied zu klassischen Ernährungsempfehlungen, die sich ausschließlich gegen besonders „ungesunde" Nahrungsmittel richten (Süßigkeiten, Alkohol, Gebäck und anderes), geht es bei kalorischer Restriktion auch um bisher als gesund eingestufte Nahrungsbestandteile, die aber relativ zu ihrem Volumen viel Energie liefern und/oder energetisch schnell anfluten. Vor allem das ist ein wesentlicher und noch immer zu wenig beachteter Aspekt.

Gruppe I: Hauptenergielieferanten – in erster Linie reduzieren

Neben den typischen „Kalorienbomben" wie Süßigkeiten, Alkohol und Torten fallen in diese Kategorie fettreiche Nahrungsmittel (Wurst, Käse, Pasteten), aber auch klassische Sattmacher mit hohem Kohlenhydratanteil (alle Mehlspeisen, Kartoffelprodukte, Backwaren) und nicht zuletzt energiereiche Getränke (Limonaden, Bier, Säfte).

Gruppe II: Proteinreiche Lebensmittel – nur bedingt reduzieren

Obwohl sie beim Verzehr ebenfalls viel Energie zuführen, garantieren proteinreiche Nahrungsmittel gerade bei reduzierter Essensmenge eine weiterhin optimale Eiweißzufuhr. Dies ist insofern von Bedeutung, als beim Menschen verschiedene Leistungs- und Wachstumsfaktoren und besonders die Immunfunktionen im Alter von einer ausreichend hohen Proteinaufnahme abhängen – Faktoren, die bei den unter Laborbedingungen durchgeführten Tierstudien zur kalorischen Restriktion eine eher untergeordnete Rolle spielen. Zu den Hauptnahrungsmitteln dieser Gruppe zählen Sojaprodukte, Eier, Pilze, Fisch, Fleisch, fettarme Milchprodukte.

Gruppe III: Energiearm und dabei vital- und ballaststoffreich – Anteil erhöhen

Die Vertreter dieser Gruppe belasten nicht nur die Energiebilanz wenig, sie unterstützen über ihren hohen Vitalstoffgehalt vielmehr den alternshemmenden Effekt einer kalorischen Restriktion. Ein hoher Anteil wasserlöslicher Quell- oder anderer Ballaststoffe optimiert zusätzlich die Energieverarbeitung und steigert darüber hinaus die Chancen für einen langfristigen Erfolg.

In die Gruppe III gehören alle Gemüse und Gemüseprodukte, Salate und Obst. Was nur wenig bekannt ist: Relativ zu ihrem Energiegehalt sind die meisten Gemüse proteinreich. **Beachte:** Obst ist trotz der enthaltenen Kohlenhydrate positiv zu bewerten – im Unterschied zu Obstsaft, der als Getränk im Hinblick auf verschiedene Alterungsprozesse deutlich weniger günstig verstoffwechselt wird.

II Kalorische Restriktion muss nicht Verzicht auf Genuss bedeuten

Viele Menschen reagieren bei „gut gemeinten" Ernährungsratschlägen generell abweisend. Nicht ganz zu Unrecht. Lange wurde der Eindruck erweckt: Nur wer ausschließlich „gesunde" Nahrungsmittel verzehre, verhalte sich richtig und bleibe gesund. Die wissenschaftlichen Daten zur kalorischen Restriktion zusammen mit den Möglichkeiten moderner Nahrungsergänzung lassen dagegen durchaus Spielraum für individuellen Genuss.

Die Nouvelle Cuisine der Franzosen zeigte schon vor Jahren, dass Einschränkung der Menge nicht mit weniger Genuss einhergehen muss. Sie legte den Schwerpunkt weg von der Masse der klassischen Sattmacher auf hochwertige Nahrungsteile wie Gemüse, Fisch, Fleisch, Pilze und Salate. Und sie etablierte einen Ansatz, der modernen Anti-Aging-Konzepten alle Ehre macht: Qualität vor Quantität. Leider geht der Trend seit einiger Zeit wieder hin zum gut gefüllten Teller.

Zehn Praxistipps für Ihren Erfolg

1. Beginnen Sie unbedingt langsam mit der Reduzierung der Energieaufnahme.

2. Reduzieren Sie zunächst nicht das Volumen der Mahlzeiten. Die Magenfüllung ist ein wichtiger Sättigungsfaktor.

3. Verändern Sie vor der eigentlichen Energiereduzierung zunächst die Nahrungsanteile. Das heißt, planen Sie möglichst viel Gemüse und quellstoffreiche Nahrungsmittel in den täglichen Speiseplan ein.

4. Genießen Sie jede Mahlzeit langsam und bewusst.

5. Vermeiden Sie Heißhunger mit Snacks, zum Beispiel Obst, Naturjoghurt, saure Gurken.

6. Seien Sie bei energie- und zuckerreichen Getränken zurückhaltend. Das gilt besonders für Limonaden, Bier und andere alkoholischen Getränke, aber auch für Säfte (ganze Früchte werden günstiger verstoffwechselt und sättigen weitaus stärker).

7. Nutzen Sie Quellstoffe und Bindemittel als Helfer, wann immer es geht. So wird beispielsweise Speiseeis trotz des hohen Zuckergehalts mit weniger Blutzuckeranstieg verstoffwechselt als vergleichbar zuckerhaltige Getränke. Grund sind die beim Eis zugesetzten Quellmittel.

8. Wenn Sie Mahlzeiten ausfallen lassen wollen, tun Sie das ausschließlich abends. Untersuchungen bei Fettleibigen zeigen, dass gerade das Auslassen des Frühstücks zu mehr Heißhunger am Tag und Abend führt und den Fettabbau insgesamt sogar erschwert.

9. Seien Sie nicht zu sehr auf das Körpergewicht fixiert. Über die Altersgeschwindigkeit entscheidet die Nahrungsmenge (beziehungsweise -energie), nicht das Körpergewicht.

10. Rückschläge sind normal. Lassen Sie sich nicht davon entmutigen.

II Wie geht es weiter?

Was wir heute aus bereits abgeschlossenen Tierstudien, Langzeittests mit Primaten und von vielen Indizien aus Untersuchungen beim Menschen wissen, lässt Gerontologen kaum mehr an der fundamentalen alternshemmenden Wirkung von kalorischer Restriktion zweifeln. Doch die eigentlichen Fragezeichen stehen hinter der praktischen Umsetzbarkeit. Zumindest eine maximal ausgeprägte Reduktion der Nahrungsenergie um 30 bis 50 Prozent dürfte die meisten Menschen vor nicht unerhebliche Schwierigkeiten stellen.

In den Labors der experimentellen Gerontologie sucht man deshalb bereits nach Strategien, um das Praxisproblem zu lösen. Richard Weindruch etwa, einer der führenden Experten auf dem Gebiet der kalorischen Restriktion, denkt wie viele seiner Kollegen an unterstützende Mittel, die den Appetit auf ein optimales Maß reduzieren helfen. Anders als einige bereits existierende Appetitzügler müsste eine solche Maßnahme wirklich für den Dauergebrauch ausgelegt sein.

Während dieser „einfache" Ansatz darauf abzielt, optimale Sättigung und Zufriedenheit auch mit reduzierter Energieaufnahme zu erreichen, gibt es auch raffiniertere Strategien. Bestimmte Wirkstoffe – einige haben wir bereits kennengelernt – verändern die Verstoffwechslung besonders energiereicher Nahrung so, dass den Körperzellen suggeriert wird, es herrsche relative Nahrungsknappheit. Wie wir inzwischen wissen, werden dadurch natürliche Genexpressionen aktiviert, die unsere zentralen Alternsabläufe verlangsamen.

Sind solche Visionen realistisch und werden wir von solchen Hilfsmitteln in absehbarer Zeit profitieren können? Wie so oft liegt das Problem nicht an der theoretischen Machbarkeit, sondern an der Nutzbarmachung für den Normalbürger. Denn erst wenn Altersprozesse selbst als therapiewürdig anerkannt werden und Mittel gegen diese Prozesse damit überhaupt eine behördliche Zulassung erhalten können, kann jeder Einzelne davon auch profitieren. Angesichts der Tatsache, dass in Deutschland selbst die gesundheitsprophylaktische Nutzung von optimal dosierten Vitaminen oder Antioxidantien staatlich noch immer verhindert wird, erscheinen uns Visionen, die auf die Dauereinnahme zulassungspflichtiger Medikamente beruhen, auf absehbare Zeit wenig realistisch – unabhängig wie man zum Einsatz solcher Hilfen stehen mag.

Doch letztlich können jegliche unterstützende Hilfsmittel zwar die Wirksamkeit und Bequemlichkeit der Durchführung kalorischer Restriktion steigern, notwendig zur Verlangsamung des Altern sind sie jedoch absolut nicht. Mehr als bei jeder anderen Altersuhr haben wir es bei diesem Gebiet selbst in der Hand. Auch wer sich nicht in der Lage sieht, seine Energieaufnahme gleich drastisch zu reduzieren, kann Alternsprozesse erfolgreich beeinflussen. Ein wirkungsvoller Ansatz kann sein, kalorische Restriktion als Leitmotiv zu verstehen und zusätzlich andere in diesem Buch vorgestellte Anti-Aging-Maßnahmen in ein ganz persönliches Gesamtkonzept einzubeziehen.

Resveratrol: Wein statt hungern?

Einige Pflanzen bilden unter der Einwirkung von Stressoren wie Hitze oder Schimmelpilzen die Zellschutzsubstanz Resveratrol. Dazu gehört besonders die rote Weintraube (in Kapitel II.1 sind wir bereits auf die genmodulatorische Wirkung von Resveratrol eingegangen). Im Jahr 2002 entdeckten David Sinclair und Lenny Guarente von der Harvard Medical School einen Zusammenhang zwischen einem Langlebigkeits-Gen, Resveratrol und kalorischer Restriktion. Die Aktivierung des sogenannten SIR2- beziehungsweise SIRT1-Gens führt sowohl bei einfachen Organismen als auch bei der Säugetierzelle zu einer Umschaltung der Genexpression in Richtung einer verlangsamten Alterung. In allen bisher untersuchten Organismen wird dieses Gen durch kalorische Restriktion aktiviert.

Resveratrol kann nun – das haben das Team um David Sinclair und andere inzwischen bestätigt – genau diesen Genschalter umlegen. Das würde aber bedeuten, die gezielte Einnahme von Resveratrol oder sogar einfach einer gewissen Menge Rotwein könnte den Effekt von kalorischer Restriktion komplett imitieren und damit überflüssig machen. Rotwein statt Nahrungsumstellung?

Eine wunderbare Aussicht, die nicht wenige Zeitgenossen zu enthusiastischen Ausbrüchen und geradezu ausschweifenden Visionen veranlasste – zumindest zwei Jahre lang, bis Matt Kaeberlein vom Genome Science Department der Uni Washington 2004 für Ernüchterung sorgte. Seine Gruppe fand von kalorischer Restriktion ausgehende alternsverlangsamende Wirkungen im Zellbereich, die nicht über das SIR2-Gen vermittelt waren. Es wäre zu schön gewesen.

Andererseits muss uns diese Einschränkung nicht besonders betrüben. Bis das Puzzle völlig gelöst ist, scheint es am erfolgversprechendsten zu sein, einfach von beiden Ansätzen zu profitieren, also die Effekte von Resveratrol und einer individuellen Nahrungsumstellung zu kombinieren und möglicherweise sogar zu addieren (Informationen zur Einnahme und Dosierung von Resveratrol in Kapitel II.1).

II Die Zauberformel des Clive McCay

Es ist schon erstaunlich. Wollte jemand heute den aktuellen Wissenschaftsstand zur kalorischen Restriktion für die praktische Anwendung in einem einzigen Satz zusammenfassen, gäbe es keine bessere Empfehlung als die des Urvaters dieses Forschungszweigs, Clive McCay. Seine vor einem halben Jahrhundert aufgestellte Schlussfolgerung gilt noch heute. Sie wird von der modernen Gerontologie als eine der effektivsten Alternsinterventions-Formeln bestätigt:

„Iss, was du sollst,
danach iss, was du willst
aber nicht zu viel."
CLIVE McCAY [amerikanischer Alternswissenschaftler, 1898-1967]

„Wer Großes will, muss sich zusammenraffen."
JOHANN WOLFGANG VON GOETHE [deutscher Dichter und Naturwissenschaftler, 1749-1832]

Literatur (Auswahl)

ANISIMOV VN, BERNSTEIN LM, EGORMIN PA ET AL. (2005): „Effect of metformin and life span and on the development of spontane0us mammary tumors in HER-2/neu transgenic mice." Exp. Gerontol., 40(8-9): 685-93.

BACHURIN SO, SHEVTSOVA EP, KIREEVA EG, OXENKRUG GF, SABLIN SO (2003): „Mitochondria as a Target for Neurotoxins and Neuroprotective Agents." Annals of the NY Acad. Sciences, 993: 334-44.

BARTKE A, BROWN-BORG H (2004): „Life extension in the dwarf mouse." Curr. Top. Dev. Biol., 63: 189-225.

CAO SX, DHAHBI JM, MOTE PL, SPINDLER SR (2001): „Genomic profiling of short- and long-term caloric restriction effects in the liver of aging mice." Proc-Natl-Acad-Sci-U-S-A, 98(19): 10630-5.

DEMETRIUS L (2004): „Caloric restriction, metabolic rate, and entropy." J. Gerontol. Biol. Sci. Med. Sci., 59(9): B902-15.

DHAHBI, JM, KIM HJ, MOTE PL ET AL. (2005): „Temporal linkage between the phenotypic and genomic responses to caloric restriction." Proc. Nat. Acad. Sci., 101(15): 5524-9.

FACCHINI FS HUA NW REAVEN GM ET AL. (2000): „Hyperinsulinemia: the missing link among oxidative stress and age related diseases?" Free Rad. Biol. Med., 29: 1302-6.

FORSTER MJ, MORRIS P, SOHAL RS (2003): „Genotype and age influence the effect of caloric intake on mortality in mice." FASEB, 17(6): 690-2.

FRAUKEL S, GUNNELL DJ, PETERS TJ ET. AL. (1998): „Childhood Energy Intake and Adult Mortality from Cancer: The Boyd Orr Cohort Study." British Medical Journal, 316 (7130): 499-504.

GOTO S, TAKAHASHI R, ARAKI S, NAKAMOTO H (2002): „Dietary Restriction Initiated in Late Adulthood Can Reverse Age-related Alterations of Protein and Protein Metabolism." Annals of the NY Acad. Science, 959: 50-6.

HAGEN TM, MOREAU R, SUH JH, VISIOLI F (2002): „Mitochondrial Decay in the Aging Rat Heart. Evidence for Improvement by Dietary Supplementation with Acetyl-L-Carnitine and/or Lipoic Acid." Annals of the NY Acad. Science, 959: 491-507.

HALTON TL, WILLETT WC, LIU S ET AL. (2006): „Potato and french fry consumption and risk of type 2 diabetes in women." Am. J. Clin. Nutr.: 83(2): 284-90.

HARPER JM, LEATHERS CW, AUSTAD SN (2006): „Does caloric restriction extend life in wild mice?" Aging Cell. 5(6): 441-9.

HARRISON DE, ARCHER JE, ASTLE CM (1984): „Effects of food restriction on aging: separation of food intake and adiposity". Proc Natl Acad Sci USA, 81: 1835-8.

HIPKISS AR (2006): „Dietary restriction, glycolysis, hormesis and ageing." Biogerontology, publ. Online, 13. Sep. 2006.

INGRAM DK, CHEFER S, MATOCHIK J ET AL. (2001): „Aging and Caloric Restriction in Nonhuman Primates." Annals of the NY Acad. Sciences, 928: 316-26.

INGRAM DK, ANSON RM, DE CABO R ET AL. (2004): „Development of Calorie Restriction Mimetics as a Prolongevity Strategy." Ann. NY. Acad. Sci., 1019: 412-23.

KAEBERLEIN M, KIRKLAND KT, FIELDS S, KENNEDY BK (2004): „Sir2-independent life span extension by caloric restriction in yeast." PloS Biol., 2(9): e296

KATIC M, KAHN CR (2005): „The role of insulin and IGF-1 signaling in longevity." Cell. Mol. Life. Sci., 62(3): 320-43.

KIRKWOOD TBL, ROSE MR (1991): „Evolution of senescence: late survival sacrificed for reproduction." Phil. Trans. Roy. Soc. Lond., 332: 15-24.

KIM JD, MCCARTER RJM, YU BP (1996): „Influence of age, exercise, and dietary restriction on oxidative stress in rats." Aging Clin. Exp. Res., 8: 123-30.

LANE MA, BLACK A, HANDY A ET AL. (2001): „Caloric Restriction in Primates." Annals of the NY Acad. Sciences, 928: 287-95.

LANE MA, INGRAM DK, ROTH GS (2002): „The Serious Search for an Anti-Aging Pill." Scientific American, Aug: 24-29.

LEVINE RL, STADTMAN ER (1996): „Protein Modification with Aging." In: Schneider EL, Rowe JW (eds): Handbook of the Biology of Aging. Acad. Press, Inc: 184-97.

LIPMAN RD, SMITH DE, BLUMBERG JB, BRONSON RT (1998): „Effects of caloric restriction or augmentation in adult rats: longevity and lesion biomarkers of aging." Aging Milano, 10 (6): 463-70.

MCCAY CM, CROWELL MF (1934): „Prolonging the life span." Sci. Month., 39: 405-14.

MCCARTER RJ (1991): „Effects of food restriction on whole body metabolism." Aging, 3, N2: 386-8.

McCarter RJ, Shimokawa I, Ikeno Y, Higami Y, Hubbard GB, Yu BP, McMahan CA (1997): „Physical activity as a factor in the dietary restriction on aging: effects in Fischer 344 rats." Aging-Milano, 9 (1-2): 73-9.

MASORO EJ (1998): „Influence of caloric intake on aging and on the response to stressors." J. Toxicol. Environ. Health B., 1 (3): 243-57.

MASORO EJ, SHIMOKAWA I, YU BP (1991): „Retardation of the Aging Process in Rats by Food

Restriction." Annals New York Academy of Sciences, Vol. 621: 337-352.

MERRY BJ (2000): „Caloric Restriction and Age-Related Oxidative Stress." Annals of the New York Academy of Science, Jun: 180-98.

NAGY I ZS (1994): „Altern supramolekularer Strukturen der Zelle." In: Olbrich, Sames, Schramm: Kompendium der Gerontologie. Landsberg: Ecomed, IV-2.3.1.

NANDHINI TA, THIRUNAVUKKARASU V, RAVICHANDRAN MK, ANURADHA CV (2005): „Taurine prevents fructose-diet induced collagen abnormalities in rat skin." J Diabetes Complications, 19(5):305-11.

NAUGHTON DP, FISHER AE (2003): „Life extension properties of superoxide dismutase mimics arise fom „caloric restriction." Chem. Biol., 10(3): 197-8.

PHELAN JP, ROSE MR (2005): „Why dietary restriction substantially increases longevity in animal models but won't in humans." Ageing Res Rev., 4(3): 339-50.

PITSIKAS N, GAROFALO P, MANFRIDI A, ZANOTTI A, ALGERI S (1991): „Effect of lifelong hypocaloric diet on discrete memory of the senescent rat." Aging, 3, N2: 147-52.

POMYTKIN IA, KOLESOVA OE (2003): „Effect of insulin on the rate of hydrogen peroxide generation in mitochondria." Bull. Exp. Biol. Med., 135(6): 541-2.

RAE M (2004): „It's never too late: caloric restriction is effective in older mammals." Rejuvenation Res., 7(1): 3-8.

RICHARDSON A (1991): „Changes in the expression of genes involved in protecting cells against stress and free radicals." Aging, 3, N4: 403-5.

RODGERS JT, LERIN C, HAAS W ET AL. (2005): „Nutrients control of glucose homeostasis through a complex of PGC-1alpha SIRT1." Nature, 434(7029): 113-8.

ROTH GS, INGRAM DK, LANE MA (2001): „Caloric Restriction in Primates and Relevance to Humans." Annals of the NY Acad. Sci., 928: 305-15.

RUHE RC, COORDT MC, MCDONALD RB (1996): „Effect of caloric restriction and source of dietary carbohydrate on glycemic status of the Fischer 344 rat." Aging Clin. Exp. Res., 8: 287-92.

SHIMOKAWA I, HIGAMI Y, YU BP, MASORO EJ, IKEDA T (1996): „Influence of dietary components on occurrence of and mortality due to neoplasms in male F344 rats." Aging Clin. Exp. Res., 8: 254-62.

SPINDLER SR (2001): „Caloric Restriction Enhances the Expression of Key Metabolic Enzymes Associated with Protein Renewal during Aging." Annals of the NY Acad. Sciences, 928: 296-304.

SPINDLER SR (2005): „Rapid and reversible induction of the longevity, anticancer and genomic effects of caloric restriction." Mech Ageing Dev., 126(9): 960-6.

STADTMAN ER (2001): „Protein oxidation in Aging and Age-Related Diseases." Annals of the NY Academy of Sciences, 928: 22-38.

STOKKAN KA, REITER RJ, NONAKA KO, LERCHL A, JONES DJ (1991): „Food restriction retards aging of the pineal gland." Brain Res. 545: 66-72.

SWAN PB (1996): „To Live Longer, Eat Less! (McCay, 1934-1939)". Paper at Minisymposium „Experiments That Changed Nutritional Thinking", Experimental Biology 96 in Washington, DC.

TAHARA S, MATSUO M, KANEKO T (2001): „Age-related changes in oxidative damage to lipids and DNA in rat skin." Mech-Aging-Dev, 122(4): 415-26.

TURTURRO A, HART RW (1991): „Longevity-Assurance Mechanisms and Caloric Restriction." Annals of the New York Academy of Science, Vol. 621: 363-72.

WEINDRUCH R, SOHAL RS (1997): „Caloric Intake and Aging". New England Journal of Medicine, Oct 2: 986-94.

WEINDRUCH R, KAYO T, LEE CK, PROLLA TA (2001): „Microarray profiling of gene expression in aging and its alteration by caloric restriction in mice." J. Nutr., 131(3): 918S-23S.

WEINDRUCH R, WALFORD RL (1982): „Dietary restriction in mice beginning at 1 year of age: effects on life span and spontaneous cancer incidence." Science, 215: 1415-8.

YANAI S, OKAICHI Y, OKAICHI H (2004): „Long-term dietary restriction causes negative effects on cognitive functions in rats." Neurobiol. Aging, 25(3): 325-32.

YU BP, CHUNG HY (2001): „Stress Resistance by Caloric Restriction for Longevity." Annals of the NY Acad. Sciences, 928: 39-47.

YU BP, LIM BO, SUGANO M (2002): „Dietary restriction downregulates free radical lipid peroxide production: plausible mechanism for elongation of life span." J. Nutr. Sci. Vitaminol., 48(4): 257-64.

III

Die Zukunft des Alterns – Gesellschaft am Abgrund?

We are living in a greying world: der soziale Tsunami
Anti-Aging: die nächste Generation

III

We are living in a greying world: der soziale Tsunami

Werden wir bald schon 200 oder 300 Jahre alt werden? Kann der Mensch, wie einst angeblich Methusalem, sogar fast 1.000 Jahre lang leben? Welche neuen aufregenden Möglichkeiten werden in den Labors der experimentellen Gerontologie erforscht? So oder ähnlich lauten die Fragen, die einem als Gerontologen im Hinblick auf die Zukunft meist gestellt werden.

Doch es werden weder die inzwischen inflationär benutzten Zahlen zur möglichen Entwicklung des menschlichen Höchstalters noch gentechnische Erfindungen sein, die das Thema Aging-Intervention schon bald sehr ernsthaft auf die Tagesordnung setzen werden. Die wirkliche Revolution wird in einem anderen Aspekt liegen. „Die Unmöglichkeit von gestern ist der Luxus von heute und die Notwendigkeit von morgen." Diese allgemeine Feststellung des ehemaligen englischen Premiers Sir Harold Wilson trifft auch den entscheidenden Punkt beim Thema Aging-Intervention. Wir behaupten: Die gezielte Beeinflussung von Alterungsprozessen wird zu einem immer wichtigeren Therapieansatz nicht nur im sogenannten Lifestyle-Bereich, sondern auch in der Medizin werden. Und wir gehen noch einen Schritt weiter: In der rechtzeitigen Intervention bei verschiedenen Alterungsprozessen liegt bereits in absehbarer Zeit die einzige Chance für den Erhalt eines funktionierenden Gesundheitssystems.

Während die einen bei der Beeinflussung des Alterns noch immer ausschließlich den Ausdruck eines unsinnigen Jugendwahns sehen, die anderen Anti-Aging für eine reine Erfindung skrupelloser Kommerzstrategen halten, mögen diese Prognosen gewagt erscheinen. Doch wir sind beileibe nicht die ersten, die zu dieser Erkenntnis gelangt sind. Und die These ist auch gar nicht so visionär, wie es vielleicht scheinen mag. Vielmehr ergibt sie sich unmittelbar aus den Erkenntnissen zur Biologie des Alterns, den Zusammenhängen zwischen Alterung und Krankheit sowie der demographischen Entwicklung.

Die wenigsten von uns machen sich eine Vorstellung von der Flutwelle, die sich längst aufgetürmt hat und immer schneller auf uns zurollt – unaufhörlich und unabwendbar. Ein globaler Tsunami. Und das einzige was wir tun können, ist uns rechtzeitig darauf vorzubereiten: die Ergrauung der Gesellschaft. In gerade einmal 40 Jahren wird es allein in China mehr über 65-Jährige geben als heute auf dem gesamten Erdball zusammen. Auch alle anderen Industrienationen werden einer vergleichbaren Flutwelle ausgesetzt sein.

Wir können uns nun, wie von der Politik gerne praktiziert, ausschließlich auf die positiven Aspekte konzentrieren: Noch nie lebten so viele vitale 100-Jährige wie heute, und ihre Zahl wird weiter steigen. Noch nie gab es so viele jugendlich wirkende 60-Jährige. Auch deren Zahl steigt – auch dank tatkräftiger Unterstützung eifriger plastischer Chirurgen – von Jahr zu Jahr. Und in der Werbung hat man noch nie so viele jugendliche Alte gesehen. Eine schöne neue Welt? Mitnichten. Werbebilder und selbst absolute Zahlen sagen über die wirklichen Verhältnisse nichts aus. Die Realität verbirgt sich hinter anonymen Wohnungstüren, in Krankenhäusern und in Alten- und Pflegeheimen.

Die Menschen werden älter, aber nicht in gleichem Verhältnis gesünder. Die im 20. Jahrhundert extrem verbesserten hygienischen Zustände und der medizinische Fortschritt bei der Bekämpfung von Infektions- und Akutkrankheiten haben die Lebenserwartung – berechnet für einen Neugeborenen – stark ansteigen lassen. Angesichts der beeindruckenden Erfolge haben wir aber einen entscheidenden Punkt übersehen: Es sind die gesunkenen Sterberisiken der Kinder und jüngeren Erwachsenen, welche die Zahlen in den vergangenen Jahrzehnten so positiv beeinflusst haben. Für einen bereits 70- oder 80-Jährigen sehen die Statistiken völlig anders aus. Dazu gleich mehr.

Nach wie vor sterben die meisten Menschen irgendwann an einer Krankheit. Doch es gibt heute einen entscheidenden Unterschied: Die Haupttodesursachen sind jetzt Krankheiten, die eng mit „normalen" Alterungsprozessen verbunden sind. Die Reihe reicht von Herz-Kreislauf-Krankheiten und Krebs bis zu Parkinson, Alzheimer, Diabetes und weiteren Formen des metabolischen Syndroms. Ursachen und der Beginn dieser Krankheiten liegen Jahre, meist sogar Jahrzehnte zurück. Ihre oft unmittelbare Verbindung mit biologischen Alterungsprozessen macht eine Behandlung oder gar Heilung schon vom Ansatz her besonders schwierig.

Aber es kommt noch etwas hinzu: Anders als bei den sich schnell entwickelnden Akut-Erkrankungen ist der medizinische Ansatz, erst dann zu handeln, wenn die Krankheit „zu Tage tritt", mit hohem Aufwand verbunden. Nicht selten ist es ein Kampf auf verlorenem Posten – zumindest was die Chancen auf eine wirkliche Heilung betrifft. (Anm.: Die Anführungszeichen beim Ausdruck „zu Tage treten" sind bewusst gesetzt. Da sich Alterskrankheiten über einen langen Zeitraum entwickeln, ist die Festlegung, ab wann jemand als krank eingestuft wird, mehr oder weniger willkürlich. In der Vergangenheit gab es in vielen Ländern immer wieder „Massengenesungen" bei bestimmten Krankheiten, weil Behörden die entsprechenden Diagnose-Grenzwerte kurzerhand verschoben hatten. Ob eine Verschiebung – wie in solchen Fällen meist erwartet – die Kosten für die Gesellschaft wirklich senkt oder später als Bumerang zurückkommt, lässt sich kaum sagen. Die Rechnung für das jeweilige Gesundheitssystem hängt stark von den Kosten der jeweils notwendigen medizinischen Dauerbehandlung und weiteren Faktoren ab. Ein unmittelbarer Verlierer steht aber in jedem Fall fest: der Patient. Denn für den Einzelnen werden die Chancen auf eine Heilung und Vermeidung von Spätfolgen nie mehr so gut sein wie bei möglichst frühzeitiger Intervention.)

II Alt = Alzheimer?

Eine der wichtigsten Alterskrankheiten lohnt es sich, näher zu betrachten: Morbus Alzheimer. Wir tun gut daran, uns über sie Gedanken zu machen, denn auf die Mehrzahl derer, die diese Zeilen jetzt liest, wartet die Krankheit. Was wir besprechen, ist also wie ein Blick in unsere eigene Zukunft. Mutige lesen weiter, ängstliche Zeitgenossen, Depressive und Gesundheitspolitiker sollten die folgenden Abschnitte zu ihrem eigenen Seelenheil vielleicht lieber überspringen.

Als der deutsche Arzt Alois Alzheimer diese Form der unaufhaltsam fortschreitenden Demenz 1906 erstmals ausführlich beschrieb, ahnte niemand, welche Dimension das Problem einmal einnehmen würde. Eigentlich war der Geistesverfall einer Patientin mit Namen Auguste Deter auch nur deshalb aufgefallen, weil er sich schon im Alter von 51 Jahren zeigte. Nicht, dass es zu dieser Zeit keine dementen Menschen gegeben hätte. Aber das Phänomen der „Verblödung" betraf fast immer nur alte Menschen, und die waren damals nicht besonders zahlreich. Überdies interessierte sich eigentlich niemand wirklich für den geistigen Zustand von Senioren, die normalerweise ohnehin nur noch wenige Jahre zu leben hatten.

Doch bei Auguste Deter war das anders. Sie war noch vergleichsweise jung, und so wartete Dr. Alzheimer mit großer wissenschaftlicher Neugierde auf das Ableben der Patientin, um ihr Gehirn untersuchen zu können. Er musste nicht allzu lange warten, denn der Ablauf der Erkrankung und damit der Niedergang der Patientin war damals nicht viel anders als heute: Gedächtnisschwund, Orientierungsprobleme, Unselbstständigkeit und schließlich völlige Hilflosigkeit und Tod. Auguste Deter starb fünf Jahre nach Offenkundigwerden der Erkrankung an einer Infektion, die sich durch das Wundliegen der inzwischen Bewegungsunfähigen entwickelt hatte. In ihrem Gehirn fand Alois Alzheimer spezielle klebrige Ablagerungen, die von nun an als typisch für diese Form der Demenz galten.

In den folgenden Jahrzehnten wurde immer deutlicher, dass das Auftreten von Morbus Alzheimer, wie die Krankheit nun hieß, eng an die biologische Alterung gekoppelt ist. Das bedeutet, je mehr Menschen ein hohes Alter erreichen, desto mehr erkranken auch an Alzheimer-Demenz. Vernachlässigen wir einmal das individuelle Leid einzelner Betroffener und ihrer Angehörigen und betrachten nur die statistischen Zahlen, spielt Alzheimer in der Altersgruppe der 65- bis 70-Jährigen noch keine allzu große Rolle. Etwa jeder 20. erkrankt vor seinem 70. Geburtstag. Drei Jahre später ist schon jeder 10. betroffen. Dann aber wird die Entwicklung dramatisch. Unter den 80- bis 90-Jährigen muss jeder Vierte mit Alzheimer-Demenz rechnen, und kurz nach dem 90. Geburtstag wird die Sache endgültig zum Abzählreim. In diesem Alter wird die 50-Prozent-Marke überschritten. Nicht von Alzheimer betroffen ist dann nur noch eine Minderheit.

„Die menschliche Architektur ist auf das hohe und sehr hohe Alter schlecht vorbereitet."
PAUL B. BALTES [deutscher Entwicklungspsychologe und Alternswissenschaftler, 1939-2006]

Wenn wir uns jetzt vor Augen führen, dass allein die durchschnittliche Lebenserwartung der heute 60-Jährigen bereits weit über 80 Jahre beträgt und schnell weiter steigt, können wir erahnen, welche Konsequenzen das für uns und die Gesellschaft haben wird. Obwohl – können wir das wirklich? Sheldon Goldberg, ehemaliger Präsident der Alzheimer Association, sagt nein. Die auf uns zukommende Masse an Menschen mit Altersdemenz wird in ihrem Ausmaß von den meisten Menschen, aber auch von den Entscheidungsträgern noch nicht erfasst.

Aktuell sind fast eine Million Deutsche erkrankt, die große Zahl anderer Demenzformen ist dabei noch gar nicht mitgerechnet. Die Tendenz ist schnell steigend, denn die Welle der Baby-Boomer-Generation wird die Zahl der Alten schlagartig anschwellen lassen. Bereits in 25 bis 40 Jahren (je nach Land) erwarten Experten in etwa eine Verdreifachung der Fallzahlen. In Zukunft wird sich jede Generation von 20-Jährigen jeweils mit einer doppelt so hohen Masse demenzkranker Älterer konfrontiert sehen als noch ihre Altersgenossen 20 Jahre zuvor. (Anm.: Dabei ist noch nicht die relativ neue Erkenntnis eingerechnet, dass Diabetes und andere Stoffwechselerkrankungen das Risiko für Alzheimer erhöhen. Allein die extreme Zunahme von Diabetes könnte die Alzheimerproblematik somit weiter potenzieren.)

Das Karolinska Institut in Stockholm bezifferte im Jahr 2006 die weltweiten Kosten für Alzheimer auf 248 Milliarden Dollar. Bereits heute! Eine erstaunliche Karriere für eine Alterskrankheit, deren bewusst wahrgenommene Entwicklung vor gerade einmal 100 Jahren mit der Einzelfallbeschreibung einer gewissen Auguste Deter begonnen hat.

Wie viel sind eigentlich 248 Milliarden Dollar?

Würde die Weltbank in jeder einzelnen Sekunde 10 Dollar für Alzheimer ausgeben, also 36.000 Dollar in jeder Stunde – rund um die Uhr, an sieben Tagen der Woche, zwölf Monate im Jahr – würde es etwa 790 Jahre dauern, bis der Betrag beisammen wäre, der schon heute durch die Krankheit pro Jahr aufgebraucht wird.

Ein weiterer Vergleich: Nur 18 der 216 Staaten, die es auf der Welt gibt, haben überhaupt ein gesamtes nationales Bruttoinlandsprodukt, das über 248 Milliarden Dollar liegt.

„Wir haben höchstens zehn Jahre, um ein Desaster zu verhindern. Wenn wir diese Chance versäumen, wird Alzheimer die Haushalte der Familien, der Bundesstaaten und des Landes ruinieren, indem [allein in den USA] bis zu 14 Millionen Baby Boomer der Krankheit unterliegen."
SHELDON GOLDBERG [ehemaliger Präsident der Alzheimer Association im Jahre 2003]

Was unternimmt unser Medizinsystem gegen das drohende Desaster? Auf seine Weise viel. Eine Legion von mehr als 100 Pharmafirmen entwickelt und erprobt mittlerweile fast 200 potenzielle Alzheimer-Therapeutika. Wie man die Erfolge beurteilt, hängt von der Sichtweise ab. Für einen Betroffenen und nicht zuletzt dessen Angehörigen sind neueste Therapien, die das Fortschreiten der Erkrankung um Monate oder sogar Jahre verlangsamen oder die Symptome verbessern, ein großer Erfolg. Gesamtgesellschaftlich betrachtet sind wir noch unabsehbar weit von einer Heilung und damit der Vermeidung eines sozialen und gesundheitspolitischen Desasters entfernt. Auf der Internationalen Alzheimer Konferenz 2006 gehörten zu den vielbeachteten Innovationen verschiedene Pflaster und Implantate, die gerade einmal die Nebenwirkungen der aktuellen Alzheimermedikamente reduzieren helfen. Durchschlagend neue Konzepte sind nicht in Sicht. Schweden arbeitet deshalb beispielsweise mit Hochdruck an einem System, das die Zahl der für die Pflege Demenzkranker notwendigen Personen verringern und die drohende Kostenwelle auf diesem Weg eindämmen soll.

Wie sind die Aussichten für die Generation der heute 40- bis 50-Jährigen? Fraglos besser als für die heutigen Senioren. Nur, wie gut ist besser? Schon seit Jahren wird zum Beispiel an einer Alzheimer-Impfung gearbeitet. Ein erster Impfstoff wurde 2001 allerdings wieder abgesetzt, nachdem jeder 16. Patient Zeichen einer Hirnhautentzündung entwickelt hatte. Ein neuer Impfstoff ist derzeit in Erprobung. Die Krankheit verhindern können aber auch diese Impfungen nicht, sondern allenfalls das Fortschreiten weiter bremsen, vielleicht eines Tages auch stoppen. Allerdings: Ob ein solcher Ansatz auch die ausufernden Alzheimer-Kosten ausreichend begrenzen könnte, wird von Ökonomen kritisch beurteilt. Die Impfungen müssen wahrscheinlich regelmäßig erneuert werden. In jedem Fall werden sie teuer sein.

Und selbst wenn ein kompletter Stopp der Erkrankung einmal möglich sein wird, was heißt das für den Betroffenen? Alzheimer kann bisher nur nach dem Tod sicher diagnostiziert werden, vielleicht in absehbarer Zeit bereits in sehr frühen Stadien. Eine Behandlung wird im heutigen medizinischen System aber nur gestattet und auch erstattet, wenn der Beginn klar diagnostiziert wurde. Doch sind selbst bei früher Diagnose bereits erhebliche Gehirnstrukturen zerstört und geistige Defizite längst eingetreten. Eine wirkliche Lösung wäre also nur ein Ansatz, der schon beim absolut Gesunden ansetzt und nicht behandelt, sondern den mit Alzheimer zusammenhängenden Alterungsprozessen vorbeugt.

Alzheimer vorbeugen

Obwohl bisher noch immer viel zu wenig Geld in die Erforschung einer echten Alzheimervorbeugung investiert wurde, sind inzwischen Daten verfügbar, die ein wirksames Gegensteuern ermöglichen würden. So ergab 2005 die Auswertung des Chicago Health and Aging Projects an der dortigen Rush University, dass die Höhe der täglichen Zufuhr verschiedener **Tocopherole** (Vitamin E) eine enge inverse Korrelation mit dem Auftreten von Alzheimer aufweist. Der Schutzeffekt war am ausgeprägtesten, wenn alpha- und gamma-Tocopherole zusammen aufgenommen wurden. Gamma-Tocopherole wirken dabei etwas stärker entzündungshemmend und reduzieren besonders effektiv bestimmte Mechanismen der Lipid-Oxidation, beides Faktoren bei der Alzheimerentstehung. (Anm.: Vitamin-E-Präparate mit gamma-Tocopherol sind in den USA und einigen europäischen Ländern zugelassen, nicht aber in Deutschland.)

Bereits zwei Jahre früher hatte eine größere Studie einen anderen Schutzfaktor identifiziert: Die in Fischölen enthaltene omega-3-Fettsäure **Decosahexaensäure** (DHA) senkte bei Gesunden das Erkrankungsrisiko im Beobachtungszeitraum um bis zu 70 Prozent. Die vor allem in Lein- und Hanföl enthaltene **Linolensäure** (ebenfalls eine omega-3-Fettsäure) erwies sich speziell bei Hochrisikopatienten (mit sogenanntem ApoE4-Allel) als protektiv.

Östrogene gehören zu den wichtigsten Schutzfaktoren gegen Alzheimer. Dennoch haben Frauen gegenüber Männern ein 1,5-fach erhöhtes Alzheimerrisiko (bereits altersbereinigt). Grund für diesen scheinbaren Widerspruch: Die weibliche Biologie ist auf eine extrem lange Lebenszeit nach der Menopause nicht vorbereitet – bis in die Neuzeit überschritt die Lebenserwartung nicht oder nur wenig das Menopausealter, sodass Frauen dem dramatischen Östrogenverlust der Menopause allenfalls kurz ausgesetzt waren. Die notwendige aber oft auch sehr pauschal geführte Diskussion über bisherige Formen der Hormonersatztherapie bei Frauen hat dazu geführt, dass unter anderem elementare neuro-endokrinologische Schutzwirkungen natürlicher (!) Östrogene, Progesteron und anderer Hormone in den Hintergrund gedrängt wurden. Nicht nur Hirnforscher fordern deshalb eine differenzierte Analyse der vorliegenden Daten und die möglichst schnelle Entwicklung verbesserter Konzepte für eine Optimierung der individuellen Hormonsituation gerade im Hinblick auf das Alter.

Denn die Zusammenhänge zwischen Hormonen, Alterungsprozessen und gerade auch Alzheimer sind weder auf Östrogene noch auf Frauen beschränkt. So spricht eine zunehmende Zahl von Daten in den vergangenen Jahren für eine ausgeprägte Alzheimer-schutzwirkung von (freiem) **Testosteron** bei Männern (s. Kap. II.5).

Die Liste der in diesem Zusammenhang relevanten Daten ließe sich fortsetzen und enthält zum Beispiel unter anderem Wirkstoffe in **Kurkuma**, einem vor allem in Indien in großen Mengen verwendeten Gewürzes. Und gerade erst Anfang 2007 wurden weitere Daten von 965 Älteren veröffentlicht, die über sechs Jahre im Hinblick auf das Auftreten von Alzheimer beobachtet worden waren. Von den Personen, die zu einer folsäurereichen Ernährung zusätzlich **Folsäure** als Ergänzung zugeführt hatten, erkrankten hochsignifikant weniger an Alzheimer-Demenz.

„Ich glaube nicht an ein Schicksal, das über die Menschen kommt, egal wie auch immer sie handeln; aber ich glaube an ein Schicksal, das über die Menschen kommt, wenn sie nicht handeln." BUDDHA

II Gesundheitskosten in der Systemfalle

Im November 2000 erschien im Wissenschaftsblatt American Journal of Clinical Nutrition ein bemerkenswerter Artikel. Elzbieta Kurowska und David Spence vom Biochemischen Institut der Universität Western Ontario hatten mit weiteren Kollegen Interventionen getestet, mit denen sich der Stoffwechsel von Patienten mit mittelgradiger Cholesterinstö-rung verbessern ließe. Unter Fettstoffwechselstörungen leiden heute nicht nur sehr viele Menschen, die notwendige Dauerbehandlung – bei 80 Prozent der Betroffenen über einen Zeitraum von 30 bis 40 Jahren – entwickelt sich zu einem gewaltigen Kostenfaktor.

Die kanadische Studie kam zu folgendem Ergebnis: Nach vier Wochen Interven-tionstherapie erhöhte sich das „gute" HDL-Cholesterin um 30 Prozent und der für das Herz-Kreislauf-Risiko relevante LDL/HDL-Quotient sank um 16 Prozent. Schön, das sind keine besonders aufregenden Zahlen, werden Sie jetzt sagen. Ein moderner Lipidsenker vom Typ der Statine schafft Vergleichbares auch. Richtig, nur in diesem Fall bestand die

Intervention aus nichts anderem als dem Trinken von täglich drei Gläsern Orangensaft, insgesamt etwa 750 ml (zwei Gläser waren bei den meisten Patienten nicht ausreichend wirksam). Man darf nun spekulieren, welche Konsequenzen sich aus dieser Entdeckung ergeben haben. Immerhin könnte für viele Cholesterin-Patienten statt einer jährlich 1.000 Dollar teuren medikamentösen Behandlung offensichtlich auch ein vergleichsweise billiges Nahrungsmittel (oder entsprechende Extrakte) eine wirksame Therapie darstellen.

Es geschah das, was bei Befunden außerhalb des klassischen Pharmabereichs geradezu gesetzmäßig geschieht. Die Ergebnisse wurden in einschlägigen Wissenschaftskreisen positiv aufgenommen und in Fachzeitschriften diskutiert. Die kanadischen Forscher wurden ermuntert, mit ihrer „hochinteressanten Arbeit" fortzufahren. Danach geriet die Studie in Vergessenheit, und die Politik suchte beim Kostenproblem Cholesterinbehandlung die Sündenböcke weiterhin bei der Pharmaindustrie, unter den Ärzten, den Apothekern, den Krankenkassen und so weiter.

Wer aber ist wirklich schuld? Die Pharmakonzerne? Man muss ihnen vorwerfen, die Preisschraube immer unverfrorener zu drehen, auch wenn strengere Vorgaben die Kosten für ein einziges neues Medikament bis zur Markteinführung inzwischen auf fast 500 Millionen Euro haben ansteigen lassen. Und: Im derzeitigen System, das fast ausschließlich auf patentierbare Neuentwicklungen fokussiert und davon abhängig ist, werden Pharmakosten zwangsläufig und kaum begrenzbar explodieren.

Die Ärzte? Sie werden gerade von der Politik angehalten, nur noch entsprechend vorgegebenen Leitlinien zu therapieren. Nach unserem Studienbeispiel – und vielen vergleichbaren Ergebnissen – sucht man in den sogenannten „evidenzbasierten" Therapieleitlinien vergebens. Jenseits der großen Pharmastudien ist der Informationsfluss auch auf der Arztebene nur marginal. Niemand muss sich also wundern, wenn weniger als 0,3 Prozent der Hausärzte von den erwähnten Studienergebnissen überhaupt jemals etwas gehört hat.

Was ist mit den Saftherstellern? Warum vermerken sie solche Studienergebnisse nicht einfach auf ihren Produkten? Zumindest der interessierte und mündige Patient könnte dann profitieren. „Verboten", sagt unser Gesundheitssystem. Anbieter von Produkten, die zu den Nahrungsmitteln gezählt werden, von Orangensaft bis zu Vitaminen und Antioxidantien, dürfen streng genommen keinerlei gesundheitsspezifische Aussagen zu ihren Produkten machen, auch wenn Wissenschaftsdaten vorliegen. Allenfalls schwammige Formulierungen sind möglich.

II Fünf vor Zwölf: Epidemie von Alterskrankheiten

So bedrohlich die Situation um **Morbus Alzheimer** ist, unser Gesundheitssystem kann sich zumindest kurzfristig damit beruhigen, dass die größte Dramatik noch einige Jahre auf sich warten lässt. Bei anderen Alterskrankheiten funktioniert die Vogel-Strauß-Taktik weniger gut. Hinter den hitzigen Diskussionen der vergangenen Jahre über die vermeintlichen Ursachen der ausufernden Krankenkosten – von überteuerten Medikamenten über zu hohe Krankenhauskosten bis zum Streit um eine angemessene Fachärztedichte – verblassten Meldungen, die uns viel eher aufrütteln sollten; denn sie machen deutlich, dass kosmetische Veränderungen innerhalb des Systems, auch wenn sie im Einzelfall sinnvoll sein mögen, an den wirklichen Herausforderungen vorbeigehen. So sprechen Osteoporose-Gesellschaften bereits vom zur Volkskrankheit gewordenen Phänomen **Osteoporose**. Die Behandlung verschlingt schon heute gewaltige Summen und das, obwohl nur knapp die Hälfte der Betroffenen überhaupt eine Therapie in Anspruch nimmt. Die Nichtbehandelten werden das System wiederum bald durch häufige Sturzverletzungen und Operationen noch extremer belasten. Insgesamt gehen Experten von einer Steigerung der Osteoporosekosten von etwa 30 Prozent bereits innerhalb der nächsten 10 bis 14 Jahre aus.

Ein anderer Schauplatz: Das in Deutschland jüngst gegründete Nationale Aktionsforum **Diabetes Mellitus** mahnt angesichts eines geradezu epidemischen Zuwachses an Altersdiabetikern dringendst zum Handeln. Auf Deutschland beschränkt ist auch dieses Phänomen nicht. Kurz vor Weihnachten 2006 beraumte die Internationale Diabetes Föderation in Kapstadt eine Pressekonferenz an und präsentierte erschütternde Zahlen. Der Präsident der Föderation, Pierre Lefébvre, diktierte den herbeigeeilten Reportern in ihre Notizblöcke: „Diabetes bahnt sich seinen Weg zur Epidemie des 21. Jahrhunderts." Gemeint ist dabei der Altersdiabetes, und die Spiralen beschleunigen sich in diesem Fall gleich von zwei Seiten. Zum einen gibt es immer mehr alte Menschen, die – und wir wiederholen uns gern – zwar immer älter, aber im jetzigen Medizinsystem nicht gesünder werden. Zum anderen sorgt die Überernährung in der fatalen Kombination mit Mangelbewegung dafür, dass sich Altersdiabetes immer früher im Leben einstellt. Die 40- bis 60-Jährigen bilden bereits die Hälfte aller Betroffenen.

Im Februar 2007 erschien im Fachblatt Neurology ein alarmierender Bericht. Wissenschaftler der Universität von Rochester präsentieren dort Studiendaten, wonach sich die bei alten Menschen häufige Krankheit **Morbus Parkinson** – gelegentlich auch als Schüttellähmung bezeichnet – bereits in 25 Jahren in ihrem Auftreten verdoppeln wird. Untersucht wurden Industrieländer wie Deutschland, USA, Russland, Frankreich und Japan, aber auch Entwicklungs- und Schwellenländer wie China, Indonesien, Nigeria und weitere. (Anm.: Parkinson betrifft vor allem Menschen ab 65 Jahren; der Verlauf ist schleichend und eng mit Alterungsprozessen im Gehirn verbunden. Die Diagnose wird deshalb häufig erst spät gestellt, wenn bereits eine Vielzahl an Nervenzellen unwiederbringlich abgestorben sind. Eine Behandlung kann den Verlauf nur verlangsamen und muss lebenslang durchgeführt werden. Es existieren zwar Ansätze zur Prophylaxe, diese werden aber kaum verfolgt und unzureichend erforscht.) Interessanterweise betont der Bericht neben dem Leid der Betroffenen einen „neuen" Aspekt: Die Entwicklung allein dieser einen Alterskrankheit, so die Wissenschaftler, wird die Sozialsysteme reicher Länder bedenklich belasten und die ärmerer Länder sprengen.

Die Liste **weiterer Alterskrankheiten** und degenerativer Alterungsprozesse, welche die Gesundheit und die Kassen belasten, ließe sich ohne Mühe fortführen. Das Grundproblem bleibt immer gleich. Degenerative Alterungsprozesse sind ein entscheidender Mitverursacher von Krankheitserscheinungen, deren Therapie mit einem ausufernden Aufwand verbunden ist. Die Situation entbehrt nicht einer gewissen Absurdität: Wenn heute zunehmend mehr 50-Jährige bereits an Altersdiabetes leiden, ist das letztlich nichts anderes als das Resultat einer Beschleunigung normaler Alterungsprozesse in bestimmten Stoffwechselbereichen. Die Menschen altern also in wichtigen Organsystemen sogar früher, wollen aber gleichzeitig immer länger leben. Und sie tun es auch. Unser Medizinsystem versucht eifrig, ihnen genau diesen Widerspruch zu ermöglichen. Kann das funktionieren? Bis zu einem gewissen Punkt ja. Nur darf sich niemand wundern, wenn der Aufwand dafür zwangsläufig ins Gigantische anwächst und auf das Ende einer Sackgasse zusteuert.

„Tausende hacken die Zweige des Übels ab, aber kaum einer schlägt auf die Wurzel."
HENRY D. THOREAU [amerikanischer Philosoph, 1817-1862]

„Künstlich produzierte Zeit"

Schon heute nimmt der durchschnittliche 75-Jährige täglich sieben bis acht (!) verschiedene Medikamente ein, davon häufig ein bis zwei Medikamente nur zum Ausgleich der Nebenwirkungen der anderen Pharmaka. Hauptgründe für die Verordnung sind Bluthochdruck, Diabetes, Fettstoffwechselstörungen und Osteoporose – allesamt Alterskrankheiten, bei denen die jeweiligen Experten mit einem lawinenartigen Anstieg der Fallzahlen rechnen. Wir erleben also bisher gerade einmal die Spitze des Eisbergs. Der Mensch wird immer abhängiger von einer immer umfassenderen medizintechnischen Dauerversorgung. Stuart Olshansky, Epidemiologe und Gerontologe an der University of Illinois, nennt die durch das heutige Medizinsystem verlängerte Lebensspanne deshalb „künstlich produzierte Zeit". Entscheidender Punkt dabei: Der Aufwand für die Bereitstellung dieser künstlichen Zeit steigt mit jedem Lebensjahr ganz unabhängig von allen anderen in der Gesundheitspolitik diskutierten Kostenfaktoren. Der Mechanismus ist systemimmanent. Eine Lösung innerhalb des bestehenden Gesundheitssystems ist somit nicht möglich.

Sackgasse Reparaturmedizin

Falls Sie jetzt durch unsere Darstellung bezüglich der Aussicht auf eine immer größer werdende Lebensspanne desillusioniert worden sind, verraten wir Ihnen etwas: Es kommt noch schlimmer.

Man könnte sich ja auf die Position stellen, die Behandlung von Alterskrankheiten sei zwar mit einer Kostenexplosion verbunden, aber dafür bliebe man ja am Leben. Und Lebensjahre sind in der Tat kostbar. Bei dieser Vorstellung gibt es aber einen Haken. Darauf weist der Medizinprofessor James Fries hin – übrigens schon seit 20 Jahren. An der Stanford University hatte Fries differenzierte Analysen der Lebenszeitentwicklung vorgenommen und schon damals die zwangsläufige Unbezahlbarkeit und damit das Scheitern der ausschließlich krankheitsorientierten Medizinsysteme vorausgesagt.

Die Analysen ergaben aber noch etwas anderes. Die exponentiell steigenden Aufwendungen der Medizin in den vergangenen Jahrzehnten haben die Gebrechlichkeit und Lebenserwartung eines heute 60-Jährigen nur wenig, die eines 85-Jährigen kaum messbar verbessert. Im Klartext, eine nur reagierende Medizin wird nicht nur zwangsläufig immer teurer, sie wird beim Kampf gegen Alterskrankheiten mit zunehmender Lebensspanne der Patienten auch immer ineffizienter. Sie verliert dramatisch an Wirkung – viel mehr, als wir bisher glaubten oder uns eingestehen wollen.

Wohlgemerkt geht es nicht darum, das in den vergangenen hundert Jahren sehr erfolgreiche Medizinsystem generell in ein schlechtes Licht zu rücken. Im Gegenteil. Gerade wegen der Erfolgsgeschichte haben nur wenige auch nur in Erwägung gezogen, dass der klassische Ansatz der ausschließlich reparativen Krankheitsbehandlung zumindest die speziellen Probleme im Hinblick auf das Altern und die demographische Entwicklung nicht lösen kann. Mahner wie James Fries blieben viel zu lange Rufer in der Wüste.

In den 70er-Jahren des 20. Jahrhunderts missachteten Menschen beharrlich die Warnungen zu ökologischen Risiken. Erst die Ölkrise und Tschernobyl änderten die Wahrnehmung. Heute werden die Folgen der demographischen Veränderung allenfalls im Hinblick auf die Rentenfrage diskutiert, und selbst dort flüchtet sich die Politik in Scheinwelten. Geht die demographische Entwicklung so weiter – und bisher gibt es keine Gründe anzunehmen, dass das nicht der Fall sein wird – dürfte die Rentenfrage noch das kleinste Problem sein. Spätestens wenn in 10 bis 15 Jahren die Generation der Babyboomer in Rente geht, wird sie die Gesellschaft zwingen, sich mit Gerontologie und Alternsintervention zu beschäftigen. Dann aber wird die Lawine der Alten bereits vor der Tür stehen, und selbst drastische Reformen werden die Probleme nicht beseitigen.

Die noch vor wenigen Jahren als blasphemisch abgeschmetterte Diskussion um die Notwendigkeit von „Luxusoperationen" (wie neuen Gelenkprothesen) bei Älteren werden wir nur dann verhindern können, wenn wir nicht auf eine Gesellschaft von Gebrechlichen zusteuern; eine Gesellschaft von Alten, die nur mit Hilfe immer umfassenderer und teurerer Reparaturen und Dauerhilfsmittel ihre Gesundheit erhalten kann. Funktionierende und gerechte Sozialsysteme werden in Zukunft nur noch die Nationen haben, denen es gelingt, den Herausforderungen einer ergrauten Gesellschaft erfolgreich zu begegnen. (Anm.: Dass die Altersdiskriminierung bei der Bereitstellung medizinischer Leistungen verdeckt bereits in erschreckendem Maß Realität geworden ist, hat eine aktuelle britische Studie gerade erst offen gelegt; s. Harris et al., 2007).

„Wir werden wohl bald sagen müssen, ‚Sie haben ein bestimmtes Alter erreicht, und wir bieten keinen medizinischen Service mehr für Sie an, weil wir uns das nicht leisten können.' Das ist nicht meine Vorstellung von einem Land, in dem ich leben möchte."
MICHAEL WEST [Genetiker, Gerontologe und Chief Scientific Officer von Advanced Cell Technology]

Der Anteil, den wir zukünftig innerhalb der zweiten Lebenshälfte in Gebrechlichkeit und mit Alterskrankheiten verbringen müssen, kann also nur gering gehalten werden, wenn krankheitsfördernde Alterungsprozesse früh und aktiv zurückgedrängt werden. Nur so lassen sich starker körperlicher und geistiger Abbau, Krankheit und Morbidität möglichst weit in den Bereich der maximalen Lebensspanne verlagern. Das wiederum ermöglicht dann ein Lebensende – das zeigen praktisch alle relevanten Tierstudien aber auch Daten von Hochbetagten – in Form eines vergleichsweise schnellen Zusammenbruchs der biologischen Systeme. Ein Lebensende also ohne langes Siechtum.

II Altwerden: Überwiegen die Risiken oder die Chancen?

„I hope I die before I get old." THE WHO [„My Generation"]

Alle Umfragen ergeben immer wieder das gleiche Bild: Fragt man junge Leute, ob sie sehr alt werden möchten, so ist das für die Mehrzahl alles andere als ein erstrebenswertes Ziel. Der Grund ist, wenn wir heute an die Möglichkeit denken, 90 Jahre zu werden, sehen wir vor unserem geistigen Auge Greise. Sehr alte Menschen sind entweder gebrechlich, krank oder – wenn wir sie als „rüstig" loben – können gerade noch die Dinge des täglichen Lebens bewältigen und sind frei von schwersten Krankheiten. Der medizinische Fortschritt sorgte für die seit etwa 100 Jahren schnell ansteigende Zahl von Menschen, die ein hohes Alter erreichen, dabei aber nicht zwangsläufig vital sind.

Anti-Aging im Sinne von aktiver Prophylaxe degenerativer Alterserscheinungen bietet dagegen die Chance auf eine völlig andere Zukunft. Zunehmend mehr Menschen erkennen deshalb in den gerade besprochenen Zusammenhängen nicht nur die Notwendigkeit eines Umdenkens, sondern vor allem neue Chancen. Chancen nicht zuletzt für ihre ganz persönliche Lebensperspektive. Denn echte Alternsintervention – deren Möglichkeiten wir in den zurückliegenden Kapiteln versucht haben zu skizzieren – wird nicht nur die reine Lebenserwartung steigern, sondern weit mehr noch einen umwälzenden Einfluss auf das Erscheinungsbild dieses Lebensabschnitts haben.

Eine Lebensverlängerung, die nicht wie bisher nur aus der reinen Krankheitsbekämpfung resultiert, sondern einer frühzeitigen Einflussnahme auf degenerative Alterungsprozesse, ermöglicht eine faktische Verlängerung des mittleren Anteils – statt ausschließlich des letzten Lebensabschnitts. Die Gesellschaft wird dadurch Phänomene erleben, die es bisher nicht gegeben hat. Wir werden uns etwa mit 80-Jährigen auseinanderzusetzen haben, die erfolgreich im Berufsleben stehen oder diese Möglichkeit einfordern. Oder mit 90-Jährigen, die es vorziehen, statt in die Seniorengymnastik lieber zum Surfen zu gehen, und ähnliches mehr. Die Menschen werden die Chance haben, die ihnen gegebene Lebensspanne wirklich auszuleben.

„Leben bedeutet für mich nicht irgend ein kurzes Kerzenlicht. Es ist eine Art prächtige Fackel, die ich in die Hand bekommen habe, um sie für diese Zeitdauer zu halten. Und ich möchte sie so strahlend wie irgend möglich brennen lassen, bevor ich sie nachfolgenden Generationen weiterreiche."
GEORGE BERNARD SHAW [irischer Dramatiker und Nobelpreisträger, 1856-1950]

Die Frage wird nicht sein, ob, sondern allenfalls wann die bereits heute verfügbaren Erkenntnisse und Möglichkeiten bei der Alternsintervention in praktisches Handeln umgesetzt werden. Leider hat sich gerade in den vergangenen Jahren gezeigt, dass über die Geschwindigkeit dieser Umsetzung nicht etwa der wissenschaftliche Erkenntnisgewinn entscheidet, sondern ganz andere Barrieren eine Rolle spielen.

Krankheit und deren klassische Behandlung sind längst zu einem gewaltigen Geschäft geworden – in den USA beispielsweise ist der Medizinbereich bereits zu einem der drei größten Industriekomplexe des gesamten Landes aufgestiegen. Und wo so viel Geld im Spiel ist, werden davon auch Entscheidungswege bestimmt. Zwangsläufig. Wenn eine Dr. Marcia Angell von „perversen Entwicklungen" im pharmazeutisch dominierten Gesundheitssystem spricht, kann man das schwerlich als aus der Luft gegriffene Übertreibung abtun. Die Pathologin war bis 2000 Chefherausgeberin des renommiertesten Medizinfachblatts der Welt, des „New England Journal of Medicine", Meinungsführer und Meinungs-macher im Ärztebereich der westlichen Industrienationen. Doch nicht nur die Pharmalobby bekämpft alternative Lösungsansätze – um überleben zu können muss sie das geradezu tun. Auch Verbände und nicht zuletzt die aus diesem System entstandenen staatlichen Regulati-ons- und Zulassungsbehörden tun sich mit dem Umdenken schwer. Vorsichtig formuliert.

Durk Pearson, Alterungswissenschaftler und Co-Autor des in den 80er-Jahren erschie-nenen Bestsellers „Live Extension – A Practical Scientific Approach" wurde im Jahre 2005 deutlicher: „Die größte Barriere zwischen den Menschen und einem längeren Leben ist bei weitem die FDA." (Anm.: die amerikanische Regulationsbehörde) „Es ist nicht Unwissen-heit. Es ist die FDA." In Deutschland ist die Situation nicht wesentlich anders.

Anti-Aging: die nächste Generation

Alles was wir in diesem Buch bis hierher besprochen haben – von der einfachen Ernäh-rungsregel über die Verbesserung des antioxidativen Schutzschildes bis zur Optimierung des individuellen Hormonsystems – betraf ausschließlich Alternsinterventionen, die heute bereits möglich und verfügbar sind. Zum ersten Mal wollen wir jetzt diesen Pfad verlassen und zumindest einen kurzen Blick in die Zukunft werfen. Nicht auf ferne Utopien indes-sen, sondern auf Bereiche, mit denen höchstwahrscheinlich schon unsere Kinder konfron-tiert sein werden.

II Aubrey de Grey: Projekt Verjüngung

Während unsere Gesellschaft zweifellos noch Jahre oder sogar Jahrzehnte damit beschäf-tigt sein wird, allein die bereits heute vorliegenden Erkenntnisse aus dem Bereich der Alternswissenschaft in praktische Intervention und Vorsorge umzusetzen, arbeiten einige experimentelle Gerontologen rund um den Globus bereits an völlig neuen Konzepten. Der prominenteste dieser häufig noch als „Querdenker" bezeichneten Vertreter einer noch progressiveren Form von Alternsintervention empfindet dieses Attribut allerdings nicht als Beleidigung. Im Gegenteil, er sieht in einer neuen Denk- und Forschungsrichtung eine notwendige Voraussetzung für einen erfolgreichen Kampf gegen degeneratives Altern. Die Rede ist von dem Biogenetiker Aubrey de Grey.

Mit langem Vollbart und Pferdeschwanz entspricht der 1963 in London geborene de Grey nicht gerade dem Bild, das sich unsereins vielleicht unter einem modernen Genetiker vorstellt. Seine Erscheinung erinnert eher an die eines zerstreuten Professors. Nichtsdestotrotz definiert de Grey seine Ziele präziser als jeder andere seiner Kollegen. Wenn wir degeneratives Altern wirklich erfolgreich bekämpfen wollen, sagt er, brauchen wir vor allem eines: eine klare Bestandsaufnahme der Erkenntnisse und Daten, die wir haben, und eine möglichst genaue Definition dessen, was für das angestrebte Ziel noch erarbeitet werden muss. Für ihn ist es Zeit, wirklich Nägel mit Köpfen zu machen. Aubrey de Grey nennt das „time to talk SENS", wobei SENS für Strategies for Engineered Negligible Senescence steht – also in etwa „Strategien für eine auf technischem Weg ermöglichte vernachlässigbare Alterung". Ziel: die völlige Überwindung der Alterns.

Unschwer sich vorzustellen, dass allein die bloße Formulierung dieses Vorhabens hitzigste Diskussionen und Anfeindungen nach sich zog und noch immer zieht. Doch unabhängig von der Komplexität der damit verbundenen fachlichen Aspekte, die wir hier nicht alle auflisten können, ist sein grundsätzlicher Kritikpunkt natürlich nicht zu bestreiten. Dass nämlich die bisherigen Erkenntnisse für praktisches Anti-Aging meist als eine Art Nebenprodukt verschiedener theoretischer biogerontologischer Forschung entstanden sind und ein konzertiertes praxisorientiertes Anti-Aging-Projekt überhaupt nicht existiert. Doch nur über ein klar definiertes Forschungsziel lässt sich abgrenzen, was bereits funktioniert und welche Hürden noch zu überwinden sind, um sie dann gezielt anzugehen. (Anm.: Die Situation ist in vielerlei Hinsicht mit der Entwicklung der Raumfahrttechnologie in den 60er-Jahren vergleichbar. Ohne das Wettrüsten der Supermächte wäre nach Meinung fast aller Experten nicht nur kein Mensch auf dem Mond gewesen, es gäbe auch viele der in diesem Zusammenhang entwickelten Technologien wahrscheinlich heute noch nicht. Tatsächlich ließ sich US-Präsident John F. Kennedy 1962 nur deshalb auf einen Wettlauf mit den damals raketentechnisch überlegenen Sowjets ein, weil die Erreichung des Ziels Technologien voraussetzte, die zum damaligen Zeitpunkt auf beiden Seiten noch nicht einmal im Ansatz erfunden waren.)

„We need men who can dream of things that never were."
JOHN F. KENNEDY [35. Präsident der USA, 1917-1963]

Damit sie nach jedem Forschungsschritt, den sie machen, nicht wieder zwei zurückgehen oder Jahre auf der Stelle treten müssen, haben de Grey und seine Mitstreiter eine entscheidende Lehre aus der bisherigen Alternswissenschaft gezogen: Die Forschungsarbeit auf einem so progressiven und umstrittenen Feld darf sich weder auf die Politik und schon gar nicht auf die Lobbyisten und Interessenverbände des bestehenden Gesundheitssystems verlassen. Zusammen mit David Gobel gründete de Grey deshalb die Stiftung „The Methuselah Foundation". Ihr Ziel: Die Verlängerung der gesunden (!) menschlichen Lebensspanne bis hin zur völligen Überwindung des degenerativen Alterns.

Die Uhr nicht nur verlangsamen, sondern zurückdrehen

Aubrey de Grey betrachtet die bisher verfolgten Interventionen gegen das Altern lediglich als ein „vorläufiges" Anti-Aging. Die bestehenden Ansätze, so seine Begründung, sind lediglich darauf ausgelegt, das Altern zu verlangsamen. Und in der Tat ist aufgrund der extremen Komplexität der Stoffwechselvorgänge ein völliges Ausschalten aller Alterungsprozesse mit den bisherigen rein protektiven Interventionen höchstwahrscheinlich nicht erreichbar. Es wären beim Menschen einfach zu viele Schlüssel zur Modulation aller Stellschrauben notwendig, um im Hinblick auf Alterungsvorgänge wirklich jede Lücke zu schließen und den Stoffwechsel ausreichend „clean" zu halten. (Anm.: Wobei ein Höchstalter von 150 Jahren auch allein mit diesen „vorläufigen" Methoden wahrscheinlich im Bereich des Möglichen liegt.)

„Kein Zweifel, zukünftige Generationen, die daran gewöhnt sein werden, jenseits von 100 Jahren zu leben, werden auf unsere derzeitigen Versuche, die Gesundheit zu verbessern, zurückblicken als ein primitives Relikt einer vergangenen Ära."
DAVID SINCLAIR und LENNY GUARENTE [Alternswissenschaftler in: „Unlocking the secrets of longevity genes."]

Mit Kollegen hat de Grey deshalb eine Konzeption entwickelt, welche die bisherigen modulierenden Interventionen mit Therapien kombiniert, die eingetretene Schäden reparieren können. Beispiele sind das Aufbrechen von AGEs (s. Seite 478) mit Hilfe von Medikamenten oder die Reparatur von Mutationen der Mitochondrien-DNA (s. Kap. II.9) mittels Gentherapie. Ein Haus, sagt de Grey, kann man auch nur dann dauerhaft erhalten, wenn man es zum einen möglichst gut gegen Umwelteinflüsse schützt, zum anderen aber unvermeidbare Schäden schnellstmöglich repariert.

Wem das jetzt alles zu technokratisch und unnatürlich klingt: Im Grunde orientiert sich der von Aubrey de Grey vorgeschlagene Weg an einem Phänomen, das wir alle kennen, aber bisher nicht wirklich konsequent erforscht, ja uns nicht einmal richtig bewusst gemacht haben: der Tatsache, dass viele Alterungsprozesse bis zum mittleren Lebensalter weitgehend vom Körper selbst verhindert beziehungsweise tatsächlich wieder repariert werden. Bis ins junge Erwachsenenalter hinein stellt es sogar die Hauptabwehrstrategie des menschlichen Organismus gegen das Altern dar. Im Grunde eine geradezu unerhörte Tatsache. „Könnten wir allein die Anti-Aging-Fähigkeiten, die unser Organismus im Alter von 10 Jahren aufweist, bewahren", sagen Leonid Gavrilov und Natalia Gavrilova von der Universität Chicago, „wäre eine Lebensspanne von 5.000 Jahren möglich".

Wie genau oder ungenau solche Projektionen auch sein mögen: Wir altern im Lebenslauf alles andere als gleichmäßig – warum das so ist, haben wir im ersten Teil dieses

Buchs ausführlich dargestellt. Die Wissenschaft muss also „nur" noch herausarbeiten, wie die Reparatur von Alterungsvorgängen im jungen Organismus genau funktioniert und wie man sie kopieren und für den weiteren Lebensverlauf adaptieren kann. Aubrey de Grey und seine Kollegen arbeiten genau daran.

„Ich bin Direktor eines Beerdigungsinstituts, und ich habe mehr als meinen Anteil am Tod gesehen. Es ist niemals schön, und einige der Dinge, die ich gesehen habe, sind erschreckend. Ich hätte noch den ersten Menschen vom Leichenschauhaus herauszubringen, der froh ist, dort zu sein. Für die meisten von uns wird beim Herannahen des Todes ein Tag kommen, an dem wir für uns eine Liste mit Dingen durchgehen, die wir wünschen getan zu haben: Wenn ich nur meine Ernährung früher umgestellt hätte! Warum habe ich nicht meine guten Neujahrsvorsätze eingehalten und mich mehr bewegt? Lassen Sie nicht zu, dass der Wunsch, für den Methuselah Mouse Price [s. u.] gespendet zu haben, das letzte ist, was Ihnen durch den Sinn geht. Ehe Sie sich versehen, wird einer meiner Kollegen oder ich wegen Ihnen erscheinen und Sie mitnehmen. Machen Sie uns arbeitslos, bevor wir das tun."
DAVID THOMPSON [Beerdigungsinstitut-Direktor in Japan, Unterstützer des Methuselah Mouse Projekts]

Wann wird es aufgestoßen, dieses Tor in eine „vernachlässigbare Alterung"? Aubrey de Grey liebt es, auf diese gern gestellte Frage mit einer provokanten These zu überraschen: Die erste Person, die 1.000 Jahre alt wird, so seine Antwort, ist bereits geboren. Die Zeitungen haben dann ihre Sensation, die Menschen ihr Aha-Erlebnis und die konservative Medizin ihr Feindbild. Doch was nach radikalen Umwälzungen schon in den nächsten Jahren klingt, lässt sich auch nüchterner betrachten. Denn letztlich müssen selbst bei diesem Extremziel nicht alle Veränderungen sofort erreicht werden. Eine Verlängerung der Lebensspanne um wenige Jahrzehnte würde Menschen wertvolle Zeit geben, auf weitere Entwicklungen der gerontologischen Forschung zu warten. Die dann verfügbaren Interventionen ermöglichen den nächsten Schritt und so weiter.

Doch es ist noch ein anderer Aspekt, der in der von de Grey und seinen Kollegen entfachten und meist hitzigen Diskussion oft untergeht. Wir übersehen ihn, weil wir in unserem Denken letztlich in der Erfahrungswelt der Vergangenheit gefangen sind. Beim SENS-Projekt geht es nämlich gerade nicht um immer neue Rekorde der menschlichen Lebensspanne. Jedenfalls nicht um den Rekord als solchen. Darum ging es in unserer bisherigen Vorstellungswelt. Die Verlängerung der Lebenserwartung der vergangenen 100 Jahre – so erfreulich sie ist – hat mit dem Kampf gegen das Altern letztlich nichts zu tun.

Alle heutigen Altersrekorde zeigen uns, dass ein Mensch besonders alt geworden ist. Sie sind kein Beleg, dass Menschen lange von Alterserscheinungen verschont geblieben sind – viele Rekordträger der vergangenen Jahrzehnte waren beispielsweise blind oder saßen im Rollstuhl. Bis heute sind Altersrekorde das Resultat einer Verlängerung fast ausschließlich des letzten Lebensabschnitts, nicht des mittleren Erwachsenenalters oder gar der Jugend.

Das SENS-Forschungsprojekt zielt dagegen auf das eigentliche Problem beim Altwerden: die degenerative Alterung. Es geht darum, länger gesund und leistungsfähig zu bleiben. Eine vergrößerte Lebensspanne entsteht bei diesem Ansatz im Grunde nur als eine Art Nebeneffekt – wenn auch ein von vielen sehr erwünschter.

„Sterben ist eine äußerst öde, trostlose Angelegenheit. Und mein Rat an Sie ist, nicht das geringste jemals damit zu tun zu haben."
W. SOMERSET MAUGHAM [englischer Schriftsteller, 1874-1965]

Das Methusalem-Projekt

Praxisorientierte Biogerontologen stellen eines ganz klar: Die größte Fehleinschätzung ist zu glauben, der Staat und das klassische Medizinsystem würden die Überwindung des degenerativen Alterns eines Tages ermöglichen oder auch nur entsprechende Forschungen ausreichend unterstützen. Die Methuselah Foundation und die Robust Mouse Rejuvenation wurden von Aubrey de Grey und David Gobel deshalb von Anfang an bewusst privat und über Spenden finanziert.

„Wir geben wahrscheinlich für eine Woche Bombardierung eines fremden Landes mehr Geld aus, als wir jemals für die Alternsforschung ausgegeben haben."
MICHAEL WEST [Genetiker, Gerontologe und Chief Scientific Officer von Advanced Cell Technology; ehemaliger Präsident der Geron Corporation]

Beim angegliederten Projekt der Robust Mouse Rejuvenation (Stabile Maus Verjüngung) geht es zunächst um die Umsetzung konkreter Regenerationstechnologie bei hochentwickelten Säugern. Mäuse, die bereits zwei Drittel ihrer normalen Lebensspanne hinter sich haben, sollen so weit verjüngt werden, dass ihre verbleibende Lebenszeit verdreifacht wird. Nach der Intervention sollen sie dann erneut eine Lebenserwartung haben, als wenn sie gerade geboren worden wären.

Mehrere Forschungsteams arbeiten bereits an diesem Robust Mouse Rejuvenation Project. Da sie über den Erdball verstreut sind, höchstwahrscheinlich irgendwo auch jetzt gerade in diesem Augenblick. Für die erfolgreichsten Wissenschaftler wird der Abschluss des ehrgeizigen Tierprojekts mit einem hochdotierten Preis verbunden sein. Für die Menschheit kann das den Beginn einer neuen Ära einläuten. Aubrey de Grey sagt über diesen Stichtag:

„Wenn Sie eines Morgens aufwachen und hören, dass [...] das bei Mäusen erreicht worden ist, wissen Sie, dass echte Verjüngungsmedizin, echte Anti-Aging-Medizin auf dem Weg ist. Sie werden nicht wissen, wie lange es brauchen wird, aber Sie werden wissen – so sicher wie das Amen in der Kirche –, dass es für Sie noch rechtzeitig sein kann. Und das bedeutet, dass Sie sicherstellen müssen, dass diese Technologie so schnell wie möglich auf den Menschen übertragbar gemacht wird. Das wiederum bedeutet unter anderem, dass es [für Politiker] unmöglich werden muss, gewählt zu werden, ohne die Grundsatzerklärung, eine Art Manhattan-Projekt auf den Weg zu bringen mit dem Ziel, Alterungsprozesse beim Menschen heilbar zu machen.“

„Jeder einzelne Mensch auf diesem Planeten – meine Kinder eingeschlossen – wird dem Desaster der unwillkürlichen [degenerativen] Alterung ausgeliefert sein ... es sei denn, es wird etwas dagegen unternommen ... heute ... durch mich. Es wird nicht erledigt werden, indem ich auf irgendwelche anderen warte, die die Rechnung bezahlen. Zum ersten Mal in der Geschichte ist eine Kontrolle der Alterung möglich. Meinen Kindern kann ich ein Erbe zurücklassen, das aus Geld oder Leben besteht. Was würden Sie wählen?“
DAVID GOBEL [Präsident der Methuselah Foundation]

*

Damit sind wir am Ende unserer in der Tat langen Reise zu den Geheimnissen, Vorgängen und Einflussmöglichkeiten rund um das Phänomen Altern angelangt. Es ist ein höchst vorläufiges Ende. Denn während wir diese letzten Zeilen festhalten, haben Wissenschaftler zweifellos irgendwo auf der Welt bereits einige der in diesem Buch noch als offen beschriebenen Fragen aufgeklärt.

Wenn wir deutlich machen konnten, dass es beim Thema Altern keine universellen Wahrheiten, keine eisernen Dogmen und vor allem keine unüberwindlichen Barrieren gibt, haben wir unser wichtigstes Ziel erreicht. Allerdings: Der Erhalt der Gesundheit und die Prävention degenerativen Alterns wird zukünftig mehr denn je in der Verantwortung jedes einzelnen von uns liegen. Allen, die entschlossen sind, sich in diesem Sinn auf den Weg zu machen, wünschen wir viel Erfolg.

„Wenn Du Schlösser in die Luft gebaut hast, braucht Deine Arbeit nicht umsonst zu sein. Dort gehören sie nämlich hin. Gehe nun daran, die Fundamente unter sie zu bauen."

HENRY DAVID THOREAU [amerikanischer Schriftsteller und Philosoph, 1817-1862]

Literatur (Auswahl)

ANGELL M (2005): The Truth About the Drug Companies: How They Deceive Us and What to Do About It. NY: Random House Inc.

BROWN D (2006): „The Technology of Immortality: An Interview with Dr. Michael West." In: Mavericks of Medicine. Smart Publ., online.

BULPITT CJ, FLETCHER AE (1995): „Prolonging life in elderly people: A worthwhile goal of medical care." Aging Clin. Exp. Res., 7: 402-6.

BUNDESMINISTERIUM FÜR GESUNDHEIT UND INSTITUT FÜR GERONTOLOGIE DER UNIVERSITÄT HEIDELBERG (2006): Gesundheit von Frauen in der zweiten Lebenshälfte. Symposium 12-13. Juni, Berlin.

FERRI CP, PRINCE M, BRAYNE C ET AL. (2005): „Global prevalence of dementia: a Delphi consensus study." Lancet, 366: 2112-7.

FORCE M (2005): „Solutions for Health Care in Crisis." The Elements of Health: Scottsdale, AZ, publ. online.

FRIES JF (2005): „Frailty, heart disease, and stroke the compression of morbidity paradigm." Am. J. Prev. Med., 5 Suppl 1 (29): 164-8.

FRIES JF (1996): „Prevention of osteoporotic fractures: possibilities, the role of exercise, and limitations." Scand J Rheumatol Suppl, (103): 6-10; discussion 11-2.

FRIES JF (1992): „Strategies for reduction of morbidity." Am J Clin Nutr, 6 Suppl (55): 1257S-1262S.

FRIES JF (1988): „Aging, illness, and health policy: implications of the compression of morbidity." Perspect. Biol. Med., 3 (31): 407-28.

FRIES JF, KRISHNAN E (2004): „Equipoise, design bias, and randomized controlled trials: the elusive ethics of new drug development." Arthritis Res. Ther., 3 (6): R250-5.

GAVRILOV L, GAVRILOVA NS (2004): „Why We Fall Apart. Engineering's Reliability Theory Explains Human Aging." IEEE Spectrum, 41(9): 30-35.de Grey ADNJ (2004): „An engineer's approach to the development of real anti-aging medicine." In: Post SG, Binstock RH (eds.): The Fountain of Youth: Ethical, Religious, and Existential Perspectives on a Biomedical Goal. Oxford University Press, 249-267.

DE GREY ADNJ, AMES BN, ANDERSEN JK, BARTKE A, CAMPISI J ET AL.(2002): „Time to talk SENS: critiquing the immutability of human aging." In: Harman D (ed.): Increasing Healthy Life Span: Conventional Measures and Slowing the Innate Aging Process - Ninth Congress of the International Association of Biomedical Gerontology, Annals NY Acad Sci, 959: 452-62.

DE GREY ADNJ, GAVRILOV L, OLSHANSKY SJ, COLES LS, CUTLER RG, FOSSEL M, HARMAN SM (2002): „Antiaging technology and pseudoscience." Science, 296(5568): 656.

DE GREY ADNJ (2004): „Aging, childlessness or overpopulation: the future's right to choose." Rejuvenation Res, 7(4): 237-8.

DE GREY ADNJ (2005): „Foreseeable and more distant rejuvenation therapies." In: Rattan SIS (ed.): Aging Interventions and Therapies. World Scientific, 379-95.

DE GREY ADNJ (2006): „Has Hippocrates Had His Day?" Rejuv. Res., 9(3): 371-3,

HÄUSSLER B, GOTHE H, GÖL D, GLAESKE G, PIENTKA L, FELSENBERG D (2006): „Epidemiology, treatment and costs of osteoporosis in Germany." The BoneEVA Study. In: Osteoporosis International – online.

HARRIES C, FORREST D, HARVEY N, ET AL. (2007): „Which doctors are influenced by a patient's age? A multi-method study of angina treatment in general practice, cardiology and gerontology." Quality and Safety in Health Care, 16: 23-27.

HASSAN R (2000): „Social consequences of manufactured longevity." Med. J. Austr., 173: 601-3.

HUBERT HB, BLOCH DA, OEHLERT JW, FRIES JF (2002): „Lifestyle habits and compression of morbidity." J. Gerontol. A. Biol. Sci. Med. Sci., 6 (57): M347-51.

KUROWSKA EM, SPENCE JD, JORDAN J ET AL. (2000): „HDL-cholesterol-raising effect of orange juice in subjects with hypercholesterolemia." Am. J. Clin. Nutr., 72(5): 1095-1100.

LEHR U (2004): „Gesellschaft mit Zukunft – Altern als Herausforderung für Prävention und Gesundheitsförderung." Berlin: Vortrag 1. Kongress des Deutschen Forums Prävention und Gesundheitsförderung.

LUCHSINGER JA, MING-XIN T, MILLER J ET AL. (2007): „Relation of Higer Folate Intake to Lower Risk of Alzheimer Disease in the Elderly." Arch. Neurol., 64: 86-92.

MARWICK C (1995): „Longevity requires policy revolution." JAMA, 273: 1319-1320.

MEISSNER-PÖTHIG, D (2000): Anleitung zum Krankwerden. Oder: Ist Gesundheit heilbar? Treuchtlingen: WEK Verlag.

MORRIS MC, DENIS A, EVANS MD ET AL. (2003): „Consumption of Fish and n-3 Fatty Acids and Risk of Incident Alzheimer Disease." Arch. Neurol., 60: 940-6.

MORRIS MC, EVANS DA, BIENIAS JL ET AL. (2004): „Dietary niacin and the risk of incident Alzheimer's disease and cognitive decline." J. Neurol. Neurosurg. Psych., 75: 1093-9.

MORRIS MC, EVANS DA, TANGNEY CC ET AL. (2005): „Relation of the Tocopherol forms to incident Alzheimer disease and to cognitive change." Am. J. Clin. Nutr., 81(2): 508-14.

MORRISON JH, BRINTON RD, SCHMIDT PJ, GORE AC (2006): „Estrogen, Menopause, and the Aging Brain: How Basic Neuroscience Can Inform Hormone Therapy in Women." J. Neurosc. 26(41): 10332-48.

OLSHANSKY SJ, PERRY D, MILLER RA, BUTLER RN (2006): „Longevity dividend : What should we be doing to prepare for the unprecedented aging of humanity?" The Scientist, 20(3): 28-36.

OLSHANSKY SJ, CARNES BA, GRAHN D (1998): „Confronting the boundaries of human longevity." Am Scientist, 86: 52-61.

PEARSON D, SHAW S (1983): Life Extension – A Practical Scientific Approach. Warner Books: New York.

PEARSON D, SHAW S: „Thruth, Freedom, and the FDA". In: David Jay Brown (2006): Mavericks of the Mind, Smart Publ.

RAZAY G, VREUGDENHIL A, WILCOCK G (2007): „The Metabolic Syndrome and Alzheimer Disease." Arch. Neurol., 64: 93-6.

SCHIRRMACHER F (2004): Das Methusalem-Komplott. München: Blessing.

SINCLAIR D A, GUARENTE L (2006): „Unlocking the secrets of longevity genes." Scientific American 294, 48-57.

STOCK GB (2004): „The Pitfalls of Planning for Demographic Change." Ann. NY. Acad. Sci., 1019: 546-51.

VERBAND FORSCHENDER ARZHEIMITTELHERSTELLER (2004): Defizite in der Arzneimittelversorgung in Deutschland. Kurzfassung des Gutachtens von Fricke & Pirk, Nürberg. Pressemitteilung.

VITA AJ, TERRY RB, HUBERT HB, FRIES JF (1998): „Aging, health risks, and cumulative disability." N Engl J Med, 15 (338): 1035-41

WACHTER KW, FINCH CE (1997): Between Zeus and the Salmon. The Biodemography of Longevity. Washington, D.C.: National Academy Press.

WIMO A (2006): Presentation on the 10th International Conference on Alzheimer's Disease and Related Disorders (ICAD), Madrid.

ZONDERMAN AB (2005): „Predicting Alzheimer's Disease in the Baltimore Longitudinal Study of Aging." J. Geriatr. Psychiatry. Neurol., 18(4): 192-5.

IV

Anhang

I V

Anhang
Beispiele praktischer Intervention

Die auf den folgenden Seiten dargestellten Fallbeispiele sollen ein Bild praktischer Präventionsprogramme und individueller Ansätze zur Alternsintervention vermitteln. Der Interventionsgrad der dargestellten Beispiele stellt im Spektrum dessen, was aufgrund des heutigen Wissensstands der experimentellen Biogerontologie als effektiv eingestuft werden kann, eine vergleichsweise konservative beziehungsweise zurückhaltende Stufe dar. Sicherheitsaspekte und eine strenge Nutzen-Risiko-Abwägung standen bei der Auswahl der Beispiele im Vordergrund. Entsprechend kann man in anderen Quellen weitaus umfassendere und experimentellere Regime zur Alternsintervention finden (mehr Informationen dazu s. u.).

Beachte: Menschen unterschiedlichen Alters und Geschlechts benötigen nicht nur an diese Faktoren angepasste Programme. Inhalt und Umfang jedes Vorsorgeprogramms beziehungsweise entsprechender Lebensstiländerungen sollten zusätzlich möglichst weitgehend individuell angepasst sein.

(!) Bei den Darstellungen handelt es sich ausschließlich um exemplarisch ausgewählte individuelle Beispiele zur Veranschaulichung, nicht um allgemeingültige Empfehlungen. Ein Präventionsprogramm sollte immer individuell und auf der Basis möglichst umfassender medizinischer Analysen erstellt und entsprechend kontrolliert werden.

‖ Fallbeispiel 1

Name: Kemal A.
Alter: 27
Profil: Informatiker, Mitglied der „300" der Methuselah Foundation
Beschwerden/Risiken: keine
Ziele: Vermeidung degenerativer Alterung, Erhalt optimaler körperlicher und geistiger Fitness bis zum max. Höchstalter

Ernährung: Mind. 2-3 l Wasser; 1-2 l grüner Tee; weitgehender Verzicht auf Zucker und „leere" Kohlenhydrate sowie tierische Fette; leichte Form kalorischer Restriktion

Bewegung: Tägl. 30 Min. Laufen oder 60 Min. Wandern sowie Dehnübungen.

Supplemente: Hochkonzentriertes Anti-Aging-Multipräparat (Typ B, s. u.); zusätzlich omega-3-Fettsäuren und Glyco-Nährstoffe

Sonstiges: Intensives Geistestraining; ausgiebige Dentalhygiene; regelmäßige ausführliche medizinische Checks

Motto: -

‖ Fallbeispiel 2

Name: Christian S.

Alter: 54

Profil: Manager (Finanzbranche)

Beschwerden/Risiken: Passionierter Weintrinker (gelegentlich auch mehr als der Gesundheit zuträglich)

Ernährung: Versch. Sojaprodukte; viel Obst; Sushi; täglich Tomaten (Prostataschutz)

Bewegung: Tennis (leider zu selten)

Supplemente:	Multivitalstoffpräparat zur Grundversorgung (Typ A); zusätzlich:	
	Grüntee Tabl.	250 mg (Extrakt)
	Melatonin	0,5 mg
	Coenzym Q10	30 mg
	Vitamin E	400 IE
	Fischöl	1 g
	Vitamin C	1 g
	Vitamin D	1.000 IE
	Resveratrol	100 mg
	Zink	30 mg
Bei Bedarf:	Ginseng	1-2 g (Stress)
	Thiamin (Vit. B1)	100 mg (bei Alkoholkonsum)
	L-Cystein	1 g "
	Mariendistel-Präp.	"

Ziele: Derzeitigen Stand der körperlichen und geistigen Höchstleistung erhalten

Sonstiges: Einnahme von Finasterid (gegen Haarausfall)

Motto: Nicht dem Leben Jahre, sondern vor allem den Jahren Leben hinzufügen

II Fallbeispiel 3

Name: Paul C.

Alter: 65

Profil: Jurist

Beschwerden/Risiken: Herzinfarkt vor 10 Jahren

Ziele: Wiederherstellung eines optimalen Gefäßstoffwechsels, Stopp der Gefäßalterung

Ernährung: Gemüse mind. 2x/tägl.; viel Fisch und Obst; tägl. Leinsamen und wasserlösliche Ballaststoffe; leichte kalorische Restriktion

Bewegung: Möglichst aktiv im Alltag; Kraft/Muskeltraining (2x/wo)

Supplemente:

Multivitalstoffpräparat (Typ A) (inkl. 20 mg Zink u. 200 µg Selen)	
Selegilin	2,5 mg
Melatonin	1,5 mg
Arginin	6 g
Taurin	1 g
L-Carnitin	1 g
NAC	400 mg
Magnesium	500 mg (als Orotat und Oxid)
Coenzym Q10	120 mg
Vitamin C	1.500 mg
Vitamin E	400 IE (inkl. Gamma-Tocopherol)
Vitamin D	1.000 IE
DHEA	50 mg
Fischöl	1-2 g
Hanföl	6 g
Folsäure	2.000 µg (Homocysteinsenkung)
Pyridoxin (Vit B6)	50 mg "
Vitamin B12	500 µg "
Niacin (Vit. B3)	900-2.000 mg
Aspirin	80 mg

Sonstiges: -

Motto: Du bist niemals zu alt, um dir ein neues Ziel zu setzen oder einen neuen Traum zu träumen.

‖ Fallbeispiel 4

Name: Frank S.

Alter: 44

Profil: Wissenschaftler, Dozent

Beschwerden/Risiken: Neigung zu Bauchfett

Ziele: Optimierung körperlicher/geistiger Leistung und sexueller Vitalität; Vermeidung klassischer Alterskrankheiten

Ernährung: Mediterrane Küche (ohne Tomaten, deshalb extra Lycopinsuppl.)

Bewegung: Kraftsport (1x pro Wo)

Supplemente: Multi-Präparat (Typ B) incl. 200 µg Selen; dazu:

DHEA	25 mg
Testosteron	15 mg (Hautgel)
Vitamin C	3 g
Arginin	500 mg
Coenzym Q10	30 mg
Lycopin	10 mg
Alpha-Liponsäure	150 mg
Carnosin	100 mg
DMAE	100 mg
Vitamin E	200 IE (gamma-tocopherol)
Vitamin D	500-1.000 IE
Selegilin	1 mg (jeden 2. Tag)
Cholin	500 mg
Piracet	1.200-2.400 mg
Melatonin	6 mg bei Bedarf (gegen Jetlag)

Sonstiges: Regelmäßige medizinische und kognitive Tests

Motto: -

‖ Fallbeispiel 5

Name: Sandra Ch.

Alter: 30

Profil: Biologin

Beschwerden/Risiken: Ex-Raucherin

Ziele: Über die Krankheitsvermeidung hinausgehender Erhalt körperlicher und psychischer Gesundheit

Ernährung: Vegetarisch; 1 l grüner Tee tägl.; Vermeidung jeglicher gehärteter Fette und oxidierter Öle

Bewegung: Muskeltraining

Supplemente: Multivitamin- und Multimineralpräparat (Typ A); dazu:

Melatonin	0,3 mg
Vitamin E	200 IE (mixed tocopherols)
Pyridoxin (B6)	25 mg (wegen „Pille")
Vitamin D	2.000 IE (außer im Sommer)
Magnesium	400 mg (als Aspartat)
Lutein	15 mg (Hautschutz)
Vitamin C	500 mg
SAMe	400 mg
Soja-Isoflavone	50 mg

Sonstiges: Regelmäßiger Schlafrhythmus, mögl. tägl. Aufenthalt im Freien

Motto: -

II Fallbeispiel 6

Name: Carmen L.

Alter: 51

Profil: Hausfrau (Großfamilie)

Beschwerden/Risiken: 10 Jahre Schichtarbeit

Ziele: Weitere 40 Jahre mit der heutigen Vitalität und Freude erleben

Ernährung: Qualität vor Quantität; viele Sojaprodukte; 2 l Wasser; 2 EL Leinöl (Krebsprophylaxe); nur wenig Kohlenhydrate; mind. 4 Stunden vor dem Schlafengehen überhaupt keine Nahrung

Bewegung: Treppensteigen

Supplemente: Multivitalstoffpräparat spez. für Ältere (Typ A); dazu:

Alpha-Liponsäure	100 mg
DHA (Omega3)	400 mg
DHEA	12,5 mg
Coenzym Q10	100 mg
Vitamin B12	500 µg (unter die Zunge)
Melatonin	1,5 mg
Vitamin C	1.500 mg (mit zus. Bioflavonoiden)

Sonstiges: Yoga, Hormonersatz, Aspirin

Motto: Für seine Gesundheit ist jeder selbst verantwortlich

Multivitalstoffpräparate zur Prophylaxe

Multivitalstoffpräparate auf der Basis optimaler Nährstoffmengen unterscheiden sich stark von den herkömmlichen und in Deutschland verbreiteten Multivitamin- und Multimineralpräparaten, die lediglich Mindestmengen zur Vermeidung akuter krankhafter Mangelerscheinungen bereitstellen.

Am Nährstoff-Optimum orientierte Multivitalstoffpräparate liefern Wirk- und Hilfsstoffe mit dem Ziel einer möglichst optimalen Schutzfähigkeit und voller Funktionserhaltung des Körpers. Zusammensetzung und Dosierung können je nach Anwendungsziel (Alter, Geschlecht, etc.) variieren.

Grundsätzlich lässt sich diese neue Generation von Multivitalstoffpräparaten in zwei Klassen unterteilen. Zum einen in Multipräparate, die eine Grundversorgung für eine möglichst optimale Gesundheit und Krankheitsprophylaxe bereitstellen (Typ A). Zum anderen spezielle und noch komplexere Zusammenstellungen, die weitergehende oder höher dosierte Wirkstoffe gegen degenerative Alterungsprozesse enthalten (Typ B).

II Beispiel eines modernen **Multivitalstoffpräparats zur Basisversorgung** (Typ A) für eine optimale Gesundheit. Die Dosierungen sind so gewählt, dass sie (für Menschen mittleren Alters) eine gute Grundversorgung für die oxidative Abwehr, den Stoffwechsel und weitere Vitalfunktionen liefern. Weitere gezielte Ergänzungen können darauf aufbauend die individuelle Optimierung vervollständigen.
Beachte: Es bestehen keinerlei Beziehungen zu den genannten Firmen.

Multi-Max Advance® (Lamberts, GB)

Mengenangaben beziehen sich auf die Tageszufuhr

Vitamin A	2.600 IE
Vitamin D	400 IE
Vitamin C	120 mg
Thiamin (B1)	5 mg
Riboflavon (B2)	4 mg
Niacin (B3)	4 mg
Pyridoxin (B6)	10 mg
Folsäure	500 µg
Vitamin B12	500 µg
Biotin	150 µg
Pantothensäure	12 mg
Vitamin K	140 µg
Calcium	100 mg
Magnesium	50 mg
Zink	15 mg

Iod	150 µg
Mangan	4 mg
Kupfer	1.2 mg
Selen	200 µg
Chrom	200 µg
Cholin (als Bitartrat)	5 mg
Inositol	5 mg
PABA	5 mg
Lutein	2 mg
Kurkuma Extrakt	50 mg
Grüntee Extrakt	50 mg
Traubenkern Extrakt (Proanthocyanidine)	10 mg

II   Beispiel eines **Multivitalstoffpräparats zur gezielten Alternsintervention** (Typ B). Hier sind bereits spezielle Wirkstoffe integriert, die den Organismus möglichst umfassend schützen und degenerative Alterungsprozesse verhindern oder verzögern sollen. Zusätzliche Ergänzungen ermöglichen darauf aufbauend eine individualisierte Optimierung der Gesamtwirkung. **Beachte**: Obwohl alle aufgeführten Wirkstoffe im vorgesehenen Dosisbereich als sicher eingestuft werden können, ist ihre Anwendung zur Alterungsprophylaxe beim Menschen nach wie vor als experimentell anzusehen. **Beachte**: Es bestehen keinerlei Beziehungen zu den genannten Firmen.

Life Extension Mix® (Life Extension Foundation, USA)

Mengenangaben beziehen sich auf die Tageszufuhr:	
Vitamin A (als 20 % Betatene® D. salina natürl. Beta-Karotine) (mit gemischten Karotinoiden 1 und 80 % acetat)	5.000 IU
Vitamin C (als Ascorbinsäure, Calciumascorbat, Ascorbyl-palmitat, Magnesiumascorbat, Niacinamide-ascorbat, und Acerolasaftpulver)	2.000 mg
Vitamin D3 (als Cholecalciferol)	800 IU
Vitamin E (als D-alpha tocopherolsuccinat)	400 IU
Thiamin (Vitamin B1) (als Thiamine HCl)	125 mg
Riboflavin (Vitamin B2) (mit 2 mg Riboflavin 5′ phosphat coenzym)	50 mg
Niacin (Vitamin B3) (als 53 % Niacinamid, 38 % Niacin, 9 % Niacinamid-ascorbat)	190 mg
Vitamin B6 (als Pyridoxin HCl mit 2.5 mg pyridoxal 5′ phosphat coenzym)	100 mg
Folsäure	800 µg
Vitamin B12 (als 42 % Cyanocobalamin, 42 % hydroxylcobalamin, 16 % ion exchange resin)	600 µg
Biotin	3 mg
Pantothensäure (als D-Calciumpantothenat mit 5 mg Pantethin)	600 mg
Calcium (als Calciumascorbat, D-Calciumpantothenat, Calcium D-Glucarat2)	218 mg
Iod (als Kaliumiodid)	75 µg
Magnesium (als Magnesiumoxid, Citrat, Glycinat,	400 mg

Taurinat, Arginat, Ascorbat)

Zink [als Methionat (OptiZinc®3), Zincsuccinat]	35 mg
Selen [als 50 % se-Methylselenocystein, 25 % L-Selenomethionin (hefefrei) (SelenoPure®4), und 25 % Natriumselenat]	200 µg
Kupfer (als Kupferbisglycinatchelat)	1 mg
Mangan (als Manganesegluconat)	1 mg
Chrom (als Chrom 454™5 bio-organic Hefeextrakt matrix)	500 µg
Molybden (als Natriummolybdat)	125 µg
Kalium (als Kaliumchlorid)	37.4 mg
N-Acetyl-L-Cysteine (NAC)	600 mg
Taurin	500 mg
Inositol	250 mg
Phosphatidylcholin (aus Soja)	150 mg
Cholin (als Cholinbitartrat)	120 mg
Dilauryl thiodipropionat	25 mg
Thiodipropionsäure	25 mg
Bor (als Borcitrat/Aspartat/Glycinat Komplex)	3 mg
Ascorbylpalmitat (fettlösliches Vitamin C)	250 mg
Para-aminobenzoesäure (PABA)	200 mg
Trimethylglycin (TMG) (als anhydriertes Betain)	100 mg
Alpha-Karotin	100 IU
Citrus Bioflavonoid-Komplex [50 % Gesamtbioflavonoide (650 mg)] Typisches Profil: (entspr. 50 % Gesamtbioflavonoide) Flavanone (Hesperidin) 35 % (455 mg) Flavonone (Naringin, Naringenin 7-B-Rutinoside und andere) 14 % (182 mg) Flavonole, Flavone und verwandte phenolische Komponente 1 % (13 mg)	1.300 mg
Brokkoli Sprossen-Konzentrat (patentrechtlich geschützte Mischung von Brokkolisprossen-Konzentrate und Calcium D-Glucarat2) (mit Sulforaphan, Glucosinolate, D-3T, und PEITC)	525 mg
Calcium D-Glucarat2	200 mg
Grüntee (Camellia sinensis) dekoff.-Extrakt (Blätter) [standardisiert auf 98 % Polyphenole (318.5 mg) und 45 % Epigallocatechingallat (EGCG) (146.25 mg)]	325 mg
Acerola Saft Extrakt Pulver 4:1 (Malpighia punicifolia) (Früchte)	300 mg
Ingwer Extrakt (Zingiber officinale) (Wurzel) [standardisiert auf 5 % Gingerole (10 mg)]	200 mg
HiActives 100 % Frucht/Beeren Komplex (patentierte Mischung konzentrierter Brombeeren, Blaubeeren, Johannisbeeren, Holunderbeeren, Dattelpflaume, Pflaume, und Kirschpulver)	200 mg
VitaBlue®6 Wilde Heidelbeeren (Vaccinium angustifolium) 130:1 Extrakt (Früchte) [std. auf 14 % Gesamtphenole (21 mg), 4.9 % Gesamtanthocyanidine (7.35 mg), 660 ppm Pterostilbene (0.1 mg)]	150 mg
Mariendistel Extrakt (Silybum marianus) (Samen) [standardisiert auf 85 % Silymarin (85 mg)]	100 mg
Granatapfel (Punica granatum) Extrakt (Frucht) [std. auf 30 % punicalagin (25.5 mg)]	85 mg
Blaubeeren Extrakt (Vaccinium myrtillus) (Beeren) [std. auf 25 % Anthocyanidine (7.5 mg)]	30 mg
Leucoselect®7 Traubenkernextrakt (Vitis vinifera) (Kerne)	25 mg

[standardized auf 95 % Proanthocyanidine (23.75 mg)]
BioVin®8 Traubenextrakt (Vitis vinifera) (ganze Trauben)   25 mg
[std. auf mind. 95 % Proanthocyanidine (23.75 mg),
mind. 75 % total Polyphenole als Gallussäure
monohydrat (18.75 mg), mind. 200 ppm
trans-Resveratrol]
Bromelain (aus Ananas)   15 mg
(2.400 Einheiten per gram)
Lutein (gereinigtes Konzentrat aus Ringelblüten)   15 mg
(Tagetes erecta) (465 µg Zeaxanthin)
Oliven Saftextrakt [standardized auf 10 %   12.5 mg
Polyphenole (1.25 mg), 7 % Hydroxytyrosol (0.88 mg)]
Sesam (Sesamum indicum) Lignan Extrakt   10 mg
Luteolin [aus perillablätterextrakt (Perilla frutescens)   8 mg
Lycopin (aus Tomatenextrakt) (Lyc-O-Mato®9)   3 mg

Weitergehende Informationen und Adressen

Ausführliche und weitergehende Informationen zu:

- Erstellung individueller Anti-Aging-Programme
- Hilfen zu Labortests und Interpretation der Werte
- Hinweise zu Bezugsquellen von Nahrungsergänzungsmitteln
- Persönlichen Fragen (Forum)
- Und vieles mehr

finden Sie auf der Webseite www.aging-und-praevention.de

Index

T

X

Y

Z

Bildnachweis